护 理 学 基 础

主　编　邹金梅　唐　强
副主编　刘继红　卢文巧　淡　弘
　　　　李文平　黄永先　甘晓仙

四川大学出版社
SICHUAN UNIVERSITY PRESS

项目策划：许　奕
特约编辑：谭　蓉
责任编辑：许　奕
责任校对：张　澄
封面设计：嘉鸿永徽科技
责任印制：王　炜

图书在版编目（CIP）数据

护理学基础 / 邹金梅，唐强主编 . — 成都：四川
大学出版社，2021.9
ISBN 978-7-5690-5046-2

Ⅰ．①护… Ⅱ．①邹… ②唐… Ⅲ．①护理学 Ⅳ.
① R47

中国版本图书馆 CIP 数据核字（2021）第 202377 号

书　名	护理学基础	
	HULIXUE JICHU	
主　　编	邹金梅　唐　强	
出　　版	四川大学出版社	
地　　址	成都市一环路南一段 24 号（610065）	
发　　行	四川大学出版社	
书　　号	ISBN 978-7-5690-5046-2	
印前制作	四川胜翔数码印务设计有限公司	
印　　刷	北京文昌阁彩色印刷有限责任公司	
成品尺寸	185mm×260mm	
印　　张	27.5	
字　　数	719 千字	
版　　次	2021 年 12 月第 1 版	
印　　次	2021 年 12 月第 1 次印刷	
定　　价	68.00 元	

◆ 读者邮购本书，请与本社发行科联系。
电话：(028)85408408/(028)85401670/
(028)86408023　邮政编码：610065
◆ 本社图书如有印装质量问题，请寄回出版社调换。
◆ 网址：http://press.scu.edu.cn

四川大学出版社
微信公众号

前言 PREFACE

护理学基础是护理专业的主干课程之一，也是护理专业的核心课程。本教材重点讲授护理基本理论知识，培养护士的基本技能，同时注重培养护士良好的职业道德和职业情感。护理学基础是连接护理基础理论与临床护理的桥梁，为学习临床专科护理奠定基础，对促进护理学学科发展具有十分重要的意义。

本教材强调先进性、启发性、适用性，以满足病人从入院到出院的护理需求和护理操作流程为主线，以卫生部颁布的《临床护理实践指南（2011 版）》和《基础护理服务工作规范》等为指南，以护理程序为框架，帮助学生树立"以病人为中心"的整体护理服务理念。全书共十六章。第一至五章介绍了护士对病人提供护理服务应具备的基础条件，第六至十六章阐述了护士在对病人进行护理的过程中必须掌握的基本护理技术及相应的沟通技巧。

本教材贯彻工学结合的教学理念，紧紧围绕高职高专护理专业的培养目标，以提高学生的综合职业能力为出发点，每个模块都引入临床案例，将临床护理岗位工作任务转化为学习任务，补充临床前沿知识和信息，增加了知识链接，以强化"三基"知识、增强学科人文精神、培养学生的临床思维和综合职业能力。为了方便学生学习，在各章内容前后分别列出了学习目标、讨论与思考，以利于学生有针对性地理解和掌握教材内容，并达到巩固教材重难点内容的目的。

由于时间仓促，加之编者水平有限，教材中难免存在疏漏和不足，恳请各位教师、学生和护理同人批评指正，并提出宝贵意见，以便今后修订完善。

编者

目录 CONTENTS

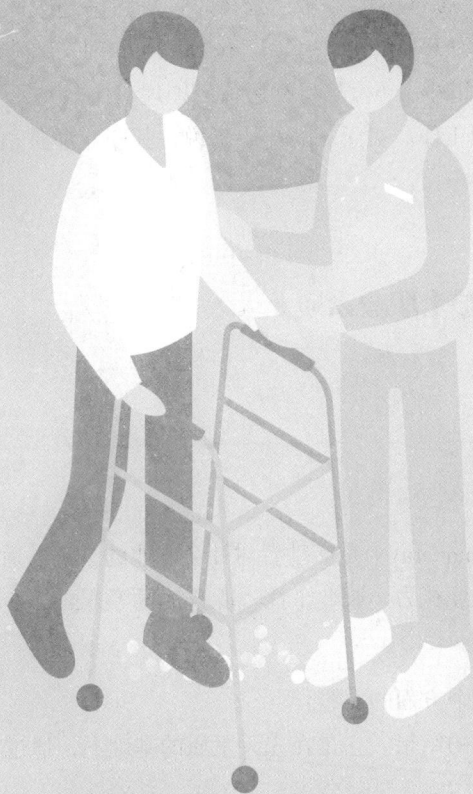

第一章

概论

>

1. 知识目标：掌握护士职业素质的概念、基本要求，以及护士职业能力的概念和构成。熟悉职业素质的概念及特征、职业能力的概念及构成。了解护理学基础的地位、基本任务、内容及方法。

2. 技能目标：能够展示护士的综合职业技能，获得科学的工作方法和学习方法。

3. 情感目标：热爱医院及护理工作，培养良好的职业素养。

第一节　护士职业的基本要求

《护士条例》第二条规定："本条例所称护士，是指经执业注册取得护士执业证书，依照本条例规定从事护理活动，履行保护生命、减轻痛苦、增进健康职责的卫生技术人员。"目前，护士主要在医疗卫生机构从事临床护理工作，包括基础护理、专科护理、护理管理、护理教育、护理科研、预防保健等；此外，还可从事社区保健护理工作，如老年人院、护理院、康复机构、工厂和家庭等的保健护理工作。对于一名护士来说，其职业素质和职业能力的基本要求是必须学习和掌握的重要内容。

一　职业素质和护士职业素质

（一）职业素质

1. 概念

职业素质（occupation quality）是劳动者对社会职业的了解与适应能力的一种综合体现。它主要表现在职业兴趣、职业能力、职业个性、职业情况等方面。

2. 基本内容

职业素质包括以下三个方面的内容：

（1）素质首先是教化的结果。它是在先天素质的基础上，通过教育和社会环境影响逐步形成和发展起来的。

（2）素质是自身努力的结果。一个人的素质，是通过自己的努力学习、实践，获得一定知识并把它变成自觉行为的结果。

（3）素质是一种比较稳定的身心发展的基本品质。一个品质好的人，总是能正确地对待别人、对待自己。

3. 基本特征

职业素质是劳动者成功就业的基本条件。一般来说，职业素质具有以下五个方面的基本特征：

（1）职业性。不同的职业，所要求的职业素质是不同的。对建筑工人的素质要求不同于对护士的素质要求，对商业服务人员的素质要求不同于对教师的素质要求。

（2）稳定性。一个人的职业素质是在长期执业过程中日积月累形成的。它一旦形成，便产生相对稳定性。例如，一位教师，经过多年的教学生涯，就逐渐形成了认真备课、认真讲课、关爱学生、为人师表等一系列教师职业素质。

（3）内在性。职业人员在长期的职业活动中，只有经过学习、认识和亲身体验，才能知道做事情的对与错。这种有意识地内化、积淀和升华的心理品质，就是职业素质的内在性。

（4）整体性。个人的职业素质与其整体素质密切相关。例如，一名职业人员的思想道德素质虽好，但其科学文化素质、专业技能素质差，则不能说这个人整体素质好；相反，一名职业人员的科学文化素质、专业技能素质都不错，但思想道德素质比较差，则也不能说这个人整体素质好。所以，整体性是职业素质的重要特点。

（5）发展性。个人素质是通过教育、自身社会实践和社会影响逐步形成的，具有相对性和稳定性。但是社会对人们的要求在不断提高，而人们为了更好地适应、满足社会发展的需要，总是在不断地提高自己的素质，所以说，职业素质是具有发展性的。

（二）护士职业素质

1．概念

护士职业素质（nurse occupation quality）是指从事护理专业工作所需要的特殊性质方面的要求，是护士在护理工作中表现出来的综合品质，主要呈现为护士遵循护理工作的内在要求，在个人世界观、价值观、人生观和具有的专业知识、技能的基础上表现出来的作风和行为习惯。简单地讲，护士职业素质就是一种工作状态的标准化、规范化、制度化，即在合适的时间、合适的地点，用合适的方式，说合适的话、做合适的事。要求护士把医院规定的岗位职责工作专业地完成，做到最佳，扮演好自己的角色。

2．要求

一般来说，护士职业素质有以下九个方面的要求：

（1）热爱护理事业，热爱本职工作，具有为人类健康服务的敬业精神。

（2）关心病人疾苦，想病人所想，急病人所急。对病人有高度的责任心、同情心和爱心。

（3）有良好的医德医风，廉洁奉公。不做违反道德良心的不合法操作或不忠于职守的工作，以维护职业的声誉。

（4）具有诚实的品格、较高的慎独修养及高尚的思想情操。

（5）具有一定的文化修养、护理理论及人文科学知识，以及参与护理教育与护理科研的基本能力。能胜任护理工作，并勇于钻研业务技术，保持高水平的护理。

（6）具有较强的护理操作技能，能应用护理程序的工作方法解决病人存在或潜在的健康问题。

（7）应与同行及其他人员保持良好的合作关系，相互尊重、友爱、团结、协作。

（8）具有健康的心理，开朗、稳定的情绪，宽容、豁达的胸怀，健壮的体格。工作上严谨、细微、主动、果断、敏捷、实事求是。

（9）文明礼貌，用语规范，态度和蔼，稳重端庄，服装整洁，仪表大方。

3. 内容

虽然不同岗位的护理工作，要求护士具备不同的职业素养，但不同岗位的护士职业素养具有共性，即在各种护理岗位上从业的护士均应具备以下六个方面的素养。

（1）职业道德：热爱护理事业，对病人及其家属要有爱心、同情心、责任感，细心周到地服务，树立把病人的利益放在第一位的思想，尽量帮助病人减轻痛苦，时刻为病人着想。护理工作的性质决定了护士很多时候需要单独工作，因此做到慎独对护士而言非常重要，从某种意义上说，慎独是一名护士职业道德的最高体现。

（2）职业形象：按医院要求着装，整洁美观，不浓妆艳抹，仪表文雅，落落大方，彬彬有礼，端庄稳重，和蔼可亲，面带微笑，语言文明。不怕脏、不怕累，尽职尽责为病人服务。做到外在美和内在美有机结合，塑造良好的护士职业形象。

（3）职业安全：养成医疗护理工作所要求的安全行为习惯，具备在临床护患纠纷中保护自己的能力，注重用相应的岗位安全要求规范自己的行为，具备防火、防爆、防震、安全用电知识，自觉维护病人、家属和医院的安全。

（4）职业能力：掌握护理学的基本理论、基本知识、基本技能。熟练进行无菌技术、隔离技术、各种注射技术、氧气吸入技术等的操作，具有一定的观察能力、独立思考能力和人际沟通能力，以及沉着、冷静的应对问题能力。

（5）职业体能：健康的身体和心理是护士进行护理工作的前提。良好的身体和心理，指与职业技术、工作环境密切相关的良好的力量、耐力、速度、灵敏度等身体素质，以及乐观的心态、稳定的情绪、良好的自我控制能力等心理素质。

（6）职业审美：具有一定的审美意识和审美能力。要求护士追求真、善、美，做到心灵美、语言美、仪表美、行为美，能自觉维护自身的整体形象美。良好的护士形象给人以愉悦及美的感受，能有效地消除病人的负面情绪，有益于病人的康复及改善护患关系。

🔗 知识链接

慎独，最早见于《礼记·中庸》："道也者，不可须臾离也，可离非道也。是故君子戒慎乎其所不睹，恐惧乎其所不闻。莫见乎隐，莫显乎微，故君子慎其独也。"意思是，君子在独处、无人注意的时候，也要小心谨慎，严格要求自己，不做违背道德的事。慎独是一种修养，是一种高尚的精神境界，也是一种自我的挑战与监督。护士的慎独则是护理道德的最高境界，要求护士在没有任何外界监督时，仍然能够严于律己。

二 护士职业能力

（一）职业能力的概念

职业能力（vocational ability）是人们从事某种职业所必备的多种能力的综合。例如，教师只具备语言表达能力是不够的，还必须具备对教学的组织和管理能力、对教材的理解和使用能力，以及对教学问题和教学效果的分析、判断能力等。职业兴趣可决定一个人的择业方向，以及在该方面所乐于付出的努力，而职业能力可说明一个人在既定的职业领域是否能够胜任，以及一个人在该职业中取得成功的可能性。

（二）职业能力的构成

职业能力在纵向的性质结构层面，可分为基本职业能力和综合职业能力；在横向的性质结构层面，可分为专业能力、方法能力和社会能力。

1. 基本职业能力

基本职业能力即从业能力，主要是指劳动者从事一项职业所必须具备的能力，如专业知识及技能、一般的学习能力、文字和语言运用能力、数学运用能力、空间判断能力、形体知觉能力、颜色分辨能力、手眼协调能力、人际交往能力、团队协作能力、对环境的适应能力，以及遇到挫折时良好的心理承受能力等。

2. 综合职业能力

综合职业能力也就是国际上普遍注重培养的"关键能力"，也称为跨职业能力。它是指为完成今后不断发展变化的工作任务而应获得的跨专业的、不受时间限制的能力，以及具有不断克服知识老化问题而终生持续学习的能力。综合职业能力强调的是，当职业发生变更，或者当劳动组织发生变化时，劳动者所具备的这种能力依然存在，而且在此基础上能获得新的知识或新的技能。综合职业能力的基本内涵包括三个二级子能力（图1-1），即从事职业活动所需要的专业能力、方法能力和社会能力，通常后两种能力合称为"关键能力"。另外，随着社会对从业者的社会责任感、诚实守信等方面的要求越来越高，个人能力也被纳入综合职业能力的范畴。因此，综合职业能力主要包括以下四个方面。

（1）专业能力：主要是指从事某一职业活动所需要的运用专业知识、技能的能力，以及对新技术的理解力、职业适应能力、质量意识、安全意识等，即与就业岗位直接相关的"应知应会"的知识技能。例如，一名教师必须具有语言表达能力、教学的组织和管理能力、对教材的理解和使用能力等。

（2）方法能力：主要是指具有从事某一职业活动所需要的工作方法、学习方法，以及分析与综合思维、全局与系统思维、整体与创新思维、迁移思维等，即学会学习和学会工作的能力，如信息收集和筛选能力、制订工作计划及独立决策和实施的能力、准确地自我评价能力和接受他人评价的承受能力等。

（3）社会能力：主要是指从事某一职业活动所需要的社会行为能力，包括与人相处、沟通交流及团结协作等能力，即学会共处、学会做人的能力。例如，在工作中，能够协同他人共同完成工作，对他人公正、宽容等。这是胜任岗位工作和在工作中开拓进取的重要条件。

（4）个人能力：主要是指个人的社会责任感、诚信、心理承受能力、自信心、主动性及灵活性等方面。随着社会的进步和发展，个人的社会责任心和诚信越来越被重视，爱岗敬业、工作负责、注重细节得到全社会的肯定和推崇。

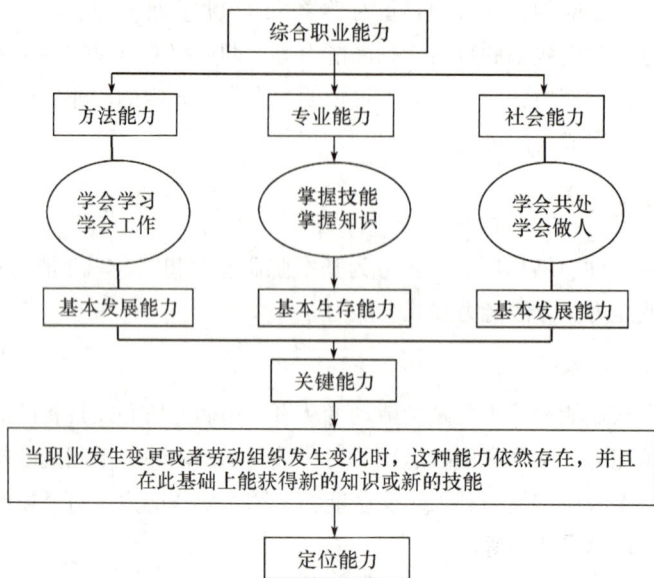

图 1-1　综合职业能力的基本内涵

（三）护士职业能力的概念和构成

1. 概念

护士职业能力（nurse vocational ability）是护士从事护理工作所必备的多种能力的综合，也是护士履行职业责任时应达到的行为标准，如护理技能操作能力、健康宣教能力、沟通能力、与同事的合作能力及安全防护能力等。

2. 构成

（1）护士职业专业能力：在护理工作岗位上应具备护理专业基本理论、基本知识和基本技能，如基础知识、专科知识、人文知识、基本护理技能、专科护理技能等。

（2）护士职业方法能力：从事护理工作所需要的工作方法、学习方法等。如在护理工作中要以护理程序为理论框架，把护理程序的工作方法系统化地运用到临床护理和护理管理中，为病人提供最佳护理。护理职业的特殊性要求护士必须终生学习，因此，护士应该具备较强的自学能力、获取信息的能力等。

（3）护士职业社会能力：从事护理工作所需要的与人相处、沟通交流及团结协作等能力。护理工作的服务对象是人，因此护士大部分工作时间是在协调与沟通。如在操作时，要跟病人解释；在给病人做健康教育时，要因人而异地指导。护士工作的每一个环节都要跟病人打交道，所以需要护士有良好的沟通与协调能力。

（4）护士职业个人能力：作为一名护士应具备社会责任感、诚实守信、爱岗敬业、无私奉献，以及具备心理承受能力、自信心、主动性及灵活性等。有良心和慎独是护士最值得推崇的人格魅力。

重点提示

1. 护士的职业素养包括六个方面：职业道德、职业形象、职业安全、职业能力、职业体能、职业审美。

2. 护士的综合职业能力包括四个方面：专业能力、方法能力、社会能力、个人能力。

第二节　护理学基础的任务和学习方法

护理学包含理论与实践两大范畴。护理学基础是护理学实践范畴中重要的组成部分之一，对使护士具备扎实的基本知识和培养娴熟的基本技能起着非常重要的作用，是护士必须掌握的一门重要课程。

一　本课程的地位及基本任务

（一）本课程的地位

护理学基础是护理学科的基础，是护理专业课程体系中非常重要的课程之一，是护理专业学生必修的一门实践性较强的应用课程，在护理教育教学中发挥着重要的作用。护理学基础也是护理专业学生学习临床专科护理课程的先导课程，为临床各专科护理人员提供了必要的基础知识和基本技能。

（二）本课程的基本任务

护理学基础是各专科护理的基础，运用护理学的基本知识和基本技能可以满足病人的基本需要。护理学以护理程序为指导，针对病人生理、心理、社会、精神及文化等各方面的健康问题，采取科学有效的护理方法，解决病人的健康问题，满足其合理需要，使其尽可能恢复健康。因此，护理学基础的基本任务是以培养良好的职业素质和职业情感为核心，在整体护理理念的指导下，使护士具有较强的实践技能和必要的护理基本知识，并能将所学知识和技能灵活地运用于临床护理实践，为病人提供最佳的护理服务。

二 学习目的及学习范畴

（一）学习目的

基础护理是满足病人基本需要的一系列护理活动。护理学基础的教学活动和实践活动，既有助于明确一名合格护士的自我价值，也有助于培养良好的职业道德与职业情感，使护士掌握护理学的基本理论、基本知识、基本技能，并灵活运用于临床护理工作中，为全面开展"以病人为中心"的高质量的整体护理服务打下坚实的基础。因此，完成本课程的学习能够达到以下目标：

1. 获得满足病人对健康的需求所必备的基本知识和技能

学习护理学基础课程，可以帮助护理专业学生获得扎实的基础护理知识和娴熟的基础护理操作技能、危急重症病人应急处理和配合抢救技能、规范书写医疗护理文件技能等，以满足病人生理、心理、社会、精神、文化和治疗的需求，为病人提供优质的护理服务，提高病人的生活质量，使其尽可能地达到健康的状态。

2. 获得科学的工作方法和学习方法

学习护理学基础课程，可以帮助护理专业学生获得科学的工作方法和学习方法，使他们能够运用护理程序的工作方法指导护理工作，解决各种临床实际问题。例如：具有一定的评判性临床思维能力；具有对新知识、新技术的学习能力，以及通过资料查询、文献检索及计算机等现代技术获取信息的能力；能正确记录、收集、处理、保存各类专业技术信息资料的能力；具有一定的决策、管理和创新能力；具备较强的临床和社会适应能力，能胜任各种护理岗位技术工作。

3. 具备良好的职业素质和职业情感

护理的服务对象是人，人具有生理、心理、社会、精神、文化等多个层面的需求。护理服务对象的特殊性决定了护士必须具备良好的职业素质和职业情感。学习护理学基础课程，可以激发护理专业学生对护理专业的热情，帮助他们树立爱岗敬业、乐于奉献、严格自律、诚实守信的思想品格，使他们具有责任心、同情心、爱心和团结协作的精神，形成勤奋刻苦、终生学习的学习态度和严谨求实的工作作风，以及具备对挫折、失败的承受能力，良好的社会适应能力，只有这样，才能为病人提供最优质的护理服务。

（二）学习范畴

通过护理学基础课程的学习，护理专业学生将学到从事护理工作所必需的护理基本理论、基本知识和基本技能。由于基础护理工作是临床各专科护理的基础，并贯穿于满足病人对健康的需求的始终，因此其内容包括病人的生活护理、舒适与安全护理、饮食与营养需要的满足、治疗所需要的基本护理操作技术，以及病人病情变化时的观察与抢救技术等。

三　学习方法及要求

通过学习护理学基础课程，护理专业学生不仅要掌握护士所必须具备的基本知识和技能，而且要培养综合职业能力。因此，良好的教学方法是促进护理专业学生学好本课程的重要途径和手段。学习护理学基础课程，应选择与行动导向教学法相适应的学习方法，包括小组合作学习法、自主学习法、实践学习法、反思学习法等。

（一）小组合作学习法

小组合作学习法（the group cooperative learning method）是以合作学习小组为基本形式，系统地利用教学中动态因素之间的互动，促进学生学习，以团体的成绩为评价标准，共同达成教学目标的教学活动。小组合作学习法在以课堂教学为基本教学组织形式的前提下，以学生学习小组为主体，通过指导小组成员展开合作，发挥群体的积极作用，提高个体的学习动力和能力，完成特定教学任务。

全班学生按"组内异质、组间同质"的原则，根据性别比例、兴趣倾向、学习水准、交往技能、守纪情况等进行合理分配，分成学习小组，一般每组 6 ～ 8 人，小组成员围坐在一起面对面地进行讨论与学习。小组合作学习法的教学过程如下：

1. 共同确定目标

根据大纲的要求及本单元、本课时的重难点、课后练习等，学生和教师共同制定出切合实际的训练目标，并对训练目标做到心中有数。

2. 教给学习方法

这是从确定目标过渡到小组合作学习的必要阶段。在此阶段，教师重在提出问题，教给学习方法，给学生提供从已知到未知的过渡桥梁；学生则重在独立学习与思考，初步感知教学内容，做好必要的心理准备。

3. 小组合作学习

教师参与小组学习，并对小组学习的过程做必要的指导、调控。教师在学习前提出要求：一是组内交流之前，每位学生先独立思考、自学；二是组内交流方式要多样化，如中心发言式、指定发言式、组内议论式或两两配合式等。总之，要让每位学生都能充分发表自己的见解。

4. 全班交流

在各小组汇报情况后，教师进行适当的指导，或者让学生进一步看书学习，从课本中找到问题的答案。全班交流就是让学生相互检查、彼此互补，从其他同学那里迅速得到高质量的指正和帮助，而教师则针对各小组的目标掌握情况、互助情况等进行鼓励性评价、补充。

5. 确认目标完成情况

学生自行对照课堂开始时师生共同制定的训练目标进行检测，以确认目标的完成情况；同时可通过课后练习，检测自己是否完成目标。

（二）自主学习法

自主学习法（autonomous learning method）是指充分发挥个体的主观能动性而进行创新性学习的教学活动。在自主学习过程中要呈现自主、主动、创新相互依存的三个层次。自主学习法的基本特征是预期性、参与性和创新性。预期性是指学生进行创新性学习，既要有明确的目标，主动规划和安排自己的学习，又要在大量信息面前具有捕捉信息、敏锐感受和理解的能力，并能根据自己的需要进行分类、整理。参与性是指学生参与集体生活，与集体成员协作、互相尊重，对社会有强烈的责任感、义务感。创新性是指学生不满足于获得现成的答案或结果，对所学习的内容能展开独立思考，进行多向思维，创造性地探索新的问题。自主学习法可按以下四个步骤进行：

1. 自学生疑

此步骤是自主学习法的第一步。通过自学，学生发现自己能力范围内所不能解决的问题，这就是生疑。

2. 合作质疑

合作学习有小组合作交流和全班合作交流两种基本形式。在小组合作交流的过程中，学生提出个人的疑难问题，简单的问题立即解决，较重要和较难的问题经过认真筛选后，让全组或全班同学讨论解决。

3. 归纳释疑

创新性学习提倡学生要对知识本身做深入探讨，以了解其来龙去脉，从而悟出深层次的联系；除此之外，还应对学习方法进行归纳、改进，以提出独特的见解。

4. 巩固拓展

巩固是对学习知识的尝试记忆，不局限于练习这一种形式，更重要的是在实践中运用，在反思中调整，以查漏补缺，并能结合现实情况深化拓展。

（三）实践学习法

实践学习法（practice learning method）是指让学生不断总结和分享学习、工作中的实践经验，相互学习、相互借鉴，解决工作中问题的教学活动。护理学基础是一门实践性很强的课程，其大部分教学内容涉及基础护理操作实训。因此，实践学习法是护理专业学生学习护理学基础的主要方法，其包括实训室学习和临床学习两种。课堂教学中的实践学习场所主要是实训室。护理专业学生只有在实训室模拟的临床护理情境下，能够独立、熟练地完成各项基础护理技能操作，进入临床后才能够真正在病人身上实施各项护理技能操作。为了提高护理专业学生的综合职业能力，职业教育倡导建立理实一体化的实训室，以有效地促进学生的学习。因此，在实训室进行实践学习时，护理专业学生应达到以下基本要求：

1. 养成严谨的工作态度

护理专业学生进入实训室前，要按照临床护理工作的要求，穿好护士服，戴好口罩和帽子，保证着装整洁。遵守实训室的规章制度，严禁大声喧哗，爱护实训室的仪器设备及物品，保持实训室的清洁卫生，实习结束离开实训室前要关好门窗。

2. 培养良好的职业道德

护理专业学生应树立爱岗敬业、乐于奉献、严格自律、诚实守信的思想品格，具有责任心、同情心、爱心，应注意尊重病人，保护病人的隐私，加强与病人的沟通交流。

3. 认真进行实践学习

首先，护理专业学生应集中注意力，仔细看清楚教师所示范的每一个步骤。在教师示范过程中，如有疑问或没看清楚的地方，应在教师示范结束后及时提出。其次，护理专业学生要根据教师示范，按照正确的操作程序逐步进行模拟练习，力求每一步骤都符合操作的标准要求，如有问题应及时请教实训课指导教师。最后，应加强课后练习，因为技能学习是一个循序渐进、不断熟练的过程，而课堂教学时间有限，因此只有通过课后强化练习，才能促进其对基础护理技能的熟练掌握。

（四）反思学习法

反思学习法（reflective learning method）是指学生在完成某个基础护理技能操作之后需要进行反思。此方法既适用于个体护理专业学生，也可以用于小组或全班同学，即在每次实习课或临床实习结束后，由实训课指导教师或临床带教教师组织护理专业学生进行反思性讨论。讨论中，护理专业学生不仅可以反思自己的经历，还可以分享感受，从而对提高其知识水平、技能和能力起到积极的促进作用。护理专业学生应按照以下三个阶段进行反思：

1. 回忆所经历的情境

在此阶段，护理专业学生需回忆自己所进行的技能操作的全过程，描述所出现的失误，但不做任何评判，即反思自己做了什么事。

2. 专心于自我感受

在此阶段，护理专业学生需体验有关技能操作的自我感受，即反思自我感觉如何。护士在进行基础护理技能操作之后，通常会产生不同的心理感受，包括积极的感受和消极的感受。护理专业学生应努力体验那些积极的感受，并采取适当的方法排除那些消极的感受。

3. 重新评价

此阶段是反思学习的最后阶段。护理专业学生要将本次经验与其原有经验联系起来，并比较它们之间的差别（新经验与以往旧经验）。

综上所述，护理学基础是护理专业重要的专业课程之一，是学习其他专科护理专业课程的基础。护理专业学生只有了解护理学基础在整个护理专业课程体系中的地位和任务，明确学习护理学基础的目的，并能按照正确的学习方法和要求进行学习，才能有效掌握护理学基础的基本理论知识和技能，从而为将来学习其他护理专业课程及从事临床护理工作奠定良好的基础。

知识链接

行动导向教学法是指学生同时用脑、心、手进行学习，以职业活动为导向，以能力为本位的一种教学法。在课堂上，由教师和学生共同决定要完成的任务，以此来引导教学过程。行动导向教学法是20世纪80年代世界职业教育教学论中出现的新思潮，对于培养个人的全面素质和综合能力（专业能力、方法能力、社会能力、个人能力）起着十分重要的作用，日益被世界各国职业教育界与劳动界的专家推崇。行为导向教学法是一种教学设计理念，注重技能、知识一体化，教、学、做一体化。常用的行为导向教学法有任务教学法、项目教学法、角色扮演法、案例教学法、情境教学法、现代四阶段教学法、引导文教学法等。

讨论与思考

1. 作为一名护士，应如何培养职业素质和能力？
2. 护理学基础课程的学习目标和学习内容是什么？
3. 通过举例，演示一种学习护理学基础课程的方法。

第二章

医院和住院环境

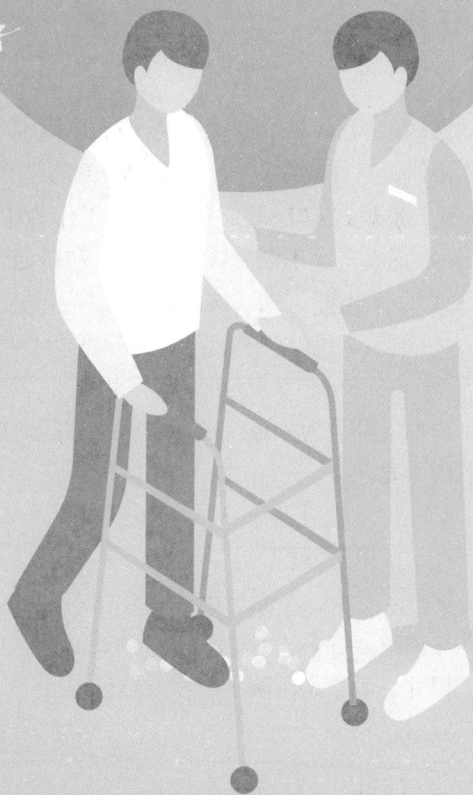

第一节 概 述

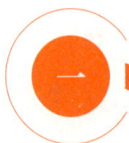

一 医院的概念和任务

医院（hospital）是治病防病的场所，具备一定数量的病床设施、相应的医务人员和必要的设备，通过医务人员的集体协作，对住院或门诊、急诊病人实施科学和正确的诊疗护理。

《全国医院工作条例》第二条规定："医院必须以医疗工作为中心，在提高医疗质量的基础上，保证教学和科研任务的完成，并不断提高教学质量和科研水平。同时做好扩大预防、指导基层和计划生育的技术工作。"由此可知，医院的基本任务包括以下四个方面：

（一）医疗

医院的医疗以诊疗和护理两大业务为主体，通过与医技部门密切配合，形成一个医疗整体来为病人服务。医疗是医院的主要任务。

（二）教学

医学教育的显著特点：对不同专业、不同层次的所有专业人员、技术人员的培养，都必须经过学校教育和临床实践两个阶段。在职人员也需不断接受继续教育，更新知识和技术，才能适应医学科技发展的需要。因此，教学是医院的一项重要任务。

（三）科研

医院是发展医学科学的主要阵地，许多临床上的问题是科研课题。只有开展临床研究，才能促进医学发展，提高医疗质量。

（四）预防和社会医疗护理服务

医院不仅要诊治病人，还必须进行预防保健工作，提供社会医疗护理服务。医院既要扩大预防、指导基层、开展计划生育和社区家庭服务，也要进行健康教育、健康咨询及疾病普查等工作，提倡健康的生活方式和加强人们的自我保健意识，以延长人们的寿命和提高人们的生活质量。

二 医院的种类

（一）按收治范围划分

按收治范围划分，医院可分为综合医院、专科医院、康复医院、职业病医院等。

（二）按特定任务划分

按特定任务划分，医院可分为军队医院、企业医院、医学院校附属医院等。

（三）按所有制划分

按所有制划分，医院可分为全民所有制医院、集体所有制医院、个体所有制医院等。

（四）按医院的级别划分

按医院的级别划分，医院可分为三级（一、二、三级）、十等（每级分甲、乙、丙等，三级医院增设特等）。

🔗 知识链接

一级医院指农村乡镇卫生院和城市街道医院、地市级的区医院和企事业单位的职工医院，主要提供社区初级卫生保健服务。二级医院指市、县医院和直辖市的区级医院，以及具有相当规模的工矿企事业单位的职工医院，主要为病人提供全面连续的医疗、护理、预防保健、康复服务。三级医院指全国、省、市直属的市级大医院和医学院校的附属医院，是国家高层次的医疗卫生服务机构，直接提供全面连续的医疗、护理、预防保健、康复服务和高水平的专科服务。

三 医院的组织结构

我国已形成三级医疗网络。医院根据职能和任务、服务地域范围、隶属关系、医疗设施规模及技术力量，可分为不同级别。医院的组织结构见图2-1。

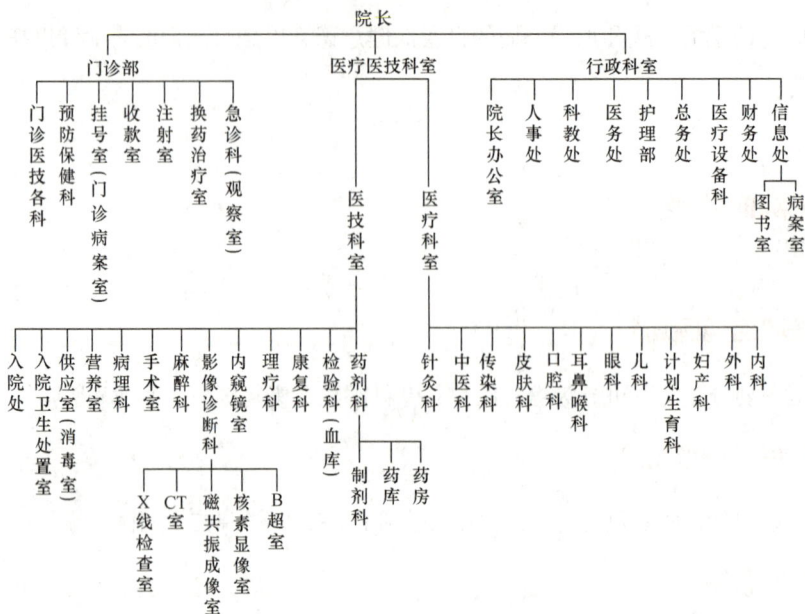

图 2-1 医院的组织结构

院长
- 门诊部
  - 门诊医技各科
  - 预防保健科
  - 挂号室(门诊病案室)
  - 收款室
  - 注射室
  - 换药治疗室
  - 急诊科(观察室)
- 医疗医技科室
  - 医技科室
    - 入院处
    - 入院卫生处置室
    - 供应室(消毒室)
    - 营养室
    - 病理科
    - 手术室
    - 麻醉科
    - 影像诊断科
      - X线检查室
      - CT室
      - 磁共振成像室
      - 核素显像室
      - B超室
    - 内窥镜室
    - 理疗科
    - 康复科
    - 检验科(血库)
    - 药剂科
      - 制剂科
      - 药库
      - 药房
  - 医疗科室
    - 针灸科
    - 中医科
    - 传染科
    - 皮肤科
    - 口腔科
    - 耳鼻喉科
    - 眼科
    - 儿科
    - 计划生育科
    - 妇产科
    - 外科
    - 内科
- 行政科室
  - 院长办公室
  - 人事处
  - 科教处
  - 医务处
  - 护理部
  - 总务处
  - 医疗设备科
  - 财务处
  - 信息处(图书室、病案室)

第二节 门诊部

门诊部（outpatient department）是医疗工作的第一线，是直接对人群进行诊断、治疗和预防保健的场所。医护人员要提供优质的服务，使病人及时得到诊断和治疗。门诊部包括门诊和急诊两个部分。

案例分析

张某，男，65岁，既往有高血压、咳嗽的病史，近日咳嗽加重，来院诊疗。

任务：请你以门诊护士的身份，接待该病人来院就诊。

某病人，男，40岁，因车祸致右下肢外伤，伤口大量出血，被送入急诊室。

任务：请你以值班护士的身份，配合医生抢救病人。

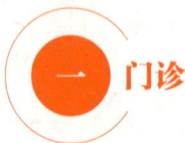

一 门诊

（一）门诊的设置和布局

门诊诊察室内应备有诊察床，床前有遮隔设备，且室内设洗手池。桌面整洁，各种检查用具及化验单、检查申请单、处方等放置有序。门诊设有综合治疗室，治疗室内备有必要的急救设备，如氧气、急救用物及药品等。

（二）门诊的护理工作

1. 预检分诊

预检护士需由实践经验丰富的护士担任，应热情、主动地接待来院就诊的病人，简明扼要地询问病史、观察病情后做出初步判断，给予合理的分诊指导和传染病管理。做到先预检分诊，后挂号诊疗。

2. 安排候诊与就诊

病人挂号后，分别到各科候诊室依次就诊。护士应做好就诊病人的护理工作。一般情况下，按挂号先后次序叫号就诊，随时观察候诊病人的病情，如遇急危重症病人、年老体弱者等，应适当调整就诊顺序，让其提前就诊。

3. 健康教育

利用候诊时间开展健康教育，可采用口头、图片、黑板报、电视录像或赠送宣传小册子等多种形式。

4. 治疗

完成病人需要在门诊部进行的治疗，如注射、换药、导尿、灌肠、穿刺等。

5. 消毒隔离

门诊人群流量大，病人集中，易发生交叉感染，因此要认真做好消毒隔离工作。

二 急诊

急诊科（emergency department）是医院诊治急症病人的场所，是抢救病人生命的第一线。若发生危及生命的意外灾害事件，应立即组织人力、物力，按照急救程序对受伤人员进行抢救。

（一）急诊科的设置和布局

急诊科一般设有预检处、诊疗室、治疗室、抢救室、监护室、留观室、清创室等，此外，还有药房、化验室、X线室、心电图室、挂号室及收费室等，是一个相对独立的单元。

（二）急诊科的护理工作

1. 预检分诊

病人被送到急诊科时，应有专人负责出迎。预检护士要掌握急诊就诊标准，做到"一问、二看、三检查、四分诊"。遇有急危重症病人时，立即通知值班医生及抢救室护士；遇有意外灾害事件时，应立即通知护士长和有关科室；遇有法律纠纷、刑事案件、交通事故等时，应迅速向医院保卫部门报告或与公安部门取得联系，并请家属或陪送者留下。

2.抢救工作

（1）物品准备：一切抢救物品管理应做到"五定"保管原则，即定数量品种、定点安置、定人保管、定期消毒灭菌、定期检查维修。抢救物品完好率达100%。抢救物品主要包括：①一般物品，如血压计、听诊器、开口器、压舌板、舌钳、手电筒、止血带、输液架、氧气管、吸痰管、胃管等。②无菌物品及无菌急救包，如各种注射器、各种型号针头、输液器、输血器、静脉切开包、气管插管包、气管切开包、开胸包、导尿包、各种穿刺包、无菌手套及各种无菌敷料等。③抢救器械，如中心供氧系统（氧气加压给氧设备）、电动吸引器、心电监护仪、电除颤器、心脏起搏器、呼吸机、洗胃机等。④抢救药品，如各种中枢神经兴奋剂、镇静剂、镇痛药、抗休克药、抗心力衰竭药、抗心律失常药、抗过敏及各种止血药，急救用激素、解毒药、止喘药，纠正水电解质紊乱及酸碱平衡失调类药物以及各种输入液体等。⑤通信设备：设有自动传呼系统、电话、对讲机等。

（2）配合抢救：在抢救过程中，护士必须严格遵守操作规程，争分夺秒地救治病人。①正确实施抢救措施：在医生到达之前，应根据初步的评估和判断对病人实施紧急处理，如测量血压、给氧、吸痰、止血、建立静脉通路、进行心肺复苏。医生到达后，立即汇报处理情况和效果，并配合医生抢救，包括正确执行医嘱、观察病情变化并及时报告医生。②严格执行查对制度：在抢救过程中，如医生下达口头医嘱，护士须完整复述确认（与医师核实）无误后执行，执行时须和医生一起再次核查，抢救结束后督促医生及时补记医嘱。各种急救药品用后保留空瓶，经两人核对后方可弃去。③做好抢救记录：抢救过程中，应该及时、准确、清晰地做好抢救记录和护理记录，并详细记录与抢救有关事件的发生时间，如病人和医生到达的时间、各项医嘱及抢救措施执行的时间等。

（3）病情观察：急诊科（又称急诊观察室）设有一定数量的观察床。急诊科主要收治已明确诊断或暂不能确诊者，或病情危重暂时住院困难者。急诊科病人的留观时间一般为3～7天，护士应对他们进行观察登记，建立观察病历，并详细填写观察记录，书写急诊观察室病情报告。值班护士应主动巡视和观察病人，及时执行医嘱，做好晨、晚间生理和心理护理，并做好对病人及其家属的管理工作。

▤ 重点提示

1. 一切抢救物品做到"五定"，即定数量品种、定点安置、定人保管、定期消毒灭菌和定期检查维修。

2. 正确执行口头医嘱：口头医嘱只允许在抢救或手术中下达。如医生下达口头医嘱，护士须完整复述一遍，经医生核实无误后执行。抢救结束后医生应在6小时之内据实补记医嘱。

第三节 病 区

病区（the ward）是住院病人接受诊疗、护理及休养的场所，也是医护人员全面开展医疗护理、预防、教学、科研活动的重要场所。

💬 案例分析

　　张某，男，65岁，既往有高血压、咳嗽的病史，近日咳嗽加重，医生以"慢性支气管炎、高血压"收治入院。病人因对医院环境不熟悉而焦虑。

　　任务：请你以病区护士的身份，为该病人创造一个良好的住院环境。

一　病区的设置和布局及护理工作

（一）病区的设置和布局

　　病区设有病室、危重病室、抢救室、治疗室、护士办公室、医生办公室、配膳室、盥洗室、浴室、库房、洗涤间、厕所及医护休息室等。每个病区以设 30 ～ 40 张病床为宜。病床之间距离不少于 1 m，并设屏风或帘布，以便需要时遮挡病人。

（二）病区的护理工作

　　临床护理的核心内容是以病人为中心，运用护理程序为病人实施整体护理，以满足病人的生理、心理和社会需求，促使其早日康复。病区的护理工作主要包括以下几个方面：

1. 满足病人需求

　　（1）准确评估病人的健康状况，及时制订和准确执行护理计划，正确进行护理，并评价护理效果，适时补充和修改护理计划。

　　（2）为病人提供日常生活护理，以满足病人舒适、清洁和安全的需求。

　　（3）根据病人及其家属的心理需求和变化，及时提供有针对性的心理护理。

　　（4）进行健康教育，指导病人自我护理和进行功能训练。

2. 执行医嘱，观察病情并做好护理记录

　　（1）执行医嘱：正确执行医嘱，协助医生完成各种技术操作，杜绝各种差错或事故的发生。做好入院、出院、转院和死亡病人的护理。

　　（2）观察病情：经常巡视病室，观察病情，了解病人的病情变化和治疗效果。

　　（3）做好护理记录：按要求书写和保管各种护理文件。

3. 做好病室环境管理

　　（1）物理环境管理：做好病室的物理环境管理，避免和消除影响病人康复的各种环境危险因素。例如，做好病室消毒隔离工作，以预防医院内交叉感染。

　　（2）社会环境管理：护士应帮助病人尽快适应医院的社会环境，创造良好的护患关系和群体关系，以利于病人早日康复。

二 病区的环境管理

医院是病人治疗疾病、恢复健康的场所。随着人们生活水平的提高，消费观念也发生了很大变化。病人不仅希望获得最好的医疗护理服务，而且希望有一个舒适、安全的治疗环境。因此，医院环境应满足病人治疗、护理及休养的需要。

（一）医院的物理环境

医院的物理环境在很大程度上影响病人的身心舒适感，从而影响治疗效果。因此，医护人员应适当调节医院的物理环境，使其安静、整洁、舒适、安全、美观。

1. 安静

医院的环境要安静，以利于病人休息，使其尽快康复。医护人员要自觉遵守工作制度，尽量减少噪声。

（1）凡是与环境不协调、引起病人身心不愉快的声音，都视为噪声。噪声会影响病人休息和睡眠，并使病人产生烦躁等情绪。根据世界卫生组织（WHO）规定的噪声标准，病室白天的噪声强度应控制在 35～40 dB，若噪声强度在 50～60 dB，则会产生干扰。

（2）病室的医护人员在工作时要做到"四轻"：说话轻、走路轻、操作轻、关门轻。医护人员说话声音不可太大，保证说话对象能听清即可；在病室内走路时，脚步要轻，穿软底鞋，防止走路时发出声音；操作时，动作应轻稳，推车、轮椅上的轮轴应定期滴注润滑油，以减少摩擦发出的噪声；室内的门、桌椅脚等应钉橡皮垫；开关门窗时，动作应轻柔，以减少噪声的产生。同时，护士应向病人及其家属宣传，共同创造一个安静的休养环境。

2. 整洁

医院保持整洁的要求有：①病室的陈设齐全、规格统一，物品摆放整齐、方便取用；②医护人员应仪表端庄，服装整洁；③保持病人及床单位的清洁，如病人的衣裤、病床的被套及床单要及时更换；④治疗后的用物及时撤去，病人的排泄物、污染物等及时清理；⑤非病人生活用物，不得带入病室。

3. 舒适

调控温度、湿度、光线、通风、装饰等，以增强病人的舒适感。

（1）温度：适宜的温度可使病人感到舒适，减少其能量的消耗，有利于病人休养和医护人员工作。室温过高，不利于病人体热散发，会干扰消化系统和呼吸系统功能，病人易感觉烦躁；室温过低，病人容易受凉，感觉乏力。病室温度一般以 18～22℃为宜，新生儿、老年人等特殊人群病室以 22～24℃为宜。病房内应备室温计，以便了解室温的变化并及时加以调节。根据季节和条件采用不同的调温措施，如冬季用暖气、空调取暖，夏季用空调或风扇调节室温。

（2）湿度：室内湿度一般指相对湿度，即在单位体积的空气中，一定温度的条件下，所含水蒸汽的量与其达到饱和时含量的百分比。湿度过高，水分蒸发减少，病人常感觉湿闷不适，尿量增加，同时空气潮湿，细菌易生长和繁殖；湿度过低，室内空气干燥，病人常感觉口干舌燥、咽痛等，尤其不利于呼吸道疾病病人的康复。病室内湿度一般以 50% ~ 60% 为宜。病室内应备湿度计，以便了解室内湿度的变化。根据季节和条件采用不同的措施调节室内湿度。如室内湿度过低，可使用空气加湿器或对地面洒水等；湿度过高，可开窗通风换气或使用除湿器等。

（3）光线：病室采光有自然光源和人工光源两种。适量的阳光照射可使病人感觉温暖舒适。此外，阳光中的紫外线有强大的杀菌作用，并可促进机体内生成维生素 D。因此，应经常打开门窗使阳光射入，或协助病人到户外活动，但应避免阳光直射眼睛。人工光源常用于满足夜间照明及特殊诊疗的需要，抢救室、诊疗室等地方的灯光要亮，普通病室内除一般吊灯，还应有地灯、床头灯等，以减少对病人睡眠的影响。

（4）通风：通风可使室内空气与外界空气进行交换，保持室内空气清新，并可调节室内的温湿度，增加空气中的含氧量，使病人感觉舒适。同时，通风还能降低室内空气污染，减少呼吸道疾病的传播风险。一般每次通风 30 分钟左右，通风时，要防止病人受凉。

（5）装饰：病区装饰应简单、整洁美观、赏心悦目，可根据不同病区的需求来选择颜色。如儿科病区可采用粉色等暖色调，以减轻患儿的恐惧心理；手术室、急诊室可选用绿色，给人以安静、舒适的感觉。另外，病室走廊上可适当摆设一些绿色植物及鲜花，既可美化医院环境，又能使病人心情舒畅，有利于病人的身心健康。

4. 安全

确保环境安定、无危险及伤害。病人由于对医院环境感到陌生，缺乏对疾病及诊疗手段的认知等，往往会缺乏安全感。护士应正确评估影响病人安全的因素，并积极加以防范，消除各种不安全因素，以满足病人的安全需要。一方面，要使病人在心理上有安全感；另一方面，安全设施要齐备完好；同时，应建立医院内感染监控系统，避免发生医院内感染。

（1）避免物理性损伤：物理性损伤包括机械性损伤、温度性损伤、压力性损伤及放射性损伤，以机械性损伤和温度性损伤较为常见。①机械性损伤：导致机械性损伤的因素有摔倒、撞伤、坠床等，摔倒和坠床是医院十分常见的导致机械性损伤的因素。主要防范措施包括：对小儿、昏迷病人等应酌情使用保护用具，以防坠床；对年老、体质虚弱者应注意搀扶，以防摔倒；通道、楼梯、病房地面应有防滑设备，并注意保持干燥、整洁；走廊、浴室、厕所等处应设扶手，其中浴室和厕所还应设呼叫系统，以便病人使用。②温度性损伤：常见的温度性损伤有热水袋、热水瓶所致的烫伤，易燃易爆物品所致的烧伤，各种电器所致的灼伤等。主要防范措施包括：护士在为病人进行冷、热疗时，应加强巡视，注意温度控制及保护局部皮肤；对小儿或昏迷病人等，应有专人陪护，避免烫伤；易燃易爆物品应妥善保管，医院应设防火装置，护士应熟练掌握灭火器具的使用方法；医院的电气设备应定期检查、维修。③压力性损伤：常见的压力性损伤有局部组织长期受压、石膏或夹板固定不当造成的压疮，以及高压氧舱治疗不当所致的气压伤等。主要防范措施包括：加强对危重病人或长期卧床病人的护理，观察他们局部皮肤的变化，定时为病人翻身、按摩，保持床面平整，避免潮湿、摩擦，防止压疮的发生；当采用高压氧舱治疗时，应按操作规程正确使用。④放射性损伤：常见的放射性损伤是指在进行放射性诊疗过程中，因处理不当，导致的放射性皮炎、皮肤溃烂坏死等。主要防范措施包括：在使用放射性物质进行诊疗时，应正确掌握照射剂量及时间，在场人员应采取适当的保护措施，减少病人不必要的暴露；指导病人保持接受放射部位皮肤的清洁干燥，避免搔抓、用力擦拭或用肥皂水擦洗皮肤等。

病人发生坠床或跌倒时的应急预案：

1. 若病人不慎坠床或跌倒，立即报告医生、科主任、护士长。

2. 立即监测血压、心率、脉搏、呼吸，判断病人意识等，协助医生进行检查，对病人的情况做出初步判断。如病情允许，将病人移至抢救室或病床上。病情危重者就地抢救。

3. 遵照医嘱进行正确处理。加强防护措施，严格交接班，密切观察病人的病情变化，了解坠床或跌倒的原因并记录经过及抢救过程。

4. 安慰病人及家属，并做好解释工作，增强防范措施，避免再次发生。

5. 填写医疗安全不良事件报告单，上报医务处、护理部等相关部门。

（2）避免化学性损伤：导致化学性损伤的因素包括使用化学性药物剂量过大、浓度过高、用药次数过多、给药途径不准确、用药配伍不当或错用药物等。防范措施包括：护士要掌握常用药物的保管和用药原则，严格执行"三查八对"制度，注意药物的配伍禁忌，并注意观察病人用药后的反应；同时，还应向病人及家属宣传用药安全知识。

（3）避免生物性损伤：生物性损伤包括微生物和昆虫对病人造成的损伤。各种病原体侵入人体后易致感染，甚至危及生命。防范措施包括：护士在工作中应严格执行无菌技术操作并遵守消毒隔离制度，定期对病室及各种设施进行清洁、消毒、灭菌等，加强对危重病人的护理，增强病人的抵抗力。同时，医院应采取必要的防虫措施，如喷洒杀虫剂等，避免生物性损伤。

（4）避免医源性损伤：由医护人员言谈及行为上的不慎而造成病人生理或心理上的损伤，称为医源性损伤。例如，个别医务人员因对病人不尊重、侵犯病人隐私、责任心不强而导致医疗事故等。防范措施包括：加强对医护人员的思想道德教育，提高医护人员的素质，制定并严格执行各项规章制度和操作规程，防止发生医源性损伤，保证病人的安全。

病室白天的噪声应控制在 35～45dB。医护人员在工作时要做到"四轻"：说话轻、走路轻、操作轻、关门轻。室内温度一般以 18～22℃为宜，新生儿、老年人等特殊人群病室的温度以 22～24℃为宜。室内相对湿度以 50%～60% 为宜。一般室内每次通风 30 分钟左右。

（二）医院的社会环境

医院作为社会的一个组成部分，有其特殊的社会环境。病人住院后往往对医务人员、医院规则等感到陌生，从而产生紧张、焦虑、恐惧等不良心理反应。护士应帮助病人尽快适应医院的社会环境，以使病人早日康复。

1. 建立良好的人际关系

医院的人际关系主要包括护患关系和群体关系。

（1）护患关系：在护理工作中，护士与病人之间产生的一种工作性、帮助性的人际关系。

它是一种特殊的人际关系，是服务者与被服务者的关系。护士无论与什么样的病人接触，都应当一视同仁、认真负责，增加病人的信任感，与其建立良好的护患关系，这样有助于病人早日康复。

（2）群体关系：病人与病区内除护士以外的其他医务人员、病友之间建立的人际关系。护士应协助病人与其他医务人员沟通，使其能很好地配合诊疗工作；还应协助病人与同病室其他病人的沟通或交流，引导病人与病人及病人家属之间的相互帮助和照顾，构建良好的群体气氛，消除因陌生的环境而产生的孤独、焦虑等不良心理反应。

2.医院规章制度

为了保证医疗、护理工作能顺利开展，预防和控制医院内感染的发生，医院应制定相应的规章制度，如入院须知、探视陪护制度等。如病人对医院规章制度感到束缚，则护士应帮助和指导，使病人了解医院规章制度对其康复的积极意义，以取得病人及家属的理解。在与医院的规章制度不发生冲突的情况下，尽量满足病人的需求，让病人有一定的自主权。

📝 讨论与思考

1.某病人被家属搀扶着步入医院，接诊护士见其面色发绀、口唇呈黑紫色、呼吸困难，询问病史得知其有慢性阻塞性肺病史。请问：该护士应如何做好病人的接诊工作？

2.某病人，男，35岁，因交通事故急诊入院。入院时该病人病情危重，呈昏迷状态，出血量较多。请问：

（1）病室护士在医生到来之前应采取哪些措施？

（2）病室护士应如何配合医生做好抢救工作？如何执行医生的口头医嘱？

3.某病人，女，40岁，因呼气性呼吸困难入院，诊断为支气管哮喘，询问病史知其为初次住院。请问：

（1）护士应如何为此病人创造一个良好的物理环境？

（2）护士应如何让此病人适应医院的社会环境？

第三章

入院和出院护理

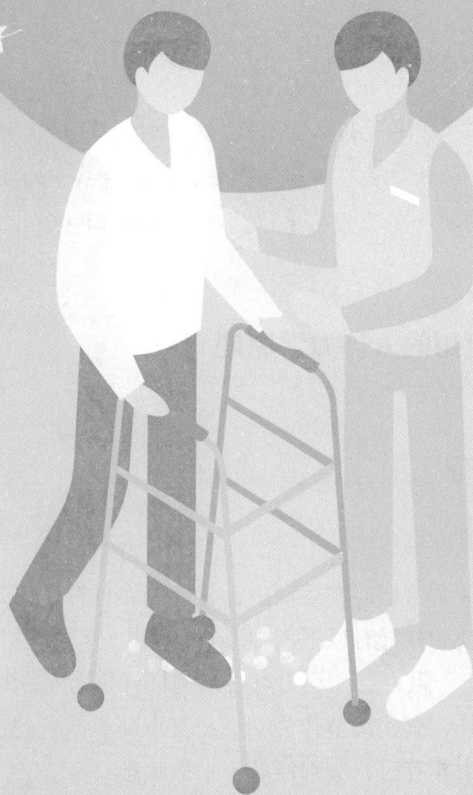

1. 知识目标：掌握铺床的目的及注意事项、各种运送法的适用范围及注意事项、护理文件的记录原则及管理、入院及出院护理的工作内容。熟悉节力原理。了解病人床单位设备。
2. 技能目标：正确铺床、运送病人、记录和保管护理文件、为入院和出院病人提供护理。
3. 情感目标：关爱病人，热爱护理工作。

第一节　病人床单位的准备

案例分析

张某，女，24岁，因右下腹疼痛1天入院，入院后诊断为"急性阑尾炎"，需行阑尾切除术。手术24小时后，张女士遵医嘱下床活动。张女士术后因胃肠功能恢复良好、刀口无感染，按期拆线，于今日出院。

任务：

1. 该病人入手术室后，请护士准备好合适的床单位，以便进行术后护理。
2. 该病人下床活动时，请护士整理好床单位，以保持病室的整洁美观。
3. 该病人出院后，请护士整理好床单位，以准备接收新病人。

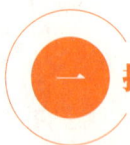

一　护理工作中应用的人体力学原理

（一）常用的力学原理

1. 杠杆作用

人体活动与杠杆作用关系密切。在运动中，骨骼起着杠杆作用，关节起着支点作用，骨骼肌是运动的动力。这里所说的杠杆有以下三种形式。

（1）平衡杠杆：支点位于阻力点和动力点之间的杠杆称为平衡杠杆。如人的头部在寰枕关节上进行低头和仰头的动作，寰枕关节作为支点，支点前后肌群的作用力使头部做出前俯后仰的动作，当前后肌群作用力相等时，头部便处于平衡状态。

（2）省力杠杆：阻力点位于支点和动力点之间的杠杆称为省力杠杆。这类杠杆的动力臂长于阻力臂，所以省力。如人用脚尖站立，脚尖是支点，脚后跟肌肉收缩作为动力，体重（阻力）落在动力点和支点之间，因动力臂长于阻力臂，所以用较小的力量就可以支撑起体重。

（3）速度杠杆：动力点位于支点和阻力点之间的杠杆称为速度杠杆。这种类型的杠杆阻力臂长于动力臂，所以费力，但可以获得速度和运动范围。例如，举起重物时肘关节的运动，肘关节是支点，肱三头肌及重物的作用力使手臂伸直，肱二头肌的作用力使手臂向上弯曲，因阻力臂长于动力臂，所以举起重物时需要较大的力。

2. 平衡与稳定

应用重力和平衡稳定的原理可以帮助人体保持平衡。根据力学原理，物体的重量与稳定度成正比，支撑面的大小与稳定度成正比，物体重心的高低与稳定度成反比，重力线应在支撑面以内才能保持稳定。

3. 力

与护理工作密切相关的力包括压力和摩擦力。

（1）压力：受力面积上所承受的垂直作用力。在压力相同的情况下，受力面积越大，则单位面积所承受的压力越小。

（2）摩擦力：一个物体在另一个物体表面做相对运动或有相对运动趋势时产生的反作用力。摩擦力的大小取决于两物体间的压力大小及接触面之间的摩擦系数。

（二）人体力学原理在护理实践中的应用

在护理工作中，正确运用力学原理不仅可避免护士自身受损伤，提高工作效率，还有助于增强病人的舒适与安全感。

1. 合理利用杠杆原理

护士在两臂持物时，应两肘紧靠身体两侧，上臂下垂，前臂和所持物体靠近身体，使阻力臂缩短，阻力矩减少，有助于节力。在搬运病人前，护士应将手及手臂置于病人身下，以肘关节为支点，肱二头肌收缩，带动肘关节屈曲以抬起病人，借助速度杠杆的作用，有效地转运病人。

2. 采取正确姿势，保持身体平衡

（1）维持较大的支撑面：人体站立时，支撑面为两脚之间的距离，支撑面越大，稳定性越强。所以，护士在进行护理操作时，应两脚前后或左右分开，以扩大支撑面，保持身体平衡。

（2）维持较低的重心：人体重心的位置会随着四肢和躯干的姿势改变而改变。直立位双臂下垂时，重心在骨盆的骶骨上部靠前方；人体下蹲时，重心随之降低。重心越低，稳定性越强。所以，在较低的工作平面进行操作时，如铺床时，护士应两脚前后或左右分开，屈髋屈膝，以降低重心，增加身体稳定性。

（3）尽可能地让重力线通过支撑面：护士在进行搬运、更换卧位等操作时，应尽量将病人的身体靠近自己，并以下蹲代替弯腰，使重力线尽量在支撑面内，以增加身体的稳定性；同时减少腰部肌肉做功，避免损伤。

3. 合理运用压力与摩擦力

（1）合理运用压力：局部承受的压力大小与受力面积有关。护士可通过增大受力面积来减轻局部压力。例如，当给病人安置卧位时，在背后、胸腹前等位置放置软枕支托，以增加受力面积，减轻局部承受的压力，使病人睡卧舒适，预防压疮的发生。

（2）合理运用摩擦力：摩擦力大小与压力大小、接触面材质及粗糙程度有关。护士可通过改变压力大小、接触面材质及粗糙程度来改变摩擦力，如在拐杖前端加橡皮垫、在浴室安装防滑地砖等。使用拐杖时应尽量靠近身体，以增加地面和拐杖间的压力，从而增加摩擦力，防止

打滑。另外，当搬动病人时，应抬起病人的身体，避免因拖、拉、拽而损伤病人的皮肤。

4. 其他

（1）尽量使用大肌肉群或多肌群：使用大肌群和多肌群工作，不易产生疲劳和损伤。如护士在抬起地面的重物时，用下蹲代替弯腰，就可以利用腿部较多的肌肉，而不只是用背部较少的肌群，以防止腰肌劳损。

（2）尽量用身体转动代替腰部扭转：当腰部扭转时，腰部各肌群不均等地用力，容易引起腰部肌肉疲劳和受伤，所以护士在取身后的物品时应转身而不是扭转腰部。

（3）移动时保持平稳有节律：平稳有节律的直线移动，既可以保持护士身体平衡，又能给病人带来舒适和安全感。如是多人配合，要保持动作协调一致，避免给病人造成不适或损伤，同时达到节力的目的。

二 病人床单位及其设备

病人床单位是医院提供给住院病人使用的最基本的家具与设备。护士应做好病人床单位管理，使床单位舒适、安全、整洁，有利于病人的休养治疗。

（一）病人床单位的设备

病人床单位的固定设备包括病床、床垫、床褥、棉胎或毛毯、枕芯、大单（床垫罩）、被套、枕套、橡胶单与中单（需要时），床旁桌、床尾椅、跨床桌（需要时），墙壁上的呼叫装置、照明灯、供氧与负压吸引管道，以及床帘等。

（二）设备的规格与种类

1. 病床

长 200 cm，宽 90 cm，高 60 cm。病床是病人休息和睡眠的用具，特别是卧床病人，其治疗、饮食、排泄、活动、娱乐都在床上，所以病床一定要符合实用、耐用、舒适、安全的原则。

2. 床垫

长、宽与床相同，厚 10 cm。床垫有棕垫、海绵垫等，外层用结实的布料制作。病人大多数时间卧于床上，所以床垫宜坚实，以避免承受重力较多的部位凹陷。

3. 床褥

长、宽与床垫相同。一般床褥的褥芯用棉花制作，褥面用棉布制作。

4. 枕芯

长 60 cm，宽 40 cm，内装木棉、人造棉、羽绒等，枕面用棉布制作。

5. 棉胎

长 230 cm，宽 160 cm，多用棉花胎，也可用人造棉或羽绒。

6. 大单

长 250 cm，宽 180 cm，用棉布制作。

7. 被套

长 250 cm，宽 170 cm，用棉布制作，尾端开口并钉有系带。

8. 枕套

长 75 cm，宽 45 cm，用棉布制作，一侧开口。

9. 中单

长 170 cm，宽 85 cm，用棉布或无纺布制作。

10. 橡胶单

长 85 cm，宽 65 cm，中间用橡胶单制作，两端各加棉布（长 40 cm）。

11. 床旁桌

长 45 cm，宽 45 cm，高 85 cm，多与床配套购置。

12. 床尾椅

保证病人使用时舒适和安全，同时做到整个病区规格统一即可。

三 铺床法

根据使用目的，病床分为备用床（图 3-1）、暂空床（图 3-2）和麻醉床（图 3-3）。

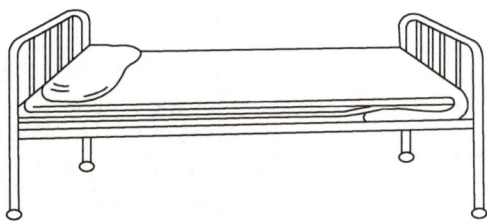

图 3-1 备用床

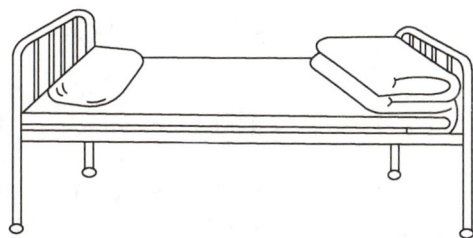

图 3-2 暂空床

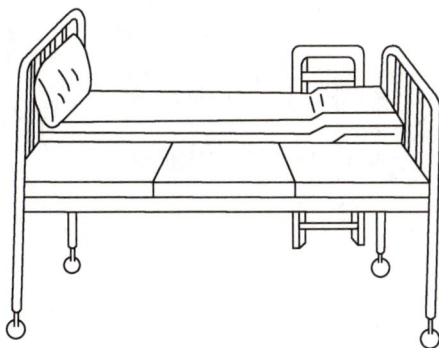

图 3-3 麻醉床

（一）备用床（preparation bed）

【目的】

保持病室整洁，准备接收新病人。

【评估】

（1）环境：同病室内是否有病人进餐或进行无菌性治疗。

（2）用物：床头呼叫器，氧气、负压装置是否完好，病床、床旁桌椅是否完好，床上用物是否完好、清洁干燥、齐备。

【计划】

（1）护士准备：着装整洁，洗手，戴口罩。

（2）用物准备：床、床垫、床褥、棉胎或毛毯、枕芯、大单或床罩、被套、枕套。用物要适合季节需要。

（3）环境准备：同病室内无病人进餐或进行无菌性治疗。

【实施】

备用床准备见表3-1。

表3-1　备用床准备

操作流程	操作步骤	操作要点与说明
1. 核对	携用物到床旁，核对病床号	确认铺备用床的床铺
2. 移开床旁桌椅	护士站在床的右侧，移开床旁桌距离床约20cm，将床尾椅放于床尾正中距离床约15cm	方便护士操作，同时不影响其他人员通行
3. 翻床垫	翻转床垫，上缘紧靠床头，并再次检查有无变形或破损	使床垫均匀受压，避免床垫凹陷或破损给病人造成不适
4. 铺床褥	将床褥平齐床头，从床头到床尾拉平铺好	使病人睡卧舒适
5. 铺大单	▲斜角法（图3-4） （1）将大单与床的中线对齐，逐层依次打开 （2）铺近侧床头：①一手托起床垫，另一手越过床中线用大单包裹床头并拉平后压于床垫下；②在距离床头约30cm处向上提起大单边缘，使其边缘与床边垂直，呈等腰三角形；③以床沿为界将三角形分为两半；④上半三角覆盖于床上，下半三角平整地塞于床垫下；⑤一手在床头支撑大单，另一手将上半三角平整地翻下；⑥将翻下的三角平塞于床垫下 （3）铺床中部：两手将床中部的大单拉紧，双手掌心向上将大单平塞于床垫下 （4）转至对侧，再依次铺好床头、床尾和床中部	（1）中线对齐，保证床头、床尾及床的两侧有足够的大单包裹 （2）操作时应节力：能升降的床，应先将床升起，身体靠近床边，两脚分开与肩同宽，两膝稍屈，运用肘部力量，动作平稳有节律，避免多余或无效的动作，减少走动次数 （3）铺好的床角应紧扎、美观 （4）掌心向上，使大单平整不易松散 （5）铺好的大单要求平整、紧扎、美观，确保病人舒适、安全，预防压疮等并发症 （6）先床头再床尾，先近侧再远侧，有计划地进行，以提高工作效率

续表3-1

操作流程	操作步骤	操作要点与说明
6.套被套	▲"S"形套被套法（图3-5） （1）将被套正面向外对齐床的中线铺于床上，被套尾部开口端的上层打开1/3，将"S"形棉胎放于打开的被套处，左手将棉胎沿被套的中线拉至被头，右手在被套外协助左手，依次向两侧展开棉胎，平铺于被套内，到床尾将被套内的棉胎逐层整理至平整，系带 （2）使盖被上端与床头平齐，两侧边缘向内折叠和床沿平齐，尾端塞于床垫下与床尾平齐	（1）被套对齐中线放置，铺平整 （2）棉胎要送到被头，确保被头充实 （3）逐层整理盖被，确保被套及棉胎平整、无褶 （4）盖被与床头平齐有利于保暖
7.套枕套	枕套正面向外，将枕套的顶角对准枕芯的两角套入枕套内，拍松、整理枕头，平放于床头，开口背门	枕套开口背门，以保持病室整洁、美观
8.移回床旁桌椅	—	统一放置，保持病室整洁、美观

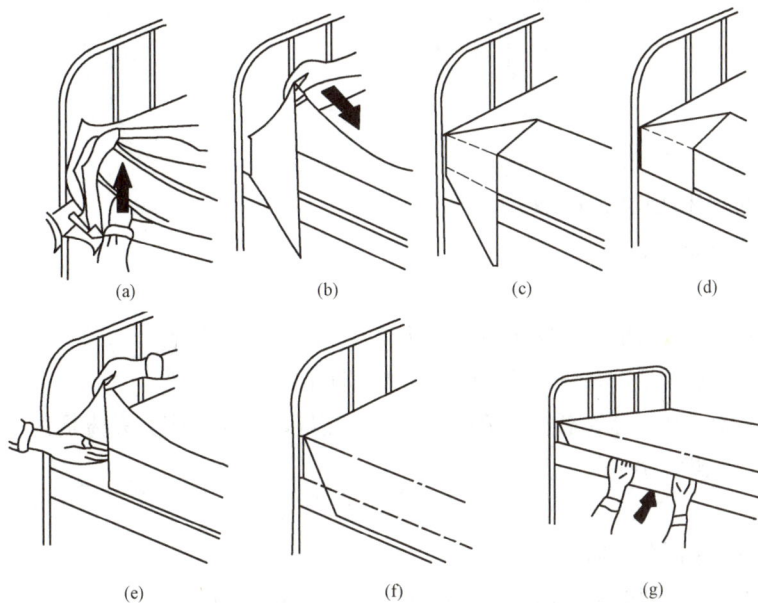

(a) (b) (c) (d)

(e) (f) (g)

图3-4 斜角法示意图

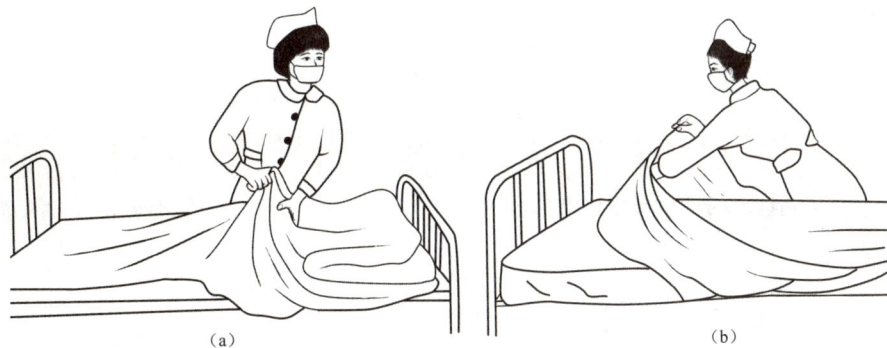

（a） （b）

图3-5 "S"形套被套法示意图

【注意事项】

（1）同病室内有病人进餐或进行无菌性治疗时，应暂停铺床。

（2）操作前，检查床单位是否完好无损，保证病人安全。

（3）运用节力原则：操作前备齐物品，按操作先后顺序放置；身体尽量靠近床边；两脚与肩同宽，前后或左右分开；两膝略屈以降低重心，脊柱保持挺直；避免多余或无效的动作，减少走动次数。

【评价】

（1）操作前，物品准备完好齐全，放置合理。

（2）操作熟练，动作流畅，省时节力。

（3）铺好的床符合舒适、安全、实用、耐用的原则。大单正面向上，床面、两侧、四角平整紧扎。盖被头充实，与床头平齐，内外平整，两边内折部分对称，床尾平整。枕头平整充实，开口背门。

（4）病室及病人床单位环境整洁、美观。

（二）暂空床（unoccupied bed）

【目的】

（1）供新入院病人使用。

（2）供暂时离床活动的病人使用。

（3）保持病室整洁、美观。

【评估】

（1）病人：意识、病情、心理状态、自理能力、理解与合作程度等。

（2）环境：病室内是否有病人进餐或接受无菌性治疗。

（3）用物：床头呼叫器，氧气、负压装置是否完好，病床、床旁桌椅是否完好，床上用物是否完好、清洁干燥、齐备。

【计划】

（1）护士准备：同备用床。

（2）用物准备：必要时备生活物品、抢救物品、橡胶单和中单等。

（3）环境准备：同备用床。

【实施】

暂空床准备见表3-2。

表3-2 暂空床准备

操作流程	操作步骤	操作要点与说明
1. 核对	携用物到床旁，核对床号	确认需铺暂空床的病床单位

续表3-2

操作流程	操作步骤	操作要点与说明
2. 整理	▲接收新病人 （1）将床尾盖被（被套式）从床垫下拉出至床垫上，向内折叠与床尾平齐 （2）将备用床的盖被三折于床尾 （3）根据病情需要，铺橡胶单、中单，中线和床中线对齐，上端距床头45～50cm，床沿下垂部分一起平整地塞入床垫下，转至对侧，同法铺好 （4）为病人准备生活用品，根据病情需要准备物品	（1）在备用床的基础上整理 （2）使病人足部舒适，无压迫感，并有利于足部的活动 （3）方便病人上床 （4）保护床褥，避免因病人大小便失禁等，致使床褥污染、潮湿 （5）方便病人使用及检查、治疗、护理
	▲病人离床活动 （1）协助病人下床 （2）将备用床的盖被三折于床尾 （3）按需要整理大单、枕套、床旁桌椅等	（1）评估病情，给予协助和指导 （2）使床单位及病室整洁、美观

【注意事项】

（1）了解病人的病情，根据病情需要准备用物。

（2）根据病情判断病人是否适合下床活动，并提供必要的协助和活动指导。

【评价】

（1）用物准备符合病情需要。

（2）操作流畅、节力。

（3）病人床单位及病室整洁、美观。

（4）病人上下床方便。

（三）麻醉床（anesthesia bed）

【目的】

（1）便于接收和护理麻醉手术后的病人。

（2）使病人安全、舒适，预防并发症。

（3）保护被褥不被血液或呕吐物等污染。

【评估】

（1）病人：评估病情、麻醉方式、手术部位，确定术后所需的抢救物品、治疗用物。

（2）环境：病室内是否有病人进餐或接受无菌性治疗。

（3）用物：床头呼叫器，氧气、负压装置是否完好，病床、床旁桌椅是否完好，床上用物是否完好、清洁干燥、齐备。

【计划】

（1）护士准备：同备用床。

（2）用物准备：同备用床，另备橡胶单和中单各两条。麻醉护理盘：无菌盘内放开口器、压舌板、舌钳、牙垫、通气导管、镊子、棉签、纱布、输氧导管、吸痰导管、治疗碗（内盛生理盐水），无菌盘外放血压计、听诊器、手电筒、弯盘、治疗巾、胶布、护理记录单及笔。其他用物有输液架，必要时备心电监护仪、呼吸机、吸痰装置、氧气装置、胃肠减压器、胸腹带、引流袋等。

（3）环境准备：同备用床。

【实施】

麻醉床准备见表3-3。

表3-3　麻醉床准备

操作流程	操作步骤	操作要点与说明
1. 核对	携用物到床旁，核对床号	确认需铺麻醉床的病人床单位
2. 移开床旁桌椅	同备用床	—
3. 翻床垫	同备用床	—
4. 铺床褥	同备用床	—
5. 铺大单、橡胶单、中单	（1）铺近侧大单同备用床 （2）铺橡胶单、中单：第1条橡胶单和中单铺于床中部，其上端距离床头45～50cm，对齐床中线，边缘平整地塞于床垫下；第2条橡胶单和中单铺于床头，其上端与床头平齐，其下端压在床中部的中单及橡胶单上，对齐床中线，边缘平整地塞于床垫下 （3）转至对侧，铺好另一侧大单 （4）橡胶单和中单平整地塞于床垫下	（1）防止术后呕吐物、分泌物、伤口渗血或渗液污染床铺 （2）根据病情和手术部位确定加铺橡胶单和中单的位置 （3）中单完全覆盖橡胶单，避免病人的皮肤直接接触橡胶单而潮湿 （4）中线对齐，各单拉紧铺平
6. 套被套	（1）套好被套（同备用床），盖被上端与床头平齐，两侧内折与床沿平齐，被尾内折与床尾平齐 （2）将靠近门一侧的盖被纵向三折并叠于远离门的床侧，开口向门	（1）被尾不压于床垫下，便于折叠于床的一侧 （2）便于术后将病人由平车移至床上
7. 套枕套	套好枕套，将枕头横立于床头，开口背门	麻醉未清醒的病人应去枕平卧；枕头横立于床头，可防止病人因躁动而撞伤头部
8. 移床旁桌椅	床旁桌归回原位，床尾椅放于盖被同侧	方便搬运病人
9. 放置用物	麻醉护理盘放于床旁桌，其他物品按需放置	便于术后抢救和护理

【注意事项】

（1）根据病人的手术部位加铺橡胶单、中单，如颈胸部手术铺床头、腹部手术铺床中部、下肢手术铺床尾。中单应完全覆盖橡胶单，避免病人的皮肤与橡胶单直接接触而潮湿。

（2）麻醉护理盘及其他用物按需准备和放置，便于术后抢救和护理。

【评价】

（1）操作前，物品准备完好齐全，放置合理。

（2）操作流畅、节力。

（3）铺好的床符合舒适、安全、实用、耐用的原则。

（4）术后护理用物齐全，病人能得到及时的抢救与护理。

重点提示

　　铺床过程中应遵循节力原则：操作前备齐物品，按操作顺序放置；身体尽量靠近床边；两脚与肩同宽且前后或左右分开；两膝略屈以降低重心，脊柱保持挺直；避免多余或无效的动作，减少走动次数。

目前临床上铺床趋向用床褥罩代替大单，即用床褥罩法。此法操作简便，省时节力。具体方法：将床褥罩中线对齐床中线打开，从床头向床尾分别拉紧四个角并固定于床垫及床褥的四个角上。

第二节　运送病人法

💡 案例分析

李某，男，54岁，劳动后突发右侧肢体麻木、活动不利，伴恶心、呕吐、大小便失禁。入院后急诊CT示"脑出血"，需急诊行"去骨瓣减压术"。

任务：请选用恰当的运送方式，运送李先生入手术室。

术后20余日，李先生神志清楚，病情平稳，但遗留右侧肢体功能障碍，现需转入康复科进行进一步的康复治疗。

任务：请选用恰当的运送方式，运送李先生转入康复科病房。

一　轮椅运送法

【目的】

运送能坐起但不能行走的病人。

【评估】

（1）病人：病情、年龄、体重、伤病部位、躯体活动能力、对轮椅运送的认识、心理反应、合作程度。

（2）用物：轮椅性能是否良好。

（3）环境：光线是否明亮，通道是否宽敞，地面是否平整、干燥，室外温度是否适宜。

【计划】

（1）病人准备：了解轮椅运送的目的、方法、配合要点及注意事项。

（2）护士准备：着装整洁，根据病人情况决定参与操作的人员数量。

（3）用物准备：准备轮椅，根据室外温度准备别针及毛毯，根据病情准备其他用物，如软枕、氧气枕等。

（4）环境准备：保证光线明亮、环境宽敞、道路通畅及防滑。

【实施】

轮椅运送法见表3-4。

表3-4 轮椅运送法

操作流程	操作步骤	操作要点与说明
1. 上轮椅法 （1）核对并解释 （2）放置并固定轮椅 （3）病人准备 （4）协助病人上轮椅（图3-6） （5）整理病人床单位 （6）推轮椅运送病人	（1）将备齐用物推至床旁，核对并解释操作目的、方法，指导其配合 （2）轮椅后背与床尾平齐，面向床头，刹车制动，翻起脚踏板 （3）协助病人坐起，并穿好外出服；将盖被拉至床尾；协助病人移至床边并嘱其双手支撑床面，保持坐姿；协助其穿鞋袜 ①面向病人，嘱病人将双手放于护士肩部，护士的双手环抱病人腰部，协助病人下床站立；慢慢转身，嘱病人用双手扶住轮椅扶手，坐于轮椅中后部，后靠坐稳 ②翻下脚踏板，将病人双脚置于脚踏板上 ③系上安全带以固定病人腰部 ④向病人交代注意事项 （4）将病人的床整理成暂空床 （5）确认病人无不适后，松开轮椅刹车，运送病人至目的地	（1）确认病人，取得病人的配合 （2）刹车制动，以确保病人的安全 （3）注意保暖，防止外出着凉 （4）注意询问病人有无眩晕和不适 （5）随时注意观察病人的病情变化 （6）操作中注意节力 （7）嘱咐病人：身体尽量后靠坐稳，双手抓紧两侧扶手，身体不可前倾，不可自行站立或下轮椅，避免摔倒 （8）保持病人床单位及病室整洁、美观 （9）运送过程中要密切关注病人的病情变化，如有不适，应及时处理
2. 下轮椅法 （1）放置并固定轮椅 （2）协助病人下轮椅 （3）安置病人 （4）整理病人床单位	（1）将轮椅推至床尾，面向床头，椅背与床尾平齐，制动刹车，翻起脚踏板，解除安全带 （2）护士站立于轮椅前，面向病人，嘱病人将双手放于护士肩上，护士的双手环抱病人腰部，协助病人站立，慢慢坐回床沿 （3）协助病人脱去鞋袜及外衣，取舒适卧位，盖好盖被，观察病情 （4）整理病人床单位，将用物放回原处，必要时做好记录	（1）制动刹车，确保病人的安全 （2）根据病人的病情确定协助的方法 （3）操作中注意节力

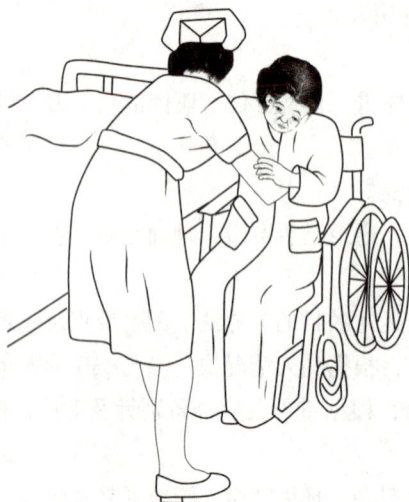

图3-6 协助病人上轮椅

【注意事项】

（1）使用前检查轮椅，确保轮椅的性能良好。

（2）根据室外温度适当添加衣物，避免病人受凉。

（3）推轮椅前，确保病人的身体处于轮椅中后部，后靠坐稳，并嘱病人抓紧扶手，身体不可前倾，不可自行站立或下轮椅，并系好安全带。推车时速度应平稳、适宜。

（4）推轮椅下坡时需减速，嘱病人背部向后靠，双手抓紧扶手。

（5）过门槛或障碍物时，跷起轮椅前轮，避免振动引起病人的不适。

（6）运送过程中，注意观察病人的病情变化，发现异常情况及时处理。

（7）特殊病人的处理：如病人有下肢水肿、溃疡或关节疼痛，可以在脚踏板上垫一软枕，将病人的双脚置于软枕上，保证病人舒适，防止并发症的发生。

【评价】

（1）护士操作规范、流畅、节力。

（2）病人舒适、安全、无意外损伤。

（3）护患沟通有效。

二 平车运送法

【目的】

运送不能起床的病人。

【评估】

（1）病人：病情、年龄、体重、伤病部位、躯体活动能力、对平车运送的认识、心理反应、合作程度。

（2）用物：平车的性能是否良好。

（3）环境：光线是否明亮，通道是否宽敞，地面是否平整、干燥，室外温度是否适宜。

【计划】

（1）病人准备：了解平车运送的目的、方法、配合要点及注意事项。

（2）护士准备：着装整洁，根据病人的病情和体重选择运送方法。

（3）用物准备：平车、垫子、枕头、毛毯或棉被；根据病情准备其他用物，如帆布中单、输液架、木板（骨折病人平车上需垫木板）、氧气枕等。

（4）环境准备：保证光线明亮、环境宽敞、道路通畅及防滑。

【实施】

平车运送法见表3-5。

表3-5 平车运送法

操作流程	操作步骤	操作要点与说明
1.核对、解释	将备齐用物推至床旁，核对病人并解释操作的目的、方法，指导其配合	确认病人，取得病人的配合

操作流程	操作步骤	操作要点与说明
2．病人准备	妥善安置病人身上的导管（如各种引流管、输液管等）	病人必要的治疗不能中断，搬运前安置好各导管，防止导管受压、脱落或液体逆流
3．搬运病人	根据病人的病情和体重，选择合适的搬运方法 ▲挪动法（图3-7） （1）移开床旁桌椅，松开盖被，协助病人穿衣并移至床边 （2）将平车推至床边并与床沿平齐靠紧，头端（大轮端）靠床头，刹车制动，护士站在平车一侧，抵住平车防止移动 （3）协助病人按上半身、臀部、下肢的顺序向平车挪动，头部卧于大轮端（从平车返回病床时顺序相反，先移动下肢、臀部，再移动上半身）	（1）适用于病情较轻且能在床上配合的病人 （2）紧靠床沿，方便病人挪动到平车上 （3）刹车制动，确保病人安全 （4）病人的头部位于大轮端，可减少运送过程中因头部颠簸而引起的不适 （5）按该顺序挪动，有利于保持稳定性 （6）应躺卧于平车中央，防止跌倒
	▲一人搬运法（图3-8） （1）移床尾椅至对侧床尾，推平车至床尾，使平车大轮端与床尾成钝角，刹车制动 （2）松开盖被，协助病人穿衣 （3）护士协助病人移至床边，嘱病人双臂交叉环抱于护士的颈部，然后一手臂从病人腋下伸至其对侧肩后，另一臂伸至病人对侧大腿下，将病人抱起，移步至平车，轻放于平车中央	（1）适用于小儿等体重较轻的病人 （2）缩短搬运距离 （3）注意刹车制动 （4）注意节力及保持身体的稳定性
	▲两人搬运法（图3-9） （1）同一人搬运法 （2）松开盖被，协助病人穿衣 （3）将病人两手交叉置于胸腹部，移至床边。护士甲一手臂托住病人的头、颈、肩部，另一手臂托住腰部；护士乙一手臂托住病人臀部，另一手臂托住腘窝；护士肘部支撑于床面；一人发出口令，两人同时抬起病人，使病人身体向护士倾斜，两人同时移步至平车，轻放于平车中央	（1）适用于不能自行活动且体重较重的病人 （2）身高高者站立于病人上半身旁，托起病人时，使其头部处于高位，防止不适 （3）按口令搬运，动作轻稳、协调一致 （4）如果是清醒合作的病人，嘱其用双手环抱护士甲的颈部 （5）注意节力及保持身体的稳定性 （6）肘部支撑于床面，利用速度杠杆作用
	▲三人搬运法（图3-10） （1）同一人搬运法 （2）松开盖被，协助病人穿衣 （3）将病人两手交叉置于胸腹部，协助病人移至床边；护士甲托住病人的头颈肩及背部，护士乙托住病人的腰和臀部，护士丙托住病人的腘窝和小腿部；一人发出口令，三人同时抬起病人，使病人身体向护士倾斜；三人同时移步至平车，将病人轻放于平车中央	（1）适用于不能自行活动且体重超重的病人 （2）按口令搬运，动作轻稳、协调一致 （3）如果是清醒合作的病人，嘱其用双手环抱护士甲的颈部 （4）注意节力及保持身体稳定性

操作流程	操作步骤	操作要点与说明
	▲四人搬运法（图3-11） （1）移床尾椅至对侧床尾 （2）松开盖被，在病人身下铺帆布中单或双中单 （3）推平车至床边并与床沿平齐靠紧，头端（大轮端）靠床头，刹车制动 （4）护士甲站在床头，托住病人的头、颈、肩部；护士乙站在床尾，托住病人的双腿；护士丙和护士丁分别站在病床和平车的两侧，抓住帆布中单的四角；站在平车一侧的护士用身体抵住平车，防止移动；一人发出口令，四人同时抬起病人，将其轻稳地放于平车中央	（1）适用于病情危重及颈腰椎骨折的病人 （2）中单要牢固结实，能承受病人的体重 （3）脊柱损伤的病人，铺单时应使头部处于中立位，身体纵轴成一直线，避免二次损伤，如颈椎损伤，操作前需以颈托固定，搬动病人时，应由一人扶持固定头颈部，保持颈椎和胸椎轴线一致 （4）按口令搬运，动作轻稳、协调一致 （5）注意节力及保持身体的稳定性 （6）脊柱损伤的病人，搬运时必须使头部处于中立位，身体纵轴成一直线置于平车上时，给予固定，避免摆动
4.整理病人床单位	协助病人躺卧舒适，盖好盖被；整理病人床单位成暂空床	有导管的病人，注意检查导管，确保其固定牢固、引流通畅、无逆流
5.运送病人	确认病人无不适后，松开刹车，运送病人至目的地	运送过程中密切观察病人的病情变化，发现异常应及时处理

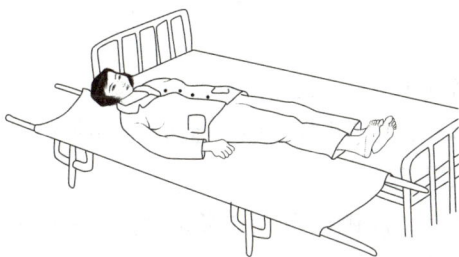

图 3-7　挪动法

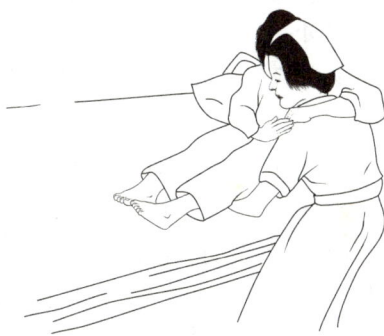

图 3-8　一人搬运法

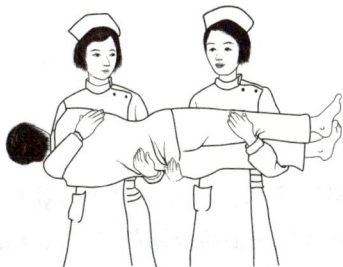

图 3-9　两人搬运法

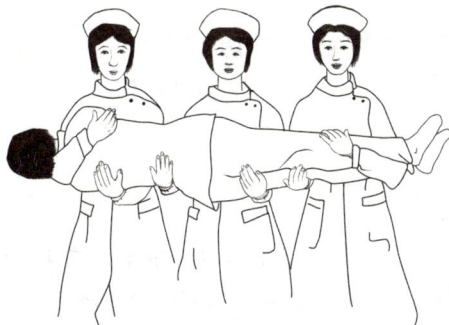

图 3-10　三人搬运法

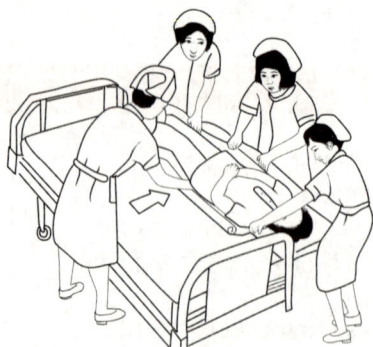

图 3-11 四人搬运法

【注意事项】

（1）搬运前：

· 根据病人的体重及病情选择搬运方法。仔细检查平车，确保性能良好。

· 妥善安置病人身体上的各种导管，使其固定牢固、引流通畅、无逆流。

· 搬运骨折病人时，应在平车上垫上木板，并固定好骨折部位。

（2）搬运时：

· 注意运用节力原则，尽量使病人的身体靠近护士，既能省力，又能保持身体的稳定性。

· 搬运时，动作轻稳、协调一致，避免造成病人的不适或二次损伤。

（3）推车时：

· 病人头部应位于大轮端，减轻头部因颠簸而引起的不适。小轮在前，以便灵活地调整方向。

· 护士站在病人头侧，随时观察病人的病情变化，与病人保持有效的沟通。

· 推平车时，车速应平稳、适宜。上下坡时，病人的头部应处于高处，避免产生不适。

· 进出门时，应先打开门再推车进出，不可用车撞门。

· 有输液或引流管的病人，需保持输液或引流管通畅，避免中断治疗，加重病情。注意保暖。

【评价】

（1）护士操作规范、协调、节力。

（2）病人舒适、安全、无意外损伤。

（3）护患沟通有效。

🔗 知识链接

　　过床器是对病人在手术台、推车、病床、CT台之间进换床、移位、护理的最佳工具，可避免在搬运过程中造成病人不必要的损伤和痛苦，并能降低护士的劳动强度。从病床过到平车的操作方法如下：①推平车与床平行并紧靠床边，平车与床处于同一高度，固定平车，两名护士分别站在平车及床的两侧抵住平车和床；②床侧的护士协助病人向床侧翻身，平车侧的护士将过床器平放于病人身下三分之一处，放平病人；③床侧的护士向斜上方45°轻推病人，平车侧的护士向斜上方45°轻拉病人至平车；④病人上平车后，协助病人向车侧翻身，取出过床器。

三 担架运送法

目的、操作前准备同平车运送法。使用时，由于担架位置低，需由两人将担架抬起使之与床平齐，便于搬动病人。运送途中应尽量平稳，忌过分摆动。

重点提示

1. 运送病人前妥善安置各种管路、固定好骨折部位等，搬运后注意检查。
2. 运送中遵循节力原则，动作轻稳协调，注意观察病情，保证病人安全、舒适，注意保暖，维持必要的治疗，发现异常情况及时处理。
3. 脊柱损伤病人或怀疑脊柱损伤病人的搬运：必须使病人的身体纵轴成一直线，卧于硬质担架，将其身体与担架一起固定。如有颈椎损伤，必须保持头部处于中立位，固定头颈部避免左右活动。如有胸椎、腰椎损伤，应使用硬板担架运送。

第三节 护理文件的记录与管理

案例分析

黄某，男，62岁，反复咳嗽、咳痰6年，加重4天，以慢性支气管炎（急性发作）接收入院。

任务：在黄先生住院期间，请完成其病历中护理文件的记录与管理工作。

一 护理文件的概念及意义

护理文件（nursing documents）是护士对住院病人护理活动的客观记录。完整规范的护理文件有利于信息的交流，为诊断治疗与护理提供依据，为教学与科研提供资料，为护理质量评价提供依据，为法律纠纷提供证明文件。

二 护理文件记录的原则

（一）及时

护理文件书写必须及时，应在规定时间内完成相应内容的记录。因抢救急危病人，未能及时记录的，当班护士应当在抢救结束后 6 小时内及时据实补记，并注明抢救完成时间和补记时间。

（二）客观、真实、准确

护理文件记录的内容必须客观、真实、准确。书写过程中出现错字（句）时，应当用同色笔双线横行画在错字（句）上，保证原记录清晰可辨，就近写上正确的字句并签上姓名及时间。注意：不得采用刮、粘、涂等方法掩盖或去除原来的字迹。

（三）完整

眉栏、页码及各项记录应按要求逐页、逐项填写完整，避免遗漏。记录应连续，不留空行，以防添加。每项记录应签全名，以示负责。如病人出现病情恶化、拒绝接受治疗及护理、自杀倾向、意外、请假外出、并发症先兆等特殊情况，应详细记录并及时汇报，严格交接班等。

（四）简要

护理文件记录的内容应简要，突出重点；应使用中文、医学术语和通用的外文缩写；若无正式中文译名的疾病名称、症状、体征等，可以使用外文。

（五）清晰

护理文件应当使用蓝黑墨水笔、碳素墨水笔书写，有特殊要求者除外。书写要求文字工整、字迹清楚、表述准确、语句通顺、标点正确。

（六）规范

护理文件书写的日期和时间一律使用阿拉伯数字，日期用"××年×月×日"的形式，时间采用 24 小时制，具体到分钟。度量衡单位一律采用我国通用法定计量单位。

（七）书写资格

实习、试用期护士书写的护理文件，应由本医疗机构具有合法执业资格的护士审阅，需修改时，用红笔修改并签名。进修护士应当由接收进修的医疗机构认定其工作能力后，方可书写护理文件。

三　护理文件的管理

（一）病人住院期间护理文件的管理

（1）住院期间的护理文件，由所在病区集中统一保管，按规定放置，做好记录和使用后必须放回原处。

（2）必须保证护理文件清洁、整齐、完整，防止污染、破损、拆散、丢失。

（3）病人及家属不得随意翻阅护理文件，不得擅自将护理文件带出病区。

（二）病人出院或死亡后护理文件的管理

病人出院或死亡后，护理文件经整理后交病案室，按卫生行政部门规定的保存期限进行保管。

（三）护理文件的复印

病人及家属有权复印护理文件中客观部分的资料，复印前应按有关规定办理相应手续。

（四）护理文件的封存和启封

当发生医疗纠纷或医疗事故，以及有争议时，所有资料应当在医患双方在场的情况下封存和启封。封存的资料可以是复印件，由医疗机构保管。

四　护理文件的书写

（一）体温单

体温单（temperature chart）用于记录病人的体温、脉搏、呼吸、血压及其他情况，如液体出入量、体重、手术及出入院时间等。为了便于查看，住院期间的体温单放在病历最前面，详见附表A-1。

1. 填写眉栏

（1）眉栏、表格栏均用蓝黑墨水笔或碳素墨水笔填写。

（2）填写"日期"栏：每页第一日应填写"年、月、日"，其余6日只填写日，如在6日中遇到新的年度或月份开始，则应填写"年、月、日"或"月、日"。

（3）填写"住院天数"：自入院当日开始计数，直至出院。

（4）填写"术后日期"：以手术（分娩）次日为术后第一日，依次填写至14日为止。如果术后14日内实施了第二次手术，则无须填完14日，而在第二次手术的次日用1/2表示第二次手术后的第一日，再填写至14日。三次以上手术，记录方法以此类推。

2. 40～42℃横线之间的填写

在40～42℃之间相应时间格内，用红笔纵行顶格填写入院、出院、转入、手术、分娩、死亡时间，要求具体到时分。如"入院于十时二十分"。转入时间由转入病室填写。

3. 曲线绘制及相关内容填写

（1）体温曲线的绘制。①体温符号：口温为蓝"●"，腋温为蓝"×"，肛温为蓝"○"。②按实际测量度数绘制：相邻的体温用蓝线相连，如在同一平行线上则不连线。③测量频次：新入院病人每日至少测量3次体温；危重、手术后病人每日至少测量4次体温，连续测量3日，根据病情变化，随时测量；高热病人每日至少测量6次体温，直至体温正常后再测3日；一般病人每日常规测量2次体温。④重复测试：当体温与上次测量体温差异较大或与病情不符时，应重复测试，无误者在原体温符号上方标注蓝"V"，表示核实。⑤物理降温：物理降温后30分钟所测量的温度，用红"○"表示，绘制在降温前温度的同一纵格内，并以红虚线与降温前温度相连，下次所测体温符号与降温前的体温符号以蓝线相连。⑥体温不升：体温低于35℃时，在35℃线处画蓝"●"，并在蓝点处向下画一蓝"↓"表示，长度不超过2个小格，蓝"●"与相邻的温度相连。⑦人工冬眠：在35℃线处画一蓝"↓"表示，长度不超过2个小格，与相邻的温度相连，并在体温单相应日期的空格内填写"人工冬眠"。

（2）脉搏、心率曲线的绘制。①脉搏符号：以红"●"表示，相邻的脉搏用红线相连，如在同一平行线上则不连线。②脉搏与体温相重叠时：先画体温符号，再在其外画红"○"表示脉搏。③脉搏短绌时：需同时绘制心率和脉搏，心率以红"○"表示，相邻的心率用红线相连，在脉搏与心率两曲线之间用红笔画斜线填满。④使用心脏起搏器的病人：心率以红"H"表示，相邻的两次心率用红线相连。

（3）呼吸曲线的绘制。①呼吸符号：以蓝"●"表示，相邻的呼吸用蓝线相连，如在同一平行线上则不连线。②呼吸少于10次/分钟时：在呼吸线10次处填写实际次数，并与相邻呼吸相连。③呼吸与脉搏相重叠时：先画呼吸符号，再在其外画红"○"，表示脉搏。④使用机械辅助呼吸的病人：呼吸以蓝"R"表示，相邻两次呼吸用蓝线相连。

（4）病人请假、外出、拒测的处理与记录。如病人要请假离院，须经主管医生书面签名同意，由护士在体温单中呼吸线10～15次处用蓝黑墨水笔或碳素墨水笔注明"请假"，在离院和来院时各测一次体温。测量体温时，外出检查和未请假离院的病人，原则上应补测，如不能补测，则在体温单中呼吸线10～15次处用蓝黑墨水笔或碳素墨水笔注明"外出"，并在护理记录单上记录外出原因和时间。如病人拒测体温，则在体温单中呼吸线10～15次处用蓝黑墨水笔或碳素墨水笔注明"拒测"，并记录拒测的时间。请假、外出、拒测病人的体温、脉搏、呼吸前后不连线。

4. 底栏的填写

底栏各项目均用蓝黑墨水笔或碳素墨水笔填写（特殊要求者除外），用阿拉伯数字计数，可免记计量单位。

（1）大便次数：每24小时记录一次，记录前一日的大便次数。未解大便用"0"表示。灌肠符号用"E"表示，0/E表示灌肠后无大便排出，1/E表示灌肠后大便1次，11/E表示灌肠前自行排便1次，灌肠后又排便1次。大便失禁或人工肛门则用"*"表示。

（2）尿量：记录前一日24小时的总尿量，用mL表示。

（3）出入液量：记录前一日24小时的出入总量，用mL表示。

（4）血压、体重：入院当日应有血压、体重记录，以后应根据医嘱和护理常规测量，常规每周至少测量记录一次。血压用mmHg表示，体重用kg表示。入院时或住院期间因病情不允许测量体重时，分别用"平车""卧床"等表示。

（5）空格：作为机动或备注栏，根据病情需要记录相关项目，如特殊用药、药物过敏、人工冬眠等。

（6）页码：用蓝黑墨水或碳素墨水笔填写。

（二）医嘱

1. 概述

医嘱（physician order）是医师根据病人病情的需要，拟定的有关检查、治疗、护理等具体措施的书面嘱咐。它是护士执行治疗、护理措施的重要依据。医嘱内容及起始、停止时间应当由医师直接书写在医嘱单上，护士须及时、准确地执行医嘱。对有疑问的医嘱，护士应与主治医师联系，确认无误后再执行。

2. 医嘱的种类

（1）长期医嘱：有效时间在 24 小时以上，医生注明停止时间后即失效，如"VitC 100 mg tid"。

（2）临时医嘱：有效时间在 24 小时以内，应在短时间内执行，一般只执行一次。出具临时医嘱包括以下情况：①限定时间内执行的临时医嘱，如手术、会诊等。②需立即执行的临时医嘱，如"阿托品 0.5 mg im st"。③限定执行次数的医嘱，如"奎尼丁 0.2 g q2h×5"。④出院、转科、死亡等。

（3）备用医嘱：①长期备用医嘱，有效时间在 24 小时以上，必要时执行，医师注明停止时间后即失效，如"哌替啶 50 mg im q6h prn"。②临时备用医嘱，仅在 12 小时内有效，必要时执行，只用一次，超过 12 小时未用则失效，如"哌替啶 50 mg im sos"。

3. 医嘱的处理

（1）长期医嘱：由医师写在长期医嘱单（附表 A-2）上，办公室或当班护士分别转抄于各种长期医嘱执行单（附表 A-3）上，如输液单、注射单、服药单等，核对后，在长期医嘱单及长期医嘱执行单上记录转抄日期、时间并签名。护士执行医嘱后需及时在长期医嘱执行单上注明执行日期、时间并签名。

（2）临时医嘱：由医师写在临时医嘱单（附表 A-4）上，办公室或当班护士分别转抄于各种临时治疗单或治疗卡上，执行后，由执行医嘱的护士在临时医嘱单上记录执行日期、时间并签名。

（3）备用医嘱：①长期备用医嘱由医师写在长期医嘱单上，每次执行时应由医师在临时医嘱单上记录医嘱内容，护士每次执行后应在临时医嘱单上记录执行日期、时间并签名。②临时备用医嘱由医师写在临时医嘱单上，护士执行后应在临时医嘱单上记录执行日期、时间并签名。过期未执行的，应由当班护士用红笔在临时医嘱上标注"未用"并签名。

（4）停止医嘱：停止医嘱时，医师在长期医嘱单上相应医嘱的停止栏内签上日期、时间及姓名。护士应先在相应的长期医嘱执行单上，将所停止的医嘱用红笔标注"DC"，或是用红笔划去，注明停止的日期、时间并签名，再在长期医嘱单原医嘱后的停止栏内签名。

（5）重整医嘱：①凡长期医嘱单超过两页或医嘱调整项目较多时，需要重整医嘱。重整医嘱时，用红笔在原医嘱最后一行下面画一横线，在红线下用红笔书写"重整医嘱"，将红线以上有效的长期医嘱按原日期、时间排列顺序抄在红线下，抄录完毕，两人核对无误后签名。②手术、转入的医嘱应在原长期医嘱下面画一条红线，在红线下的医嘱栏内用红笔标明"术后医嘱""分娩医嘱""转入医嘱"，红线以上医嘱自行停止，护士应注销长期医嘱执行单上的所有项目。医生书写新的医嘱后，护士执行新医嘱。

（6）医嘱执行单：是护士执行医嘱时的客观、真实的原始记录。医嘱执行单的内容包括病人姓名、科别、住院病历号、床号、医嘱转抄日期和时间、转抄护士签名、医嘱内容、医嘱停止日期和时间、护士签名、医嘱执行日期和时间、执行护士签名等。要求记录准确、及时，字迹清晰、无污染，并签全名。医嘱执行单用后归入病历。

（7）注意事项：①医嘱必须经医生签名后才有效。②护士须及时、准确地执行医嘱。有疑问的医嘱，应确认无误后再执行。③一般情况下，护士不得执行口头医嘱。在抢救病人或手术时，医生下达口头医嘱后，护士应当复诵一遍，双方确认无误后方可执行。抢救或手术结束后，医师应即刻据实补记医嘱，护士应据实补记执行时间并签名。④医嘱不得涂改。需要取消时，由医生用红笔在医嘱上书写"取消"两字，并签名。⑤合理及时地安排执行顺序，先急后缓，先临时后长期，需立即执行的医嘱应立即执行。⑥凡需下一班执行的临时医嘱要交班，并在交班记录本上注明。⑦医嘱查对：每班查对、每日查对、每周总查对，查对后签名并注明查对时间。

（三）一般病人护理记录

一般病人护理记录是指护士根据医嘱和病情，对一般病人住院期间的护理过程进行的客观记录（附表 A-5）。

1. 记录内容

记录内容包括科别、病人姓名、床号、住院号、页码、记录日期、时间、病情观察情况、护理措施和效果、护士签名等。

2. 记录方法

（1）用蓝黑墨水或碳素墨水笔填写眉栏及各项记录。

（2）新入院病人当日要有记录，急诊入院病人当日每班要有记录。急诊入院的病人根据病情至少连续记录 2 天。

（3）病情变化随时记录。病情稳定的一级护理病人每周记录 2～3 次，病情稳定的二、三级护理病人每周记录 1～2 次。

（4）一般手术病人术前、手术当日、术后第一日要有记录。

（5）特殊检查、特殊治疗、特殊用药、输血病人等应及时记录病人的情况。

（6）病人拒绝输液、抽血以及私自离开病区等情况都应在一般病人护理记录单上记录。

（四）危重病人护理记录

危重病人护理记录是指护士根据医嘱和病情，对危重病人住院期间的护理过程进行的客观记录（附表 A-6）。危重病人护理记录适用于抢救、危重、大手术及须严密观察病情的病人。

1. 记录内容

记录内容包括病人姓名、科别、住院号、床号、页码、记录日期及时间、生命体征、意识状态、瞳孔、出入液量、病情动态、护理措施和效果、护士签名等。

2. 记录方法

（1）用蓝黑墨水或黑色墨水笔填写眉栏及各项记录。

（2）根据医嘱、护理常规和病情做好记录。应根据各专科的护理特点，如实记录病人客观的病情变化、实施的护理措施和护理效果。

（3）抢救病人：随时记录，未能及时书写抢救记录的，当班护士应当在抢救结束后6小时内据实补记，并加以注明。

（4）记录频次：对特级护理、监护室的病人，至少0.5～1小时记录一次；对一级护理病人，日间至少2小时记录一次，夜间至少4小时记录一次，病情有变化的随时记录。

（5）大手术后的病人：根据术后情况随时记录，连续记录2～3天。手术当日应重点记录手术时间、麻醉方式、手术名称、病人返回病房的时间及情况、麻醉清醒时间、伤口情况、引流情况、镇痛药使用情况，以及详细记录生命体征变化情况及出入液量。

（6）每日小结和总结：对病人的病情、治疗护理、出入液量，每日应做一次日间小结和24小时总结。白班交班前做日间小结，夜班交班前做24小时总结，不足12小时或24小时的按实际时间记录。

（7）停止特别护理记录的，应有病情说明。

（五）出入液量记录

准确记录液体出入量，对了解病情、协助诊断、确定治疗方案起着重要的作用（附表A–7）。

1. 记录内容

（1）每日液体入量：每日饮水量、食物中含水量、输液量、输血量等。

（2）每日液体出量：尿量、粪便量、其他排出液（如胃肠减压后抽出液，胸腹腔、腹膜腔抽出液，呕吐物，引流出的胆汁，出血量，创面渗液量等）。

2. 记录方法

（1）用蓝黑墨水或黑色墨水笔填写眉栏各项内容，如姓名、床号、住院号、日期。

（2）摄入量和排出量要随时准确记录。为准确记录口服液体量，可把量杯或测过容量的容器固定使用，以便于记录。凡固体食物应记录其单位数目，如馒头2个、饼干4块等，通过查表记录含水量。对尿失禁的病人，应给予接尿措施或留置导尿管，以获得准确数值。

（3）晨7时至晚7时出入液量用蓝笔记录，晚7时至晨7时出入液量用红笔记录。

（4）出入量的统计：每日进行小结、总结一次。白班于日间最后一次记录下面画一红线，总结12小时出入量；夜班于次日晨7时总结24小时出入量，于夜间最后一次记录下面画一红线，总结24小时出入量，并将数字填写于体温单的出入量栏内。

（六）病室报告

病室报告又称交班记录，是由值班护士书写的书面交班报告，其内容为值班期间病室的情况及病人的病情变化。要求叙述简明扼要，重点突出，使接班护士能全面掌握病区和病人的情况，明确需要重点观察的病人和需要实施的治疗及护理措施（附表A–8）。

值班护士需深入病室，全面了解病人的一般情况，掌握新病人、危重病人的基本情况和病情动态等。各班于交班前1小时填写病室报告并签名，白班用蓝笔，夜班用红笔书写。

1.填写眉栏

用蓝黑墨水或黑色墨水笔填写眉栏各项内容。

2.书写顺序

根据下列顺序,按床号先后书写报告。

（1）当日离开病室的病人：出院、转出、死亡。

（2）进入病室的新病人：入院、转入。

（3）需重点护理的病人：手术、分娩、重危及有异常情况或病情突然变化的病人。

（4）预备工作交代：预手术、预特殊检查、特殊治疗、留取检验标本等。

3.交班内容

首先报告病人的生命体征,并注明测量时间。无论对哪类病人均应报告他们的心理状态及夜间睡眠情况,然后根据不同的病人有所侧重地书写具体内容。

对新入院、转入、手术、分娩及危重病人,在诊断栏目分别用红笔注明"新""转入""手术""分娩",危重病人应做出特殊红色标记"※"或用红笔注明"危重",以示醒目。

（1）出院、转出、死亡病人：出院者写明离开时间,转出者写明转出时间、转往何医院或何科室,死亡者应简要报告病情变化、抢救经过、呼吸心跳停止时间。

（2）新入院或转入的病人：报告入科时间,病人的主诉和主要症状、体征,治疗和护理措施及效果等。

（3）危重病人：报告病人的生命体征、神志、病情动态、特殊抢救治疗、护理措施及效果等。

（4）手术病人：报告手术时间、麻醉方式、手术种类、术中情况、回病室时间,以及病人的意识、生命体征、伤口情况、引流管情况、皮肤完整性、麻醉清醒时间、疼痛的评估及镇痛药的使用情况等。

（5）预手术、预检查和待行特殊治疗的病人：应报告将要进行的项目名称、术前准备和术前用药情况及注意事项。

（6）产妇：报告胎次、产程、分娩时间、分娩方式、子宫收缩、会阴切口及恶露情况。

（7）老年、小儿和生活不能自理的病人：应报告生活护理情况,如口腔护理、皮肤护理及饮食护理等。

重点提示

1. 护理文件记录的原则：及时、准确、完整、简要、清晰、规范,具备书写资格。

2. 体温单书写的符号：口温为蓝"●",脉搏为红"●",心率为红"○",呼吸为蓝"●"。

3. 长期医嘱有效时间在24小时以上,医生注明停止时间后即失效；临时医嘱有效时间在24小时以内,应在短时间内执行,一般只执行一次；长期备用医嘱有效时间在24小时以上,必要时执行,医师注明停止时间后即失效；临时备用医嘱仅在12小时内有效,必要时执行,只用一次,超过12小时未用则失效。

4. 处理医嘱的顺序：先急后缓,先临时后长期,需立即执行的医嘱应立即执行。

5. 书写病室报告的顺序：当日离开病室的病人、进入病室的新病人、本班需重点护理的病人。

🔖 知识链接

护理信息系统（NIS），是利用信息、计算机和网络通信技术对护理管理和业务技术信息进行采集、存储、处理、传输、查询的信息系统，是医院信息系统（HIS）的一个重要子系统，对提高护理质量发挥着重要作用。

目前，我国NIS在护理文件记录方面的主要应用如下。①电子医嘱，其处理流程：医生站录入医嘱→发送至护士站→护士站进行医嘱管理［选定病人、核对医嘱、医嘱分解发送至相关系统（如药房）、打印（执行单、输液瓶标签等）］→两人核对后执行医嘱→执行后签执行日期、时间及姓名。②表格式的一般病人护理记录单电子版：将一般病人护理记录单设计成各专科护理表格，表格项目列出各专科常见并带有共性的观察项目、护理措施、健康教育、效果评价等，采用选择式记录。护士根据需要点击相应的项目，需要的内容即进入相应的栏内，部分特殊情况则自行输入文字描述。③电子体温单：护士记录病人的体温等各项信息，录入数据库中，系统自动生成电子体温单，并绘制成曲线图。

移动护士工作站在护理文件记录中的应用：护士在工作中随身携带掌上电脑（PDA），通过输入用户名和密码验证使用。PDA的主要功能包括护理信息采集记录和医嘱的查阅、执行及记录两个方面。护理信息采集记录功能体现在采集护理信息后，及时在床旁录入，在HIS即时生成相应的护理记录单。医嘱的查阅、执行和记录功能体现在实施各项治疗时，可在床旁随时点击查看医嘱情况，医嘱执行完毕点击PDA的相应项目，将自动记录该医嘱的执行时间和操作者，并将医嘱执行的情况即刻回传到HIS。

第四节 入院护理

🎯 案例分析

梁某，男，76岁，因干咳、消瘦、乏力3个月就诊，CT检查提示"肺癌"。医生签发住院证。

任务：接到住院处通知以后，请做好该病人的初步护理工作。

曾某，男，74岁，因间断上腹痛10余年，加重2周，呕血、黑便并伴有心悸、头晕、出冷汗6小时就诊，初步诊断为"胃溃疡"，医生签发住院证。

任务：接到住院处通知以后，请你做好该病人的初步护理工作。

入院护理是指病人经医生初步诊断，需住院治疗，由医生签发住院证开始至病人进入病区，护士为其提供的一系列护理服务。其主要目的：建立良好的护患关系；协助病人尽快熟悉医院的环境；调动病人配合治疗及护理的积极性；进行健康教育，满足病人对疾病知识的需要；评估病人健康状况，为制订护理计划提供依据。

一 入院程序

（一）办理入院手续

病人或家属持住院证到住院处办理入院手续，填写住院登记表，说明保险种类，缴纳住院保证金。在住院处办完入院手续后，通知病区护士根据病人的病情做好接收新病人的准备。对于急症、危重症病人，应先行入院或实施手术，再办理住院手续。

（二）卫生处置

根据病人的病情、身体状况以及医院的实际条件，在卫生处置室对其进行卫生处置，如进行沐浴、更衣、修剪指（趾）甲等。急危重症病人、体质虚弱者、即将分娩的孕妇可酌情免于洗浴；有虱、虮者应先灭虱、虮，再进行以上卫生处置；传染病或者疑似传染病病人应安置于隔离室，按照传染病管理制度进行管理。病人换下的衣服和不需要的物品以及贵重物品需交给其家属带回，或者办理保管手续后暂时存放于住院处。

（三）护送病人进入病区

由住院处护士护送病人进入病区。根据病人的病情选择不同的护送方式，如步行、搀扶、轮椅、平车、担架。护送过程中应注意以下几个方面：

1. 正确安置卧位

根据病情应采取正确的卧位，如有外伤者，选择健侧卧位，保证病人的安全和舒适。

2. 不中断治疗

护送时维持必要的治疗（如输液、吸氧等），观察病情变化，发现异常及时处理。

3. 做好交接班

与病区护士做好交接班，如告之病人的病情、治疗情况、个人卫生及物品等。

二 入病区后的初步护理工作

（一）一般病人

1. 准备床单位

病区护士接到住院处通知后，应立即根据病人的病情准备床单位，将备用床改为暂空床，备齐病人所需物品。

2. 迎接新病人

病人进入病区后，因为疾病的威胁及陌生的环境，难免感到焦虑不安，希望被认识和关心，所以护士应以热情和蔼的态度主动迎接病人，减轻病人的焦虑，增加病人对护士的信任感。首先向病人做自我介绍，与护送人员交接病人的病情和物品，并根据要求进行登记，然后将其安置到指定床位，为病人介绍同室病友。

3. 通知主管医生

通知主管医生诊察病人，必要时协助医生为病人进行检查。

4. 测量生命体征和体重

测量体温、脉搏、呼吸、血压，能站立的病人还应测量体重。

5. 介绍与指导

向病人及其家属介绍病区环境及设施、医院规章制度（如作息、陪伴、探视、查房制度等）、床单位及其设施的使用方法，指导常规标本留取时间、方法和注意事项等。耐心听取并解答病人的咨询。

6. 建立住院病历，填写有关表格

（1）排列住院病历，顺序依次为体温单、医嘱单、入院记录、病史和体格检查单、病程记录（包括手术及分娩记录单等）、各种检查检验报告单、护理病历、住院病历首页、门诊或急诊病历。

（2）用蓝黑墨水笔填写住院病历及相关表格的眉栏项目。

（3）填写入院时间：用红笔在体温单相应时间栏内纵行填写。

（4）填写病人入院登记本、诊断卡（一览表）、床尾（头）卡。

7. 执行医嘱

执行入院医嘱或给予紧急护理措施。

8. 入院护理评估

收集病人的基本情况及健康资料，填写入院评估单（附表A-9），明确病人的健康问题，为制订护理计划提供依据（护理计划单见附表A-10）。入院护理评估要求在24小时内完成。

（二）急诊病人

1. 准备床单位

病区护士接到住院处通知后，立即将危重病室或抢救室的备用床改为暂空床，按照需要加铺橡胶单和中单。如果是急诊手术的病人，应铺好麻醉床。

2. 做好抢救准备

根据病情准备抢救用物，通知医生及相关医务人员做好抢救准备。

3. 交接病情

病人进入病区后，与护送人员交接病情。意识不清、语言障碍、听力障碍的病人及小儿等，暂留陪护人员，以便询问病史。

4. 配合抢救

积极配合医生进行抢救，密切观察病情，并做好记录。

三 分级护理

分级护理（grading nursing care）是指医护人员根据住院病人的病情和生活自理能力，确定并实施不同级别的护理。护理级别分为四个级别：特级护理、一级护理、二级护理和三级护理。护士应在诊断卡、床头（尾）卡上分别注明该病人的护理级别，不同护理级别病人的诊断卡采用不同颜色标示。分级护理的适用对象和护理内容见表3-6。

表3-6 分级护理的适用对象和护理内容

护理级别	适用对象	护理内容
特级护理	①病情危重，随时可能发生病情变化且需要进行抢救的病人。②重症监护病人。③各种复杂或者疑难大手术后的病人。④严重创伤或大面积烧伤的病人。⑤使用呼吸机辅助呼吸，并需要严密监护病情的病人。⑥实施连续性肾脏替代治疗（CRRT），并需要严密监护生命体征的病人。⑦其他有生命危险需严密监护生命体征者	①专人24小时护理，严密观察病人病情变化，监测生命体征。②根据医嘱，正确实施治疗、给药措施。③根据医嘱，准确测量病人出入液量。④根据病人病情，正确实施基础护理和专科护理，如口腔护理、压疮护理、气道护理及管路护理等，实施安全措施。⑤保持病人舒适和功能体位。⑥实施床旁交接班
一级护理	①病情趋向稳定的重症病人。②手术后或者治疗期间需要严格卧床的病人。③生活完全不能自理且病情不稳定的病人。④生活部分自理，病情随时可能发生变化的病人	①每小时巡视一次，观察病人病情变化。②根据病情，测量病人的生命体征。③根据医嘱，正确实施治疗、给药措施。④根据病人病情，正确实施基础护理和专科护理，如口腔护理、压疮护理及管路护理等。⑤提供护理相关的健康指导
二级护理	①病情稳定，仍需卧床的病人。②生活部分自理的病人，如年老体弱、婴幼儿、慢性病不宜多活动、大手术后病情稳定的病人	①每2小时巡视一次，观察病人病情变化。②根据病情，测量病人的生命体征。③根据医嘱，正确实施治疗、给药措施。④根据病人病情，正确实施护理措施和安全措施。⑤提供护理相关的健康指导
三级护理	①生活完全自理且病情稳定的病人。②生活完全自理且处于康复期的病人	①每3小时巡视一次，观察病人病情变化。②根据病情，测量病人的生命体征。③根据医嘱，正确实施治疗、给药措施。④提供护理相关的健康指导

重点提示

1. 在体温单40～42℃相应时间栏内用红笔纵行填写入院时间。

2. 住院病历排列顺序：体温单、医嘱单、入院记录、病史和体格检查单、病程记录（包括手术及分娩记录单等）、各种检查检验报告单、护理病历、住院病历首页、门诊或急诊病历。

3. 不同护理级别适用对象不同，护理内容也不同。特级护理要求24小时专人守护，一级护理要求每小时巡视一次，二级护理要求每2小时巡视一次，三级护理要求每3小时巡视一次。

第五节　出院护理

案例分析

李某，男，28岁，因淋雨后突然出现寒战、高热、右胸疼痛、咳少量铁锈色痰入院，入院后诊断为"大叶性肺炎"，给予抗感染对症治疗，两周后痊愈，医生开出院医嘱。

任务：

1. 请为李某做好出院前的护理工作。
2. 请为李某做好出院时的护理工作。
3. 李某出院后，请做好该床单位及病室的处理。

出院护理是指病人通过治疗和护理，病情好转、稳定或痊愈，主管医生开写出院医嘱后，护士对其进行的一系列护理工作。其主要目的：进行出院指导，帮助其尽快适应出院后的社会生活，并提高对疾病的认知和防治能力；正确处理出院后病人的床单位，准备接收新入院的病人。出院护理工作包括出院前护理、出院时护理和出院后护理。

一　出院前护理

（一）通知病人及家属

根据出院医嘱，提前一日通知病人及家属出院的日期，做好出院准备。

（二）进行健康教育

对病人进行整体评估，并填写出院评估单（附表A-11）。针对病人的情况，在饮食、休息、功能锻炼、服药、定期复查、心理调节等方面给予具体的指导，耐心回答病人及家属的疑问。

（三）做好心理护理

出院前给予病人安慰和鼓励，使病人增强康复的信心，减轻离开医院后所产生的焦虑不安感。

（四）征求病人意见

征求病人及其家属对医院工作的意见和建议，以便改进护理工作，不断提高护理质量。

二 出院时护理

（一）执行出院医嘱

（1）停止一切医嘱，注销各类执行单，如服药卡、注射卡、治疗卡、饮食卡、护理卡等。用红笔在各种治疗卡（单）上注明"出院"，并签上时间和姓名。

（2）撤去病人一览表上的诊断卡、床头（尾）卡。

（3）填写出院登记本。

（4）填写出院通知单，协助病人或其家属办理结账手续。

（5）按照出院医嘱领取药物，交给病人或其家属，同时给予用药指导。

（6）在体温单40～42℃相应时间栏内用红笔纵行填写出院时间。

（7）排列出院病历：顺序依次为住院病历首页、出院（或死亡）记录、入院记录、病史及体格检查单、病程记录、各种检查检验报告单、护理病历、医嘱单、体温单。病人办理完出院手续后，将出院病历交病案室保存。

（二）协助整理用物

协助病人整理用物，归还病人寄存物品，收回病人所借物品并做好终末消毒。

（三）护送病人出院

根据病人的病情，选择适当的方式护送病人出院。

重点提示

1. 出院指导内容：饮食、休息、功能锻炼、服药、定期复查、心理调节等。

2. 执行出院医嘱时，护士需停止一切医嘱，注销各类执行单。

3. 在体温单40～42℃相应时间栏内用红笔纵行填写出院时间。

4. 出院病历排列顺序：住院病历首页、出院（或死亡）记录、入院记录、病史及体格检查单、病程记录、各种检查检验报告单、护理病历、医嘱单、体温单。

三 出院后护理

（一）床单位的处理

（1）撤去污被服，放入污物袋，送洗衣房处理。

（2）床垫、床褥、棉胎和枕芯用紫外线灯照射消毒或用臭氧消毒器消毒。

（3）病床及床旁桌椅、呼叫器用消毒溶液擦拭。

（4）非一次性使用的脸盆、痰杯等物品用消毒溶液浸泡后再清洗。

（5）传染病病人的床单位按终末消毒法处理。

（二）病室的处理

对病室进行清扫、消毒、开窗通风。传染病的病室按传染病终末消毒法处理。

（三）铺好备用床

铺好备用床，准备迎接新病人。

讨论与思考

1.在外三病区，现有三位病人的床单位需要准备，分别是：3床，王某，左肾囊肿，外出做B超检查；10床，张某，前列腺增生，好转出院；15床，杨某，右侧输尿管结石，已送入手术室行右侧输尿管切开取石术。请问：

（1）对3床、10床、15床病人分别应准备哪种床单位？

（2）这三种床单位的形态有何不同？

（3）在准备床单位时应如何应用节力原理？

2.田某，男，35岁，因十二指肠球部溃疡入院治疗。责任护士小张热情地接待了病人，并负责收集相关资料、完成相应的治疗及护理和相关护理文件的书写。请问：

（1）小张需要完成哪些护理文件的书写？

（2）小张在书写护理文件时应该遵循哪些原则？

3.林某，男，25岁，因双下肢被汽车车轮碾压受伤，双下肢伤口出血、疼痛、不能活动，口渴明显，急诊来院。体格检查：T 36.0℃，P 120次/分钟，R 28次/分钟，BP 90/65mmHg。该病人神志清楚，表情淡漠，面色苍白，四肢湿冷；左侧大腿中段可见一创口，创面为4cm×3cm，流血，局部肿胀畸形，可听到骨擦音；右侧大腿下1/3肿胀、畸形，可听到骨擦音。脊柱及双上肢活动正常，骨盆挤压试验呈阴性。X线检查提示：左股骨中段粉碎性骨折，右股骨下1/3骨折。请问：该如何完成对该病人的入院护理和出院护理工作？（以角色扮演的方式完成）

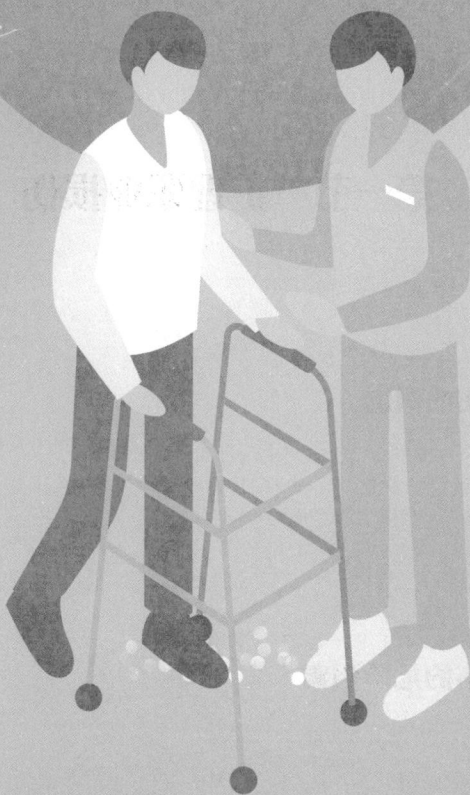

第四章

护理职业损伤与防护

    1. 知识目标：掌握护理职业损伤、护理职业防护、护理职业暴露、普及性预防、标准预防、锐器伤等概念，以及常见的护理职业损伤的防范措施；熟悉护理职业损伤的危险因素；了解护理职业防护的意义。

    2. 技能目标：能够安全地进行临床护理，保障病人及自身的安全；能够及时、正确地防范及处理常见的职业损伤。

    3. 情感目标：仪表端庄整洁，态度严谨，沟通有效，自我防护；严谨、认真、慎独；积极乐观地面对并预防常见的职业损伤。

    随着社会的发展、人们生活水平的不断提高、对护理服务健康保健的需求不断提高，护理职业防护日益受到重视，护士的职业安全已成为当今护理界重点关注的问题。护士尤其是临床一线护士，独特的工作环境和服务对象决定了其经常暴露于各种各样的职业损伤，因此护理职业防护是保证护理职业安全的重要措施。安全是人的基本需要，是开展护理工作、促进病人康复的重要保证。在护理职业工作中，创建"安全文化"，提高医疗护理行为的可靠性、实效性、安全性，对保证病人住院治疗安全、预防职业损伤起到重要的作用。

第一节　护理职业损伤

一　护理职业损伤的概念

    护理职业损伤（nursing occupation injury）是指护士在临床护理过程中接触职业危害，在一定条件下，使护士发生不同程度的损伤。

二　护理职业损伤的危险因素

    护士在护理职业工作环境中，会经常暴露于职业危害，如接触带有病原体的物品器械，这会直接影响其健康及安全，使得护士的疾病感染率和发生率提高。护理职业损伤的危险因素如下：

（一）生物性因素

    生物性因素是指在护理工作中接触的病原微生物，如细菌和病毒。

1. 细菌

常见的细菌有葡萄球菌、肺炎链球菌、大肠埃希菌等，广泛存在于病人的分泌物、排泄物以及医疗器械、衣物用具、病室的空气中，通过密切接触，可经过呼吸道、消化道、血液、皮肤、医疗器械等途径传染给护士。

2. 病毒

常见的病毒有肝炎病毒、冠状病毒、艾滋病病毒（HIV）等，经呼吸道、血液传播较多。危害最大、最常见的是艾滋病病毒、乙型肝炎病毒（HBV）、丙型肝炎病毒（HCV）。

（二）化学性因素

1. 化学消毒剂

护士在护理工作中，经常接触的各种化学消毒剂会使自身受到不同程度的污染，如甲醛、过氧乙酸、含氯消毒剂、戊二醛等。微量接触可刺激皮肤、眼、呼吸道，引起皮肤过敏、流泪、恶心、气喘等症状；经常接触此类化学物品可引起眼结膜伤、上呼吸道炎症、喉头水肿及痉挛、化学性气管炎、肺炎，甚至造成肝脏损害，也可损害中枢神经系统，表现为头痛、记忆力衰退等。

2. 化疗药物

护士在护理工作中还会经常接触化疗药物。化疗药物大多为细胞毒性药物，对长期接触化疗药物的护士会产生潜在危害。

（三）物理性因素

1. 机械性损伤

机械性损伤包括跌伤、扭伤、撞伤、挫伤等。护士在临床护理工作中，任务重、工作量大，超负荷运转，往往导致负重伤的发生。有些科室需要搬运病人和提重物，护士如用力不当、不正确地弯腰等，容易发生腰肌扭伤和腰椎间盘脱出，超时站立、行走可引起下肢静脉曲张。

2. 温度性损伤

接触易燃易爆物品易导致烧伤。各种电器治疗、高频电刀易导致电伤。高压氧治疗易导致气压伤。使用热水袋热疗若温度过高可引起烫伤等。

3. 放射性损伤

为病人进行放射诊断治疗时，护士若自我保护不当，可导致放射性皮炎，皮肤溃疡、坏死，皮肤癌。护士在用紫外线定期消毒病室时，可能造成皮肤红斑、紫外线眼炎。

4. 锐器伤

锐器伤是最频繁、最常见的职业损伤，被污染的锐器损伤是导致血液疾病感染的主要途径，不仅使护士感染疾病的发生率增高，还会导致恐惧、焦虑等心理反应，使护士失去从事护理职业的信心，造成人才流失。

针刺伤主要发生在输液完毕拔针处置时，如针头使用后回套针帽、分离针头、抽血后处置、整理用后针头时。发生针刺伤的原因主要包括新来医院的护士临床经验不足、操作不熟练、缺乏职业防护知识、无自我保护意识等。

切割伤主要发生在开启瓶盖、折断安瓿、清洗器械、清理破碎玻璃等过程中。发生切割伤的主要原因为操作不当或注意力不集中。

直接接触主要发生在各种管道护理、抽血、输血、助产、切口处理、分泌物处理时。由于操作前未戴手套、口罩、护目镜，污染物直接飞溅到操作者眼睛、口腔及鼻腔。

针刺伤、切割伤除对皮肤组织造成损伤，还可能通过破损的皮肤或黏膜使人感染多种传染性疾病，如乙型肝炎、艾滋病等。

5. 噪声

噪声主要包括机械声、报警声、电话铃声、病人的呻吟声、物品及机器移动的声音等。世界卫生组织（WHO）的医院噪声标准规定，白天病区的声音强度应控制在 35 ～ 40dB，如果护士长期处于噪声强度在 50 ～ 60dB 的工作环境中，会引发多器官功能的改变，严重者可导致听力、神经系统等的损害。

（四）心理社会因素

护士面临较多危险因素，精神压力大，工作紧张，夜班频繁，人际关系复杂，承担较多风险等，这使护士长期处于应激状态，进而影响护士的安全健康和职业生涯。

第二节　护理职业防护

案例分析

马某，艾滋病病房的护士，在处理艾滋病病房污物过程中，被一根混在污物中的穿刺针刺破手指，当时有可视性出血。住院病人均为晚期艾滋病病人。马某立即用流动的自来水冲洗，并轻挤出血，然后采用碘酒、酒精消毒皮肤。

任务：请你以护士的身份，正确地处置自己的伤口。

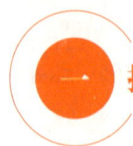

一　护理职业防护的相关概念和意义

（一）相关概念

1. 护理职业防护（occupation protection of nursing）

护理职业防护指在护理工作中采取多种有效措施，保护护士免受职业损伤因素的侵袭，或将其所受伤害降到最低程度。

2. 护理职业暴露（nursing occupation exposure）

护理职业暴露指护士在医院特定的环境之中工作，在为病人提供护理服务的过程中，经常暴露于感染病人的血液、体液及排泄物污染的环境，如接触被污染的针头、注射器、导管、器械、辅料等，受各种理化损伤因素如电磁辐射、光、热、有害刺激性气体等的影响，有感染某种疾病的危险。

3. 普及性预防（the popularity of prevention）

普及性预防即在为病人提供医疗服务时，无论是病人还是医务人员的血液和深层体液，也无论是阳性还是阴性，都应当将其视为具有潜在的传染性而对医务人员加以防护。

4. 标准预防（standard precautions）

认定病人血液、体液、分泌物、排泄物均具有传染性，必须进行隔离，不论是否有明显的血液污染或是否接触非完整的皮肤与黏膜。接触上述物质者，必须采取防护及隔离措施。

（二）意义

1. 提高护士职业的生命质量

护理是为人的生命健康服务的特殊职业，护士在工作中面临多种不安全的应激源。护理职业防护的有效实施，不仅可以避免职业卫生和职业安全有害因素对护士造成的机体损害，还可以控制由环境和行为引发的不安全因素。护理职业防护可以维护护士的身体健康，使其减轻心理压力，增强适应能力，提高护士职业的生命质量。

2. 科学规避护理职业风险

护士通过对职业防护知识的学习，可以提高护理职业防护的意识，严格遵守护理操作规程，自觉履行职业职责及职业规范要求，有效地控制职业危险因素，科学有效地规避护理职业风险，减少护理差错事故的发生，增强护理工作的安全感和使命感。

3. 营造轻松和谐的工作氛围

良好安全的护理职业环境，不仅可以使护士感到愉悦、安全、轻松，还可以提高护士职业的满意度和价值感，促进护患关系的和谐，缓解护士的工作压力，改善其精神状况，使其焕发职业热情，提高职业适应能力。

二 常见护理职业损伤的防护措施

（一）锐器伤的职业防护措施

1. 概念

锐器伤是一种由医疗利器，如注射器针头、缝针、各种穿刺针、手术刀、剪刀、碎玻璃、安瓿等造成的意外伤害，是足以使受伤者出血的皮肤损伤。

2.原因

（1）准备物品的过程中被误伤。

（2）掰安瓿、抽吸药液过程中被划伤。

（3）注射、拔针时因病人不配合而造成误伤。

（4）整理治疗盘、治疗室台面时被裸露的针头或碎玻璃扎伤。

（5）双手回套针帽时产生刺伤。

（6）在注射器、输液器毁形过程中被刺伤。

（7）对使用后的锐器进行分离、浸泡和清洗时误伤。

（8）处理医疗污物时，不慎导致误伤。

（9）在手术及操作过程中，传递锐器时造成误伤。

3.锐器伤的防护措施

（1）增强自我防护意识：护士在进行接触病人血液、体液的治疗和护理操作时，必须戴手套。操作完毕，脱去手套后立即洗手，必要时进行手的消毒。手部皮肤有破损时，诊疗和护理操作过程中必须戴双层手套。在侵袭性诊疗、护理操作过程中，要保证充足的光线，器械传递要娴熟规范，特别注意防范被针头、缝合针、刀片等锐器刺伤或划伤。

（2）锐器使用中的防护：抽吸药液时严格使用无菌针头，抽吸后必须立即单手操作套上针帽。使用安瓿制剂时，先用砂轮划痕再掰安瓿，可采用垫棉花或纱布的方式以防损伤皮肤。静脉加药时须去除针头经三通给予。

（3）严格管理医疗废物：使用后的锐器应当直接放入耐刺、防渗漏的利器盒内（图4-1），以防止刺伤。护理工作中应使用便捷的符合国际标准的锐器回收器，严格执行医疗垃圾分类标准。使用后的锐器不应与其他医疗垃圾混放，应放置在特定的场所。封好的锐器容器在搬离病房前应有明确的标志，便于监督执行。

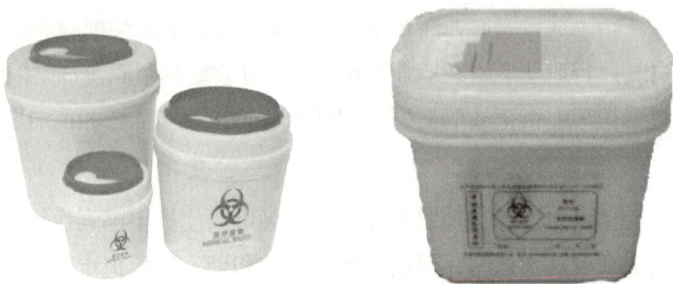

图4-1 利器盒

（4）纠正导致损伤的危险行为：①禁止用双手分离污染的针头和注射器。②禁止用手直接接触使用后的针头、刀片等锐器。③禁止用手折弯或弄直针头。④禁止双手回套针头帽。⑤禁止直接传递锐器（手术中的锐器用弯盘或托盘传递）。⑥禁止徒手携带裸露针头等锐器物。⑦禁止用消毒液浸泡针头。⑧禁止直接接触医疗垃圾。

（5）加强护士健康管理：①建立护士健康档案，定期体检及接种疫苗；②建立损伤后登记上报制度；③建立医疗锐器处理流程、受伤员工监控体系，追踪伤者健康状况。

（6）和谐沟通，相互配合：为不合作或昏迷躁动的病人治疗时，易发生锐器伤害，因此必须请求其他人员协助配合，尽量减少锐器误伤自己或病人。

（7）合理安排工作时间：根据工作性质，灵活地安排休息时间，使护士减轻压力，提高工作效率，减少锐器伤的发生。

4. 锐器伤的紧急处理方法

立即从近心端向远心端挤血，用肥皂水清洗伤口并用流动水冲洗 5 分钟，用 2% 碘酊、75% 乙醇消毒伤口；向主管部门汇报并填写锐器伤登记表；请有关专家评估，根据病人血液中含病毒的多少和伤口深度、暴露时间、范围进行评估，做相应的处理。

（二）暴露于艾滋病病人血液、体液后的防护措施

1. 危险性评估

发生艾滋病病毒职业暴露后，应对暴露级别和暴露源病毒载量水平进行评估和确定。

（1）暴露级别：根据与暴露源（含有艾滋病病毒的体液、血液或者含有体液、血液的医疗器械、物品）的接触方式，艾滋病病毒职业暴露级别分为三级。①一级暴露：暴露源沾染了有损伤的皮肤或者黏膜，暴露量小且暴露时间较短。②二级暴露：暴露源沾染了有损伤的皮肤或者黏膜，暴露量大且暴露时间较长；或者暴露类型为暴露源刺伤或者割伤皮肤，但损伤程度较轻，为表皮擦伤或者针刺伤。③三级暴露：暴露源刺伤或者割伤皮肤，且损伤程度较重，为深部伤口或者割伤物有明显可见的血液。

（2）暴露源病毒载量水平：①经检验，暴露源为艾滋病病毒阳性，但滴度低，艾滋病病毒感染者无临床症状，CD4+T 淋巴细胞计数正常者，为轻度类型。②经检验，暴露源为艾滋病病毒阳性，且滴度高，艾滋病病毒感染者有临床症状，CD4+T 淋巴细胞计数低者，为重度类型。③不能确定暴露源是否为艾滋病病毒阳性者，为暴露源不明型。

2. 暴露后的应急处理

（1）紧急局部处理措施：①用肥皂和水清洗沾污的皮肤，用生理盐水冲洗黏膜。②如有伤口，应轻轻挤压，尽可能地挤出损伤处的血液，用肥皂水或清水冲洗。③受伤部位用消毒液（如70% 乙醇、0.2%～0.5% 过氧乙酸、0.5% 碘伏等）浸泡或涂抹消毒，并包扎伤口。④对暴露的黏膜应用生理盐水或清水冲洗干净。

（2）预防性用药：①预防性用药应当在发生艾滋病病毒职业暴露后尽早开始，最好在 4 小时内实施，最迟不得超过 24 小时。超过 24 小时的，也应当实施预防性用药。②发生一级暴露且暴露源病毒载量水平为轻度时，可以不预防性用药；发生一级暴露但暴露源病毒载量水平为重度或者发生二级暴露但暴露源病毒载量水平为轻度时，使用基本用药程序；发生二级暴露且暴露源病毒载量水平为重度，或者发生三级暴露且暴露源病毒载量水平为轻度或重度时，使用强化用药程序；暴露源病毒载量水平不明时，可以使用基本用药程序。③预防性用药方案分为基本用药程序和强化用药程序。基本用药是两种逆转录酶抑制剂，使用常规治疗剂量，连续服用 28 天，或参考抗病毒治疗指导方案。强化用药程序是在基本用药程序的基础上，增加一种蛋白酶抑制剂，使用常规治疗剂量，连续服用 28 天。

（3）事故登记：发生事故的单位要建立事故登记制度，按要求填写艾滋病职业暴露人员个案登记表，记录事故发生的时间、地点及经过，暴露方式，损伤的具体部位、程度，接触物种类（培养液、血液或其他体液）和艾滋病病毒载量水平，处理方法及处理经过，是否采用暴露后预防药物并详细记录用药情况，首次用药时间，药物毒副作用情况（包括肝肾功能检查结

果），用药的依从性等。

（4）事故报告：小型事故（存在任何一种小的损伤或一级暴露）可在紧急处理后立即将事故情况和处理措施报告本单位主管领导。重大事故（存在严重损伤或二级及以上暴露）在紧急处理的同时要向本单位主管领导报告，主管领导要立即派专家到现场对处理情况进行具体指导，并立即向区卫生防疫部门报告，力争在暴露后最短时间内（24 小时以内）完成。

（5）监测：重大事故中的暴露者要立即检测艾滋病病毒抗体，该血清留样备用。暴露人员在暴露后的一年内要定期检测艾滋病病毒抗体，即分别在暴露后 6 周、12 周、6 个月、12 个月检测。

（6）保密：对事故涉及的职业暴露者在整个处理过程中应注意做好保密工作。

（三）化疗药物损害的职业防护措施

1. 概念

广义的化学治疗是指针对病原微生物、寄生虫所引起的感染性疾病以及肿瘤采用化学治疗的方法，简称化疗。理想的化疗药物应对病原体、寄生虫和肿瘤有高度选择性，而对机体的毒性很小。从狭义上讲，现在的化疗多指针对恶性肿瘤的化学药物治疗。

2. 原因

专业人员在接触、处理化疗药物的过程中，如果操作不慎或长期接触均可造成对人体的潜在危害。常见的化疗药物危害因素有：

（1）药物准备和使用过程中可能发生的药物接触：如从药瓶中拔出针头时导致药物飞溅；打开安瓿时，药物粉末、药液玻璃碎片向外飞溅；连接管、输液器、输液袋、输液瓶、药瓶的渗漏和破裂导致药物泄漏；拔针时造成部分药物喷出等。

（2）注射操作过程中可能发生的药物接触：如针头脱落，药液溢出；玻璃瓶、安瓿使用过程中破裂，药物溢出；护士在注射过程中意外伤到自己等。

（3）废弃物丢弃过程中可能发生的药物接触：如丢弃被化疗药物污染的材料时的接触、处理化疗病人体液或排泄物时的接触、处置吸收或沾染了接受化疗药物治疗病人体液的被服及其他织物时的接触、清除溅出或溢出药物时的接触等。

3. 化疗药物损害的防护措施

（1）配制化疗药物的环境要求：在条件允许的情况下，应设专门的化疗配药间，配有空气净化装置，在专用层流柜内配药，以保持洁净的配置环境。操作台面应覆盖一次性防渗透防护垫或吸水纸，以吸附溅出的药液，避免蒸发造成空气污染。

（2）配制化疗药物的准备要求：配制前用流动水洗手，佩戴一次性防护口罩、帽子，准备一次性防渗透隔离衣工作服外套，佩戴面罩。

（3）配制化疗药物的操作要求：割锯安瓿前应轻弹其颈部，使附着的药粉降落至瓶底。掰开安瓿时应在锯锉部位垫纱布，执行化疗药物操作要求从药瓶中吸取药液后，先用无菌纱布或棉球裹住瓶塞，再撤针头，防止拔出针头的瞬间药液外溢。抽取药液以不超过注射器容量的 3/4 为宜，防止针栓从针筒中意外滑落。操作完毕，脱去手套后用流动水和洗手液彻底清洗手并沐浴，减轻药物毒性作用。

　　静脉药物配置中心，就是符合国际标准，依据药物特性设计，由经过培训的药学人员、护士严格按照操作程序进行全静脉营养液、化疗药物和抗生素等药物配置的操作环境，保证用药安全性和合理性。1963 年美国俄亥俄州立大学附属医院建立了第一个静脉药物配置中心，之后，北美洲、欧洲、东南亚等地陆续成立了静脉药物配置中心。美国于 2004 年 1 月 1 日正式实施的第 27 版药典"797"章对静脉药物的配置做出了强制性要求，所有进行静脉药物配置的场所均应符合相关规定。静脉药物配置中心可保证静脉输注药物的无菌性，防止微粒的污染，降低院内获得性感染发生率和热源反应发生率；有利于消除不合理用药现象，减少药物的浪费，将给药错误率降到最低；可以增强职业防护，减少细胞毒性药物对操作者身体和环境的损害；也有利于护士有更多的时间集中精力对病人进行护理。

　　（4）化疗护士的职业素质要求：执行化疗的护士应经过专业培训，增强职业危害的防护意识，主动实施各项防护措施。注意锻炼身体，定期体检，每隔 6 个月检查肝功能、血常规及免疫功能。怀孕护士避免接触化疗药物，以免出现流产、胎儿畸形等。

　　（5）污染物品的处理要求：凡与化疗药物接触过的针头、注射器、输液管、棉球、棉签等，必须收集在专用的密闭垃圾桶内，标明警示标志，统一处理，不能与普通垃圾等同处理。处理污物时，护士必须佩戴口罩及手套，处理完毕应彻底洗手。临床上常用的超声波漂洗槽见图 4-2。

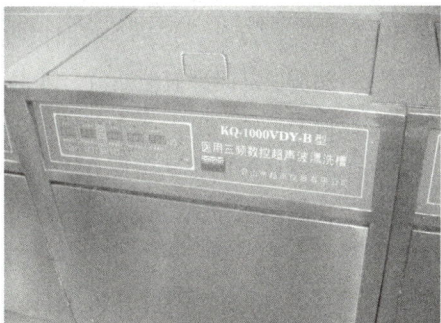

图 4-2　超声波漂洗槽

（四）负重伤的职业防护措施

1. 概念

　　负重伤指由于工作性质常需要搬动或移动重物，使身体负重过度，或不合理用力等，导致肌肉、骨骼、关节的损伤。

2. 原因

　　（1）搬运病人或物品时负重过大引起损伤。护士在工作中常常会搬运病人或较重物品，使身体负重过大，引起不同程度的身体急、慢性损伤，以腰椎间盘突出最常见。

　　（2）长期弯腰、扭转等引起的积累性损伤。临床护士执行相关护理操作，如加药、观察引流管时，弯腰、扭转动作较多，对腰部损伤较大。长期的损伤积累会导致腰部负荷加重，使其易患腰部疾病。

　　（3）护士经常超时静立、走动，易引起静脉曲张等。

3. 负重伤的防护措施

　　（1）加强锻炼，提高身体素质。通过健美操、广播体操、太极拳、慢跑及瑜伽等，提高机体免疫力、肌肉的柔韧性，增加骨关节活动度，防止发生负重伤。

（2）保持正确的工作姿势。在工作中，注意保持正确的工作姿势，不仅可以预防职业性腰背痛的发生，还能延缓腰椎间盘突出症的发生。如站立或取坐位时，尽可能保持腰椎伸直，使脊柱支撑力增大，避免因过度屈曲引起腰部韧带劳损，减少重力对腰椎的损伤。半弯腰或弯腰时，应两足分开使重心落在髋关节和两足处，减轻腰部负荷。弯腰搬重物时，应先伸直腰部，再屈髋下蹲，后髋及膝关节用力，随后挺腰将重物搬起。

（3）经常更换工作姿势。在工作中，护士应避免长时间保持一种体位或姿势，要定时变换体位，以缓解肌肉、关节及骨骼疲劳，减轻脊柱负荷。

（4）科学使用劳动保护用具。在工作中，护士可以佩戴腰围等保护用品以加强腰部的稳定性。腰椎间盘突出症急性期疼痛加重时坚持佩戴腰围，卧床休息时解下。但腰围只在活动、工作时使用，其他时间最好不用，以免长时间使用造成腰肌萎缩，产生腰背痛等。

（5）促进下肢血液循环。长时间站立可导致下肢血液回流受阻而引起下肢静脉曲张。为了预防下肢静脉曲张，在站立工作时，护士应注意：①避免长时间保持同一姿势，经常变换体位、姿势或进行适当轻微活动，以促进下肢血液循环。②站立时，可让双下肢轮流支撑身体重量，并可适当做踮脚动作，促进小腿肌肉收缩，减少静脉血液淤积。③工作间歇可尽量抬高下肢或做下肢运动操，以促进血液回流。④穿弹力袜或绑弹力绷带，减轻或消除肢体沉重感和疲劳感，促进下肢血液回流。

（6）养成良好的生活习惯。①提倡卧硬板床休息，并注意床垫的厚度要适宜。从事劳动时，注意避免长时间弯腰活动或尽量减少弯腰次数。减少持重物的时间及重量，预防负重伤的发生。②保证科学合理饮食。多食富含钙、铁、锌的食物，如牛奶、菠菜、西红柿及骨头汤等；增加蛋白质的摄入量，如多食用肉、蛋、鱼及豆制品等；多食富含维生素B、维生素E的食物，如杂粮、花生及芝麻等，以营养神经，促进血液流动，消除肌肉紧张。

（五）职业疲溃感的防护措施

1. 概念

职业疲溃感是指由持续的工作压力引起个体"严重紧张"反应而导致的一组症候群。其主要表现为缺乏工作动机、回避与人交流、对事物持否定态度、冷漠等。

2. 原因

（1）工作时间长，负荷过重，工作比较琐碎。

（2）工作环境无安全感，常接触病毒等有害物质。

（3）接受继续教育、培训机会少，职称晋升较难。

（4）参与决策机会少，缺乏主人翁意识。

（5）人际关系复杂，沟通不畅，容易出现冲突。

（6）对护士的价值认同不够，工作缺少积极性。

（7）自我期望过高，长期压抑自己的情绪。

（8）缺乏必要的心理保健知识和心理应对能力。

3. 职业疲溃感的防护措施

（1）积极参加教育与培训。

（2）提高护理工作价值感。

（3）合理安排劳动时间。

（4）创造健康的职业环境。

（5）培养积极乐观的精神。

（6）合理疏导压力带来的影响。

（7）提高自身综合素质。

重点提示

1. 为预防针刺损伤，应做到：①禁止用双手分离污染的针头和注射器；②禁止用手直接接触使用后的针头、刀片等锐器；③禁止用手折弯或弄直针头；④禁止双手回套针头帽；⑤禁止直接传递锐器；⑥禁止徒手携带裸露针头等锐器；⑦禁止用消毒液浸泡针头；⑧禁止直接接触医疗垃圾。

2. 锐器伤紧急处理方法：立即从近心端向远心端挤血，用肥皂水清洗伤口并用流水冲洗5分钟，用2%碘酊、75%乙醇消毒伤口，立即上报并填写锐器伤登记表。

3. 暴露于HIV感染者的体液和血液后有伤口者，应轻轻挤压，尽可能挤出损伤处的血液，用肥皂水或清水冲洗。受伤部位用消毒液（如0.5%碘伏）浸泡或涂抹消毒，并包扎伤口。

讨论与思考

1. 某医院门诊，一病人在就诊中突然发生上消化道大出血，以大量呕血为主，刘护士在抢救该病人过程中，不慎被污染的针头扎伤手指。该病人经检测证明是HIV感染者。请问：

（1）刘护士应如何处理伤口？

（2）刘护士应该做哪些血清学检查？如何进行预防用药？

（3）刘护士在以后的工作中，应注意采取哪些自我防护措施，以防止此类事件的发生？

2. 李护士，22岁，某日在配制化疗药物时，因操作失误不慎将药物溅到面部和眼睛内。请问：

（1）李护士应立即采取哪些紧急处理措施？

（2）李护士在配制化疗药物时应采取哪些预防措施？

3. 王护士，工作20余年，长期在临床一线从事护理工作，转移和运送病人、协助病人翻身、铺床等操作是日常工作中必不可少的内容。她在工作中常常为了病人而忽视自身安全，现被诊断为腰椎间盘突出。请问：

（1）可能导致王护士患腰椎间盘突出的因素有哪些？

（2）王护士在日常工作中应采取哪些自我防护措施？

第五章

医院感染的预防和控制

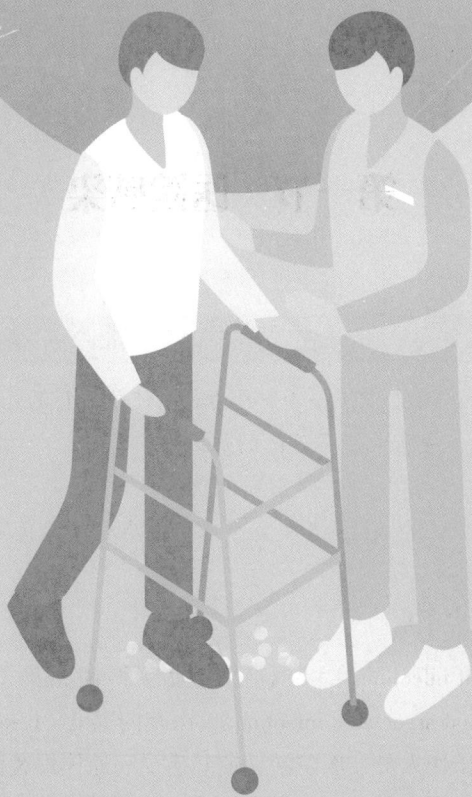

1. 知识目标：掌握医院感染、消毒、灭菌、无菌技术及隔离的概念，常用化学消毒剂的使用原则，无菌操作的基本原则及隔离原则；熟悉预防和控制医院感染的措施、常用消毒灭菌的方法、隔离的种类；了解医院感染的形成及导致医院感染的主要因素。

2. 技能目标：能够正确地应用洗手技术、无菌技术和隔离技术。

3. 情感目标：培养认真、严谨的学习和做事态度，良好的爱伤观念和无菌观念，以及护理职业的慎独情操。

医院中病原微生物相对集中，易感者较多，各种新医疗技术不断开展，加之抗生素及免疫抑制剂的广泛使用，导致医院感染不断增多、住院日明显延长，增加了病人的身心痛苦和医疗费用，给个人、家庭、医院和社会造成严重的损失，所以预防和控制医院感染已成为当前医院管理中的一项重要工作。WHO提出，有效预防和控制医院感染的关键措施是清洁、消毒、灭菌、无菌技术、隔离技术、合理使用抗生素及消毒与灭菌的效果监测。这些措施与护理工作密切相关。因此，护士必须学习有关医院感染的知识，掌握消毒、灭菌的方法和技术操作，严格遵守和执行医院感染管理的各项制度。

第一节　医院感染

⊙ 案例分析

南丁格尔在克里米亚战场上仅用了4个月的时间使伤病员的死亡率从42%下降到2.2%。

任务：根据所学内容，分析死亡率下降的原因。

某医院38名剖宫产病人中有18名发生手术切口感染。某医院47名血液透析病人中有20名先后查出丙肝抗体阳性。

任务：分析引起案例中事故的原因。

医院感染（nosocomial infections），又称为医院获得性感染（hospital acquired infections，HAI）、医源性感染（hospital associated infection）、医院内感染（hospital infection），指病人、陪护人员、探视人员及医院工作人员在医院活动期间遭受病原体侵袭而引起的诊断明确的感染或疾病。医院感染包括住院期间发生的感染和在医院内获得出院后发生的感染，不包括入院前已开始感染或入院时已存在的感染。医院感染对象是所有在医院内活动的人群，如工作人员、陪护人员、探视人员等，其中最主要的是住院病人。

一　医院感染的形成

（一）感染链

医院感染的形成必须具备三个基本条件，即感染源、传播途径和易感宿主。当三者同时存在并相互作用时，就构成了感染链，导致医院感染的发生（图5-1）。预防和控制医院感染就是通过各种方法干预这三者之间的联系，即控制或消灭感染源、切断传播途径、保护易感宿主或增强其免疫力。

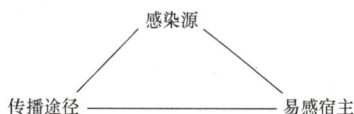

感染源

传播途径 ——————— 易感宿主

图5-1　感染链

1. 感染源（source of infections）

感染源指病原微生物自然生存、繁殖及排出的场所或宿主（人或动物）。医院感染主要包括以下感染源。

（1）已感染的病人及病原携带者：他们是最重要的感染源，病原微生物从病人感染部位的脓液、分泌物中不断排出，它们往往具有耐药性，而且容易在另一易感宿主的体内定植（colonization）。此外，病原携带者是另一主要的感染源。

（2）病人自身：病人体内的特定部位如肠道、上呼吸道、皮肤及泌尿生殖道上寄居的正常菌群，在一定条件下可引起病人自身感染或使病人成为播菌者。

（3）动物感染源：在动物感染源中，以鼠类最为常见。鼠类不仅是沙门菌的宿主，而且是鼠疫、流行性出血热等传染病的感染源。

（4）医院环境：医院潮湿的环境、病房的设施、食物、垃圾以及各种器械、用物等容易成为各种病原微生物存活并繁殖的场所。

2. 传播途径（routes of transmission）

传播途径是指病原体从感染源传到新宿主的途径和方式。主要的传播途径如下。

（1）接触传播：是引起医院感染的主要传播途径。①直接接触传播：由已感染的个体直接将病原体传给易感宿主，如母婴间的疱疹病毒、沙眼衣原体、柯萨奇病毒等引起的感染。②间接接触传播：是病原体通过媒介传递给易感宿主。常见的传播媒介首先是医护人员的手，其次是医疗器械、水和食物等。

（2）空气传播：指以空气为媒介，病原微生物经悬浮在空气中的微粒随气流流动而进行的传播。

（3）饮水、饮食传播：指病原微生物通过污染的水、食物而造成的传播，常导致感染的暴发流行。

（4）注射、输液、输血传播：指通过使用污染的注射器、输液器、输血器、药液、血制品等而造成的传播，如输液中的发热反应、输血导致的丙型肝炎等。

（5）生物媒介传播：指动物或者昆虫携带病原微生物作为人体传播的中间宿主，如蚊子传播疟疾、乙型脑炎等。

3. 易感宿主（susceptible host）

易感宿主是指对某种感染性疾病缺乏免疫力而容易感染的人。若把易感宿主作为一个总体来考虑，则称为易感人群。医院是易感人群相对集中的地方。

🔗 知识链接

医院感染包括以下情况：①无明显潜伏期的感染，入院48小时后发生的感染为医院感染；有明确潜伏期的感染，自入院起超过平均潜伏期后发生的感染。②本次感染直接与上次住院有关。③在原有基础上出现其他部位新的感染（排除脓毒血症迁徙灶），或在原有感染已知病原体的基础上又分离出新的病原体的感染（排除污染和原来的混合感染）。④新生儿在分娩过程中和产后获得的感染。⑤由诊疗措施激活的潜在感染，如疱疹病毒感染。

医院感染不包括以下情况：①皮肤黏膜开放性伤口只有细菌定植而无炎症表现。②新生儿经胎盘获得（出生后48小时内发病）的感染。③病人原有的慢性感染在医院内急性发作。

（二）医院感染的类型

按照病原体的来源，医院感染分为外源性感染和内源性感染。

1. 外源性感染（exogenous infections）

外源性感染，也称交叉感染（cross infections）或可预防性感染，是指病原体来自病人体外，通过直接或间接的感染途径，由一个人传播给另一个人而形成的感染。

2. 内源性感染（endogenous infections）

内源性感染，也称自身感染（autogenous infections）或难预防性感染。引起这类感染的病原微生物来自病人体内或体表的正常菌群或条件致病菌，包括虽从其他病人或周围环境中来，但已在该病人身上定植的微生物。肠道、口腔、呼吸道、阴道、尿道及皮肤等部位常构成内源性感染的微生物"贮藏库"。当人健康时，定植于这些部位的正常菌群对宿主不致病，形成相互依存、相互制约的生态平衡。但是，当健康状况不佳，免疫力下降或免疫功能受损时，菌群失调或菌群移位，导致感染。

🕓 案例分析

张某，男，58岁，因脑出血、昏迷入院，给予留置导尿。入院时尿常规正常，一周后尿常规WBC：50/高倍视野，尿培养大肠埃希菌（大肠杆菌）1000/mL。

任务：请分析张某出现该检验结果的原因。

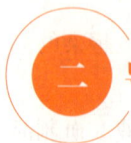

二 导致医院感染的主要因素

导致医院感染的主要因素有：①医务人员对感染的严重性认识不足，未严格执行无菌和消毒隔离制度；②医院感染管理制度不健全；③环境污染严重，病原体来源广泛；④存在感染链；⑤使用各种侵入性诊疗技术；⑥易感人群不断增多，如慢性病、放疗、化疗的病人；⑦大量使用抗生素，导致病人体内菌群失调；⑧医院布局不合理，隔离措施和隔离设施不健全。

三 医院感染的预防和控制

为加强医院感染管理，有效预防和控制医院感染，提高医疗质量，保证医疗安全，根据我国《医院感染管理办法》《中华人民共和国传染病防治法》《医疗机构管理条例》《突发公共卫生事件应急条例》等法律法规的规定，各级医院已建立了医院感染预防与控制管理机构，并成立了医院感染管理委员会，由医院多个科室和部门人员组成，在院长和业务副院长的指导下开展工作，将医院感染管理纳入医院质量管理中。

（一）健全医院感染管理组织

在医院感染管理委员会的领导下，根据医院的规模设置医院感染管理科或办公室，由专职人员负责医院感染管理工作，各临床科室建立由科主任、护士长、本科室兼职监控医师和护士组成的感染管理小组，形成从医院到科室再到病区的医院感染管理网络，保证医院感染管理的有序进行。

（二）健全各项规章制度

医院感染管理科应组织制定医院感染管理规章制度，监测各科室预防和控制医院感染措施的落实情况，评估发生的问题，提出改进措施，健全各项制度。

1. 管理制度

管理是预防和控制医院感染的手段。医院感染管理制度包括对病人入院、住院和出院三个阶段的随时、终末和预防性消毒制度，清洁卫生制度，消毒灭菌制度，隔离制度以及感染管理报告制度等。

2. 监测制度

监测是预防和控制医院感染的基础，包括对灭菌效果、消毒剂使用效果、一次性医疗器械的监测，对感染高发科室如手术室、供应室、换药室、监护室、母婴室等消毒卫生标准的监测。

3. 消毒质量控制标准

各种消毒措施应符合《医院消毒卫生标准》（GB 15982—2012），如医护人员手的消毒、空气消毒、物体表面消毒、各种管道装置的消毒等。一次性无菌医疗用物用后，必须进行毁形、消毒、无害化处理。

（三）监督落实医院感染管理措施

医院感染管理的具体措施包括：①医院环境布局合理，有利于消毒隔离的实施；②清洁、消毒、灭菌；③无菌技术、洗手技术、隔离技术；④合理使用抗生素；⑤对消毒、灭菌效果的监测；⑥医院污水、污物的处理等。

（四）人员控制

人员控制主要包括控制感染源和保护易感人群，特别是易感病人；同时，加强对探视者和陪护者进行合理必要的限制，医院工作人员均应定期做好健康检查和个人防护。

（五）加强医院感染知识教育

加强教育，定期对全院各级各类人员进行预防和控制医院感染知识和技能的培训、考核，增强预防和控制医院感染的自觉性，使其认真履行在医院感染管理中的职责。

医务人员在医院感染管理中应履行以下职责：

（1）严格执行技术操作规程等医院感染管理的各项制度，正确进行各项技术操作。

（2）发现医院感染病例，如实填表，及时报告感染科。

（3）进行标准预防，做好双向防护。通过规范操作防止医护人员被感染，同时防止疾病从医护人员传至病人。

（4）掌握医院感染诊断标准。

（5）掌握抗感染药物的临床合理使用原则。

第二节　清洁、消毒、灭菌

清洁、消毒、灭菌的质量是评价医疗服务质量、医院内部管理水平、预防和控制医源性感染能力的指标。提高清洁、消毒、灭菌的质量是减少医院感染和医疗事故发生的关键，对保护就医者生命安全起着重要的作用。

🐾 案例分析

于女士，38岁，诊断为肺结核，经治疗好转出院。

任务：该病人出院后，请对其使用过的物品进行正确消毒。

陈某，男，45岁，因上腹部不适，医嘱做胃镜检查。

任务：请阐述如何对门诊使用频繁的胃镜正确消毒。

一　清洁、消毒、灭菌的概念

（一）清洁

清洁（cleaning）是指清除物体表面上的一切污秽，以去除和减少微生物的方法。

（二）消毒

消毒（disinfection）是用物理或化学方法清除或杀灭物品上除细菌芽孢外的所有致病微生物的方法。消毒不仅适用于外界环境的无生命环境和物体表面，还适用于体表皮肤和黏膜及浅表体腔。消毒后污染的微生物减少99.9%或消毒对象上污染的自然微生物减少90%，则为消毒合格。

（三）灭菌

灭菌（sterilization）是用物理或化学方法清除或杀灭物品上的一切致病和非致病微生物，包括细菌芽孢和真菌孢子的方法。灭菌是一个绝对的概念，灭菌后的物品必须是完全无菌的。

二　清洁、消毒、灭菌的方法

（一）清洁方法

清洁方法适用于医院家具、地面、墙面、医疗器械等物体表面或物品消毒灭菌前的处理。清洁虽不能杀死微生物，但可除去大部分细菌，是预防医院感染有效且花钱少、无化学污染的基本措施。因此，医护人员应重视清洁。

常用的清洁方法有水洗、机械去污或用去污剂去污，对污染较重的物品应预先用酶洗涤剂浸泡2分钟以上。对常见的污渍可用特殊的方法清除，如碘酊污渍用乙醇擦拭，甲紫污渍用乙醇或草酸擦拭，高锰酸钾污渍用维生素C溶液或0.2%～0.5%过氧化氢溶液浸泡后洗净，陈旧性血渍用过氧化氢浸泡后洗净。

（二）物理消毒灭菌法

1. 热力消毒灭菌法（heat disinfection sterilization）

该法利用热力物理作用，使微生物的蛋白质凝固变性，酶失去活性，从而导致其死亡，达到消毒或灭菌的目的。该方法可分为干热法和湿热法。前者由空气导热，传热较慢，效果较差；后者由空气和水蒸汽导热，传热快，穿透力强，效果好。

（1）燃烧灭菌法（burning sterilization）　是一种简单、迅速、彻底的灭菌方法。

【目的】

·常用于无保留价值的物品，如污染的纸张、特殊感染的敷料等。

·搪瓷类和金属类（贵重器械、锐利刀剪除外）物品急用或无条件用其他方法消毒时可用。

·培养用的试管或烧瓶在开启或关闭瓶口时使用。

【方法】

·无保留价值的污染物品，可将其置于焚化炉内焚烧。

·金属器械可在火焰上烧灼20秒。

·搪瓷容器内可倒入少量95%以上的乙醇，慢慢转动容器，使乙醇分布均匀，点燃，烧至熄灭（图5-2）。

·培养用的试管或烧瓶，在开启或关闭瓶口时，将管（瓶）口和塞子在火焰上来回旋转2～3次。

【注意事项】

·注意安全，在燃烧时须远离易燃易爆物品。

·燃烧时不得添加乙醇，以免引起烧伤或火灾。

·锐利刀剪禁用此法，以免锋刃变钝。

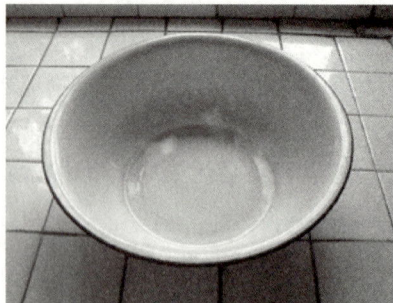

图5-2 搪瓷容器

（2）干烤灭菌法（dry roasted sterilization）利用特制的烤箱，通电升温后进行灭菌，其热力传播与穿透主要靠空气对流和介质传导，灭菌效果可靠。

【目的】

常用于高温下不易变质、损坏和蒸发的物品，如油剂、粉剂、玻璃器皿、金属和陶瓷制品等。

【方法】

消毒时，箱温120～140℃，时间10～20分钟。灭菌时，箱温160℃，时间2小时；箱温170℃，时间1小时；箱温180℃，时间30分钟。

【注意事项】

·金属器械应洗净后再干烤。

·玻璃器皿应洗净，完全干燥后干烤。

·物品不宜过大、过多，以箱体高度的2/3为宜。

·灭菌时物品勿与烤箱底部及四周接触。

·不得在灭菌中途打开烤箱二次放入物品。

·灭菌后温度降至40℃以下再打开烤箱，以防炸裂。

（3）煮沸消毒法（boiling disinfection）是一种湿热消毒法。

【目的】

用于耐湿、耐高温的物品，如搪瓷、金属、玻璃、橡胶类物品。

【方法】

煮沸前将物品刷洗干净，将其全部浸没在水中，煮沸5～10分钟可杀灭细菌繁殖体，达到消毒目的（图5-3）。

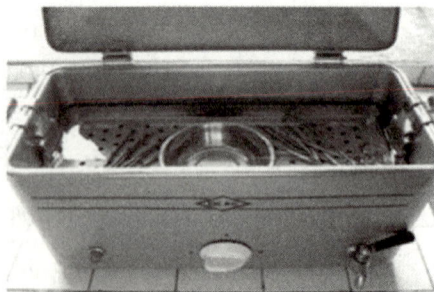

图5-3 煮沸消毒法

【注意事项】

·将物品全部浸没在水中，打开物品的盖子或轴节，有空腔的物品要将腔内灌满水，大小相同的物品不能重叠。

·玻璃类物品，用纱布包好，放入冷水中。

·橡胶类物品，用纱布包好，放入沸水中，消毒后应及时取出，以免变软。

・刀、剪等锐器应用纱布包裹，以免锐器在水中相互碰撞而变钝。

・较小、较轻的物品，用纱布包裹，使其沉入水中。

・水沸后开始计时，若中途加入物品则在第二次水沸后重新计时。

・在水中加入碳酸氢钠，配成1%～2%的浓度，沸点可提高至105℃，有增强杀菌效果和去污防锈的作用。

・一般外科手术器械禁用此法。

（4）压力蒸汽灭菌法（autoclave sterilization）是临床上应用普遍、效果可靠的首选灭菌方法，其利用高压下的高温饱和蒸汽的高热所释放的潜热杀灭所有微生物及其芽孢。

【目的】

用于耐高温、耐高压和耐潮湿的物品，如手术器械（手术刀、剪除外）、敷料、搪瓷类物品及某些药品、培养基等。

【方法】

目前医院常用的压力蒸汽灭菌器（图5-4）有下排气式压力蒸汽灭菌器和预真空式压力蒸汽灭菌器两类。下排气式压力蒸汽灭菌器又分为手提式下排气式压力蒸汽灭菌器和卧式下排气式压力蒸汽灭菌器，灭菌时压力在103～137kPa，温度达121～126℃时，经20～30分钟即可灭菌。预真空式压力蒸汽灭菌器的蒸汽压力可达205.8kPa，温度达132℃，经5～10分钟即能灭菌。

手提式下排气式压力蒸汽灭菌器（图5-5）的使用方法：①在隔层内加一定量的水，放入需灭菌的物品后加盖旋紧，加热或通电。②开放排气阀，排尽锅内冷空气后关闭排气阀，继续加热。③待压力增至所需数值（一般为103kPa），保持原压力20～30分钟后，关闭热源。④打开排气阀，待压力降至"0"时，慢慢启盖，取出物品。切勿突然开盖，因蒸汽遇冷会凝成水滴使物品潮湿，而玻璃物品骤然降温则易发生爆裂。

卧式下排气式压力蒸汽灭菌器（图5-6）的使用方法同手提式下排气式压力蒸汽灭菌器。两者的不同之处为：前者容量较大，一般用于医院供应室大批量物品的灭菌，操作人员需经过专业培训，合格后才能上岗。

预真空式压力蒸汽灭菌器通过抽气机在通入蒸汽前先将压力锅内部抽成真空，以利于蒸汽的穿透。因此，预真空式压力蒸汽灭菌器的优点是灭菌时间短，对物品损害少，灭菌后物品较干燥。

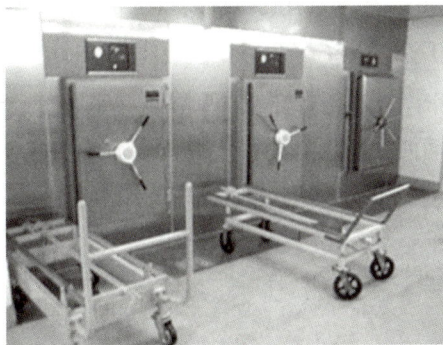

图5-4　压力蒸汽灭菌器

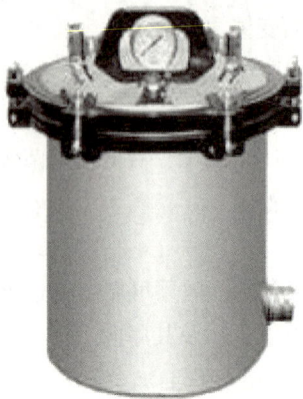

图 5-5　手提式下排气式压力蒸汽灭菌器

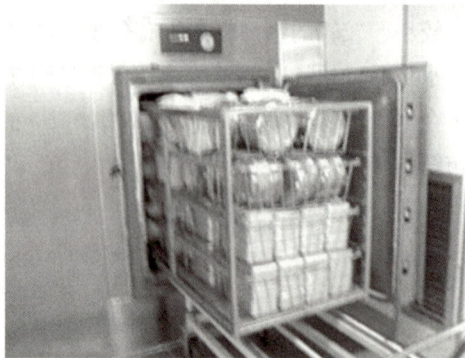

图 5-6　卧式下排气式压力蒸汽灭菌器

【注意事项】

· 灭菌前应将物品彻底清洗干净并干燥。

· 灭菌包体积不得超过 30cm×30cm×25cm，放置时各包之间要有空隙，以便于蒸汽流通。

· 布类放在金属、搪瓷物品之上。难以灭菌的大包放在上层，较易灭菌的小包放在下层；金属物品放下层。纺织物包放上层。

· 随时观察压力、温度情况。

· 灭菌物品干燥后方可取出。

· 定期监测灭菌效果。

灭菌效果监测方法如下。①生物监测法：是最可靠的监测法，利用对热耐受较强的非致病性嗜热脂肪杆菌芽孢作为指示剂，制成标准生物测试包，放入标准试验包的中心部位或灭菌器内最难灭菌的部位，灭菌后取出培养，如无细菌生长则表明达到灭菌效果。②化学监测法：此法比较简单，主要是通过化学指示剂的化学反应、灭菌后呈现的颜色变化来辨别是否达到灭菌要求。进行化学指示胶带（图 5-7）监测时，将化学指示胶带粘贴在需灭菌物品的包装外面，也可使用化学指示卡，放在灭菌包的中央部位，根据指示带（卡）颜色和性状的改变来判断灭菌效果。③物理监测法：可用 150℃或 200℃的留点温度计。使用前将温度计

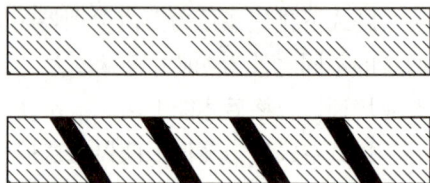

图 5-7　化学指示胶带

汞柱甩至 50℃以下，放入灭菌包内，灭菌后检查读数是否达到灭菌温度。

2. 光照消毒法（light disinfection）

该法又称辐射消毒法，指主要利用紫外线、臭氧及高能射线，使菌体蛋白发生光解、变性，菌体内的核酸、酶遭到破坏而使微生物死亡的方法。

（1）日光暴晒法：利用日光的热、干燥和紫外线的作用而杀菌，但杀菌力较弱。

【目的】

常用于衣服、书籍、床垫、毛毯等的消毒。

【方法】

将物品直接放在日光下暴晒并定时翻动，使物体各面均受日光照射，一般暴晒 6 小时可达消毒目的。

（2）紫外线灯管消毒法：紫外线灯管（图5-8）是人工制造的低压汞石英灯管，通电后，汞汽化放电而形成紫外线，经5～7分钟使空气中的氧气电离产生臭氧，可增强杀菌作用。紫外线的最佳杀菌波长为253.7nm，常用的灯管有15W、20W、30W、40W四种。

紫外线可杀灭多种微生物，包括杆菌、病毒、真菌、细菌繁殖体、芽孢等。其杀菌的机制有：①作用于微生物的DNA，使其失去转换能力而死亡；②破坏菌体蛋白质中的氨基酸；③降低菌体中氧化酶的活性；④使空气中的氧电离成臭氧来杀菌。

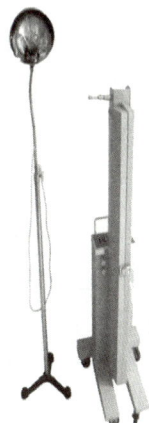

图5-8 紫外线灯管

【目的】

常用于空气和物品表面的消毒。

【方法】

·消毒室内空气时，应先清扫尘埃，人员停止走动并关闭门窗，有效照射距离不超过2m，消毒时间为30～60分钟。

·消毒物品时，需将物品摊开或挂起，有效照射距离不超过25～60cm，消毒时间为20～30分钟。

【注意事项】

·经常保持灯管清洁，灯管表面应每2周用无水乙醇擦拭一次。

·消毒温度保持在20℃以上，相对湿度为40%～60%最好。

·紫外线对人的眼睛和皮肤有刺激作用，直接照射30秒就可引起眼炎或皮炎，照射中产生的臭氧对人体有害，故照射时人应离开房间。

·关灯后，如需再开启，应间歇3～4分钟。

·紫外线灯在使用中，照射强度会逐渐降低，故应定时监测，可建立使用时间记录卡，凡使用时间超过1000小时的应更换，或强度低于$70\mu W/cm^2$时应更换。

·定期监测灭菌效果。

（3）臭氧灭菌灯消毒法：臭氧在常温下为强氧化剂，具有杀菌作用，但稳定性差、易爆炸。

【目的】

用于空气、医院污水和诊疗用水的消毒，物品表面的消毒。

【方法】

在使用灭菌灯时，关闭门窗，以确保消毒效果。

【注意事项】

·臭氧对人有毒，使用灭菌灯时应关闭门窗，人员离开现场，消毒结束后30分钟方可进入。

·臭氧的强氧化性对多种物品有损坏作用。

3. 电离辐射灭菌法（ionizing radiation sterilization）

电离辐射灭菌法又称冷灭菌。应用放射性核素60Co发射高能γ射线或电子加速器产生的高能电子束进行辐射灭菌。

【目的】

用于不耐高温物品的灭菌，如塑料、橡胶、高分子聚合物（一次性注射器、输液器等）、精密医疗器械和生物医学制品等。

【注意事项】

· 由于放射性物质对人体有害，应用机械传送物品。

· 由于氧对 γ 射线杀菌有促进作用，灭菌应在有氧环境下进行。

· 湿度越高，杀菌效果越好。

4. 微波消毒灭菌法（microwave sterilization）

微波是一种超高频电磁波，可使物品中的极性分子发生高速运动并引起互相摩擦、碰撞，使温度迅速升高而达到消毒灭菌的目的。

【目的】

多用于食品和餐具的消毒、化验单据及票证的消毒、医疗药品及耐热非金属材料器械的消毒。

【注意事项】

· 微波对人体有一定的伤害，应避免小剂量长期接触或大剂量照射。

· 微波无法穿透金属面，不能用于金属物品的消毒。

· 水是微波的强吸收介质，用湿布包裹物品可提高消毒效果。

· 物品不能太厚。

5. 生物净化法（biological purification）

生物净化法又称层流净化法，是采用生物洁净技术，用不同的气流方式通过三级空气过滤器除掉空气中 0.5～5 μm 的尘埃，达到洁净空气的目的。该方法适用于手术室、烧伤病房、器官移植室和 ICU 等。

（三）化学消毒灭菌法

化学消毒灭菌法是利用化学药物渗透到菌体内，使菌体蛋白凝固变性，酶失去活性，导致微生物代谢障碍或破坏细胞膜结构，改变其通透性，使细胞破裂、溶解，从而达到消毒灭菌的目的。凡不适用于热力消毒灭菌的物品都可选用化学消毒灭菌法，如对人体的皮肤和黏膜、排泄物、金属锐器、某些塑料制品及周围环境的消毒。

1. 化学消毒灭菌剂的使用原则

（1）待消毒的物品洗净、擦干。

（2）根据物品的性能和各种病原微生物的特性，选择合适的消毒剂。

（3）严格掌握消毒剂的有效浓度、消毒时间和使用方法，易挥发的药物应加盖。

（4）物品应全部浸没在消毒液内，并打开轴节或套盖；有腔的物品，其腔内应注满消毒液。

（5）消毒液中不能放置纱布、棉花等物，因这类物品会吸附消毒剂从而降低消毒效力。

（6）浸泡消毒后的物品，使用前应用无菌生理盐水冲洗；气体消毒后的物品，应待气体散发后再使用，以免药物伤害机体。

2. 化学消毒灭菌剂的使用方法

（1）擦拭法（rubbing）：选用易溶于水的消毒剂配制成规定的浓度，擦拭被污染的物品表面，如桌椅、墙壁、地面等。

（2）浸泡法（immersion）：将需消毒的物品洗净擦干后，在规定的时间内完全浸泡在有效浓度的消毒液中（图5-9）。该方法用于耐湿不耐热物品的消毒，如锐利器械、精密器材等的消毒。

（3）喷雾法（nebulization）：用喷雾器将化学消毒剂均匀地喷洒在空气中和物体表面进行消毒，如墙壁、地面等的消毒。

（4）熏蒸法（fumigation）：将消毒剂加热或加入氧化剂使之汽化，在规定的时间和浓度内利用消毒剂产生的气体进行消毒。该方法适用于手术室、换药室、病房等的空间消毒，也可采用甲醛熏蒸柜和环氧乙烷气体熏蒸柜（图5-10）对被污染的物品进行消毒灭菌。

空气消毒指将消毒剂加热或加氧化剂熏蒸，按规定时间密闭门窗，消毒完毕，再打开门窗通风换气。消毒剂可用2%过氧乙酸，每立方米空间用8mL；纯乳酸，每立方米空间用0.12mL，加等量水；40%甲醛，每立方米空间用2～10mL，加等量水。

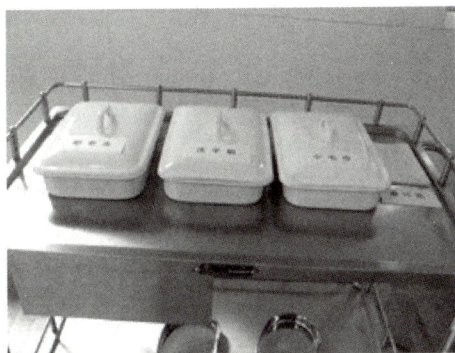

图5-9 浸泡消毒法

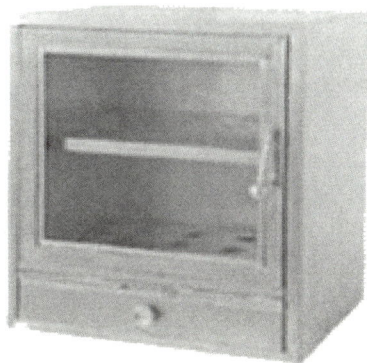

图5-10 熏蒸柜

🔗 知识链接

消毒方法根据效果可分为：①灭菌方法，可杀灭外环境中一切微生物的方法。②高效消毒方法，可杀灭各种微生物，包括细菌芽孢，例如，用紫外线、含氯消毒剂、臭氧等进行消毒。③中效消毒方法，可以杀灭除细菌芽孢以外的各种微生物的消毒方法，例如，用碘类消毒剂、醇类消毒剂等进行消毒。④低效消毒方法，只能杀灭细菌繁殖体、亲脂类病毒的消毒方法，如用酚类消毒剂等进行消毒。

3. 常用的化学消毒剂

常用的化学消毒剂见表5-1。

表5-1 常用的化学消毒剂

名称	效力	使用范围	注意事项
戊二醛	高效	（1）常用制剂：2%碱性戊二醛，2%强化酸性戊二醛 （2）用于浸泡不耐高温的金属器械、医学仪器、内镜的消毒与灭菌 （3）消毒需10～30分钟，灭菌需7～10小时	（1）碱性戊二醛稳定性差，应现用现配 （2）浸泡金属类物品时，应加入0.5%亚硝酸钠防锈 （3）内镜连续使用，需间隔消毒10分钟，使用前后消毒30分钟，消毒后用无菌蒸馏水冲洗 （4）对皮肤、黏膜有刺激性，对眼睛的刺激性较重，应注意防护

名称	效力	使用范围	注意事项
过氧乙酸	高效	（1）0.2%溶液：手的消毒，浸泡1～2分钟；对物体表面，擦拭消毒或将物体浸泡10分钟 （2）0.5%溶液：餐具消毒，浸泡30～60分钟 （3）1%～2%溶液：室内空气消毒，8mL/m³加热熏蒸，密闭门窗30～120分钟 （4）1%溶液：体温计消毒，浸泡30分钟	（1）对金属有腐蚀性，对纺织物有漂白作用 （2）易氧化分解，需现用现配 （3）浓溶液有刺激性和腐蚀性，配制时要戴口罩和橡胶手套 （4）存放于避光、阴凉处，以防高温引起爆炸
环氧乙烷	高效	（1）不损害物品且穿透力强，用于电子仪器、医疗器械、光学仪器、书籍、皮毛、化纤、棉质、塑料、陶瓷、金属、橡胶、一次性使用诊疗用品等 （2）少量物品在丁基橡胶袋中消毒，大量物品放入环氧乙烷灭菌柜内消毒	（1）易燃、易且有毒，操作时应严格遵守程序，存放在阴凉通风处，无火源、火花，储存温度不可超过40℃ （2）有吸附作用，消毒后物品应放在通风环境中，待气体散发后再使用 （3）对皮肤、眼睛及黏膜刺激性强，如有接触立即用水冲洗
福尔马林（37%～40%的甲醛溶液）	高效	（1）福尔马林2～10mL/m³，加等量水加热，用于室内物品消毒 （2）福尔马林40～60mL/m³，加高锰酸钾20～40g，柜内熏蒸，密闭6～12小时 （3）4%～10%甲醛溶液用于解剖材料、病理组织标本的固定	（1）蒸汽穿透力弱，因此衣服应挂起消毒 （2）消毒效果易受温度、湿度影响，要求室温18℃以上，相对湿度在70%以上 （3）对人体有一定的毒性和刺激性，使用时注意防护
碘酊	高效	2%碘酊：用于皮肤消毒，待干后，再用70%乙醇脱碘	（1）对碘过敏者禁用 （2）对金属有腐蚀性 （3）不能用于黏膜的消毒
含氯消毒剂（常用有漂白粉、漂白粉精、液氯、次氯酸钠、二氯异氰脲酸钠等）	中高效	（1）0.5%漂白粉溶液、0.5%～1%氯胺溶液用于浸泡餐具、便器等，浸泡30分钟 （2）1%～3%漂白粉溶液、0.5%～3%氯胺溶液用于喷洒或擦拭地面、墙壁及物品表面 （3）排泄物消毒：干粪5份加漂白粉1份搅拌，放置2小时；尿液100mL加漂白粉1g，放置1小时	（1）消毒剂保存在密闭容器内，置于阴凉、干燥、通风处，减少有效氯的丧失 （2）溶液不稳定，应现用现配 （3）有腐蚀及漂白作用，不能用于金属制品、有色衣服及油漆家具的消毒 （4）消毒后的物品应及时用清水冲洗 （5）定期更换消毒液
乙醇	中效	（1）70%～75%乙醇用于皮肤消毒 （2）95%乙醇用于燃烧灭菌 （3）用于物品表面和某些医疗器械的消毒	（1）易挥发，需加盖保存，并定期测试，保持有效浓度 （2）有刺激性，不用于黏膜和创面消毒 （3）易燃，应置于阴凉、避火处

名称	效力	使用范围	注意事项
碘伏	中效	（1）0.5%～1%碘溶液用于注射部位皮肤消毒，涂擦2遍 （2）0.1%碘溶液可浸泡消毒体温计 （3）0.05%碘溶液用于黏膜及创面消毒	（1）避光密闭保存，放于阴凉处，并防潮 （2）稀释后稳定性较差，应现用现配 （3）脓血等有机物可降低其杀菌效果 （4）对皮肤消毒后不用乙醇脱碘
苯扎溴铵 （新洁尔灭）	低效	（1）0.01%～0.05%溶液用于黏膜消毒 （2）0.1%～0.2%溶液用于皮肤消毒；也可用于金属器械消毒，浸泡15～30分钟（加入0.5%亚硝酸钠以防锈）	（1）是阳离子表面活性剂，勿与阴离子表面活性剂如肥皂、碘、高锰酸钾等合用 （2）不能用作灭菌器械保存液 （3）应现用现配 （4）有吸附作用，会降低药效，所以溶液内不可投入纱布、棉花等
氯己定 （洗必泰）	低效	（1）0.02%溶液用于手的消毒，浸泡3分钟 （2）0.05%溶液用于创面消毒 （3）0.1%溶液用于物体表面消毒	（1）是阳离子表面活性剂，勿与阴离子表面活性剂如肥皂、碘、高锰酸钾等合用 （2）冲洗消毒时，若创面脓液过多，应延长冲洗时间

注：高浓度的碘、含氯消毒剂属高效消毒剂，低浓度的属中效消毒剂。

📎 知识链接

　　根据消毒物品的性质选择消毒、灭菌的方法：①耐高温、耐湿物品和器械，应首选压力蒸汽灭菌或干热灭菌。②怕热、忌湿和贵重物品，应选择甲醛或环氧乙烷气体消毒、灭菌。③金属器械的浸泡灭菌，应选择对金属基本无腐蚀性的灭菌剂。④选择表面消毒方法，应考虑表面的性质，光滑表面应选择紫外线消毒器近距离照射或液体消毒剂擦拭，多孔材料表面应采用喷雾消毒法。

4. 化学消毒液的配制方法

　　在临床使用各种消毒液时，一般需要根据消毒的对象和目的，自己动手配制和稀释药液。常用的化学消毒液配制方法有以下三种。

　　（1）消毒剂溶液稀释方法：戊二醛、过氧乙酸、过氧化氢、乙醇、甲醛和氯己定等均可用此法配制成消毒药液，配制时使用的公式如下。

$$所需原药量 = \frac{欲配制药液浓度 \times 欲配制药液数量}{原药含量}$$

$$加水量 = 欲配制数量 - 所需原药量$$

　　例如，用95%乙醇配制成75%的溶液100mL，则：

$$所需原药量 = \frac{75 \times 100}{95} \approx 79（mL）$$

$$加水量 = 100 - 79 = 21（mL）$$

　　（2）固体消毒剂配制溶液方法：含氯石灰、优氯净等可用此方法配制，配制时使用的公式如下。

$$所需原药量=欲配制浓度×欲配制数量$$
$$加水量=欲配制数量-所需原药量$$

例如，欲配制0.1%优氯净水溶液1000 mL，则：

$$所需原药量=0.1\%×1000=1（g）$$
$$加水量=1000-1=999（mL）$$

即用1 g优氯净原粉加水999 mL混匀后可配成0.1%优氯净水溶液1000 mL。

（3）消毒剂蒸汽配制方法：采用消毒剂（如过氧乙酸、纯乳酸）蒸汽消毒病房时，应根据病房空间容积和药物浓度计算消毒剂的用量。

例如，如果病房容积为77 m³，采用0.12 mL/m³纯乳酸熏蒸消毒，则需用纯乳酸的量为77×0.12=9.24（mL），即消毒该病房用9.24 mL的纯乳酸加等量水加热进行密闭熏蒸。

重点提示

1. 燃烧灭菌法适用于无保留价值的物品；将95%以上的乙醇溶液置于容器，点燃，烧至熄灭；金属器械可放在火焰上烧灼20秒，贵重器械及锐利刀剪禁用此法。

2. 煮沸消毒不能用于外科手术器械的灭菌；加入碳酸氢钠至1%～2%浓度时，沸点可达105℃，既可增强杀菌效果，又可去污防锈；二次加入物品应重新计时。

3. 紫外线用于室内空气消毒时，有效照射距离不应超过2 m；用于物品表面消毒时，有效照射距离不应超过25～60 cm。消毒时间应从灯亮起后5～7分钟开始计算。

4. 纤维内镜消毒灭菌宜用戊二醛浸泡法。甲醛熏蒸法加入的氧化剂是高锰酸钾。

5. 灭菌剂如戊二醛、过氧乙酸，能杀灭一切微生物，包括芽孢；中效类消毒剂如碘伏，不能杀灭芽孢。

第三节　洗手与手的消毒

医院中最常见的传播媒介是医务人员的手，所以手卫生是防止医院感染和交叉感染的重要措施之一。2009年卫生部发布的《医务人员手卫生规范》，规定了不同工作环境中医务人员手消毒的标准。手卫生（hand hygiene）一般是医务人员洗手、卫生手消毒和外科手消毒的总称。当手部有血液或其他体液等肉眼可见的污染时，应用肥皂（皂液）和流动水洗手；当手部没有肉眼可见的污染时，宜使用速干手消毒剂消毒双手代替洗手。

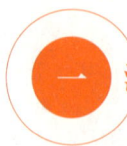

一　洗手技术

洗手（hand washing）指医务人员用肥皂（皂液）和流动的水洗手，去除手部皮肤污垢、碎屑和部分致病菌。

【目的】

去除手上的污垢和致病微生物，切断通过手传播感染的途径。

【评估】

医务人员在下列情况下应该选择洗手或使用速干手消毒剂：

（1）直接接触每个病人前后，从同一病人身体的污染部位移动到清洁部位时。

（2）接触病人黏膜、破损皮肤或伤口前后，接触病人的血液、体液、分泌物、排泄物、伤口敷料等之后。

（3）穿脱隔离衣前后，摘手套后。

（4）进行无菌操作前，接触清洁、无菌物品前。

（5）接触病人周围环境及物品后。

（6）处理药物或配餐前。

【计划】

（1）用物准备：洗手池、水龙头、流动水、清洁剂（皂液）、干手用品和手消毒剂等。

消毒剂主要用于手部皮肤消毒，以减少手部皮肤上的细菌，如75%乙醇、0.5%碘伏、0.5%洗必泰乙醇溶液等。速干手消毒剂指主要含有醇类和护肤成分的手消毒剂，包括水剂、凝胶和泡沫型。

（2）护士准备：护士手上无饰物（手表），卷袖过肘。

（3）环境准备：环境整洁、宽敞，物品放置合理。

【实施】

洗手操作见表5-2。

表5-2 洗手操作

操作流程	操作步骤	操作要点与说明
1. 湿润双手	打开水龙头，调节合适的水流及温度，湿润双手	（1）水龙头最好是感应式或用肘、脚踏、膝控制开关 （2）水流不可过大以防溅湿工作服 （3）太冷或太热的水会使皮肤干燥
2. 涂抹双手	关上水龙头，取皂液或消毒剂涂抹双手	（1）皂液要求质量好、刺激性小，保持干燥 （2）均匀涂抹整个手掌、手背、手指和指缝
3. 揉搓双手	（1）掌心相对，手指并拢，相互揉搓［图5-11（a）］ （2）手心对手背沿指缝相互揉搓，交换进行［图5-11（b）］ （3）掌心相对，双手交叉指缝相互揉搓［图5-11（c）］ （4）一手弯曲使手指关节在另一手掌心旋转揉搓，交换进行［图5-11（d）］ （5）左手握住右手大拇指旋转揉搓，交换进行［图5-11（e）］ （6）将一手五个手指尖并拢放在另一手掌掌心旋转揉搓，交换进行［图5-11（f）］ （7）螺旋式擦洗手腕，交替进行	（1）注意洗净指尖、指缝、拇指、指关节处 （2）洗手持续时间15秒 （3）洗手的范围是双手、手腕及腕上10cm
4. 冲净、擦干	（1）打开水龙头，用流动水冲净 （2）关闭水龙头，擦干双手或烘干双手	（1）用流动水冲洗，可避免污水沾污双手 （2）关闭水龙头时避免二次污染

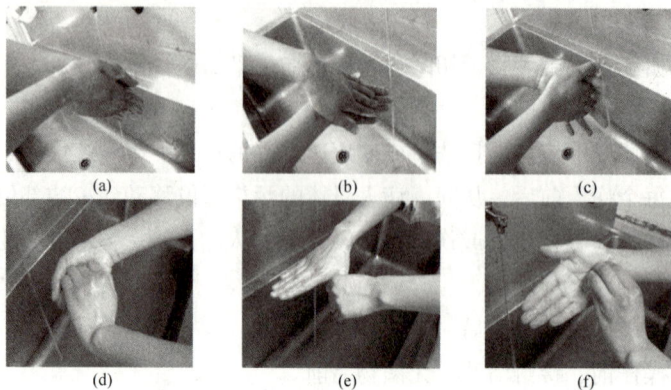

图 5-11 洗手揉搓步骤

【注意事项】

（1）用肥皂液刷手，皂液应每日更换，手刷应每日消毒。

（2）刷手范围应超过被污染的范围。

（3）洗手时，身体勿近水池，以免隔离衣污染水池或水溅到身上。

（4）冲手时，腕部应低于肘部，使污水流向指尖，勿使水流入衣袖内。

【评价】

（1）操作顺序正确，手的各个部位已洗到、冲净。

（2）周围环境未被污染，水龙头未污染，工作服未打湿。

（3）洗手后，手上细菌菌落总数 ≤ $10\,CFU/cm^2$。

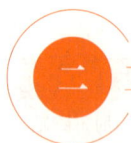

二 卫生手消毒

医务人员在接触病人的血液、体液和分泌物以及被传染性致病微生物污染的物品后应进行手消毒。卫生手消毒（antiseptic handrubbing）指医务人员用速干手消毒剂揉搓双手，以减少手部暂居菌。

【目的】

预防感染与交叉感染，避免污染清洁物品。

【评估】

医务人员在下列情况下应先洗手，然后进行卫生手消毒：

（1）接触病人的血液、体液和分泌物以及被传染性致病微生物污染的物品后。

（2）直接为传染病病人进行检查、治疗、护理或处理传染病病人污物之后。

（3）护理免疫力低下的病人或新生儿前。

【计划】

（1）用物准备：应选择作用速度快、不损伤皮肤、不引起过敏反应的消毒剂，如75%乙醇、0.5%碘伏、0.5%洗必泰乙醇溶液等，准备盛放消毒溶液的容器。

（2）护士准备：护士手上无饰物（手表），卷袖过肘。

（3）环境准备：环境整洁、宽敞，物品放置合理，方便使用。

【实施】

卫生手消毒操作见表5-3。

表5-3　卫生手消毒操作

操作流程	操作步骤	操作要点与说明
1. 涂擦消毒法	（1）用消毒剂依次涂擦双手（七步洗手法顺序） （2）任其自干	（1）注意涂擦指尖、拇指、指缝 （2）涂擦时间约为2分钟
2. 浸泡消毒法	（1）双手完全浸入消毒液的液面以下，双手在消毒液中互相揉搓2分钟 （2）任其自干	（1）揉搓顺序按涂擦方法 （2）消毒液要浸没肘部及以下

【注意事项】

（1）在护理以上评估中所列病人前可先戴一次性或无菌手套，操作完毕，脱去手套，用卫生洗手法洗手；若未戴一次性或无菌手套，可先用卫生洗手法洗手，再进行卫生手消毒。

（2）消毒时，手勿接触容器的内壁及边缘。

【评价】

（1）操作时未污染周围环境。

（2）操作顺序正确，手的各个部位已洗到、冲净。

（3）消毒后，手上细菌菌落总数≤5CFU/cm²。

🔗 **知识链接**

外科手消毒是指用机械刷洗及消毒液清除或杀灭手上暂居菌群，并减少手上常居菌群，以防止手术过程中因手套破裂而引起的感染。在整个手消毒过程中应保持双手位于胸前并高于肘部，认真揉搓2～6分钟，用洁净的流动水冲净双手、前臂和上臂下1/3处。

第四节　无菌技术

无菌技术是医疗和护理操作中预防感染的一项重要技术，其操作规程是根据科学原则制定的，广泛应用于临床实践中。因此，每个医护人员都必须熟练掌握并严格执行无菌技术，以确保病人的安全。

◎ **案例分析**

王某，男，68岁，因左下肢静脉曲张致小腿坏死溃疡收治住院。入院查：T 38.7℃，P 88次/分钟，R 24次/分钟，BP 134/84mmHg，左小腿内侧有一4cm×6cm溃疡面，周边有黑色坏死组织；肝功能检查结果HBsAg（＋）。护士准备为病人的溃疡处换药。

任务：
1. 正确选择该病人换药时所用器械的灭菌方法。
2. 正确处理换药后的器械。
3. 为该病人准备一个换药盘。

一 无菌技术的相关概念

（一）无菌技术

无菌技术（aseptic technique）指在执行医疗护理操作过程中，防止一切微生物侵入机体和防止无菌物品、无菌区域被污染的操作技术。

（二）无菌物品

无菌物品（aseptic supply）指经过物理或化学方法灭菌处理后保持无菌状态的物品。

（三）无菌区

无菌区（aseptic area）指经过灭菌处理后未被污染的区域。

（四）非无菌区

非无菌区（non-aseptic area）指未经过灭菌处理或经过灭菌处理后又被污染的区域。

二 无菌操作的基本原则

（一）操作前准备

1. 环境准备

无菌操作环境应清洁、宽敞。操作前 30 分钟应停止清扫工作，减少人员走动，以减少室内空气中的尘埃。

2. 操作者准备

无菌操作者应修剪指甲，洗手，戴好帽子、口罩，必要时穿无菌衣、戴无菌手套。

（二）无菌物品保管原则

（1）无菌物品和非无菌物品应分别放置，并有明显标志。

（2）无菌物品不可长时间暴露于空气中，必须存放在无菌容器或无菌包内，无菌包外要注明物品的名称、灭菌日期，物品按先后顺序存放和使用（图 5-12）。

（3）定期检查无菌物品保存情况。无菌包应放置在清洁干燥、固定的地方。在未污染的情况下，无菌包的保存期为7天，过期或包布受潮时应重新灭菌（图5-13）。

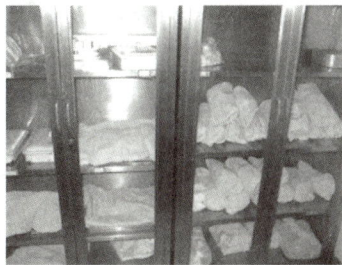

图5-12　无菌物品的保管

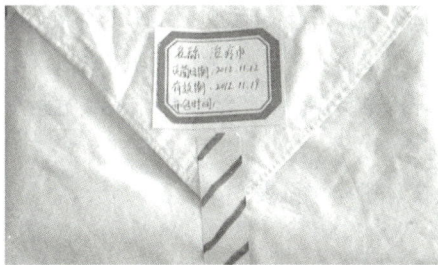

图5-13　无菌物品保存

（三）操作中保持无菌的原则

（1）进行无菌操作时，工作人员应面向无菌区，身体与无菌区保持一定的距离；手臂需保持在腰部水平以上，不可跨越无菌区；不可面对无菌区讲话、咳嗽、打喷嚏。

（2）无菌物品必须用无菌持物钳取出；无菌物品一经取出，即使未使用，也不可放回无菌容器内；无菌物品使用后，必须重新灭菌方可再用。

（3）在无菌操作中，无菌物品疑似污染或已被污染，不可使用，必须更换或重新灭菌。

（4）一套无菌物品只能供一位病人使用一次，防止交叉感染。

三　无菌技术基本操作

（一）无菌持物钳的使用方法

【目的】

取放和传递无菌物品。

【评估】

（1）根据夹取物品的种类，选择合适的无菌持物钳。

（2）操作区域应整洁、宽敞、安全。

（3）无菌物品存放合理。

【计划】

（1）用物准备。

无菌持物钳的种类如下。

镊子：用于夹取棉球、纱布、缝针等较小的无菌物品。

卵圆钳：用于夹取刀、剪、镊、治疗碗、弯盘等无菌物品。

三叉钳：用于夹取瓶、盆、罐、骨科器械等较重较大的无菌物品。

无菌持物钳的存放有两种方法。①浸泡存放（图5-14）：将无菌持物钳浸泡在盛有消毒液的大口容器内；以液面浸没轴

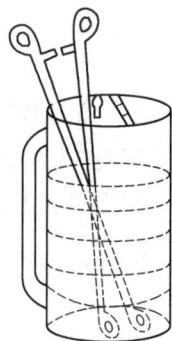

图5-14　浸泡存放无菌持物钳

节以上 2 ~ 3 cm 或镊子的 1/2 为宜；每个容器只能存放一把无菌持物钳；无菌持物钳及其浸泡容器应每周灭菌 1 ~ 2 次，同时要更换消毒液；手术室、换药室、注射室、门诊等使用较多的部门应每日灭菌。②干燥存放：干置的容器及无菌持物钳应 4 ~ 8 小时更换一次。

（2）护士准备：衣帽整洁，修剪指甲，洗手，戴口罩。

（3）环境准备：环境整洁，操作区域宽敞、安全，物品放置合理。

【实施】

无菌持物钳操作见表 5-4。

表 5-4　无菌持物钳操作

操作流程	操作步骤	操作要点与说明
1. 检查开盖	检查无菌持物钳及容器的灭菌日期，将浸泡无菌持物钳的容器盖打开[图 5-15（a）]	—
2. 取持物钳	（1）手持无菌持物钳上端 1/3 处，将其移至容器中央[图 5-15（b）] （2）钳端闭合，垂直取出[图 5-15（c）]	（1）钳端不可触及液面以上容器内壁及容器口边缘 （2）手不可触及消毒液浸泡部位
3. 正确使用	使用时应始终保持钳端向下，不可倒转向上，以免消毒液反流，造成钳端污染	—
4. 及时放回	（1）使用后闭合钳端，立即竖直放回容器中 （2）放入后打开无菌持物钳的轴节	放回时，钳端避免触及容器口周围

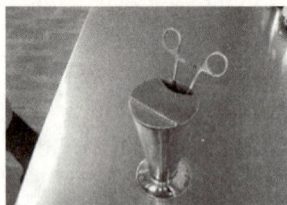 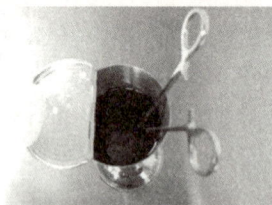 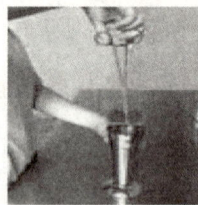

(a)　　　　　　　　　　(b)　　　　　　　　　　(c)

图 5-15　取放无菌持物钳

【注意事项】

（1）无菌持物钳只能用于夹取无菌物品，不能触及非无菌物品。

（2）无菌持物钳不能夹取油纱布，因粘于钳端的油污可形成保护层，会影响消毒液渗透而降低消毒效果；也不能用于换药及消毒皮肤，以防止污染。

（3）若需到远处夹取物品，无菌持物钳应连同容器一起搬移，就地取出使用。

（4）干燥保存无菌持物钳时，钳端轴节应闭合。

【评价】

（1）取放无菌持物钳时钳端闭合，未触及溶液面以上部分或罐口边缘。

（2）使用中始终保持钳端向下，未触及非无菌区。

（3）使用完毕立即放回容器内，打开钳端，使其充分与消毒液接触。

（二）无菌容器的使用方法

【目的】

存放无菌物品并使其在一定时间内保持无菌状态。

【评估】

根据操作目的、环境，选择无菌容器。

【计划】

（1）用物准备：常用的无菌容器有无菌罐、盒、盘及储槽等。无菌容器内可盛放治疗碗、棉球、纱布等。准备无菌持物钳及存放容器。

（2）护士准备：衣帽整洁，修剪指甲，洗手，戴口罩。

（3）环境准备：环境整洁，操作区域宽敞、安全，物品放置合理。

【实施】

无菌容器操作见表5-5。

表5-5　无菌容器操作

操作流程	操作步骤	操作要点与说明
1. 检查开盖	（1）检查无菌容器（图5-16）的标签、灭菌日期 （2）打开容器盖［图5-17（a）、（b）］，将盖的内面向上置于稳妥处［图5-17（c）］，或将盖的内面向下拿在手中	手不可触及盖的边缘和内面
2. 夹取物品	用无菌持物钳取出无菌物品，放入无菌容器中或无菌区域内	无菌持物钳和物品均不能触及容器的边缘
3. 及时盖严	盖容器盖时，先将盖的内面向下，再移至容器口上方盖严	取出物品应及时盖盖，避免容器内的无菌物品在空气中暴露过久
4. 记时签名	在无菌容器盖上注明打开日期、时间，并签名	已打开的无菌容器使用时间最长不超过24小时
5. 手持容器	无菌容器应从底部托住（图5-18）	手指不能触及容器的边缘及内面

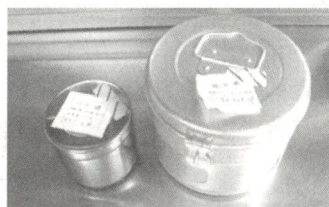

图5-16　无菌容器

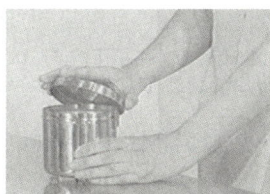
(a)

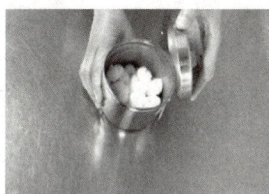
(b)

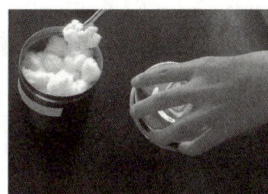
(c)

图5-17　打开无菌容器

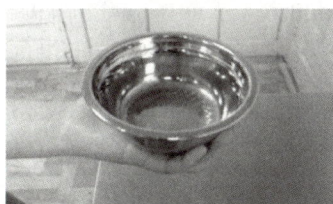

图5-18　手持无菌容器

【注意事项】

（1）使用无菌容器时，不可污染盖的内面、容器的边缘及内面。

（2）无菌容器一经打开，使用时间最长不得超过 24 小时。

（3）无菌物品一经取出，虽未使用，也不可放回无菌容器内。

【评价】

（1）取物时，钳端未触及容器边缘。

（2）手未触及无菌容器盖的内面及边缘。

（3）避免容器内无菌物品在空气中暴露过久。

（三）取用无菌溶液的方法

【目的】

保证无菌溶液在一定时间内处于无菌状态。

【评估】

（1）根据操作目的、环境，选择无菌溶液。

（2）无菌溶液的质量合格。

【计划】

（1）用物准备：装无菌溶液的密封瓶、启瓶器、弯盘、盛放无菌溶液的容器、消毒溶液、无菌棉签、笔。

（2）护士准备：衣帽整洁，修剪指甲，洗手，戴口罩。

（3）环境准备：环境整洁，操作区域宽敞、安全，物品放置合理。

【实施】

取用无菌溶液见表 5-6。

表 5-6　取用无菌溶液

操作流程	操作步骤	操作要点与说明
1. 核对检查	取无菌溶液的密封瓶，擦净瓶外灰尘，检查核对无误后用启瓶器撬开瓶盖［图 5-19（a）］	认真核对瓶签上的药名、剂量、浓度和有效期，检查瓶盖有无松动，瓶身有无裂缝，溶液有无浑浊、沉淀或变色等，确定质量可靠后方可使用
2. 消毒冲洗	消毒瓶口至瓶颈，从瓶签侧开启瓶塞，瓶签朝向掌心，旋转倒出少量溶液来冲洗瓶口［图 5-19（b）］	（1）如倒消毒液，则不用消毒瓶口 （2）可用无菌纱布盖住瓶塞表面，再打开瓶塞 （3）手不可触及瓶口和瓶塞内面，防止瓶塞被污染
3. 倒取溶液	平移，再由原处倒出溶液至无菌容器中	（1）倒溶液时，勿浸湿瓶签 （2）勿使瓶口接触容器口周围，不可将物品伸入瓶内蘸取溶液，已倒出的溶液不可再倒回瓶内
4. 消毒瓶塞	倒完后盖好瓶塞，从瓶口向上消毒至瓶塞	已开启的溶液瓶内的溶液，24 小时内有效
5. 记时签名	在瓶签上注明开瓶日期、时间，并签名［图 5-19（c）］	—

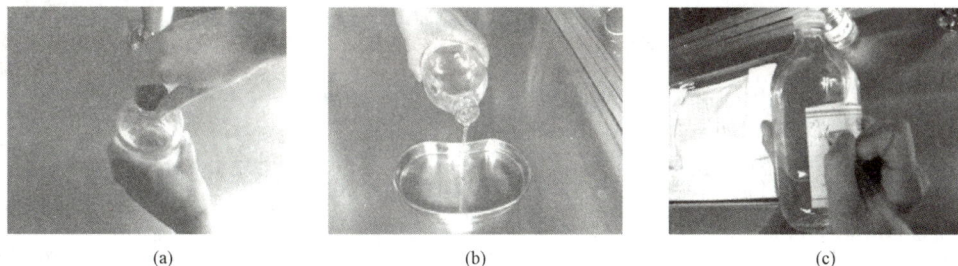

图 5-19 取用无菌溶液

【注意事项】

（1）不可将无菌敷料、器械直接伸入无菌溶液瓶内蘸取，以免污染瓶内溶液；也不可将无菌敷料接触瓶口倾倒溶液。

（2）无菌溶液一经倒出，虽未使用，也不能倒回瓶内，以免污染瓶内液体。

（3）已开启的溶液瓶内的溶液，如未污染可保存 24 小时。

【评价】

（1）手未接触瓶口及瓶的内面。

（2）倒溶液时，液体未溅至桌面，瓶签未浸湿。

（四）无菌包的使用方法

【目的】

存放无菌物品并使包内物品在一定时间内处于无菌状态。

【评估】

评估操作目的、环境，确定无菌包的名称。

【计划】

（1）用物准备：①无菌包布是由质厚、致密、未脱脂的双层纯棉布制成的；②无菌包内包有无菌物品如无菌治疗巾、器械或敷料及化学指示卡（胶带）；③无菌持物钳及容器；④存放无菌包内物品的容器或区域；⑤笔。

（2）护士准备：衣帽整洁，修剪指甲，洗手，戴口罩。

（3）环境准备：环境整洁，操作台清洁干燥、平坦，物品放置合理。

【实施】

无菌包的使用见表 5-7。

表 5-7 无菌包的使用

操作流程	操作步骤	操作要点与说明
1. 包扎法 （1）放置物品 （2）包扎封包 （3）标记灭菌	（1）将物品放在包布中央，化学指示卡放在其中 （2）用包布一角盖住物品，左右两角先后盖上并将角尖向外翻折，盖上最后一角后用化学指示胶带封口（图 5-20） （3）贴上标签，注明物品名称及灭菌日期，进行灭菌处理	玻璃物品先用棉垫包裹

操作流程	操作步骤	操作要点与说明
2.开包法 （1）核对检查 （2）开包取物	核对无菌包的名称、灭菌日期及灭菌效果，要求包布无潮湿、无破损（图5-21） （1）将无菌包放在清洁干燥、平坦的操作平台上 （2）解开系带，卷放在包布下，或撕开粘贴的化学指示胶带，按原翻折顺序逐层打开无菌包的外角和左右角，最后打开内角 （3）检视化学指示卡颜色 （4）用无菌持物钳取出所需物品，放在事先准备好的无菌区内（图5-22） （5）如需将包内物品全部取出，可将包托在手上打开，另一手将包布四角抓住，稳妥地将包内物品放在无菌区内（图5-23）	（1）如无菌包超过有效期或无灭菌标志，则不可使用 （2）用双层包布包裹的无菌包，内层需用无菌持物钳打开 （3）打开包布时，手仅能接触包布的外面，不可触及包布的内面，不可跨越无菌面 （4）手托包布，使无菌面朝向无菌区域投放
3.原样包好	若包内物品一次未用完，则按无菌原则按原折痕包好，用化学指示胶带封口	打开过的无菌包在未被污染的情况下，24小时内可再使用，如包内物品被污染或包布受潮，须重新灭菌
4.记时签名	注明开包日期及时间，签名	—

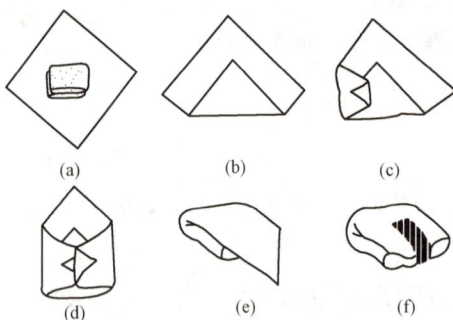

图5-20　无菌包包扎法

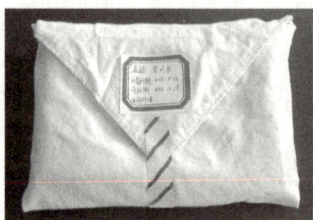

图5-21　核对无菌包上的信息　　图5-22　从无菌包内夹取物品　　图5-23　无菌物品投放

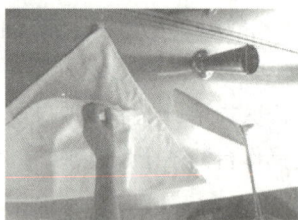

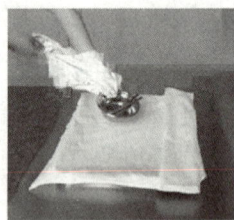

【注意事项】

（1）打开无菌包时，手不可触及包布的内面，操作时手臂勿跨越无菌面。

（2）无菌包不慎被污染、浸湿或过期，均须重新灭菌。包布破损时不能使用。

（3）无菌包不可放在潮湿处，以免因毛细现象而污染。

（4）打开过的无菌包，物品一次未用完的，应准确注明开包日期及时间。在未污染的情况下，有效期为24小时。

（5）目前临床上多采用化学指示胶带封口。

【评价】

（1）开包时系带不可到处拖扫。

（2）开包、关包时手不可触及包布的内面。

（3）关包时系带横向缠绕。

（五）无菌盘的铺法

【目的】

将无菌治疗巾铺在清洁干燥的治疗盘内，形成一无菌区，放置无菌物品，以供治疗用。

【评估】

评估操作目的、环境，以及无菌治疗巾是否在有效期内、治疗盘是否清洁干燥。

【计划】

（1）用物准备：无菌持物钳、装有治疗巾的无菌包、治疗盘、无菌物品、纸片、笔。

治疗巾的折叠方法有横折法和纵折法，折好、包扎、灭菌后备用。

横折法：将治疗巾横折后再纵折，成为4折，再重复一次（图5-24）。

纵折法：将治疗巾纵折两次成4折，再横折两次，开口边向外（图5-25）。

（2）护士准备：衣帽整洁，修剪指甲，洗手，戴口罩。

（3）环境准备：环境整洁，操作台清洁干燥、平坦，物品放置合理。

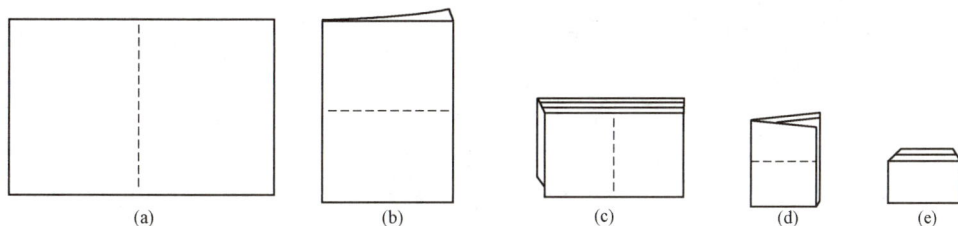

图5-24　治疗巾横折法

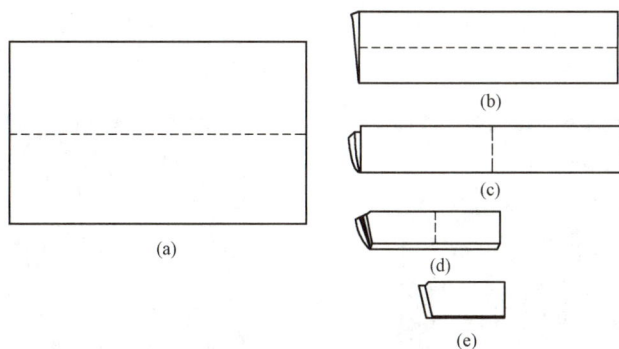

图5-25　治疗巾纵折法

【实施】

无菌盘的铺法见表5-8。

表5-8　无菌盘的辅法

操作流程		操作步骤	操作要点与说明
单层底铺盘法 [图5-26(a)]	1. 开包取巾	（1）检查无菌包名称、灭菌日期及灭菌效果 （2）打开无菌包，用无菌持物钳取一块治疗巾放在治疗盘内	如包内治疗巾未用完，应按要求包好，注明开包日期和时间，有效期为24小时
	2. 铺无菌治疗巾	（1）双手捏住无菌治疗巾一边两角的外面，轻轻抖开 （2）双折铺于治疗盘上，将上层折成扇形，边缘向外，治疗巾内面构成无菌区	—
	3. 置物盖巾	（1）放入无菌物品（图5-27），将上层盖上，上下层边缘对齐 （2）将开口处向上折两次，两侧边缘分别向下折一次，露出治疗盘边缘（图5-28）	无菌盘铺好后若没有立即使用，应注明铺盘时间，有效期为4小时
	4. 记时签名	记录无菌盘名称、铺盘时间并签名	—
双层底铺盘法 [图5-26(b)]	1. 取巾铺盘	（1）双手捏住无菌治疗巾一边两角的外面，轻轻抖开 [图5-26(a)] （2）从远到近，三折成双层底，上层呈扇形折叠，开口处向外	—
	2. 置物盖巾	放入无菌物品，拉平扇形折叠层，盖于物品上，边缘对齐，其余同上（图5-27、图5-28）	—

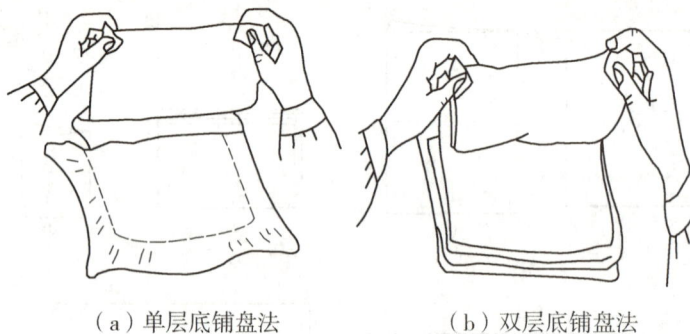

（a）单层底铺盘法　　　　（b）双层底铺盘法

图5-26　铺盘法

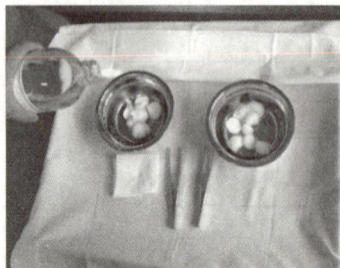

图5-27　放入无菌物品的无菌盘

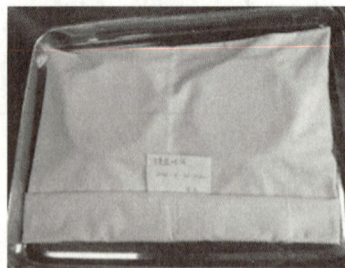

图5-28　备好物品的无菌盘

【注意事项】

（1）铺无菌盘的区域必须清洁干燥，避免无菌治疗巾潮湿。

（2）操作者的手、衣物及其他非无菌物品不可触及无菌面。

（3）备好物品的无菌盘不易放置过久，有效期为4小时。

【评价】

（1）无菌治疗巾上的物品放置有序，取用方便。

（2）放入无菌物品后，上下两层的边缘能对齐。

（3）操作中，无菌治疗巾内面未被污染；操作时，手臂未跨越无菌区。

（六）戴、脱无菌手套的方法

【目的】

在进行严格的医疗护理操作时确保无菌效果。

【评估】

评估操作目的、环境，以及无菌手套的尺寸、有效期。

【计划】

（1）用物准备：无菌手套、弯盘。

（2）护士准备：衣帽整洁，修剪指甲，洗手，戴口罩。

（3）环境准备：环境整洁，操作台清洁干燥、平坦。

【实施】

戴、脱无菌手套见表5-9。

表5-9 戴、脱无菌手套

操作流程	操作步骤	操作要点与说明
1.核对检查	检查手套袋外的手套号码、生产日期或灭菌日期、有效期，检查有无潮湿及破损	操作者应修剪指甲，以防刺破手套
2.取戴手套	1.分次提取法戴手套（图5-29） （1）一手提起手套袋开口处外层，另一手伸入袋内，捏住手套反折部分提出，对准五指戴上 （2）再用已戴手套的手指插入另一手套的反折内面，取出手套，同法戴好 2.一次性提取法戴手套（图5-30） （1）两手同时提起手套袋开口处上层，分别捏住两只手套的反折部分，取出手套 （2）将两只手套掌心相对，先戴一只手，再用已戴手套的手指插入另一手套的反折内面，同法将手套戴好	（1）未戴手套的手不可触及手套的外面 （2）戴手套时，防止手套外面（无菌面）触及任何非无菌物品，已戴手套的手不可触及未戴手套的手及另一手套的内面（非无菌面） （3）戴一次性手套时，从标记"撕开处"将手套袋撕开，取出手套内包放操作台上，方法可任选一种
3.调整手套	双手调整手套位置，将手套的翻边扣套在工作服外面	发现手套有破损，应立即更换
4.脱手套	（1）用已戴手套的手捏住另一手套腕部外面，将其翻转脱去 （2）已脱下手套的手指插入另一手套内，将其翻转脱下	—
5.浸泡消毒	将手套浸泡在消毒液中，洗手	—

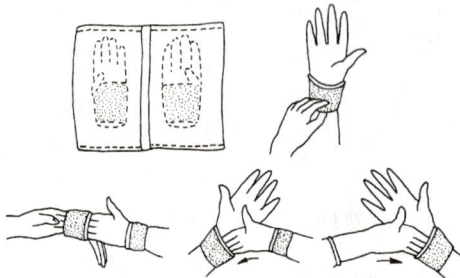

图 5-29　分次提取法戴手套　　　图 5-30　一次性提取法戴手套

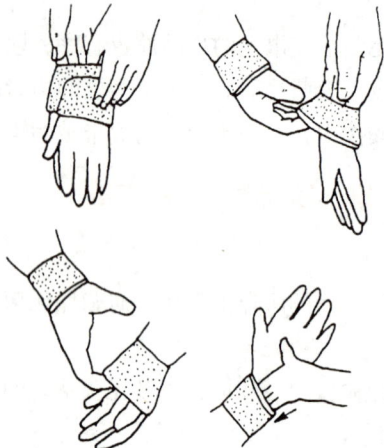

【注意事项】

（1）未戴手套的手不可触及手套的外面，已戴手套的手不可接触未戴手套的手及手套的内面。

（2）不可用力强拉手套边缘或手指部分，以免损坏。发现手套破损或不慎被污染，应立即更换。

（3）诊疗或护理不同病人时必须更换手套。

（4）操作完成后，脱下手套后必须洗手，必要时进行手消毒。

【评价】

（1）操作时，手始终保持在腰部或操作台面以上水平进行。

（2）滑石粉未撒落在手套及无菌区域内。

（3）戴、脱手套时未强行拉扯手套边缘，没有污染。

重点提示

1. 无菌包在未污染的情况下，保存期为 7 天；无菌包打开后有效时间为 24 小时；无菌盘的有效时间为 4 小时；无菌包被打湿或包内物品被污染应重新灭菌。

2. 手臂不可跨越无菌区。

3. 一套无菌物品仅供一位病人使用一次。

第五节　隔离技术

隔离（isolation）是将传染病病人和高度易感人群安置在指定的地点，暂时避免和周围人群接触，达到控制传染源、切断传播途径，以及保护易感人群免受感染的目的。对传染病病人采取传染源隔离，防止传染病病原体向外传播；对易感人群采取保护性隔离措施，保护高度易感人群免受感染。隔离防护与消毒灭菌一样，是防止传染性疾病传播的重要措施，是控制医院感染的重要手段，也是医护人员避免职业伤害的手段。

案例分析

马某，67岁，近日出现腹痛、频繁腹泻，排黏液脓血便，里急后重，体温高达41℃，初步诊断为细菌性痢疾，收入传染病区。

任务：请为马大爷拟定静脉输液前后的隔离措施。

一　隔离的基本知识

（一）传染病区隔离单位的设置

隔离区域与普通病区应分开设置，远离食堂、水源和其他公共场所。相邻病区楼房相隔大约30m，侧面防护距离为10m，以防止空气对流传播。传染病区应有多个出口，使工作人员和病人分道进出。隔离室可分为单人隔离和同室隔离。单人隔离以病人为单位，每个病人有独立的病室和用具，适用于未确诊、混合感染、传染性强或病情危重的病人；同室隔离以病种为单位进行隔离，同一病种安排在一个病室。隔离病室门外及病床床尾应设有隔离标志，门口设置用消毒液浸湿的脚垫，准备消毒手的用物、避污纸，并设挂衣架及隔离衣。

（二）隔离区的划分及隔离要求

根据污染程度，病区一般划分为三个隔离区域，见表5-10。

表5-10　隔离区的划分及隔离要求

隔离区划分	区域范围	隔离要求
清洁区	凡未被病原微生物污染的区域为清洁区，如更衣室、库房、值班室、配餐室、治疗室等工作场所，病区以外的地区，如食堂、药房、营养室等	（1）病人及病人接触过的物品不得进入清洁区 （2）工作人员接触病人后需刷手、脱去隔离衣及鞋方可进入清洁区
半污染区	凡有可能被病原微生物污染的区域称为半污染区，如病区内走廊、检验室、消毒室等	（1）病人或穿隔离衣的工作人员通过走廊时，不得接触墙壁、家具等物体 （2）各类检验标本应有一定的存放架和盘，检验完的标本及容器等应严格按照要求分别处理
污染区	凡和病人直接或间接接触、被病原微生物污染的地方称为污染区，如病室、浴室、厕所等	（1）污染区的物品未经消毒处理，不得带到他处 （2）工作人员进入污染区时必须穿隔离衣、戴口罩、帽子，必要时换隔离鞋 （3）离开污染区前脱隔离衣、鞋，并对双手消毒

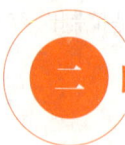

二 隔离原则

（一）一般消毒隔离

1. 隔离病室或单位的设置

根据不同病种，在病室门前悬挂隔离标志。门口设置经消毒溶液浸湿的脚垫，以供出入时对鞋底消毒。门外设置隔离衣悬挂架、流水洗手池，备消毒液、手刷等手卫生、消毒物品，以及避污纸。

2. 对工作人员的要求

工作人员进入隔离单位时必须戴口罩、帽子，穿隔离衣，只能在规定范围内活动，不得进入清洁区，且不同病种不能共用一件隔离衣。一切隔离操作要严格遵守隔离操作规程，接触病人或污染物品后必须对手消毒。穿隔离衣前必须将所需用物备齐，各项护理操作应有计划并集中进行。

3. 污染物品的处理

病人的物品及病人接触过的用物，须经严格消毒后，方可递交；病人的衣物、稿件、钱币等经熏蒸消毒后才能交给其家属带回；病人的排泄物、分泌物、呕吐物须经消毒处理后方可排放；需送出病区处理的物品，置入污物袋内，袋外应有明显标志。

4. 病室消毒

病室应每日进行空气消毒，可用紫外线照射或消毒液喷洒。每日于晨间护理后，用消毒液擦拭病床及床旁桌、椅。

5. 严格执行陪探制度

向病人及家属宣传、解释有关陪探知识，使其遵守隔离要求和制度。

6. 满足心理需要

了解病人的心理情况，满足病人的心理需求，尽力解除病人因隔离而产生的恐惧、孤独、自卑等心理反应。

7. 隔离期解除

传染性分泌物三次培养结果均为阴性或已渡过隔离期，医生开出医嘱后，方可解除隔离。

（二）终末消毒处理

终末消毒处理（terminal disinfection）指对转科、出院或死亡的病人及其所住病室、医疗器械和用物进行消毒处理。

1. 病人的终末处理

病人转科或出院前应洗澡、更换清洁衣服，个人用物需消毒后方可带出。若病人死亡须用消毒液擦洗尸体，必要时用消毒液棉球填塞口、鼻、耳、阴道、肛门等孔道，伤口处更换敷料，然后用一次性尸单包裹尸体。

2. 病室的终末处理

关闭门窗，打开床旁桌，摊开棉被，竖起床垫，用消毒液熏蒸或喷洒消毒，再用消毒液擦拭家具及地面；体温计用消毒液浸泡，血压计及听诊器放入熏蒸箱内消毒；被服类放入污物袋，消毒后再清洗；床垫、棉被和枕芯等也可用日光暴晒或送消毒室进行处理；其他用物及医疗器械按规定消毒处理。传染病污染物品消毒法见表5-11。

表5-11 传染病污染物品消毒法

物 品	消毒方法
病室空间	消毒剂熏蒸、喷洒，紫外线照射
病室地面、墙壁、家具	消毒剂喷洒、擦拭
医疗用金属、橡胶、搪瓷、玻璃类	消毒剂浸泡、煮沸消毒，压力蒸汽灭菌
体温计	过氧乙酸、碘伏浸泡
血压计、听诊器、手电筒	环氧乙烷/甲醛气体熏蒸，消毒剂擦拭
餐具、茶具、药杯	消毒剂浸泡、煮沸法
排泄物、便器、痰盂、痰具	含氯消毒剂、过氧乙酸浸泡
信件、书籍、报纸	环氧乙烷/甲醛气体熏蒸
衣物	消毒剂浸泡、煮沸，压力蒸汽灭菌
床褥、棉胎	日光暴晒或紫外线照射消毒
剩余食物	煮沸30分钟后弃掉
垃圾	燃烧法

三 隔离的种类

隔离按传播途径可分以下几种。

（一）严密隔离

严密隔离（strict isolation）指用于预防高度传染性及致命性强病原体感染而设计的隔离，防止经空气和接触等途径传播。

（1）适用于霍乱、鼠疫、非典型肺炎（SARS）等烈性传染病。

（2）隔离的主要措施如下。

·病人应住单间病室，通向过道的门窗须关闭。室内用具力求简单、耐消毒，室外挂有明显的标志。病人不得离开病室，如需外出检查，应注意严格进行隔离保护。

·凡进病室内接触病人的人员，必须戴好口罩和帽子，穿隔离衣和隔离鞋；必要时，戴手套，消毒措施必须严格。

·病人的分泌物、呕吐物和排泄物应严格按照消毒隔离要求处理。

·污染敷料应在隔离室内装袋，再装入隔离室外的另一袋中（双袋法），标记后进行焚烧处理。

·室内空气及地面用消毒液喷洒或紫外线照射消毒，每天1次。

·探视者必须进入隔离室时，应征得医生及护士的同意，并采取相应的隔离措施。

（二）呼吸道隔离

呼吸道隔离（respiratory tract isolation）用于防止通过空气中的飞沫短距离传播的感染性疾病。

（1）适用于肺结核、流脑、百日咳、流感等疾病。

（2）隔离的主要措施如下。

·病员应住单间，尽量使隔离病室远离其他病室。条件限制时，同一病原菌感染者可同住一室。

·通向过道的门窗必须关闭，病人离开病室需戴口罩。

·工作人员进入病室需戴口罩，并保持口罩干燥，必要时穿隔离衣。

·为病人准备专用的痰杯，口鼻分泌物需经消毒处理后方可丢弃。

·室内空气用紫外线照射或消毒液喷洒，每天1次。

（三）肠道隔离

肠道隔离（digestive tract isolation）用于由病人的排泄物直接或间接污染食物或水源而引起传播的疾病，其目的是切断粪—口传播途径。

（1）适用于伤寒、细菌性痢疾、甲型肝炎等疾病。

（2）隔离的主要措施如下。

·同病种病人可同室居住，如不同病种同居一室，则须做好床边隔离，每一病床应加隔离标记，病人之间不得互相交换物品。

·接触不同病种病人时须分别穿隔离衣，接触污染物时应戴手套。

·病室应有防蝇设备，并做到无蟑螂、无老鼠。

·病人的食具、便器应各自专用，严格消毒，剩余的食物、呕吐物或排泄物均应消毒后处理。

·被粪便污染的物品要随时装袋，做好标记后进行消毒或焚烧处理。

（四）接触隔离

接触隔离（contact isolation）用于预防高度传染性并经体表或伤口直接或间接接触而感染的疾病。

（1）适用于破伤风、气性坏疽、狂犬病等疾病。

（2）隔离的主要措施如下。

·病人应单间隔离。

·接触病人时需戴口罩、帽子、手套，穿隔离衣。工作人员的手或皮肤有破损时应避免接触病人，必要时戴双层手套。护士每护理完一位病人，应洗手消毒，再护理另一位病人。

·凡病人接触过的一切物品，如被单、衣物、换药器械均应先灭菌，再进行清洁、消毒或灭菌。

·被病人污染的敷料应装双袋，做好标记后进行焚烧处理。

（五）血液、体液隔离

血液、体液隔离（blood-body liquid isolation）用于直接或间接接触传染性血液或体液传染的疾病。

（1）适用于乙型肝炎、艾滋病、梅毒等疾病。

（2）隔离的主要措施如下。

·同种病原体感染者可同室隔离，必要时单人隔离。

·为防止血溅，应戴口罩及护目镜。

·若血液或体液可能污染工作服，须穿隔离衣。接触血液或体液时应戴手套。

·接触病人前后都应洗手，严防被注射针头等利器刺破。若手被血液、体液污染或可能污染，应立即用消毒液洗手，必要时预防性用药。

·被血液或体液污染的物品，应装双袋，做好标记后进行消毒或焚烧处理。为防止注射针头等利器刺伤，病人用过的针头等应放入防水、防刺破并有标记的容器内，先消毒再进行焚烧处理。

·被血液或体液污染的室内物品表面，立即用消毒液擦拭或喷洒。

·陪探人员应采取相应的隔离措施。

（六）昆虫隔离

昆虫隔离（insect isolation）用于以昆虫（蚊、虱、螨等）为媒介而传播的疾病。

（1）适用于乙型脑炎、流行性出血热、疟疾、斑疹伤寒等疾病。

（2）以昆虫类型来确定隔离措施。

·疟疾及乙型脑炎主要由蚊子传播，所以病室应有严密防蚊设施，如蚊帐及其他防蚊措施，并定期有效灭蚊。

·斑疹伤寒及回归热是由虱类传播的，病人入院时，务必彻底清洗、更衣、灭虱后，才能住进同种病室。其衣物也应经灭虱处理后才能再穿。

🔖 知识链接

《中华人民共和国传染病防治法》规定：传染病分为甲类、乙类和丙类。①甲类传染病是指鼠疫、霍乱。②乙类传染病是指传染性非典型肺炎、艾滋病、病毒性肝炎、脊髓灰质炎、人感染高致病性禽流感、麻疹、流行性出血热、狂犬病、流行性乙型脑炎、登革热、炭疽、细菌性和阿米巴性痢疾、肺结核、伤寒和副伤寒、流行性脑脊髓膜炎、百日咳、白喉、新生儿破伤风、猩红热、布鲁氏菌病、淋病、梅毒、钩端螺旋体病、血吸虫病、疟疾。③丙类传染病是指流行性感冒、流行性腮腺炎、风疹、急性出血性结膜炎、麻风病、流行性和地方性斑疹伤寒、黑热病、包虫病、丝虫病，除霍乱、细菌性和阿米巴性痢疾、伤寒和副伤寒以外的感染性腹泻病。

（七）保护性隔离

保护性隔离（protective isolation）也称反向隔离，用于防止免疫力低或极易感染的病人受周围环境中的微生物感染。

（1）适用于严重烧伤者、早产儿、白血病病人、器官移植病人及免疫缺陷病人等。

（2）隔离的主要措施如下。

- 设专用隔离室，病人住单间病室隔离。
- 凡进入病室内的人员都应穿戴灭菌后的隔离衣、帽子、口罩、手套及拖鞋。
- 接触病人前后及护理另一位病人前均应严格洗手。
- 凡患呼吸道疾病者或咽部带菌者，包括工作人员，均应避免进入隔离区接触病人。
- 未经消毒处理的物品不可带入隔离区。
- 病室内空气、地面、家具等均应严格消毒，通风换气。
- 探视者应采取相应的隔离措施。

四 隔离技术应用

（一）口罩、帽子的使用

【目的】

口罩可保护病人和工作人员，避免相互传染，并防止飞沫污染清洁或无菌的物品。帽子可防止工作人员的头屑、头发飘落或被污染。

【评估】

（1）病人的病情、临床表现及治疗情况。

（2）病人目前的隔离种类及隔离措施。

【计划】

（1）用物准备：帽子、口罩、污物袋。

（2）护士准备：着装整洁，修剪指甲，清洗双手。

（3）环境准备：环境整洁、安全、宽敞。

【实施】

口罩、帽子的使用见表5-12。

表5-12 口罩、帽子的使用

操作流程	操作步骤	操作要点与说明
1. 戴工作帽	洗手后取出清洁、合适的帽子戴上	帽子应遮住全部头发
2. 戴口罩	洗手后取出清洁的口罩，罩住口鼻	（1）戴、脱口罩前应洗手 （2）戴上口罩后，不可用污染的手触摸口罩
3. 摘下口罩	口罩用后，及时取下并将污染面向内折叠，放入胸前小口袋或小塑料袋内	（1）口罩不能挂在胸前，手不可接触口罩污染面 （2）帽子、口罩应勤换洗，保持清洁

【注意事项】

（1）口罩必须清洁，不可挂或放在胸前，手不可接触口罩污染面。

（2）若口罩潮湿应立即更换；每次接触严密隔离病人后应立即更换；一次性口罩使用不超过4小时，纱布口罩使用4～8小时后应更换。

（3）一次性口罩取下后应弃于污物桶内。

【评价】

（1）戴口罩、帽子的方法正确。

（2）口罩、帽子应保持清洁干燥，并定期更换。

🔗 知识链接

目前，在进行诊疗、护理操作时，医务人员可以选择戴护目镜以减少病人的体液、血液等传染性物质溅到眼睛内。护目镜每次使用后均应进行清洗消毒。若预见可能发生病人血液、体液、分泌物等喷溅，如为呼吸道传染病病人进行气管切开、气管插管等近距离操作，应使用全面型防护面罩替代护目镜。

（二）手的消毒

【目的】

除去手上的污垢及病原微生物，避免感染发生。避免污染无菌物品和清洁物品。

【评估】

（1）病人的病情、临床表现及治疗情况。

（2）病人目前的隔离种类及隔离措施。

（3）护士是否接触了污染物品或传染病病人。

【计划】

（1）用物准备：流动水洗手设备，或消毒液手盆、手刷，盛放用过手刷的容器，洗手液或肥皂液，小毛巾或纸巾。

（2）护士准备：着装整洁，取下手表，卷袖过肘，符合要求。

（3）环境准备：环境整洁、安全、宽敞，物品放置合理。

【实施】

手的消毒见表5-13。

表5-13 手的消毒

操作流程		操作步骤	操作要点与说明
刷手法	1. 湿润双手	打开水龙头湿润双手［图5-31（a）］	刷手时身体勿接近水池，以免隔离衣污染水池或水溅到身上
	2. 刷洗冲净	（1）用刷子蘸洗手液，按前臂、腕部、手背、手掌、手指、指缝、指甲的顺序彻底刷洗［图5-31（b）～（g）］ （2）刷30秒，用流动水冲净泡沫，使污水从前臂流向指尖［图5-31（h）］ （3）换刷另一只手，反复两次，共刷2分钟	（1）刷洗范围应超过被污染的范围 （2）用流动水洗手时，腕部应低于肘部，使污水从前臂流向指尖 （3）操作中保持水龙头清洁

续表5-13

操作流程	操作步骤	操作要点与说明
	3. 擦干双手	用小毛巾自上而下擦干双手[图5-31(i)]，或用烘干机吹干	—
浸泡消毒法	1. 湿润双手	将双手浸泡在盛有消毒液的盆中	消毒液要浸没肘部及以下
	2. 浸泡消毒	用小毛巾或手刷反复擦洗2分钟，再用清水洗净	擦洗时间一定要充足
	3. 擦干双手	用小毛巾擦干	—

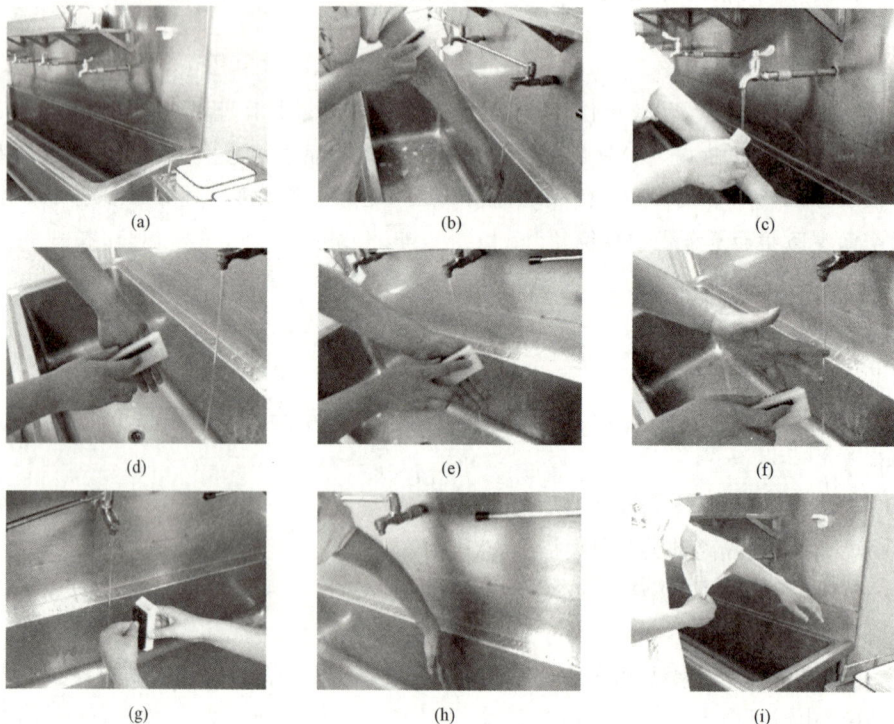

(a) (b) (c)

(d) (e) (f)

(g) (h) (i)

图5-31 刷手法

【注意事项】

（1）刷手时，站立位置应和水池保持一定距离，所穿隔离衣不得污染洗手池边缘和物品。

（2）肥皂液应每日更换，手刷及容器应每日消毒。

（3）洗手时，腕部应低于肘部，使污水从前臂流向指尖，避免水流入衣袖内弄湿工作服。

【评价】

（1）未污染干净的刷子、水龙头、洗手液。

（2）刷手方法正确，未污染隔离衣。

（三）穿、脱隔离衣

【目的】

保护工作人员和病人，防止病原微生物散播，避免交叉感染的发生。

【评估】

（1）病人的病情、临床表现、治疗及护理情况。

（2）病人目前采取的隔离种类和隔离措施。

（3）病人的心理状况及合作程度。

（4）病人和家属对与所患疾病有关的防治知识、消毒隔离知识的了解程度及掌握情况。

【计划】

（1）用物准备：隔离衣、挂衣架、刷手设备、操作物品、污衣袋。

（2）护士准备：着装整洁，取下手表，卷袖过肘，洗手，戴帽子、口罩。

（3）环境准备：环境整洁、安全、宽敞，物品放置合理。

【实施】

穿、脱隔离衣见表5-14。

表5-14 穿、脱隔离衣

操作流程		操作步骤	操作要点与说明
穿隔离衣法（图5-32）	1. 准备工作	备齐用物，卷袖过肘，戴好帽子、口罩[图5-32（a）]	—
	2. 持领取衣	手持衣领取下隔离衣[图5-32（b）]，将隔离衣污染面向外，衣领两端向外折齐，对齐肩缝，露出肩袖内口，使清洁面朝向着自己[图5-32（c）]	衣领和隔离衣内面为清洁面
	3. 穿左右袖	一只手持衣领，另一只手伸入袖内，举起手臂，将衣袖抖上[图5-32（d）]。换手持衣领，依上法穿好另一只袖[图5-32（e）]	—
	4. 扣好领口	两手持衣领，由前向后理顺领边，扣上领扣[图5-32（f）]	系领子时，污染的袖口不可触及衣领、面部和帽子
	5. 扣好袖口	对齐袖口[图5-32（g）]，扣好袖口或系上袖带[图5-32（h）]	需要时，套上橡皮圈，束紧袖口
	6. 折襟系带	自一侧衣缝顺带下约5cm处将隔离衣后身向前拉[图5-32（i）]，见到衣边则捏住，再依法将另一边捏住[图5-32（j）]，双手在背后将边缘对齐，向一侧折叠[图5-32（k）]，按住折叠处，并将腰带在背后交叉，回到前面打一活结[图5-32（l）]	（1）后侧边缘须对齐（2）折叠处不能松散
脱隔离衣法	1. 松带打结	先解开腰带，在前面打一活结	—
	2. 解扣塞袖	解开袖口，在肘部将部分衣袖塞入工作衣袖内	—
	3. 消毒双手	用刷手法或浸泡消毒法消毒双手并擦干	注意刷手时不能弄湿隔离衣，隔离衣也不能污染水池
	4. 解开领口	解开领口	污染的袖口不可触及衣领、面部和帽子
	5. 脱袖退手	一只手伸入另一侧袖口内，拉下衣袖，使其过手（遮住手），再用衣袖遮住的手在外面拉下另一只衣袖，双手在袖内使袖子对齐，双臂逐渐退出	—
	6. 持领挂衣	双手握衣领，将隔离衣两边对齐，挂在衣钩上	脱下后清洁面向外，卷好，投入污衣袋中

【注意事项】

（1）穿隔离衣时，隔离衣的长短要合适，须全部遮盖工作服。

（2）穿好隔离衣后，双臂保持在腰部以上，视线范围内；不得进入清洁区，避免接触清洁物品。

（3）隔离衣的衣领及内面为清洁面（如为保护性隔离则内面为污染面），穿脱时要避免污染。

（4）隔离衣挂在半污染区，清洁面向外；挂在污染区，则污染面向外。

（5）隔离衣每日更换，如有潮湿或污染，应立即更换。隔离衣的处理原则是先灭菌后清洗。

【评价】

（1）穿隔离衣。

· 隔离衣长短合适。

· 系领子时，污染的袖口不可触及衣领、面部和帽子。

· 后侧边缘须对齐，折叠处不松散。

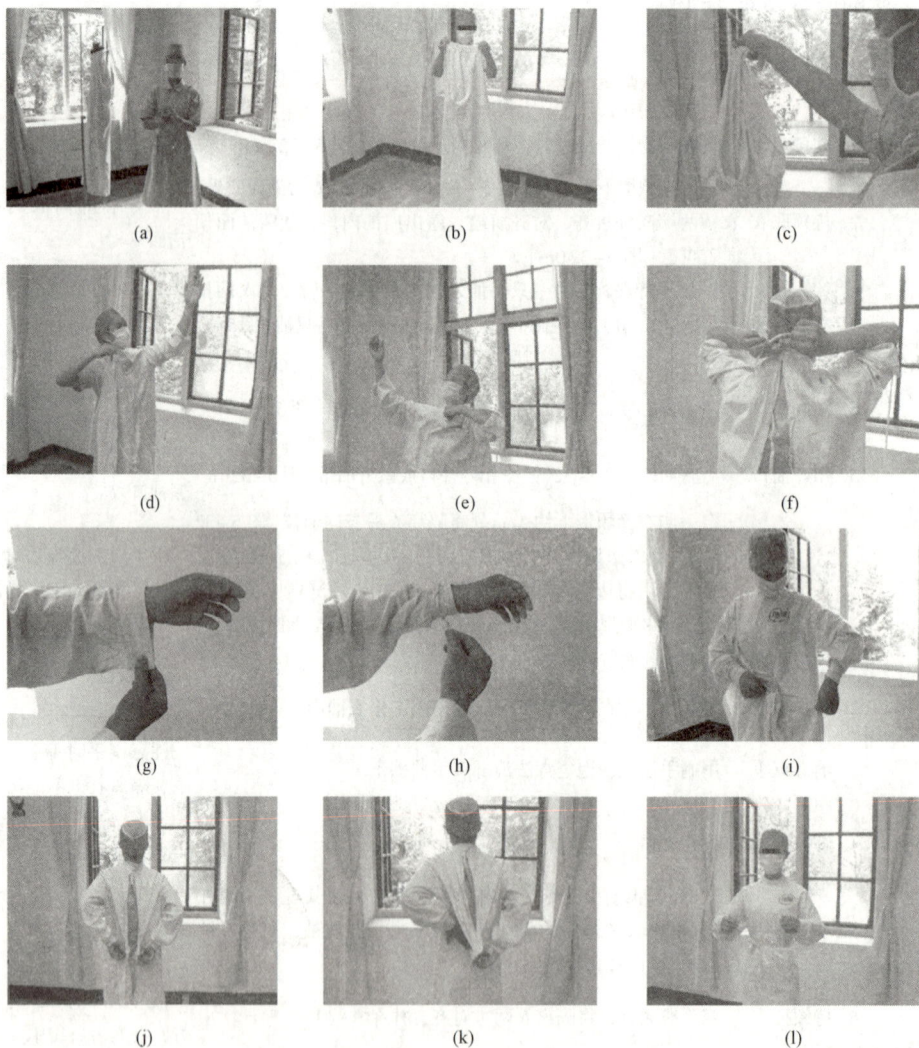

图 5-32　穿隔离衣法

（2）脱隔离衣。

· 衣领始终未被污染。

· 刷手时，隔离衣未被溅湿，也未污染水池。

　　医务人员进入发热门诊、隔离留观室、隔离病区时，应严格区分清洁区、半污染区和污染区，按照正确的程序穿脱防护用品，以保护自己和病人，避免感染发生。穿防护用品的流程：①从清洁区到半污染区时，洗手、戴工作帽、戴防护口罩、穿防护服、换工作鞋袜；②从半污染区到污染区时，洗手、戴一次性工作帽、戴一次性外科口罩、戴防护眼镜、穿隔离衣、戴手套、穿一次性鞋套。脱防护用品的流程：①从污染区到半污染区时，清洁消毒双手、取下防护眼镜、取下外层口罩、取下一次性工作帽、脱隔离衣、脱一次性鞋套、脱手套；②从半污染区到清洁区时，清洁消毒双手、脱防护服、取下防护口罩、取下工作帽、消毒双手。

（四）避污纸的使用

　　在病室内准备避污纸，用以垫着拿取物品或进行简单操作，可保持双手或用物不被污染，以省略手的消毒。取避污纸时应从页面抓取，不可掀开撕取，以保持清洁（图5-33）。避污纸用后弃在污物桶内，定时焚烧处理。在使用过程中，注意保持避污纸清洁，以防交叉感染。

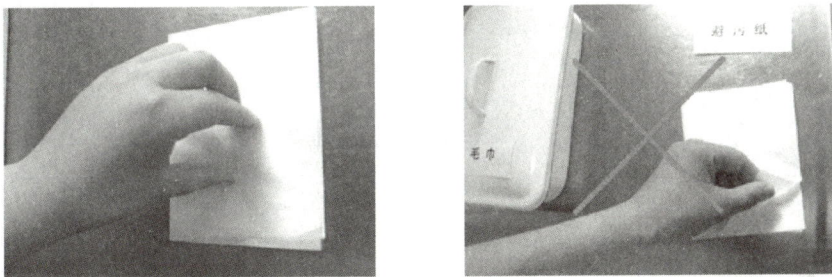

图5-33　避污纸的使用

重点提示

　　1. 清洁区有更衣室、库房、值班室、配餐室等，半污染区有医护办公室、病区内走廊、化验室等，污染区有病房、厕所、浴室、病区外走廊等。

　　2. 严密隔离用于具有强烈传染性的疾病，如鼠疫、霍乱。

　　3. 隔离病室每日用紫外线照射或消毒液喷洒1次。不宜用高压灭菌的物品（衣物、票据、书籍）可用环氧乙烷熏蒸。

　　4. 口罩不宜挂在胸前，一次性口罩使用不超过4小时。

　　5. 隔离衣长短要合适，须全部遮盖工作服。穿好隔离衣后不得进入清洁区。隔离衣的衣领及内面为清洁面，要避免污染。使用过的隔离衣挂在半污染区，清洁面向外；挂在污染区，则污染面向外。

　　6. 穿隔离衣的口诀：手持衣领穿左手，再伸右臂齐上抖，系好领口扎袖口，折襟系腰半屈肘。脱衣的口诀：松开腰带解袖口，塞紧衣袖消毒手，解开领口脱衣袖，对好衣领挂衣钩。

讨论与思考

1. 手术室长6m、宽5m、高4m，现需进行空气消毒。请问：可选用哪种化学消毒剂？用量是多少？

2. 李女士，30岁，3天前足趾被铁钉刺伤，出现发热、厌食、说话受阻、咀嚼困难、苦笑面容、伤口化脓症状，诊断为破伤风，急诊入院。请问：

（1）对该病人应执行哪种隔离措施？

（2）责任护士应如何对该病人的物品进行消毒？其更换下来的污染敷料应如何处理？

（3）对该病人护理完后，护士使用过的隔离衣何处为清洁面？如何挂放？

3. 某病人，男，45岁，诊断为甲型肝炎，住院治疗。请问：责任护士应如何接待和护理该病人？

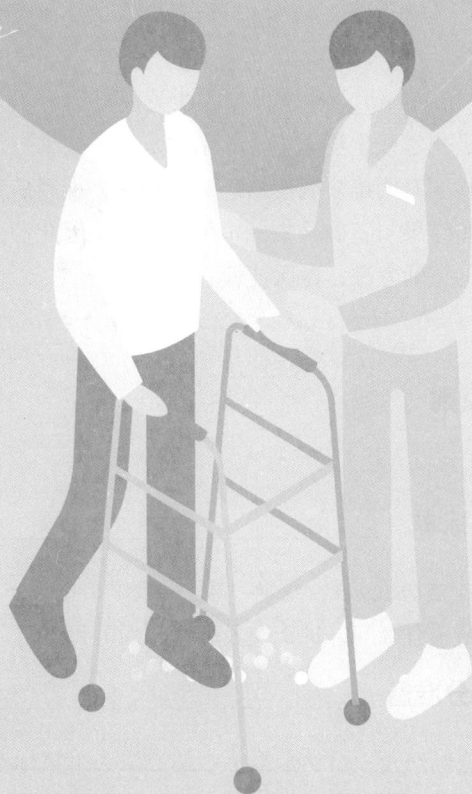

第六章

标本采集

1. 知识目标：掌握标本采集的原则、采集各种标本的方法及注意事项；熟悉采集各种标本的目的；了解标本采集的意义。

2. 技能目标：能够正确采集各种标本。

3. 情感目标：关爱病人，热爱医院及护理工作，培养良好的职业素养。

第一节　标本采集的意义和原则

一　标本采集的意义

标本采集（specimen collection）是指采取病人少许的排泄物、分泌物、呕吐物、血液、体液等样品送检，运用物理、化学或生物学等实验室技术和方法来进行检验，以了解疾病的性质及病情的进展情况。标本检验对明确疾病诊断、观察病情、推测病程进展、制定治疗措施等均有重要意义。而正确的检验结果与正确采集标本关系密切。因此护士必须了解各种标本采集的临床意义，掌握采集标本的正确方法，以保证检验的质量。

二　标本采集的原则

（一）按照医嘱采集标本

无论采集哪种标本均应遵医嘱执行。医生填写检验申请单时，字迹要清楚，目的要明确，且应签全名。若对检验申请单有疑问，护士应及时核对后方可执行。

（二）采集前做好充分准备

（1）采集标本前，应明确检查项目、采集标本的方法、采集标本的量及注意事项。

（2）采集前应评估病人的一般情况及治疗情况，向病人做好解释工作，告知采集标本的意义及采集过程中的注意事项，以取得病人的配合。

（3）根据检验目的备齐物品，选择适当的容器，容器外面必须贴上标签，注明病人的科室、姓名、性别、床号、住院号、检查项目及送检日期和时间等。

（4）护士操作前应做好自身准备，如着装整齐，修剪指甲，洗手，戴口罩、手套等。

（三）严格执行查对制度

采集标本时应严格执行查对制度，以保证标本采集无误。采集前应认真核对医嘱，核对申请项目，核对病人姓名、性别、科室、床号、住院号等。采集完毕及送检前应再次查对。

（四）正确采集

为了保证送检标本的质量，必须掌握正确的标本采集方法。采集标本的时间、采集量要准确。采集细菌培养标本时，应在病人使用抗生素前采集，采集过程中应严格执行无菌操作，并将标本盛入无菌容器内。如果病人已经使用抗生素，应在血药浓度最低时采集，并在检验单上注明。标本不能混入消毒剂及其他药物。妊娠试验要留晨尿，因晨尿内绒毛膜促性腺激素的含量高，容易获得阳性结果。如需病人自己取标本（如中段尿、痰标本、大便标本等），则要详细告知病人标本留取方法、注意事项，以保证标本的采集质量。

（五）及时送检，以免影响检验结果

标本采集后应及时送检，避免因放置过久而致使其变质或被污染。特殊标本应注明采集时间。

第二节 各种标本采集技术

一 痰标本采集技术

痰液（sputum）是气管、支气管和肺泡产生的分泌物。正常情况下，气管、支气管和肺泡产生的分泌物很少。当呼吸道黏膜受刺激时，分泌物增多，痰量也增多，但多为清晰水样。唾液和鼻咽分泌物虽可混入痰内，但并非痰的组成部分。病理情况下，如病人患支气管哮喘、支气管扩张症时，痰量增多，痰液主要由分泌物和炎性渗出物组成，且不透明并有性状改变。常用的痰标本分为常规痰标本、痰培养标本、24小时痰标本三种。

案例分析

某病人，男，65岁，疑诊为肺癌，需采集痰标本查找癌细胞。

任务：请为病人正确采集痰标本。

【目的】

（1）常规痰标本：检查痰的一般性状，如痰液中有无细菌、虫卵或癌细胞。

（2）痰培养标本：检查痰液中的致病菌，为临床治疗选择抗生素提供依据。

（3）24小时痰标本：检查24小时痰液的量，并观察痰液的性状，协助诊断。

【评估】

（1）病人的年龄、病情、生命体征、意识状态、心理状态、合作程度及治疗情况。

（2）采集痰标本的目的及要求。

【计划】

（1）护士准备：着装整洁，洗手，戴口罩。熟悉痰标本采集的方法和原则，向病人解释标本采集的目的和注意事项。

（2）病人准备：了解操作的目的及配合方法。

（3）用物准备。

·常规痰标本：一次性痰盒（图6-1）、化验单（标明病室、床号、姓名）。

·痰培养标本：无菌容器、漱口溶液、化验单（标明病室、床号、姓名）。对于无力咳嗽者或不合作者备齐整套吸痰用物。

·24小时痰标本：清洁广口集痰容器、化验单（标明病室、床号、姓名）。

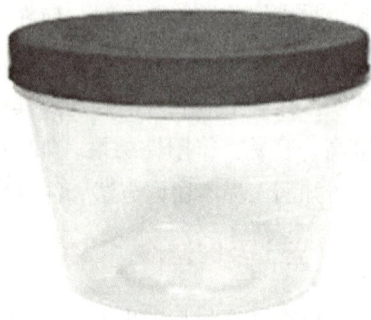

图6-1　一次性痰盒

（4）环境准备：环境整洁、安静、光线充足、温湿度适宜。

【实施】

采集痰标本见表6-1。

表6-1　采集痰标本

操作流程	操作步骤	操作要点与说明
1. 核对解释	（1）核对床号、姓名、医嘱 （2）向病人解释操作目的、过程及方法	（1）确认病人 （2）消除病人的紧张情绪，取得合作
2. 病人准备	选择合适体位	—
3. 采集标本	▲常规痰标本 （1）能自行留痰者：嘱咐病人早晨醒来未进食前先漱口，深呼吸数次后用力咳出气管深处的痰液，盛于痰盒内，送检 （2）无力咳痰或不合作者：协助病人取合适体位，叩击胸背部，戴好无菌手套，将集痰器（图6-2）分别连接吸引器和吸痰管，吸出痰液至集痰器内，加盖送检	（1）清水漱口，去除口腔内杂质 （2）痰液不易咳出，可配合雾化吸入等方法 （3）叩击胸背部可以使痰液松动 （4）戴无菌手套，注意自我保护
	▲痰培养标本 （1）能自行留痰者：嘱咐病人早晨醒来未进食前先用漱口液漱口，再用清水漱口，深呼吸数次后用力咳出气管深处的痰液，盛于无菌痰盒内，送检 （2）无力咳痰或不合作者：方法同常规痰标本采集	（1）勿将唾液、漱口水、鼻涕混入痰液标本 （2）无菌操作，防止污染
	▲24小时痰标本 （1）用物：广口集痰容器内加少量清水 （2）方法：嘱咐病人清晨醒来（7am）未进食前漱口后开始留取第一口痰，直至次日清晨（7am）未进食前漱口后最后一口痰结束，将24小时痰液全部收集在广口集痰容器内	（1）防止痰液黏附于容器壁上 （2）正常人24小时痰液量为25 mL或无痰液

操作流程	操作步骤	操作要点与说明
4. 洗手、记录	记录痰液的外观及性状，24小时痰标本记录总量	—
5. 送检	将痰标本及化验单及时送检	防止标本污染或者变质

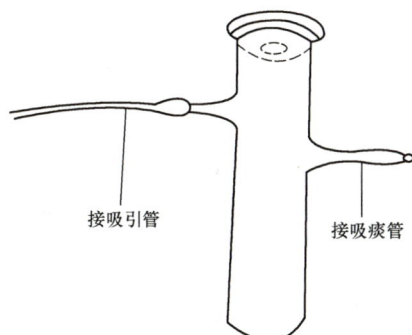

接吸引管　　　接吸痰管

图6-2　集痰器

【注意事项】

（1）操作前应向病人及家属解释痰标本收集的意义并取得配合。

（2）留取痰液时不可将唾液、漱口水、鼻涕混入痰液标本。

（3）采集细菌培养标本时，应严格执行无菌操作，防止标本污染，以免影响检验结果的准确性。

（4）采集痰标本查癌细胞时，应用10%甲醛溶液或95%乙醇溶液固定痰标本并及时送检。

（5）采集痰液的时间宜选择在清晨醒来未进食前，因为此时痰液量较多，可以提高阳性率。

【评价】

（1）病人了解采集痰标本的意义，操作中能配合护士。

（2）操作过程中病人无不适，护患沟通良好。

（3）痰培养标本采集时无污染。

重点提示

1. 留取痰液时不可将唾液、漱口水、鼻涕混入痰液标本。

2. 采集痰液的时间宜选择在清晨醒来未进食前，因为此时痰液量较多，可以提高阳性率。

二　咽拭子标本采集技术

案例分析

某病人，女，45岁，口腔溃疡一周多，需采集标本做真菌培养。

任务：请为病人正确采集咽拭子标本。

【目的】

从病人咽部及扁桃体取分泌物做细菌培养或病毒分离，以协助诊断、治疗和护理。

【评估】

（1）病人的年龄、病情、生命体征、意识状态、心理状态、合作状态及治疗情况。

（2）采集咽拭子标本的目的及要求。

【计划】

（1）护士准备：着装整洁，洗手，戴口罩，熟悉咽拭子标本采集的方法和原则，向病人解释标本采集的目的和注意事项。

（2）病人准备：了解操作的目的及配合方法。

（3）用物准备：无菌咽拭子培养管、酒精灯、火柴、压舌板、化验单（标明病室、床号、姓名）、手套。

（4）环境准备：环境整洁、安静、光线充足、温湿度适宜。

【实施】

采集咽拭子标本见表6-2。

表6-2 采集咽拭子标本

操作流程	操作步骤	操作要点与说明
1. 核对解释	（1）核对床号、姓名、医嘱 （2）向病人解释操作目的、过程及方法	（1）确认病人 （2）消除病人的紧张情绪，取得合作
2. 病人准备	选择合适体位	—
3. 采集标本	（1）点燃酒精灯，嘱咐病人张口发"啊"音，暴露咽喉部 （2）用培养管内的无菌长棉签擦拭腭弓两侧和咽部、扁桃体上的分泌物 （3）在酒精灯火焰上消毒试管口，将棉签插入试管，塞紧	（1）必要时可使用压舌板 （2）动作轻柔、敏捷 （3）棉签不要触及其他部位，保证标本准确性
4. 洗手、记录、送检	标本及时送检	防止标本污染

【注意事项】

（1）采集咽拭子标本时，为了防止病人呕吐，应避免在病人进食2小时内进行。

（2）操作中动作应轻柔、敏捷，防止引起病人不适。

（3）做真菌培养时，应在口腔溃疡表面采集分泌物。

【评价】

（1）病人了解采集咽拭子标本的意义，操作中能配合护士。

（2）操作过程中病人无恶心、呕吐等不适，护患沟通良好。

（3）咽拭子标本采集时无污染。

▤ 重点提示

1. 采集咽拭子标本时，应避免在病人进食2小时内进行。操作中动作应轻柔、敏捷，防止引起病人不适。

2. 采集标本时，用无菌长棉签擦拭腭弓两侧和咽部、扁桃体上的分泌物，不要触及其他部位，保证标本准确性。

3. 做真菌培养时，应在口腔溃疡表面采集分泌物。

三 呕吐物标本采集技术

呕吐物标本采集技术可协助诊断消化系统疾病，明确中毒病人毒物的性质、种类等。病人呕吐时，用弯盘或痰杯接取标本送检。中毒毒物种类性质不明时，洗胃前可采集病人的呕吐物或抽取少量的胃内容物送检，以协助诊断。

四 血标本采集技术

血液由血细胞和血浆组成。血细胞约占血液的 45%，为成形细胞；余下的 55% 为血浆，是一种淡黄色的透明液体。血液具有运输、缓冲、免疫防御功能，参与体温维持，在生理止血过程中也发挥着重要作用。血液检查能判断体内各种功能及异常变化，是临床最常见的检验项目。血标本分为静脉血标本、动脉血标本和毛细血管血标本。

💮 案例分析

某病人，男，16 岁，持续高热一周。拟行血培养，排除败血症。

任务：请为该病人正确采集血培养标本。

（一）毛细血管采血法

该方法用于血常规检查。采血部位多为手指末梢和耳垂。目前，毛细血管采血法多由检验人员执行，具体方法此处省略。

（二）静脉采血法

【目的】

静脉血标本分为全血标本、血清标本、血培养标本。

（1）全血标本：用于血常规检查和测定血沉以及血液中某些物质的含量，如血氨、血糖、肌酐、尿酸等。

（2）血清标本：用于血清酶、脂类、电解质、肝功能等的测定。

（3）血培养标本：培养检测血液中的病原体。

【评估】

（1）病人的一般情况，包括年龄、病情、生命体征、意识状态、治疗情况及合作程度等。

（2）病人需做的检查项目、采血量，以及是否需要特殊准备。

（3）穿刺部位皮肤及静脉血管情况。

【计划】

（1）护士准备：着装整洁，洗手，戴口罩，熟悉血标本采集的方法和注意事项，向病人解释血标本采集的目的和注意事项。

（2）病人准备：了解血标本采集的目的及配合方法，采血部位皮肤清洁。

（3）用物准备：注射盘、止血带、一次性注射器（规格视血量而定）、针头或头皮针、标本容器（抗凝管、干燥试管或血培养瓶）或一次性采血针和真空采血器（图6-3）、无菌手套、腋布、治疗巾、小垫枕、酒精灯和火柴（采集血培养标本时用），另备检验单（注明科别、姓名、床号、住院号等）。

（4）环境准备：整洁、宽敞、安全、安静、光线充足，符合静脉穿刺的环境要求。

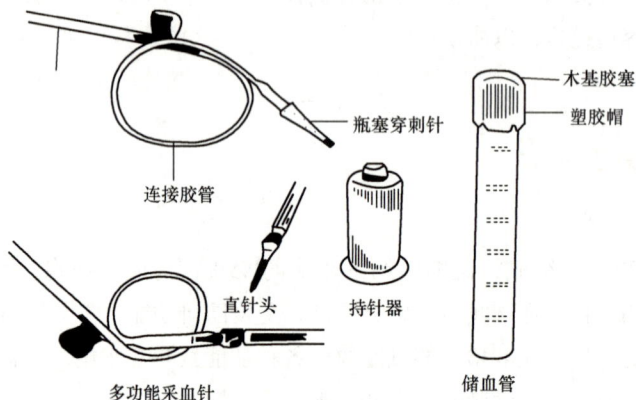

图6-3 真空采血器

【实施】

采集血标本见表6-3。

表6-3 采集血标本

操作流程	操作步骤	操作要点与说明
1. 备好容器	贴化验单附联于标本容器上，认真核对	注明科别、姓名、床号、住院号等
2. 核对、解释	核对病人，再次解释采集血标本的目的和配合方法	消除病人的紧张情绪，取得合作
3. 选择静脉	选择合适的静脉穿刺点，在穿刺点上方6cm处扎止血带，常规消毒皮肤	严格无菌操作
4. 采集标本	▲注射器采血 （1）持注射器按照静脉注射法穿刺静脉，见回血即抽取所需血量（图6-4） （2）抽血完毕嘱病人松拳，松止血带，干棉签按压穿刺部位，迅速拔针 （3）取下针头，将血液注入标本容器内 ①血培养标本：血培养瓶为密封瓶，内盛培养基。使用前先将瓶盖中心部除去，常规消毒瓶塞，更换针头后将抽出的血液注入瓶内，轻轻摇匀 ②全血标本：取下针头，将血液沿管壁缓缓注入盛有抗凝剂的试管内，轻轻摇晃，使血液与抗凝剂充分混匀 ③血清标本：取下针头，将血液沿管壁缓缓注入干燥试管内	（1）抽血时不松拳，不松止血带 （2）注意按压部位和时间 （3）一般血培养采集血标本为5mL。亚急性细菌性心内膜炎病人采血量为10～15mL，以提高细菌培养阳性率 （4）勿将泡沫注入，防止血液凝固 （5）避免震荡，以防红细胞破裂溶解 （6）如需继续采血，将针头刺入其他真空采血管内

续表6-3

操作流程	操作步骤	操作要点与说明
	▲真空采血器采血 （1）持真空采血针，按照静脉注射法穿刺静脉，见回血后将采血针的另一端针头刺入真空采血管内，达到所需血量时，取下真空采血管 （2）最后一支采血管即将采血完毕时，嘱病人松拳，松止血带，用干棉签按压穿刺部位，迅速拔针	利用真空采血管内负压，使采血针内血液被吸入管内
5.洗手、记录	协助病人取舒适体位，整理床单位，再次核对，洗手、记录	—
6.及时送检	将标本及检验单及时送检，以免影响检验结果	特殊标本须注明采集时间

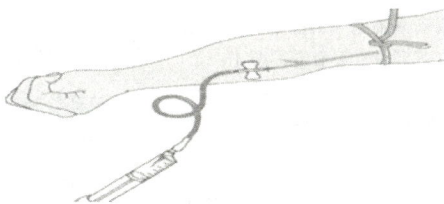

图6-4　静脉血标本采集

【注意事项】

（1）血清标本所用注射器、针头及试管必须干燥。注血时取下针头，将血液沿管壁缓慢注入干燥试管内，勿将泡沫注入，避免震荡，以防溶血。

（2）若需空腹抽血，应事先通知病人禁食，以免影响检验结果。

（3）采集全血标本时，需用加抗凝剂的试管。注血时取下针头，注血后轻轻旋转、摇晃试管，使血液和抗凝剂混匀，避免凝固。常用真空采血管的使用范围见表6-4。

表6-4　常用真空采血管的使用范围

头盖颜色	标本类型	使用范围	操作要求
红色	血清	血清生化、血库试验	抽血后不需要摇晃
紫色	全血	血常规、全血试验、血流变试验	抽血后立即颠倒混匀5～8次
黑色	全血	血沉	抗凝剂与血液以1：4混合，抽血后立即颠倒5～8次
浅蓝色	全血	凝血试验、凝血因子试验	抗凝剂与血液以1：9混合，抽血后立即颠倒5～8次
黄色	血清	免疫、生化、分子生物检查	抽血后不需要摇晃
绿色	血浆	快速血浆生化、血流变试验	抽血后立即颠倒混匀5～8次
灰色	血浆	血糖测定	抽血后立即颠倒混匀5～8次

（4）做二氧化碳结合率测定者，需用液状石蜡抗凝试管。将长针头插入液状石蜡液面下再注血。

（5）同时抽取的不同种类的血标本，应先注入血培养瓶，再注入抗凝管，最后注入普通干燥试管。

（6）采集血培养标本时，应严格执行无菌操作，防止污染，以免影响检验结果。

（7）严禁在输血、输液的肢体上采血，应在对侧肢体上采集。

（8）使用真空采血管采血时，常见的问题有溶血、漏血、血流不畅、采血量不足或过量、穿刺针头脱出。因此，采血时应选择质量合格的真空采血管，抽血时要妥善固定。真空采血管采血时的常见问题、原因及处理措施见表6-5。

表6-5　真空采血管采血时的常见问题、原因及处理措施

常见问题	原因	处理措施
溶血	采血初始，血液流入管底的速度快，红细胞相互撞击可导致破裂	采集血标本时，倾斜双向采血针采血管侧针头，使其靠近采血管侧壁，血液沿管壁缓缓流下，避免红细胞直接撞击而造成破裂
漏血	双向采血针采血管端乳胶护套松动或针头刺出乳胶护套，致使双向采血针密封不严，进行静脉穿刺时，血液沿双向采血针采血管端漏出	采血前应检查并按紧乳胶护套，若遇有针头刺出，则重新套好针头，以保持其密闭性
血流不畅	穿刺针头贴于血管壁或采血管内无负压	在保证静脉穿刺成功的前提下，调节针头方向，使血液流入采血管，若无效则更换采血管
采血量不足或过量	少数采血管存在质量问题，采血管内负压不足或过高	负压过高时，提前拔出穿刺针；负压不足时，将注射器针头自采血管胶塞处刺入，抽吸采血管内空气，也可直接更换采血管
穿刺针头脱出	机械牵拉所致，尤其在有多个采血管时	静脉穿刺成功后，注意有效固定；更换采血管时，动作幅度要小，以免针头脱出而增加病人痛苦

【评价】

（1）病人了解采集血标本的意义，能主动配合，局部皮肤无淤血和皮下血肿。

（2）操作中能与病人有效沟通，取得配合。

（3）所采集标本符合检查要求。

🔗 **知识链接**

　　真空采血管是一种真空负压的采血管，采用国际通用的头盖颜色来标记采血管的用途，易辨认。其强化的玻璃管壳耐受3次以上2m高度的自由落体运动，有效地防止了采集、运输、试验过程中因标本泄漏而污染环境。其内预置添加剂，省略了采血前繁杂的准备工作，同时保证检验结果准确。其内部预留真空自动抽取标本。其采用双向采血针，一次静脉穿刺可采集多管血样。

（三）动脉采血法

【目的】

通过动脉血气分析，可监测有无酸碱平衡失调、缺氧和二氧化碳潴留，判断急、慢性呼吸衰竭的程度，为诊断和治疗提供依据。

【评估】

（1）病人的一般情况，包括年龄、病情、生命体征、意识状态、治疗情况及合作程度等。

（2）病人需做的检查项目、采血量。

（3）穿刺部位皮肤及动脉血管情况。

【计划】

（1）护士准备：着装整洁，洗手，戴口罩，熟悉动脉血标本采集的方法和注意事项，向病人解释标本采集的目的和注意事项。

（2）病人准备：了解血标本采集的目的及配合方法，采血部位皮肤清洁。

（3）用物准备：同动脉注射法，另备化验单（标明病室、床号、姓名）、一次性注射器或一次性血气针、软木塞、肝素抗凝剂、无菌手套等。

（4）环境准备：整洁、宽敞、安全、安静、光线充足，符合动脉穿刺的环境要求。

【实施】

采集动脉血见表6-6。

表6-6 采集动脉血

操作流程	操作步骤	操作要点与说明
1. 备好容器	贴化验单附联于标本容器上，认真核对	注明科别、姓名、床号、住院号等
2. 核对、解释	核对病人，再次解释采集血标本的目的和配合方法	消除病人紧张情绪，取得合作
3. 安置体位	（1）桡动脉采血时，病人体位不受影响 （2）肱动脉采血时，病人取坐位或平卧位 （3）股动脉采血时，病人取平卧位	充分暴露穿刺部位
4. 选择动脉	选择动脉穿刺部位，常规消毒穿刺部位皮肤，以动脉搏动最明显处作为穿刺点	一般选择桡动脉或股动脉，桡动脉穿刺点位于前臂掌侧腕关节上2cm处，股动脉穿刺点位于髂前上棘与耻骨结节连线的中点
5. 采集标本	▲普通注射器采血 （1）用注射器抽取肝素0.2mL，转动针栓使肝素均匀地附着整个注射器内，去除余液及注射器内的气泡 （2）戴无菌手套或常规消毒左手食指和中指，固定动脉搏动最明显处于两指间 （3）右手持注射器与皮肤成40°进针，若鲜血自动流入针管内，则穿刺成功	（1）防止血液凝固 （2）股动脉穿刺采血时垂直进针，血气分析采血量为1～2mL
	▲动脉采血针采血 （1）取出并检查动脉采血针，将采血针活塞拉至所需血量刻度处 （2）戴无菌手套或常规消毒左手食指和中指，固定动脉搏动最明显处于两指间 （3）右手持注射器与皮肤成40°进针（图6-5），若穿刺成功，则鲜血会自动流入采血针管内	（1）注意按压部位和时间 （2）采血针筒会自动形成吸入等量液体的负压
6. 拔针、按压	采血完毕拔出针头，采血部位用无菌纱布垂直加压止血5～10分钟。拔出针头后应立即刺入软木塞以隔绝空气，并轻轻摇动注射器，使血液与肝素混匀	必要时，用沙袋加压止血，搓动注射器以避免凝血
7. 整理、记录	协助病人取舒适卧位，再次核对，洗手、记录	—
8. 及时送检	将标本及检验单及时送检	避免影响检验结果

【注意事项】

（1）严格按照无菌操作采集血标本，以防影响检验结果。

（2）有出血倾向的病人慎用动脉穿刺法采集动脉血标本。

【评价】

（1）病人了解采集动脉血标本的意义，能主动配合，采集部位皮肤无淤血和皮下血肿。

（2）操作中能与病人有效沟通，取得配合。

（3）所采集标本符合检查要求。

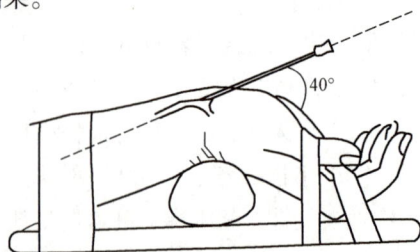
图6-5　采集桡动脉血标本进针法

重点提示

1. 严格按照无菌操作采集血标本，以防影响检验结果。

2. 同时抽取的不同种类的血标本，应先注入血培养瓶，再注入抗凝管，最后注入普通干燥试管。

3. 有出血倾向的病人慎用动脉穿刺法采集动脉血标本。

五　尿标本采集技术

案例分析

某病人，女，25岁，泌尿系统感染，需采集中段尿做细菌学培养。

任务：请为该病人采集尿标本。

尿液的组成和形状不仅与泌尿系统状况密切相关，而且还受机体各系统功能状态的影响，反映了机体的代谢状况。临床上常采集尿标本做物理、化学、细菌学检查等，以了解病人的病情，协助诊断或观察疗效。

【目的】

（1）尿常规标本：检查尿液的颜色、透明度、相对密度、有无细胞和管型，并做尿蛋白和尿糖定性检测等。

（2）12小时或24小时尿标本：用于各种定量检查，如钠、钾、氯、17-酮类固醇、17-羟类固醇、蛋白质或糖定量、肌酐、肌酸、激素、尿浓缩查找结核杆菌等。

（3）尿培养标本：用于细菌培养或细菌敏感试验，以了解病人的病情，协助临床诊断和治疗。

【评估】

（1）病人的年龄、病情、生命体征、意识状态、心理状态和合作程度。

（2）病人的排尿情况及治疗情况。

（3）采集尿标本的目的及要求。

【计划】

（1）护士准备：着装整洁，洗手，戴口罩，熟悉尿标本采集的方法和原则，向病人解释标本采集的目的和注意事项。

（2）病人准备：了解尿标本采集的目的及配合方法。

（3）用物准备。

·尿常规标本：一次性尿常规标本容器、化验单（标明病室、床号、姓名），必要时备尿壶或便器。

·尿培养标本：化验单（标明病室、床号、姓名）、无菌手套、无菌试管、试管夹、酒精灯及火柴、屏风、消毒外阴用物，必要时备导尿用物一套。

·12 小时或 24 小时尿标本：集尿瓶（容量 3000～5000 mL）、防腐剂、化验单（标明病室、床号、姓名）。

（4）环境准备：整洁、安静、光线充足、温湿度适宜、隐蔽。

【实施】

采集尿标本见表 6-7。

表 6-7　采集尿标本

操作流程	操作步骤	操作要点与说明
1. 备好容器	贴化验单附联于标本容器上，认真核对	标明科别、姓名、床号、住院号等
2. 核对、解释	核对病人，再次解释采集尿标本的目的和配合方法	消除病人的紧张情绪，取得合作
3. 收集标本	▲尿常规标本 （1）能自理的病人，给予标本容器，让其自行留取，嘱病人将晨起第一次尿液留于标本容器内 （2）行动不便的病人，协助其在床上使用便器或尿壶，收集尿液于标本容器内 （3）留置导尿术的病人，于集尿袋下方引流孔处，打开橡胶塞收集尿液	（1）除测定尿比重需留取 100 mL 以外，其余检验留取 50 mL 即可 （2）用屏风遮挡，注意保护病人隐私 （3）不可将粪便、卫生纸混入尿液中 （4）昏迷或尿潴留病人可通过导尿术留取尿液
	▲尿培养标本 （1）中段尿留取法 ①用屏风遮挡，摆放合适体位 ②按导尿术清洁、消毒外阴 ③嘱病人排尿，弃去前段尿，在酒精灯上消毒试管口后接取中段尿 5 mL ④再次消毒试管口和盖子后，立即盖紧试管，熄灭酒精灯 ⑤协助病人清洁外阴，穿好衣裤，撤去屏风，整理床单位 （2）导尿术留取法	（1）在病人膀胱充盈时留取 （2）保护病人隐私 （3）防止外阴处细菌污染标本 （4）前段尿起到冲洗尿道的作用 （5）留取标本时勿触及容器口 （6）使病人舒适 （7）引流出尿液至标本容器内
	▲ 12 小时或 24 小时尿标本 （1）留取 12 小时尿标本，嘱病人于 7pm 排空膀胱后开始留取尿液至次日晨 7am 最后一次尿液；留取 24 小时尿标本，嘱病人于 7am 排空膀胱后开始留取尿液至次日晨 7am 最后一次尿液 （2）嘱病人先将尿液排在便器或尿壶内，再倒入集尿瓶内 （3）留取最后一次尿液后，将 12 小时或 24 小时的全部尿液盛于集尿瓶内，测总量	（1）必须在医嘱规定的时间内留取，不可多于或少于 12 小时或 24 小时 （2）方便收集尿液 （3）根据检验目的加入防腐剂（表 6-8）
4. 操作后处理	（1）洗手、记录 （2）标本和化验单及时送检	（1）记录尿液总量、颜色、气味等 （2）保证检验结果的准确性

常用防腐剂的作用及用法见表 6-8。

表 6-8　常用防腐剂的作用及用法

名　称	作　用	用　法
40％甲醛	防腐和固定尿中的有机成分，常用于尿爱迪计数（12 小时尿细胞计数）等	每 30 mL 尿液中加入 40％甲醛液 1 滴
甲苯	保持尿液中的化学成分不变，常用于尿蛋白定量、尿糖定量检查	第一次排尿后加入，每 100 mL 尿液加入 0.5％～0.1％甲苯 10 mL
浓盐酸	保持尿液在酸性环境中，防止尿中激素被氧化，防腐，常用于内分泌系统的检查	24 小时尿中共加入浓盐酸 5～10 mL

【注意事项】

（1）女性病人月经期不宜留取尿标本。会阴部分泌物过多时，应先清洁或冲洗，再收集尿液，以免影响检验结果。

（2）做早孕诊断试验时应留取晨尿，因为晨尿中绒毛膜促性腺激素浓度较高，未受饮食影响，所得检验结果准确性高。

（3）留取尿培养标本时，应严格执行无菌操作，防止标本污染。

（4）留取 12 小时或 24 小时尿标本时，集尿瓶应放在阴凉处，根据检验要求加入防腐剂。

【评价】

（1）病人了解采集尿标本的意义，能主动配合。

（2）操作中能与病人有效沟通，取得配合。

（3）所采集标本符合检查要求。

重点提示

留取尿培养标本时，应严格执行无菌操作，防止标本污染。女性病人月经期不宜留取尿标本。会阴部分泌物过多时，应先清洁或冲洗，再收集尿液，以免影响检验结果。做早孕诊断试验时应留取晨尿。

六　粪便标本采集技术

案例分析

某病人，女，20 岁，血吸虫感染，需留取粪便标本做血吸虫孵化检查。

任务：请为该病人采集粪便标本。

正常粪便是由已消化和未消化的食物残渣、消化道分泌物、细菌和水分组成的。粪便标本的检查结果有助于评估病人的消化系统功能，协助诊断、治疗疾病。粪便标本分为常规标本、培养标本、隐血标本和寄生虫或虫卵标本四种。

【目的】

（1）常规标本：检查粪便的性状、颜色、细胞等。

（2）培养标本：检查粪便中的致病菌。

（3）隐血标本：检查粪便内肉眼不可见的微量血液。

（4）寄生虫或虫卵标本：检查粪便中寄生虫、幼虫及虫卵的数量。

【评估】

（1）病人的年龄、病情、生命体征、意识状态、心理状态和合作程度。

（2）留取标本检查的项目、留取标本的种类及注意事项。

【计划】

（1）护士准备：着装整洁，洗手，戴口罩，熟悉粪便标本采集的方法和原则，向病人解释标本采集的目的和注意事项。

（2）病人准备：了解粪便标本采集的目的及配合方法。

（3）用物准备：化验单（标明病室、床号、姓名）、手套。

·常规标本：检便盒（内附棉签或检便匙）、清洁便盆。

·培养标本：无菌培养容器、消毒便盆、无菌棉签、0.9%无菌氯化钠溶液。

·隐血标本：检便盒（内附棉签或检便匙）、清洁便盆。

·寄生虫或虫卵标本：清洁便盆、检便盒（内附棉签或检便匙）、透明胶带及载玻片（用来查找蛲虫）。

（4）环境准备：整洁、安静、光线充足、温湿度适宜、隐蔽。

【实施】

采集粪便标本见表6-9。

表6-9 采集粪便标本

操作流程	操作步骤	操作要点与说明
1. 备好容器	将化验单附联贴于标本容器上，认真核对	标明科别、姓名、床号、住院号等
2. 核对、解释	核对病人，再次解释采集粪便标本的目的及配合方法	消除病人紧张情绪，取得合作
3. 排空膀胱	屏风遮挡，嘱病人排空膀胱	（1）保护病人隐私 （2）避免小便混入标本中，影响检验结果
4. 收集标本	▲常规标本 （1）嘱病人排便于清洁便盆内 （2）用检便匙或棉签取中央部分或黏液脓血部分约5g，置于检便盒内，送检	病人无便意时，用无菌长棉签蘸0.9%无菌氯化钠溶液，由肛门轻轻插入6～7cm，顺一个方向轻轻旋转后退出，将棉签置于培养管内
	▲培养标本 （1）嘱病人排便于消毒便盆内 （2）用无菌棉签取中央部分或黏液脓血部分2～5g，置于培养瓶内，塞紧瓶塞后送检	—
	▲隐血标本（按照常规标本留取）	—
	▲寄生虫或虫卵标本 （1）查寄生虫卵：嘱病人排便于清洁便盆内，用检便匙取不同部位带血或黏液粪便5～10g，送检 （2）查蛲虫：嘱病人睡觉前或清晨未起床前，将透明胶带贴在肛门周围处，取下并将粘有虫卵的胶带贴在载玻片上或将胶带对合，立即送检 （3）查阿米巴原虫：将便盆加温至接近人体温度，标本在30分钟内连同便盆一起送检	（1）如病人服用驱虫药或做血吸虫孵化检查，应该留取全部粪便 （2）蛲虫常在清晨或午夜时爬到肛门处产卵 （3）保持阿米巴原虫的活动状态，因其在低温环境下会失去活力而难以查到

操作流程	操作步骤	操作要点与说明
5. 消毒、整理	用物按照消毒、隔离要求处理	避免交叉感染
6. 洗手、记录	洗手，记录粪便颜色、性状、气味等	—

【注意事项】

（1）病人若有腹泻，水样便应盛于容器内送检。

（2）采集隐血标本时，嘱病人检查前三天禁食肉类、动物肝、血和含铁丰富的药物、食物、绿叶蔬菜，第四天采集标本，以免造成假阳性。

（3）查阿米巴原虫时，在采集前几天，不应让病人服用钡剂、油质或含金属的泻剂，以免影响检查结果。

【评价】

（1）病人了解采集粪便标本的意义，能主动配合。

（2）粪便标本采集过程中能与病人有效沟通，取得配合。

▤ 重点提示

采集隐血标本时，嘱病人检查前三天禁食肉类、动物肝、血和含铁丰富的药物、食物、绿叶蔬菜，第四天采集标本，以免造成假阳性。查阿米巴原虫时，将便盆加温至接近人体温度，在30分钟内粪便标本连同便盆一起送检。

▤ 讨论与思考

1. 李某，女，72岁，患慢性胃溃疡10年。近半月来，出现厌食，进食后上腹部有饱胀感，伴恶心、进行性体重下降，来院就诊。医嘱：测定肝功能、血糖，做血培养。作为值班护士，请按照护理程序正确采集血标本。请问：

（1）护士采集标本时应遵循哪些原则？

（2）采集血标本过程中的注意事项有哪些？

2. 某病人，女，40岁，近半月来，晨起眼睑水肿，排尿不适，尿色红。怀疑为急性肾炎，需留取12小时尿做尿爱迪计数。请问：

（1）如何留取12小时尿标本？

（2）为防止尿液久置变质，应在尿液中加入什么？

3. 王某，女，42岁，咳嗽、咳痰近两个月，来院就诊。医生开出辅助检查的医嘱：血常规、大小便常规、24小时痰培养标本等。作为主管护士，请问：

（1）如何采集痰标本？采集痰标本的注意事项有哪些？

（2）如何指导该病人留取大小便？

第七章

生命体征的评估及护理

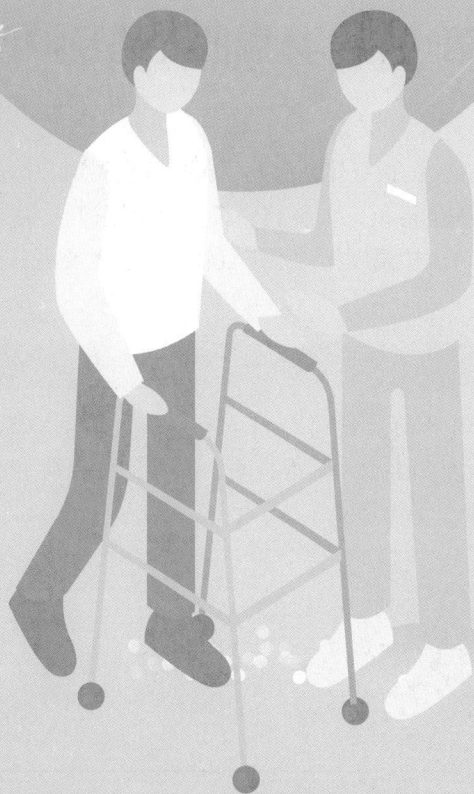

学习目标

1. 知识目标：掌握异常体温、脉搏、呼吸、血压的评估及护理，熟悉正常体温、脉搏、呼吸、血压及生理变化，了解体温计、血压计的种类与构造。

2. 技能目标：能够正确地测量病人的体温、脉搏、呼吸、血压，能够正确地消毒和检测体温计。

3. 情感目标：关爱病人，认识到生命体征测量的重要性和培养良好的职业素养。

体温、脉搏、呼吸和血压是机体内在活动的客观反映，是判断机体健康状况的基本依据和指标，临床上称为生命体征。护士通过对病人的生命体征的评估，可了解其机体重要器官的功能，了解疾病的发生、发展及转归，为预防、诊断、治疗、康复、护理提供依据。因此，护士必须掌握如何对生命体征进行评估和护理。

第一节　体温的评估及护理

体温（body temperature）是指身体的温度，包括体核温度和体表温度。通常所说的体温是体核温度，即身体深部组织的温度，如胸腔、腹腔和中枢神经的温度。体表温度一般指皮肤、皮下组织及脂肪层的温度。体核温度相对稳定且较体表温度要高，而体表温度可随环境温度和着衣厚薄的变化而变化。

案例分析

王某，女，45岁，因淋雨后持续发热4天，每日测得体温在39～40℃之间，自行吃药无好转，来院就诊，医生以"发热待查"收入院。入院时查体：神志清楚，精神萎靡，面色潮红，口唇干裂，全身酸痛无力，T 39.8℃，P 110次/分钟，R 24次/分钟，BP 125/85mmHg。

任务：

1. 判断该病人的发热程度和热型。
2. 对该病人正确实施护理措施。

一　正常体温及生理变化

（一）正常体温

正常体温是一个温度范围，而不是一个固定值。由于体核温度不易测量，临床上通常以测量口腔、腋窝和直肠的温度来代替，其中直肠温度最接近人体深部温度。因肛温测量不方便，所以在临床工作中测量口腔、腋窝的温度更为常见。成人的正常体温范围及平均值见表7-1。

表7-1 成人的正常体温范围及平均值

部 位	正常范围	平均值
腋温	36.0～37.0℃	36.5℃
口温	36.3～37.2℃	37.0℃
肛温	36.5～37.7℃	37.5℃

（二）生理变化

人的体温不是固定不变的，而是受多种因素的影响，如环境、年龄、性别、昼夜变化、情绪、运动等，在一定范围内波动。

1. 年龄

因新陈代谢率随着年龄的增加而降低，所以通常情况下，小儿的体温高于成人，而成人的体温又高于老年人。由于新生儿体温调节中枢未发育完全，容易受外界环境温度的影响，老年人新陈代谢率较低，产热减少，体温在正常范围的低值，所以对他们要做好防寒保暖工作。

2. 昼夜变化

正常人的体温在24小时内会出现周期性的变化，但波动范围在0.5～1.0℃之间，一般清晨2时至6时体温最低，午后2时至8时体温最高。这种规律性的变化与机体昼夜活动的生物节律有关，但长期从事夜间工作的人则相反。

3. 性别

通常情况下，女性体温较男性约高0.3℃，而且女性体温会随着月经周期而发生周期性的变动，即排卵前体温较低，排卵期体温最低，排卵后体温上升，这种现象与女性体内孕激素的周期性分泌有关。

4. 运动

运动时，骨骼肌收缩，产热增加，体温会升高。因此，测量体温时，应在安静状态下测量，给婴幼儿测体温时应防止其哭闹。

5. 环境

环境温度的高低也会使机体的温度发生变化。在高温环境中，机体温度会有所升高；在寒冷环境中，机体温度会稍有下降。所以，人们可以通过调节环境温度来调节体温。

6. 其他

药物、进食、情绪激动等都会对体温产生影响，因此在测量体温时，应加以考虑。

二 异常体温的评估及护理

（一）体温过高

1. 概念

体温过高（hyperthermia）又称发热（fever），是指机体在致热源的作用下，使体温调节中枢的调定点上移，致使产热增加而散热减少，导致体温超出正常范围。

发热的原因甚多，根据致热源的性质和来源，发热可以分为感染性发热和非感染性发热两类。感染性发热占大多数，主要由病原微生物（如细菌、病毒、真菌、支原体等）感染引起；非感染性发热由病原体以外的各种因素引起，包括由无菌性坏死物质的吸收、变态反应、内分泌代谢紊乱或体温调节中枢功能失常导致的发热。

2. 发热程度（以口腔温度为准）

低热：37.5～37.9℃；中等热：38.0～38.9℃；高热：39.0～40.9℃；超高热：41℃以上。

3. 发热过程

发热分为三个阶段，见表7-2。

表7-2　发热的三个阶段

阶　段	特　点	临床表现
体温上升期	产热大于散热	皮肤苍白、无汗、畏寒、皮肤温度下降，有些病人可出现寒战。体温上升方式有两种：骤升和渐升。骤升指体温突然升高，在数小时内升至高峰，常伴有寒战，常见于肺炎链球菌性肺炎、疟疾；渐升指体温逐渐上升，在数日内达高峰，多无明显寒战，常见于伤寒等
高热持续期	产热和散热在较高水平上保持平衡	颜面潮红、皮肤灼热、口唇干燥、头痛、头晕、软弱无力、呼吸和心率加快、食欲下降、尿量减少等
体温下降期	产热趋于正常而散热增加	大量出汗、皮肤潮湿、皮肤温度降低。体温下降方式有两种：骤退和渐退。骤退为体温突然下降，渐退为体温在数日内逐渐下降。体温突然下降时，因大量出汗导致体液丧失，年老体弱者和心血管疾病病人易出现血压下降、脉搏细速等虚脱现象，护理中应加强观察

4. 常见热型

各种体温曲线的形态称为热型。不同发热性疾病可表现出不同的热型，对其加强观察，有助于对疾病的诊断。常见的热型如下。

（1）稽留热（continued fever）（图7-1）：体温持续在39～40℃之间，达数天或数周，24小时内波动范围不超过1℃。稽留热常见于肺炎链球菌性肺炎、伤寒等。

（2）弛张热（remittent fever）（图7-2）：体温可高达39℃以上，波动范围大，24小时内温差超过1℃，但体温最低时仍高于正常水平。弛张热常见于败血症、风湿热、化脓性疾病等。

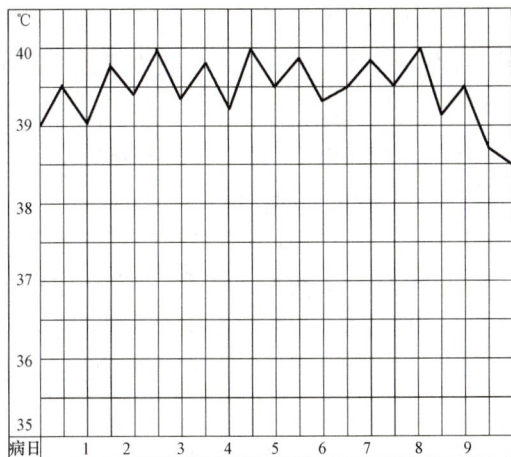

图 7-1 稽留热

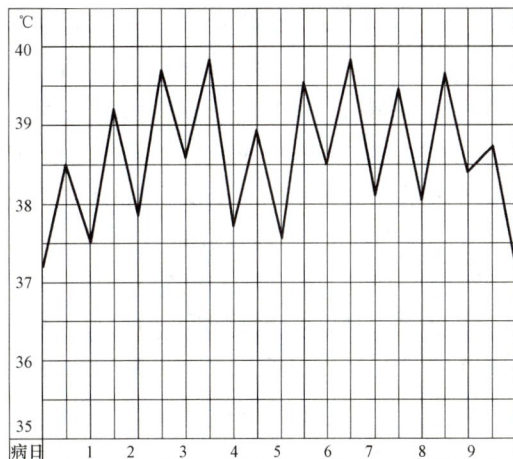

图 7-2 弛张热

（3）间歇热（intermittent fever）（图 7-3）：体温骤升至 39℃ 以上，持续数小时或更长时间，然后下降至正常体温或正常体温以下，经过一个间歇，又再次升高、下降，如此规律地交替出现。间歇热常见于疟疾、急性肾盂肾炎等。

（4）不规则热（irregular fever）（图 7-4）：体温变化不规则，持续时间不定。不规则热常见于流行性感冒、结核病、肿瘤病人发热。

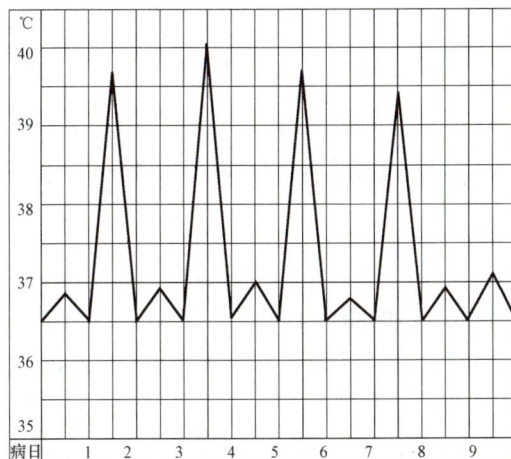

图 7-3 间歇热

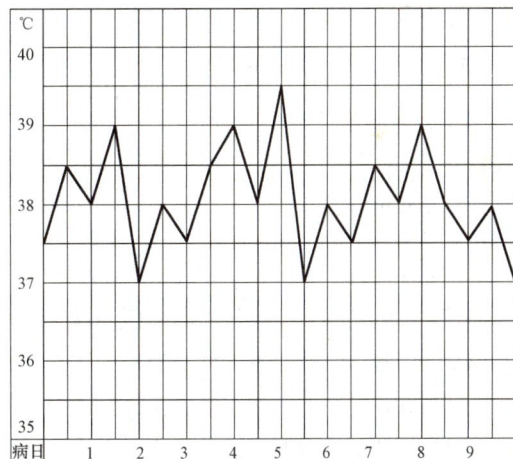

图 7-4 不规则热

5.护理措施

（1）观察病情：定时测量体温，一般情况下，每天测量 4 次体温。高热病人应每 4 小时测一次体温，体温恢复正常 3 天后改为 2 次/天。同时，注意观察病人的面色、呼吸、脉搏、血压，发热的类型、过程、程度，精神状态及治疗效果等。

（2）降温：可根据病人情况采用物理降温，体温超过 39℃ 时，可选局部冷疗，将冰袋、冷毛巾置于额部或大血管行经处，通过传导方式散热。体温超过 39.5℃ 时，可选全身冷疗，采用温水或乙醇擦浴达到降温目的（具体方法见第八章中的冷疗法）。必要时，还可遵医嘱给予药物降温，药物降温通过降低体温调节中枢的兴奋性及使血管扩张出汗等方式来促进散热而达到降温目的。实施降温措施 30 分钟后应测量体温，做好记录并交班。

（3）补充营养和水分：高热病人基础代谢率高，机体消耗大，大量出汗致使体液丢失，因此宜给予高蛋白、高热量、高维生素、易消化的流质或半流质饮食，并注意饮食的色、香、味，少量多餐。同时鼓励病人多饮水，每日约 3000 mL，以补充消耗的大量水分，并促进代谢产物和毒素的排出。必要时，可遵医嘱给予鼻饲或静脉输液，补充营养和水分。

（4）使病人感到舒适：①尽量使病人卧床休息，减少体力的消耗。为病人提供安静、温湿度适宜、空气流通的良好休息环境。②发热病人的唾液分泌减少，免疫力降低，有利于病原菌生长、繁殖，易出现口腔感染，所以应协助病人晨起、睡前和饭后漱口。必要时，进行特殊口腔护理，保持口腔清洁。③出汗较多的病人要及时擦干汗液，更换衣服和床单，保持皮肤的清洁干燥。护士应帮助持续高热长期卧床者经常更换体位。

（5）心理护理：根据病人的病情和体温变化给予针对性的心理护理，缓解其紧张情绪，耐心解答病人提出的问题，尽量满足其合理的要求。

（二）体温过低

1. 定义

体温过低（hypothermia）指体温低于正常范围。体温在 35℃以下称为体温不升，常见于早产儿及全身衰竭的危重病人。某些休克、极度衰弱、重度营养不良的病人也可有体温过低。

2. 分类

轻度：32.1～35.0℃；中度：30.0～32.0℃；重度：＜30.0℃；致死温度：23.0～25.0℃。

3. 临床表现

皮肤苍白冰冷，口唇、耳垂呈紫色，发抖，血压下降，心跳、呼吸减慢，尿量减少，意识障碍，甚至昏迷。

4. 护理

（1）收集资料：了解病人的一般情况，评估产生体温过低的原因。

（2）保暖：提供合适的环境温度，以 24℃左右为宜；给予毛毯、棉被、热水袋、电热毯等；给予温热饮料。

（3）密切观察病情：监测生命体征的变化，至少每小时测量一次，直到体温恢复正常且稳定。同时，注意观察病人的面色、呼吸、脉搏、血压和其他伴随症状。

（4）去除病因：积极治疗引起体温过低的疾病，使体温恢复正常。

（5）做好抢救准备：随时备好抢救的物品和药品。

（6）心理护理：多与病人接触，及时发现其情绪变化，做好心理护理，加强健康教育。

三　体温计的种类、消毒与检测

（一）体温计的种类

1. 水银体温计

水银体温计（图7-5）又称玻璃体温计。临床常用的水银体温计分为口表体温计、肛表体温计、腋表体温计三种。水银体温计是一根真空毛细管外带有刻度的玻璃管。口表体温计和肛表体温计的玻璃管似三菱柱状，腋表体温计的玻璃管呈扁平状。玻璃管前端的球部装有水银，口表体温计和腋表体温计的球部细而长，肛表体温计的球部较粗而短。在毛细管和球部之间有一狭窄部分，防止水银遇热膨胀后自动下降，以保证体温测试值的准确性。体温计测量范围为35～42℃，每小格为0.1℃，在0.5℃和1℃处用较长线标示。

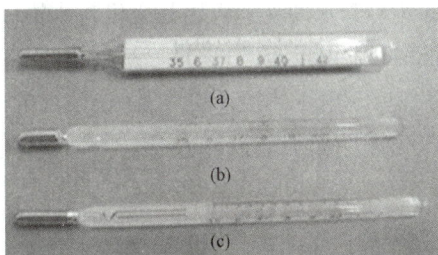

图7-5　水银体温计
（a）：腋表体温计；（b）：肛表体温计；
（c）：口表体温计

2. 电子体温计

电子体温计（图7-6）由电子感温器和显示器等部件组成。电子体温计是用电子探头测量体温的，测得的温度直接由数字显示，具有直观读数、测温准确、灵敏度高的特点。

3. 可弃式体温计

可弃式体温计（图7-7）为单次使用的体温计，其含有对热敏感的化学指示点薄片，其上有一定范围的体温坐标点，测温时点状薄片颜色从白色变成绿色或蓝色，最后的色点位置即为所测温度。

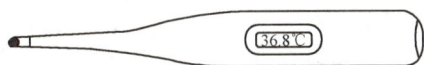

图7-6　电子体温计

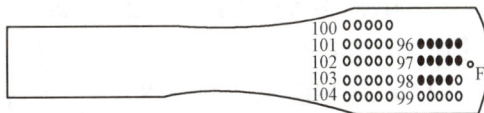

图7-7　可弃式体温计

📎 **知识链接**

　　个人用电子体温计的使用方法：①按压开关，蜂鸣器马上发出蜂鸣声，时间约2秒。②显示器显示上次测量的温度，持续2秒左右后显示器显示"℃"符号并闪烁，表示体温计已处于待测状态。③用体温计测量体温（同水银体温计测量方法）。测量体温时，显示出的温度值逐渐上升，同时"℃"符号不断闪烁。④当体温上升速度在16秒内小于0.1℃时，"℃"符号停止闪烁，同时体温计发出约5秒的蜂鸣提示声，再持续测量3分钟，以保证更接近人体躯干的体温，这时体温计测量完毕，可以读取显示出的体温值。⑤测量结束后，按压电源键关闭电源。⑥关闭后，可用清水清洗或用酒精消毒金属探头部分。

（二）体温计的消毒

对使用过的体温计应严格消毒，防止交叉感染的发生。

1. 用物准备

两个有盖的消毒液容器（内有拎襻的网状小篮）、离心机、常用消毒液（1%过氧乙酸、70%酒精）、盛体温计的清洁容器。

2. 方法

（1）水银体温计的消毒：将使用过的体温计放入盛有消毒液的容器内浸泡，5分钟后取出并用冷开水冲洗，再用离心机将水银体温计的水银柱甩到35℃以下，然后放入另一个盛消毒液的容器内浸泡，30分钟后取出，用冷开水冲净并擦干，放入清洁容器内备用。

（2）电子体温计的消毒：仅消毒电子感温探头部分，根据不同的材质可采用消毒剂擦拭法、熏蒸法、浸泡法等。

（三）体温计的检测

在使用新体温计前或定期消毒体温计后，应对体温计进行检测。检测时将体温计水银柱甩到35℃以下，在同一时间将其放入已测好的40℃热水中，3分钟后取出读数，如读数相差0.2℃以上、水银柱自行下降、玻璃管有裂痕，则不能继续使用。

四　体温测量技术

【目的】

（1）了解体温有无异常。

（2）动态监测体温变化，分析不同热型及伴随症状。

（3）协助对疾病的诊断，为预防、治疗、康复、护理等提供依据。

【评估】

（1）病人一般情况，如病人的年龄、病情、意识状态、测量部位的皮肤情况。

（2）有无影响体温的因素，如30分钟前有无进食、沐浴、运动等。

（3）病人及家属的认知及配合情况，如对测量体温的认识、心理反应及合作程度。

【计划】

（1）护士准备：着装整洁，仪表端庄，洗手，戴口罩。

（2）病人准备：体位舒适，情绪稳定。测体温前若有运动、进食、冷热敷、洗澡、坐浴、灌肠等活动应休息30分钟后再测量。

（3）用物准备：

·治疗盘内备已消毒的体温计（体温计完好，水银柱在35℃以下）。

·备盛有消毒液的容器（放测温后体温计）、消毒液纱布、表（有秒针）、记录本、笔、手消毒剂。若测肛温，另备润滑油、棉签、卫生纸，必要时准备屏风。

（4）环境准备：安静、光线充足、温湿度适宜，必要时拉上围帘或用屏风遮挡。

【实施】

测量体温见表7-3。

表7-3 测量体温

操作流程	操作步骤	操作要点与说明
1. 核对、解释	（1）核对病人床号、姓名，查看腕带 （2）向病人解释测量的目的和配合方法	（1）再次确认病人 （2）消除病人的紧张情绪，使其能主动配合
2. 病人准备	根据测量部位，协助病人取舒适的卧位	（1）测口温、腋温者可取坐位和仰卧位 （2）测肛温者可取侧卧、俯卧或膝胸仰卧位，暴露肛门，用屏风或围帘遮挡
3. 再次检查	检查体温计是否在35℃以下	确保测量结果准确
4. 测量体温	▲口温测量法（图7-8） （1）将口表水银端斜放于病人舌下热窝处 （2）嘱病人闭口且勿咬体温计，用鼻呼吸 （3）测量3分钟	（1）舌下热窝是口腔中温度最高的部位，由舌动脉供血 （2）避免体温表被咬碎，造成损伤 （3）保证测量结果的准确性
	▲腋温测量法（图7-9） （1）擦干腋下汗液，将体温计的水银端置于病人腋窝正中 （2）嘱病人屈臂过胸，夹紧体温计，使之紧贴皮肤 （3）测量10分钟	（1）擦干汗液，防止汗液蒸发而影响体温值 （2）使腋窝形成相对密闭的腔，减少外界环境温度的影响 （3）保证测量结果的准确性
	▲肛温测量法（图7-10） （1）润滑肛表，轻轻插入肛门3～4cm（婴儿1.25cm，幼儿2.5cm）；如为小儿测直肠温度，需要有人守护、扶持并固定肛表 （2）测量3分钟	（1）便于插入，避免划伤直肠或肛门黏膜 （2）防止肛表脱落或插入过深 （3）保证测量结果的准确性
5. 检测、记录	（1）达到测量时间后取出并用消毒纱布擦拭体温计 （2）准确读数并告知病人体温值，记录	（1）便于看清体温值 （2）消除病人的紧张情绪
6. 消毒、整理	（1）将体温计浸泡于盛有消毒液的容器中 （2）协助病人取舒适体位，询问病人有无需要，整理床单位	防止交叉感染
7. 洗手、绘制	将测得的数值记录在体温单上	具体方法见第三章中的护理文件书写

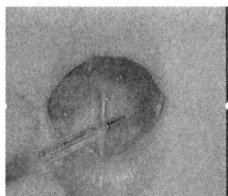

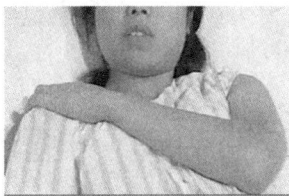

图7-8 口温测量法　　　图7-9 腋温测量法　　　图7-10 肛温测量法

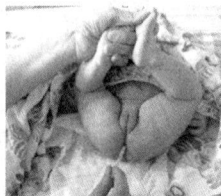

【注意事项】

（1）测量体温前后，应清点体温计数目，检查体温计是否完好、是否在35℃以下。甩表时，勿触及他物，以防破碎。

（2）当给婴幼儿、精神异常者、昏迷及危重病人测温时，应用手扶托体温计，防止掉落或折断。病人睡着时，应将其唤醒后再测温。

（3）病人进冷热饮食、蒸汽吸入、面颊冷热敷等后，须隔30分钟才可测量口温；沐浴、酒精擦浴后的病人，应间隔30分钟才可测量腋温；灌肠、坐浴后的病人，应隔30分钟才可测量肛温。

（4）昏迷者、小儿、口腔疾病病人、口鼻手术者、呼吸困难者、精神异常者禁止测量口腔温度；腹泻、肛门疾病或手术、心肌梗死的病人禁止测量直肠温度；腋下出汗较多、腋下有伤口或炎症、极度消瘦、肩关节受伤不能夹紧体温计的病人禁测腋下温度。

（5）发现体温与病情不符的，护士应守护在旁且重测，必要时进行口温和肛温对照。

（6）当病人不慎咬破体温计时，应立即清除玻璃碎屑，以免损伤口腔、咽喉部、食道、胃肠道的黏膜；喝大量牛奶或蛋清水以延缓对水银的吸收；在不影响病情的情况下，可服大量粗纤维食物或吞服内装棉花的胶囊，使水银被包裹而减少吸收，并增进肠蠕动，加速水银的排出。

（7）病人体温过高或过低时，应及时报告医生，严密观察，发现异常及时处理。

【评价】

（1）病人了解测量体温的目的，愿意配合。

（2）测量方法正确，结果准确。

（3）病人知道体温正常值及测量过程中的注意事项。

（4）测量过程中无意外发生，病人有安全感、舒适感。

重点提示

1. 低热：37.5～37.9℃。中等热：38.0～38.9℃。高热：39.0～40.9℃。超高热：41℃以上。

2. 体温上升期，产热大于散热；高热持续期，产热和散热在较高水平上保持平衡；体温下降期，产热趋于正常而散热增加。

3. 稽留热在24小时内波动范围不超过1℃，常见于伤寒、肺炎链球菌性肺炎；弛张热24小时内波动范围大，超过1℃以上，常见于败血症、风湿热；间歇热有规律地升高、下降，交替出现，常见于疟疾；不规则热病人的体温变化不规则，常见于流行性感冒、肿瘤病人发热。

4. 高热者应每4小时测一次体温，体温恢复正常3天后改为2次/天，实施物理降温和药物降温措施30分钟后测量体温，补充营养和水分，使病人感到舒适。

5. 测量口温：舌下热窝，时间3分钟；腋温：腋窝正中，时间10分钟；肛温：插入肛门3～4cm，时间3分钟。

6. 进冷热饮食、沐浴、灌肠等30分钟后才可测体温；注意各种测体温时的禁忌证；如咬破体温计，立即清除玻璃碎屑，或喝大量牛奶或蛋清水，或服用大量粗纤维食物。

第二节　脉搏的评估及护理

在每个心动周期中，随着心脏的收缩和舒张，外周动脉内的压力也会发生周期性的变化，导致动脉管壁规律地弹性扩张和回缩，动脉管壁随着心脏的收缩和舒张出现节律性的搏动称为动脉搏动，简称脉搏（pulse）。

案例分析

张某，男，75岁，因"心悸待诊"入院。护士查体发现张先生心率140次/分钟、脉率90次/分钟，且脉搏细弱，节律不齐，心音强弱不等。

任务：

1. 判断该病人异常脉搏的类型。
2. 正确测量和记录该病人的脉搏。

一　正常脉搏及生理变化

（一）正常脉搏

1. 脉率（pulse rate）

脉率指每分钟脉搏搏动的次数。正常成人在安静状态下的脉率为60～100次/分钟。脉率受多种因素影响，会发生一定范围的波动。正常情况下，脉率和心率是一致的，所以当脉率微弱难以测定时，应测心率。

2. 脉律（pulse rhythm）

脉律指脉搏的节律性，它反映心室的收缩情况。正常脉律规则均匀，且间隔时间相等。但正常小儿、青年和部分成人可出现吸气时增快、呼气时减慢的现象，称为窦性心律不齐，其一般无临床意义。

3. 脉搏的强弱（pulse strength）

脉搏的强弱指血流冲击血管壁的力量大小。正常情况下，脉搏强弱相等，主要取决于动脉充盈度、外周阻力和动脉壁的弹性。

4. 动脉壁的情况（condition of arterial wall）

动脉壁的情况指触诊时触摸动脉的感觉。正常动脉管壁光滑、柔软且有弹性。

（二）生理变化

1. 年龄

年龄越小，脉率越快。脉率随年龄的增长而逐渐减慢，到老年时轻度增加。

2. 性别

女性的脉率比男性稍快，通常每分钟相差 5 次左右。

3. 体型

身材高大者的脉率比同龄身材矮小者慢。体表面积越大，脉率越慢。

4. 姿势

站立时的脉率大于坐或躺时，且站＞坐＞躺。

5. 活动和情绪

运动、兴奋、恐惧、愤怒、焦虑时脉率增快，休息、睡眠时脉率减慢。

6. 饮食、药物

进食、使用兴奋剂、饮浓茶或咖啡可使脉率增快，禁食、使用镇静剂、服洋地黄类药物可使脉率减慢。

二 异常脉搏的评估及护理

（一）异常脉搏的评估

1. 脉率异常

（1）速脉（tachycardia）：指成人脉率超过 100 次/分钟。常见于发热、甲状腺功能亢进症（甲亢）、心力衰竭、血容量不足的病人。它是机体的一种代偿机制，可增加心排血量，以满足机体代谢需要。

（2）缓脉（bradycardia）：指成人脉率低于 60 次/分钟。常见于颅内压增高、房室传导阻滞、甲状腺功能减低症（甲减）的病人。正常人如运动员也可能有生理性窦性心动过缓。

2. 节律异常

（1）间歇脉（intermittent pulse）：指在一系列正常规则的脉搏中，出现一次提前而较弱的脉搏，其后有一较正常延长的间歇（代偿间歇），又称过早搏动。如每隔一个正常搏动后出现一次期前收缩，称为二联律；每隔两个正常搏动后出现一次期前收缩，称为三联律。常见于各种器质性心脏病或洋地黄中毒病人。

（2）脉搏短绌（pulse deficit）：指在同一单位时间内脉率少于心率，简称绌脉。它主要是由心肌收缩力强弱不等造成的，当心肌收缩力弱时，心排血量少且可产生心音，但不能引起周围血管的搏动，从而导致脉率低于心率。其特点是心律完全不齐，心率快慢不一，心音强弱不等。常见于心房纤颤的病人。

3. 脉搏强度异常

（1）洪脉（bounding pulse）：当心肌收缩力强，心排血量增加，动脉血管充盈度和脉压较大时，脉搏强大而有力。常见于高热、甲亢、主动脉瓣关闭不全的病人。

（2）丝脉（thready pulse）：当心排血量减少，动脉充盈度降低时，脉搏细弱且无力，扪之如细丝。常见于大出血、休克、全身衰竭的病人，是一种危险脉象。

（3）水冲脉（water hammer pulse）：脉搏骤起骤落，急促而有力，犹如洪水涨落般。其主要由收缩压偏高、舒张压偏低，使脉压增大所致。常见于主动脉瓣关闭不全、动脉导管未闭、甲亢、严重贫血的病人。

（4）交替脉（alternating pulse）：指脉搏节律正常，但一强一弱交替出现的脉搏。交替脉主要是由心室收缩强弱交替出现引起的，是心肌损害的一种表现。常见于高血压性心脏病、冠心病的病人。

（5）奇脉（paradoxical pulse）：指平静吸气时，脉搏明显减弱甚至消失的现象，又称吸停脉，是心包填塞的重要体征之一。常见于心包积液、缩窄性心包炎、心包填塞的病人。

4. 动脉壁异常

早期动脉硬化，动脉壁失去弹性，呈条索状；严重时，动脉迂曲甚至有结节。动脉壁异常主要由动脉管壁的弹力纤维减少，胶原纤维增多，动脉管壁变硬、弹性降低引起。常见于动脉硬化病人。

（二）异常脉搏的护理

1. 休息与活动

提供舒适的环境，嘱病人增加卧床休息时间，减少心肌的耗氧量。根据病情，指导病人适当活动。

2. 密切观察病情

注意观察脉率、节律、强弱、动脉血管壁弹性、药物疗效和不良反应等。

3. 做好抢救的准备

常规准备好抗心律失常药物和急救物品、仪器，使其处于完好状态。

4. 心理护理

根据病情给予病人针对性的解释，消除其紧张和恐惧情绪。

5. 健康教育

嘱病人饮食清淡，少食多餐，戒烟戒酒，保持大便通畅，勿用力排便，同时教病人学会对脉搏的自我监测和自我护理。

三　脉搏测量

（一）脉搏的测量部位

身体浅表、靠近骨骼的大动脉均可作为测量脉搏的部位。在脉搏测量的常用部位（图7-11）中，临床上常选择的诊脉部位是桡动脉，因为此处是最方便、较明显的部位。

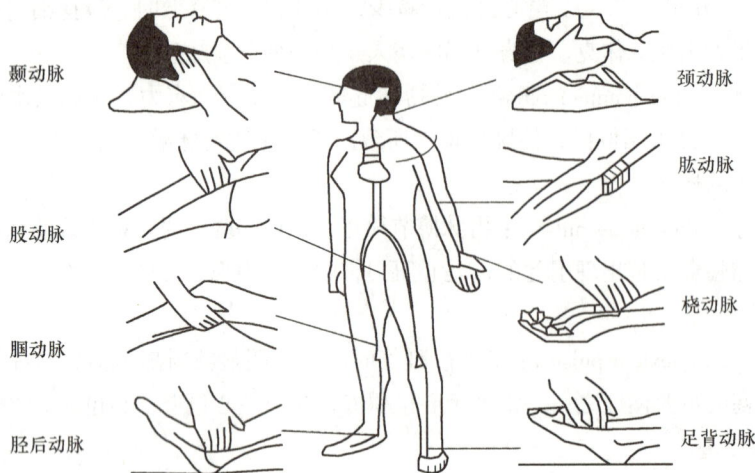

图 7-11 脉搏的测量部位

颞动脉

颈动脉

肱动脉

股动脉

桡动脉

腘动脉

胫后动脉

足背动脉

（二）测量脉搏的方法（以桡动脉为例）

【目的】

（1）了解病人的脉搏有无异常。

（2）动态监测脉搏变化，间接了解心脏功能。

（3）协助对疾病的诊断，为预防、治疗、康复、护理提供有效依据。

【评估】

（1）病人一般情况，如病人的年龄、病情、意识状态、测量部位的皮肤情况。

（2）有无影响脉搏的因素，如30分钟前有无剧烈运动、情绪激动等。

（3）病人及家属的认知及配合情况，如对测量脉搏的认识、心理反应及合作程度。

【计划】

（1）护士准备：着装整洁，仪表端庄，洗手，戴口罩。

（2）用物准备：表（有秒针）、记录本、笔，必要时备听诊器。

（3）病人准备：体位舒适，情绪稳定；测脉搏前有剧烈运动，心理紧张、恐惧、哭闹等，应休息20～30分钟后再测量。

（4）环境准备：安静、光线充足、温湿度适宜。

【实施】

测量脉搏见表7-4。

表7-4　测量脉搏

操作流程	操作步骤	操作要点与说明
1. 核对、解释	（1）核对病人床号、姓名，查看腕带 （2）向病人解释测量的目的和配合方法	（1）再次确认病人 （2）消除病人紧张情绪，使其能主动配合
2. 病人准备	病人取坐位或卧位，手臂自然放置，手腕伸展，根据病人的情况选择合适的测量部位	偏瘫病人应选择健侧肢体

操作流程	操作步骤	操作要点与说明
3. 测量脉搏	（1）护士以食指、中指和无名指的指端按在桡动脉搏动最强处，按压力量以能清楚地扪及脉搏搏动为宜（图7-12） （2）正常脉搏计数 30 秒，所得数值乘以 2，即为脉率；异常脉搏、危重病人计数 1 分钟；脉搏细弱者需用听诊器测心率 1 分钟 （3）脉搏短绌的病人由两名护士同时测量，一人测脉率，另一人听心率，由听心率者发出开始和停止的口令，计数 1 分钟（图7-13）	（1）诊脉时，压力适中，压力太大会阻断脉搏搏动，压力太小会感觉不到脉搏搏动 （2）测量时，注意脉搏的节律、强弱以及动脉管壁的弹性 （3）心脏听诊位置可选择左锁骨中线内侧第五肋间处
4. 整理、记录	（1）向病人解释结果并记录 （2）协助病人取舒适体位，询问病人有无需要，整理床单位 （3）洗手后将测得值绘制在体温单上	（1）缓解病人的紧张情绪 （2）分数式记录，如 75 次/分钟。绌脉：心率/脉率，如 180/90/次/分钟 （3）具体方法见第三章中的护理文件书写

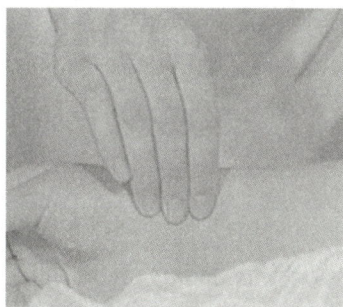

图7-12 脉搏的测量

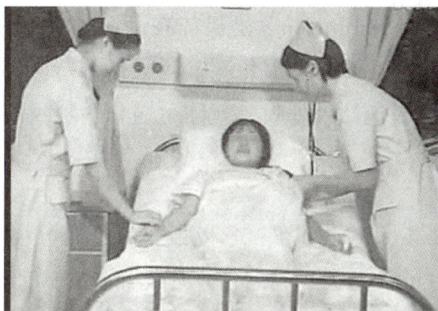

图7-13 脉搏短绌的测量

【注意事项】

（1）若测脉率前有剧烈活动以及紧张、恐惧等强烈情绪反应，则应休息 30 分钟，待情绪稳定后再测，以免影响测量结果。

（2）偏瘫或肢体受伤的病人，应选健侧肢体测量脉搏，以免影响测量结果的准确性。

（3）诊脉时，按压力量大小适中，不可用拇指诊脉，因拇指小动脉搏动较强，容易与被测者的脉搏发生混淆。

（4）测脉率的同时，应注意脉搏的强弱、节律以及动脉管壁的弹性等，为疾病的变化提供依据。

【评价】

（1）病人理解测量脉搏的目的，愿意配合。

（2）测量方法正确，结果准确。

（3）病人知道脉搏正常值以及测量过程中的注意事项。

1. 速脉：脉率超过 100 次／分钟。缓脉：脉率低于 60 次／分钟。间歇脉：指在一系列正常规则的脉搏中，出现一次提前而较弱的脉搏，其后有一代偿间歇。绌脉：指在同一单位时间内脉率少于心率，常见于心房纤颤的病人。洪脉：脉搏强大而有力，常见于高热、甲亢、主动脉瓣关闭不全的病人。丝脉：脉搏细弱且无力，常见于大出血、休克、全身衰竭的病人。

2. 测量脉搏时应选健侧肢体；不可用拇指诊脉；诊脉时按压力量适中；正常脉搏计数 30 秒，所得数值乘以 2，异常脉搏计数 1 分钟；脉搏短绌的病人由两名护士同时测量，一人测脉率，另一人听心率。

第三节　呼吸的评估及护理

呼吸（respiration）是机体在新陈代谢过程中，人体内外环境之间的气体交换过程，主要是吸入氧气，呼出二氧化碳。呼吸是维持机体新陈代谢和其他功能活动所必需的基本生理活动之一。呼吸包括外呼吸、气体运输和内呼吸三个环节。

案例分析

王某，女，74 岁，患慢性支气管炎 10 余年，急性发作 2 小时后入院。入院查体：咳嗽、咯痰，呼吸急促，胸闷，口唇发绀，T 37.3℃，P 80 次／分钟，R 26 次／分钟，BP 130／80mmHg。

任务：

1. 正确测量该病人的呼吸。

2. 针对该病人的呼吸状况，提出正确的护理措施。

一　正常呼吸及生理变化

（一）正常呼吸

正常成人在安静状态下的呼吸频率为 16～20 次／分钟，节律规则，深浅快慢适宜（图 7-14），呼吸时胸部起伏对称一致，且无异常声音、不费力。正常男性和儿童呼吸以膈肌运动为主，女性呼吸以肋间肌为主，所以，一般情况下男性及儿童以腹式呼吸为主，女性以胸式呼吸为主。

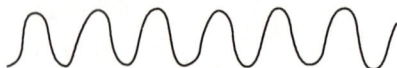

图 7-14　正常呼吸形态

（二）生理变化

1. 年龄

随着年龄的增长，呼吸频率逐渐减慢。年龄越小，呼吸越快。

2. 性别

同龄女性比男性呼吸稍快。

3. 运动

剧烈活动时呼吸加快，睡眠和休息时呼吸减慢。

4. 情绪

因强烈的情绪变化可刺激呼吸中枢，所以恐惧、愤怒、悲伤等都可使呼吸加深加快。

5. 其他

环境温度升高或海拔增高，可使呼吸加快。血压大幅度变动时，可以反射性地影响呼吸。血压升高，呼吸减慢；血压下降，呼吸增快。

二 异常呼吸的评估及护理

（一）异常呼吸的评估

1. 频率异常

（1）呼吸过速［图7-15（a）］：指成人在安静状态下的呼吸频率超过24次/分钟。常见于高热、疼痛、缺氧、甲亢的病人。

（2）呼吸过缓［图7-15（b）］：指成人在安静状态下的呼吸频率低于10次/分钟。常见于颅内压增高、镇静药中毒的病人。

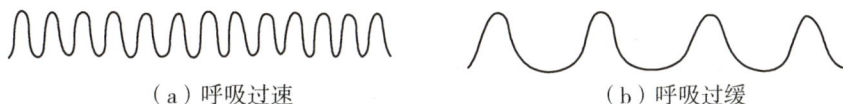

（a）呼吸过速　　　　　　　　（b）呼吸过缓

图7-15　呼吸频率异常

2. 节律异常

（1）潮式呼吸（图7-16）：又称陈-施呼吸（Cheyne-Stokes respiration），表现为一种呼吸由浅慢逐渐加深加快，再由深快逐渐变浅变慢，再经过一段呼吸暂停（5～20秒）后，又开始重复以上的周期性变化，像潮水涨退一样。潮式呼吸的发生机制是呼吸中枢的兴奋性降低，当缺氧严重，$PaCO_2$升高达到一定程度时，刺激颈动脉体和主动脉体的化学感受器，使呼吸恢复或加强。当积聚的二氧化碳呼出后，$PaCO_2$降低，呼吸中枢失去有效的兴奋，呼吸再次减弱继而暂停，从而形成周期性变化。常见于脑炎、脑膜炎、颅内压增高的病人。

（2）间断呼吸（图7-17）：又称毕奥呼吸（Biot's respiration）。间断呼吸表现为呼吸与呼吸暂停现象交替出现，即有规律地呼吸几次后，突然停止呼吸，间断一段短时间后，又开始上述有规律地呼吸，如此反复交替。其产生机制同潮式呼吸，但比潮式呼吸更为严重，多在呼吸停止前出现。常见于颅内病变或呼吸中枢衰竭的病人。

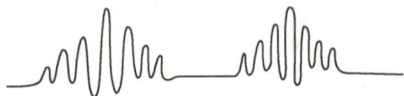

图7-16　潮式呼吸　　　　　　　　　　图7-17　间断呼吸

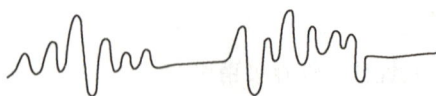

3. 深度异常

（1）深度呼吸：又称库斯莫呼吸（Kussmaul's respiration），是一种深大而规则的呼吸。常见于严重代谢性酸中毒时，如糖尿病酮症酸中毒和尿毒症酸中毒的病人。

（2）浅快呼吸：是一种浅表而不规则的呼吸，有时呈叹息样。常见于呼吸肌麻痹、肺炎、胸膜炎、肋骨骨折的病人，也可见于濒死的病人。

4. 呼吸音响的异常

（1）蝉鸣样呼吸：表现为吸气时有一种高音调像蝉鸣似的音响。由于声带附近阻塞，使吸入空气困难。常见于喉头水肿、痉挛、喉头异物的病人。

（2）鼾声呼吸：表现为呼气时发出粗糙的鼾声。由气管或支气管内分泌物蓄积较多所致，多见于昏迷病人。

5. 呼吸困难

呼吸困难是一个常见的症状，病人自感空气不足，呼吸费力，可出现发绀、胸闷、烦躁不安、鼻翼翕动、端坐呼吸。临床上，呼吸困难可分为以下几种：

（1）吸气性呼吸困难：吸气费力，吸气时间延长，可出现三凹征（胸骨上窝、锁骨上窝、肋间隙或腹上角出现凹陷）。由于上呼吸道部分梗阻，气流不能顺利进入肺，呼吸肌极力收缩，肺内负压极度增高。常见于气管阻塞、气管异物、喉头水肿的病人。

（2）呼气性呼吸困难：呼气费力，呼气时间延长。由于下呼吸道部分梗阻，气流呼出困难。常见于哮喘、阻塞性肺气肿的病人。

（3）混合性呼吸困难：吸气和呼气均感费力，呼吸浅而快。由于广泛性肺部病变使呼吸面积减少，影响换气功能。常见于重症肺炎、大面积肺不张、广泛性肺纤维化、大量胸膜腔积液的病人。

（二）异常呼吸的护理

1. 提供舒适环境

调节室内空气，保持环境安静、整洁、舒适，温湿度适宜，有利于病人休息和活动。

2. 加强病情观察

注意观察病人呼吸的频率、深浅度、节律、声响及有无咳嗽、咳痰、咯血、发绀、呼吸困难及胸痛等。

3. 补充营养和水分

选择营养丰富、易于咀嚼和吞咽的食物，注意满足病人对水分的需要。指导病人进餐但不宜过饱，避免吃产气食物，以免膈肌上抬，从而影响呼吸。

4. 保证氧气供给

给病人吸氧，缓解呼吸困难，纠正缺氧。

5. 保持呼吸道通畅

及时清除呼吸道分泌物，痰液黏稠时可以采用超声波雾化吸入法稀释痰液，指导病人有效咳嗽，必要时吸痰，保持呼吸道通畅。

6. 心理护理

有针对性地做好病人的心理护理，消除其恐惧与不安情绪。

7. 健康教育

帮助病人养成良好的生活习惯，如戒烟限酒；居室经常开窗通风，保持室内空气清新，降低室内微生物的密度，减少对呼吸道刺激；教会病人呼吸训练的方法，如缩唇呼吸、腹式呼吸。

🔗 知识链接

腹式呼吸训练方法如下。

1. 目的：改善异常呼吸模式，有效地减少辅助呼吸肌的使用，改善呼吸效率，降低呼吸能耗。

2. 训练方法：病人取仰卧位或坐位（前倾倚靠位）。腹部放松，经鼻缓慢深吸气，使腹部隆起；呼气时缩唇，将气缓慢吹出，同时收缩腹肌，促进横膈上抬。吸气与呼气的时间比约为 1∶2，每次 10～15 分钟，每日锻炼两次。

三　呼吸测量

【目的】

（1）了解呼吸有无异常。

（2）动态监测呼吸变化，了解病人的呼吸功能。

（3）协助对疾病的诊断，为预防、治疗、康复、护理提供依据。

【评估】

（1）病人一般情况，如病人的年龄、病情、意识状态。

（2）有无影响呼吸的因素，如 30 分钟前有无剧烈运动、心理紧张、情绪激动等。

（3）病人及家属的认知及配合情况，如对测量呼吸的认识、心理反应及合作程度。

【计划】

（1）护士准备：着装整洁，仪表端庄，洗手，戴口罩。

（2）用物准备：表（有秒针）、记录本、笔，必要时备棉花。

（3）病人准备：体位舒适，情绪稳定；测量呼吸前有剧烈运动以及心理紧张、恐惧、哭闹等时，应休息 20～30 分钟后再测量。

（4）环境准备：安静、光线充足、温湿度适宜。

【实施】

测量呼吸见表 7-5。

表 7-5　测量呼吸

操作流程	操作步骤	操作要点与说明
1. 核对病人	核对病人床号、姓名，查看腕带	再次确认病人，测量呼吸无须解释，以免引起病人紧张
2. 病人准备	病人取仰卧位	病人精神放松，避免紧张
3. 测量呼吸	（1）护士保持为病人诊脉手势，观察病人胸部或腹部的起伏 （2）一起一伏计为一次呼吸，正常呼吸计数 30 秒，所得数值乘以 2，即为呼吸频率；如异常呼吸需计数 1 分钟 （3）呼吸微弱不易观察时，需用少许棉花置于病人鼻孔前，观察棉花纤维被吹动的次数，计数 1 分钟	（1）避免计数呼吸时病人察觉 （2）注意观察呼吸的节律、声音，以及有无呼吸困难
4. 整理、记录	（1）向病人解释结果并记录 （2）协助病人取舒适体位，询问病人有无需要，整理床单位 （3）洗手后将测得值绘制在体温单上	（1）以分数式记录，如 18 次/分钟 （2）具体方法见第三章中的护理文件书写

【注意事项】

（1）测量时保持诊脉手势，转移病人注意力，使其处于自然呼吸状态，确保测量呼吸的准确性。

（2）若测量呼吸前有剧烈活动以及紧张、恐惧等强烈情绪反应，应休息 30 分钟，待情绪稳定后再测，以免影响测量结果。

（3）测量呼吸的同时，应注意观察病人呼吸的节律、深浅度、异常声响等，正确评估病人的呼吸整体情况。

【评价】

（1）病人理解测量呼吸的目的，愿意配合。

（2）测量方法正确，结果准确。

（3）病人知道呼吸的正常值以及测量过程中的注意事项。

四　促进有效呼吸的护理措施

（一）肺部叩击

肺部叩击（chest percussion）是用手以适当的力度拍打背部，借助振动，使呼吸道分泌物松脱而排出体外，最终可保持呼吸道的通畅。

1. 方法

病人取坐位或侧卧位。护士的手呈背隆掌空的杯状，五指并拢，手指稍弯曲，有节奏地自下而上、由外向内轻叩，使肺部分泌物松脱。拍打的同时，鼓励病人深呼吸、咳嗽、咳痰。

2. 禁忌

不可在病人裸露的皮肤上和肋骨上下、脊柱、乳房等处拍打，以免造成疼痛和软组织损伤。

（二）体位引流

体位引流（postural drainage）是将病人置于特殊的体位，借助重力的作用将积聚在气道内的分泌物引流到大气道并咳出体外的方法。

1. 方法

根据病人的病变部位采取不同体位，使病变部位的肺段与主支气管垂直，便于分泌物引流。体位引流宜在两餐之间或空腹时进行，每日引流 2～4 次，每次 20～30 分钟。引流时，可配合拍背、深呼吸、咳嗽，以提高引流效果。引流过程中注意观察病人的反应，以及引流液的色、量、性质等。

2. 禁忌

有明显呼吸困难、发绀，近 1～2 周有咯血，以及严重高血压、心力衰竭、高龄病人禁止引流。

（三）有效咳嗽

有效咳嗽（effective cough）可排除呼吸道分泌物、异物，是保持呼吸道通畅、防止肺不张的有效措施。病人取坐位或半卧位，屈膝，双肩放松，身体前倾（若有伤口，护士须用手按压病人的胸腹部或手术切口），深吸气后屏气 1～3 秒，用力做爆破性咳嗽，排出痰液。

（四）雾化吸入法

雾化吸入法（aerosol rebreathing method）指用雾化装置使药液形成细小颗粒，经口、鼻吸入呼吸道，达到湿化呼吸道黏膜、祛痰、抗炎、解痉等目的。痰液黏稠不易咳出时，使用雾化吸入法稀释痰液，有利于痰液的排出（具体方法见第十三章中的吸入给药法）。

（五）吸痰法

吸痰法（aspiration of sputum）指用吸痰管经口、鼻、人工气道将呼吸道的分泌物或误吸的呕吐物吸出，保持呼吸道通畅，预防病人发生吸入性肺炎、肺不张、肺部感染、窒息等并发症的一种方法。吸痰法主要用于无力咳嗽或排痰的病人，如年老体弱、危重、昏迷的病人（具体方法见第十五章中的常用抢救技术）。

重点提示

1. 呼吸过速：呼吸频率超过 24 次 / 分钟。呼吸过缓：呼吸频率低于 10 次 / 分钟。潮式呼吸：呼吸由浅慢逐渐变为深快，再由深快变为浅慢，再经过一段呼吸暂停后，又开始重复以上的周期性变化。间断呼吸：呼吸与呼吸暂停现象交替出现。深度呼吸：深大而规则的呼吸，常见于严重代谢性酸中毒病人。浅快呼吸：浅表而不规则的呼吸，常见于呼吸肌麻痹、某些肺与胸膜疾病病人。

2. 测量呼吸时保持诊脉手势，一起一伏为一次呼吸，同时应注意观察病人呼吸的节律、深浅度、异常声响。呼吸微弱病人测量呼吸时，需用少许棉花置于其鼻孔前，观察棉花被吹动的次数。

第四节　血压的评估及护理

血压（blood pressure，BP）是血液在血管内流动时对单位面积血管壁的侧压力，通常指的是动脉血压。当心室收缩时，血液从心室射入动脉，血液对动脉管壁的侧压力上升达最高值，称为收缩压（systolic pressure）。当心室舒张时，血液暂停射入动脉，动脉血管弹性回缩，血液对动脉管壁的侧压力降至最低值，称为舒张压（diastolic pressure）。收缩压与舒张压之差为脉压（pulse pressure）。在一个心动周期中，动脉血压的平均值称为平均动脉压（mean arterial pressure）。

案例分析

张某，男，70岁，因"突然呼之不应，右侧肢体瘫痪2小时"入院，有高血压病史，做CT检查诊断为脑出血。护士查体：病人呈昏迷状态，右侧肢体瘫痪，T 36.8℃，P 80次/分钟，BP 160/100mmHg。

任务：针对该病人的状况，正确测量病人的血压。

一　正常血压及生理变化

（一）正常血压

正常成人在安静状态下的血压范围为：收缩压90～140mmHg（12.0～18.6kPa），舒张压60～90mmHg（8.0～12.0kPa），脉压30～40mmHg（4.0～5.3kPa），平均动脉压100mmHg（13.3kPa）。

（二）影响血压的因素

1. 每搏输出量

心脏收缩的力量和心脏每分钟射出的血液量直接影响血压。当心率和外周阻力不变时，如果每搏输出量增大，心缩期射入主动脉的血量增多，收缩压明显升高。同时由于动脉血压升高，血液流动速度增快，到心舒末期，大动脉存留的血量增加并不多，舒张压虽有所升高，但程度不大，因而脉压增大。

2. 心率

当每搏输出量和外周阻力不变时，心率增快，心舒期缩短，心舒末期主动脉内存留的血量增多，舒张压明显升高。同时收缩压也有所增加，但收缩压的增加程度不如舒张压明显，因此脉压减小。

3. 外周阻力

其他因素不变，当外周阻力加大时，动脉血压升高，但舒张压升高更明显，因为血液在心舒期流向外周的速度取决于外周阻力。当外周阻力加大时，血液流向外周的速度减慢，使心舒期末存留在大动脉内的血量增多，舒张压升高，脉压减小。当外周阻力减小时，主要使舒张压降低，脉压增大。因此，舒张压主要反映外周阻力的大小。

4. 主动脉和大动脉管壁的弹性

大动脉管壁的弹性对血压起缓冲作用。当动脉管壁硬化时，大动脉的弹性贮器作用减弱，故收缩压升高，舒张压降低，脉压增大。

5. 循环血量

正常情况下，循环血量增加可使血压升高，大出血循环血量减少，对动脉的压力减小，血压会下降。

（三）血压的生理变化

1. 年龄

血压随着年龄的增长而增高，新生儿最低，小儿比成人低，且收缩压比舒张压升高明显，主要是由动脉管壁的弹性变差和血液黏稠度增高所致。

2. 性别

在更年期前，女性血压低于男性；更年期后，血压升高，男女差别较小。

3. 昼夜和睡眠

大多数人清晨起床前的血压最低，然后慢慢升高，傍晚时的血压最高，睡觉时又会降低。当睡眠不佳或过度劳累时，血压会稍微增高。

4. 体型

同年龄的高大、肥胖者血压较高，而体重较轻者血压较低。

5. 体位

站位血压高于坐位血压，坐位血压高于卧位血压，与重力引起的代偿机制有关。

6. 环境

在寒冷环境中，末梢血管收缩，血压可稍升高；在高温环境中，血管扩张，血压可稍微下降。

7. 部位

一般右上肢血压高于左上肢 10～20 mmHg（1.3～2.7 kPa），因为右侧肱动脉来自主动脉弓的第一大分支无名动脉，而左侧肱动脉来自主动脉的第三大分支左锁骨下动脉。下肢血压高于上肢 20～40 mmHg（2.7～5.3 kPa），这是因为股动脉管径较肱动脉为粗，血流量大。

8. 其他因素

情绪激动、剧烈运动、兴奋、疼痛等均可使血压升高。饮酒、吸烟、服用药物、食盐摄入过多对血压也有影响。

二　异常血压的评估及护理

（一）异常血压的评估

1. 高血压（hypertension）

在未使用降压药的情况下，成人收缩压高于 140 mmHg（18.6 kPa）和（或）舒张压高于 90 mmHg（12.0 kPa），称为高血压。常见于高血压病（原发性高血压）病人，或其他疾病如肾脏疾病、甲亢（导致继发性高血压）的病人。

2. 低血压（hypotension）

收缩压低于 90 mmHg（12.0 kPa），舒张压低于 60 mmHg（8.0 kPa）称为低血压。常见于休克、大量失血、心肌梗死的病人。

3. 脉压的变化

（1）脉压增大：脉压大于 40 mmHg（5.3 kPa）。常见于主动脉瓣关闭不全、动脉硬化、甲亢的病人。

（2）脉压减小：脉压小于 30 mmHg（4.0 kPa）。常见于主动脉瓣狭窄、心包积液、心力衰竭的病人。

（二）血压异常病人的护理

1. 观察病情

发现血压异常时，护士应保持冷静，加强血压监测，与病人基础血压比较，给予病人合理的解释和安慰。

2. 合理饮食

选择低盐、低脂肪、低胆固醇、高维生素、富含纤维素的食物，避免辛辣食物。

3. 正确服药

遵照医嘱正确服药，并观察药物疗效及不良反应。

4. 卧床休息

若血压过高，应卧床休息，按医嘱服降压药；若血压过低，迅速取平卧位或休克卧位，并针对病因及时处理。

5. 环境适宜

提供安静、整洁、温湿度适宜的舒适环境，确保病人有充足的睡眠时间。

6. 心理护理

对病人进行针对性护理，消除情绪激动、烦躁、焦虑等诱发高血压的因素，使病人保持心情舒畅。

7. 健康教育

帮助病人建立健康的生活方式；随时调整心态，保持乐观的精神状态；遵医嘱按时服药；学会自行测量血压和判断异常血压的方法。

三 血压计的种类和构造

（一）血压计的种类

常用的血压计有水银式血压计（图7-18）、表式血压计（图7-19）和电子血压计（图7-20）。水银式血压计测量准确，临床上经常使用；表式血压计携带方便，但准确度差；电子血压计测量简单、方便，但误差大，家庭使用较多。

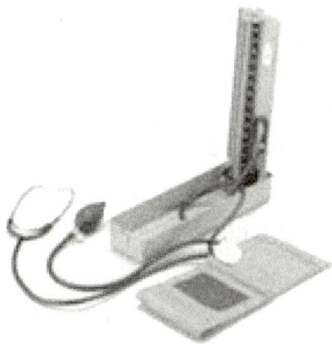

图7-18 水银式血压计　　　　　　　　　图7-19 表式血压计

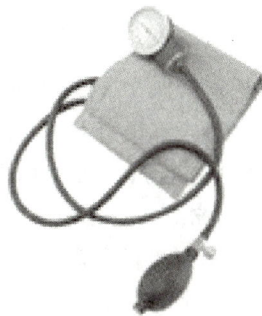

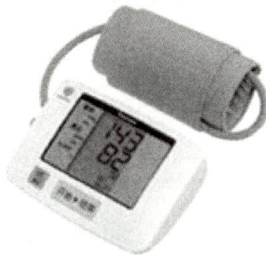

（a）臂式电子血压计　　　　（b）腕式电子血压计

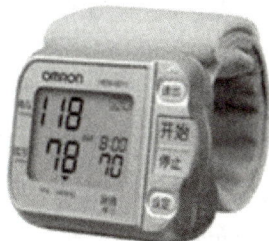

图7-20 电子血压计

（二）血压计的构造

1.输气球和压力活门

输气球可向袖带气囊充气，压力活门可调节压力大小。

2.袖带

袖带为长方形扁平的橡胶带，长度和宽度应符合标准。因为袖带太窄，测得的数值偏高；袖带太宽，测得的数值偏低。一般成人常用的袖带长24cm，宽12cm，外层套一48cm长的布袋；新生儿袖带长5～10cm，宽2.5～4cm；婴儿袖带长12～13.5cm，宽6～8cm；儿童袖带长17～22.5cm，宽9～10cm。橡胶带上有两根橡胶管，一根与加压气球相连，另一根与压力表相通。

3.血压计

（1）水银式血压计：又称汞柱式血压计，由玻璃管、标尺、水银槽三部分组成。在血压计盒盖内面固定一根玻璃管，玻璃管上标有双刻度，一侧是0～300mmHg，另一侧是0～40kPa。玻璃管上端盖以金属帽与大气相通，下端和水银槽相通。

（2）表式血压计：又称弹簧式血压计。其外形呈圆盘状，正面盘上标有刻度，盘中央有一指针提示血压数值。测血压时，指针所指数值即为血压值。

（3）电子血压计：袖袋内有一换能器，有自动采样计算机控制数字运算及自动放气程序。测血压时，数秒钟内可得到收缩压、舒张压、脉搏的数值。

> **✎ 知识链接**
>
> 腕式电子血压计的使用方法如下。
>
> 1. 准备工作：在测量血压前被检者必须在安静环境下休息5～10分钟，使身心放松，呼吸、心率平稳，再开始测量。
>
> 2. 体位、姿势：被检者取平卧或坐位。移开手腕处所有衣物，手掌掌心朝上，将血压计腕套套上手腕，腕套边缘距手掌末端约1cm，液晶显示屏向上，松紧度以1指为宜。将前臂向上弯曲，并贴近胸前放置，使血压计与心脏平齐。
>
> 3. 读数：按开始键，待自动充气、完全放气后，就可以直接从显示屏读取血压数据，记录数据。
>
> 4. 禁忌证：不适用于患有血液循环障碍的病人，如糖尿病、高血脂、高血压的病人。

四 血压测量

【目的】

（1）了解血压有无异常。

（2）动态监测血压变化，了解循环系统的功能状况。

（3）协助对疾病的诊断，为预防、治疗、康复、护理提供依据。

【评估】

（1）病人一般情况，如病人的年龄、病情、意识状态、测量肢体情况。

（2）有无影响血压的因素，如30分钟前有无剧烈运动以及紧张、情绪激动等。

（3）病人及家属的认知和配合情况，如对测量血压的认识、心理反应及合作程度。

【计划】

（1）护士准备：着装整洁，仪表端庄，洗手，戴口罩。

（2）用物准备：血压计、听诊器、记录本、笔。

（3）病人准备：体位舒适，情绪稳定；测血压前有剧烈运动以及紧张、恐惧，哭闹等时，应休息20～30分钟后再测量。

（4）环境准备：安静、光线充足、温湿度适宜。

【实施】

测量血压（以上肢肱动脉测量为例）见表7-6。

表7-6 测量血压（以上肢肱动脉测量为例）

操作流程	操作步骤	操作要点与说明
1. 解释、核对	（1）核对病人床号、姓名，查看腕带 （2）向病人解释测量的目的和配合方法	（1）再次确认病人 （2）消除病人的紧张情绪，使其能主动配合
2. 安置体位	可取坐位或仰卧位，坐位时测量部位平第四肋，仰卧位时平腋中线	使被测肢体与心脏处于同一水平
3. 选择部位	根据病人的情况选择合适的部位，卷袖暴露被测部位，手掌向上，肘关节伸直	一般选择右上臂，如一侧肢体有外伤、进行手术或静脉输液，则需要选择健侧肢体
4. 测量血压	（1）放妥血压计，打开水银槽开关 （2）驱尽袖带内的空气，对准肱动脉平整缠绕于上臂中部，袖带下缘距肘窝2～3cm，松紧度以能插入一手指为宜 （3）触摸肱动脉搏动，将听诊器听件放置于肱动脉最明显处并固定，关闭充气球气门，充气至肱动脉搏动音消失再升高20～30mmHg （4）打开输气球阀门，以4mmHg/秒的速度放气，注意水银刻度与肱动脉搏动音的变化，视线与水银弯月面相平 （5）放气过程中，当听到第一声搏动声时水银所对的刻度为收缩压，搏动音消失或突然变音时水银所对的刻度为舒张压	（1）避免倾倒 （2）保证测量血压值的准确性 （3）听件不在袖带内，以免影响血压值 （4）充气不可过猛、过快，以免病人不适和水银溢出过快，不能正确读取血压值；过慢，导致舒张压值偏高 （5）视线低于水银柱，血压读数偏高；反之，读数偏低 （6）第一声搏动音出现表示袖带内压力降至与心脏收缩压相等
5. 整理、记录	（1）驱尽袖带内气体，平整地缠好袖带后放入血压计盒内，将血压计右倾斜45°，使水银全部流回水银槽内，关闭水银槽开关，盖好盒盖，放置平稳 （2）正确解释测量结果并记录，询问病人有无需要，协助病人取舒适体位，整理床单位 （3）洗手，将测得值记录在体温单血压栏内	（1）避免损坏血压计 （2）记录以分数式，如收缩压/舒张压mmHg；如变声和消声之间有较大差异，记录方式为收缩压/变声/消声mmHg，如125/85/60mmHg （3）具体方法见第三章中的护理文件书写

【注意事项】

（1）测量前检查血压计，防止血压计造成的测量误差，如水银不足可使测出血压值偏低，因此应定期检查水银量。

（2）正确选择测量肢体，为偏瘫、肢体有外伤、输液病人测量血压时，应选择健侧肢体，防止因血液循环障碍而不能真实反映病人血压的动态变化。

（3）对长期密切观察血压者做到四定，即定部位、定时间、定体位、定血压计，以保证测量值的准确性和可比性。

（4）血压计"0"点、肱动脉与心脏在同一水平上，坐位时使肱动脉齐平于第四肋软骨，卧位时齐平于腋中线。

（5）排除影响血压的因素。

·袖带宽窄适宜：袖带过宽可使大段血管受压，增加血流阻力，使测得数值偏低；袖带太窄，需用较高的充气压力阻断动脉血流，使测得数值偏高。

·缠绕袖带松紧适宜：袖带过紧可使血管在未注气前已受压，使测得数值偏低；袖带过松可使有效测量面积变窄，使测得数值偏高。

·被测肢体位置适宜：肢体位置过高，由于血液重力作用的影响，使测得数值偏低；肢体位置过低，使测得数值偏高。

·视线与水银弯月面相平：如视线低于水银柱的弯月面，测得血压值偏高；如视线高于水银柱的弯月面，测得血压值偏低。

（6）测得的血压异常或听不清时须重新测量。应先驱尽袖带内空气，使水银柱降至"0"点，休息片刻再测，避免连续加压，使肢体血液循环受阻，影响测量数值。

【评价】

（1）病人理解测量血压的目的，愿意配合。

（2）测量方法正确，结果准确。

（3）病人知道血压的正常值及测量过程中的注意事项。

（4）测量过程中病人安全、舒适。

重点提示

1. 正常成人收缩压为 90～140mmHg，舒张压为 60～90mmHg，脉压为 30～40mmHg。右上肢比左上肢高 10～20mmHg，下肢比上肢高 20～40mmHg。

2. 高血压：收缩压高于 140mmHg 和（或）舒张压高于 90mmHg；低血压：收缩压低于 90mmHg，舒张压低于 60mmHg。

3. 测量血压应选择健侧肢体；袖带缠绕松紧以一手指能插入为宜，袖带下缘距肘窝 2～3cm；以 4mmHg/秒的速度放气；对长期密切观察血压者做到四定：定部位、定时间、定体位、定血压计；血压计"0"点、肱动脉、心脏在同一水平上，坐位时肱动脉齐平于第四肋软骨，卧位时平于腋中线；袖带松、窄测得血压值高，袖带紧、宽测得血压值低；肢体位置过高，测得血压数值偏低，肢体位置过低，测得血压数值偏高。

五 心电监护仪

心电监护仪（图 7-21）是医院实用的精密医学仪器，能同时监护病人的动态心电图、呼吸、体温、血压、血氧饱和度、脉率等生理参数。它结合了心电监测技术与移动计算技术，对心电异常变化进行实时动态监测和预警，并具有精准监测、触屏操控、简单便捷等特点，所以在临床工作中被广泛应用。

【目的】

对危重病人实施持续不间断的监测，以便及时发现病情变化，及时处理。

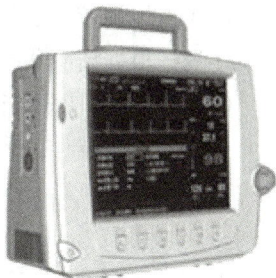

图7-21　心电监护仪

【适用范围】

适用于病情危重需要持续不间断监测心搏的频率、节律与体温、呼吸、血压、脉搏及经皮血氧饱和度的病人。

【评估】

（1）病人病情、意识、生命体征，静脉输液或肢体留置导管情况，胸部皮肤清洁度和有无破溃疤痕，指端循环、指甲等。

（2）病人对心电监护仪的认知、心理反应及合作程度。

【计划】

（1）护士准备：着装整洁，仪表端庄，洗手，戴口罩。

（2）用物准备：心电监护仪一台（全套）、75%乙醇、棉签、3～5片电极片、接线板、笔、监护记录单、纱布。

（3）病人准备：体位舒适，情绪稳定，皮肤干净，无长指甲、灰指甲等。

（4）环境准备：清洁、安静、光线充足、温湿度适宜。

【实施】

（1）核对医嘱、病人，向病人解释操作目的、注意事项及配合技巧。

（2）连接电源，打开开关，检查性能，设定监护仪，选择病人种类（成人/儿童/新生儿）。

（3）病人取平卧位或半坐位，解开衣服，暴露胸部，胸毛多者须剪毛，并洗净皮肤。

（4）安放电极，5导联（RA：右锁骨中线下第二肋间；LA：左锁骨中线下第二肋间；RL：右下腹；LL：左下腹；V：胸壁上）、3导联（RA：右锁骨中线第二肋间；LA：左锁骨中线下第二肋间；LL：左下腹）。

（5）戴SpO_2指套，将SpO_2指套安放在病人末梢循环好、指甲正常的手指上。

（6）连接血压袖带，血压袖带系于病人肘窝上2～3cm处，松紧以伸入一指为宜，避开输液和放置SpO_2指套侧的上臂。

（7）调整报警上下限，监测心电图、呼吸、无创血压、血氧饱和度。

（8）观察记录，发现异常及时报告医生，及时处理。

（9）协助病人取舒适卧位，整理床单位，说明注意事项。

（10）停止心电监护，按医嘱停用监护仪，关掉监护仪开关，撤除导联线、血压袖带及血氧饱和度探头，清洁病人皮肤，协助其取舒适卧位，整理床单位。

（11）清理用物，洗手、记录。

【注意事项】

（1）安电极前，将皮肤清洁彻底。

（2）确保戴SpO_2指套的手指没有灰指甲和涂指甲油，要每4小时更换一次手指，水肿者每2小时更换一次。

（3）血压袖带系于肘窝上 2～3cm 处，松紧以伸入一指为宜，避开输液和放置 SPO_2 指套侧的上臂，根据病情设定测量血压的时间。

（4）各导线留出适当长度，确保病人翻身时不受牵拉。

（5）安放电极时，保护好病人的隐私。

讨论与思考

1．王某，男，21岁，因急性粒细胞性白血病于 2013 年 8 月 25 日收治入院，入院时生命体征正常，但 8 月 27 日晚，病人突发高热，体温为 39.9℃，并伴有抽搐，病人感到恐惧。

请问：作为值班护士，针对该病人的护理诊断的首要问题是什么？应采取哪些护理措施？

2．罗某，女，80岁，因车祸伤致颅内出血，病情危重，呈昏迷状态。李护士为其测量呼吸时，发现其呼吸微弱，胸腹起伏不易观察。

请问：李护士该怎样测量该病人的呼吸？

3．张某，男，35岁，因交通事故致脾脏破裂大出血急诊入院，入院时病人病情危重。

请问：张某的脉搏特征是怎样的？如何测量其脉搏？

4．李某，男，67岁，有高血压病史 10 年，因受凉后咳嗽、咳痰、发热 3 天来医院就诊，门诊医师以大叶性肺炎将病人收住呼吸内科。

请问：作为责任护士，如何对该病人进行生命体征的评估与护理？

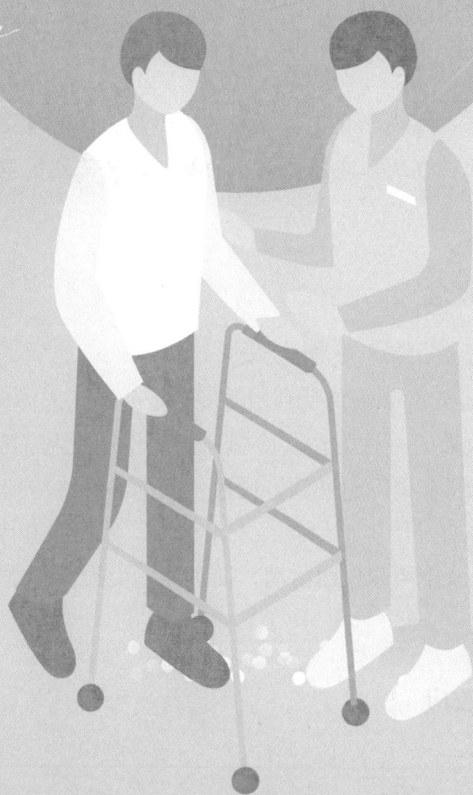

第八章

冷热疗法

第一节　概　述

冷热疗法是临床上常用的物理治疗方法，它通过在人体表面用冷或用热产生相应的生理作用。因此，护士应评估病人局部或全身的状况，正确选择和实施各种冷热疗法，观察病人的反应，并对病人的治疗效果进行及时评估，防止不良反应的发生，以达到治疗的目的。

案例分析

某病人，男性，22 岁，因踢球扭伤右脚踝部 1 小时，自觉踝关节肿痛难忍，被送入医院。

任务：采用合适的物理疗法来减轻该病人的症状，并陈述采取该物理疗法的理由。

一　冷热疗法的概念

冷热疗法（cold and heat therapy）是利用温度低于或高于人体体温的物质作用于体表皮肤，来达到局部和全身治疗效果的一种方法。冷热疗法的作用机制：冷热因子作为一种温度刺激，可刺激皮肤感受器，使神经末梢发出冲动，通过传入神经纤维传到大脑皮层感觉中枢，然后感觉中枢对冲动进行识别并通过传出神经纤维发出指令，使皮肤和内脏器官的血管收缩或扩张，进而改变机体各系统的体液循环和代谢活动，使机体免受损伤或达到舒适和治疗的目的。

二　冷热疗法的效应

（一）生理效应

用冷或热时，机体会产生不同的生理效应，用冷产生的生理效应与用热产生的生理效应大部分相反，见表 8-1。

表 8-1　冷热疗法的生理效应

生理指标	生理效应	
	用　热	用　冷
细胞代谢	增加	减少
需氧量	增加	减少
血管	扩张	收缩
毛细血管通透性	增加	减少
血液黏稠度	降低	增加
血液流动	增快	减慢
淋巴流动	增快	减慢
结缔组织伸展性	增强	减弱
神经传导速度	增快	减慢
体温	上升	下降

（二）继发效应

继发效应（secondary effect）是指用冷或用热超过一定时间后，产生与生理效应相反的作用。如热疗可使血管扩张，冷疗可使血管收缩，但动物实验已证明，持续用热或用冷超过1小时后，血管会收缩或舒张，这是机体避免长时间用热或用冷导致组织损伤而产生的防御反应。因此，冷热疗法应用时间以 20～30 分钟为宜，如需反复使用，为防止产生继发效应而抵消生理效应，中间必须间隔1小时，使组织有一个复原的过程。

（三）远处效应

在身体某处用冷或用热时，不仅对该处产生生理效应，也会影响身体的其他部位，这种现象称为交感性反应。交感性反应不如直接反应那样强烈、快速，而且时间较短，不易察觉。例如：左手用热时，左手血管扩张，右手也可见到相同现象。

三　冷热疗法的作用

（一）冷疗法的作用

1. 减轻局部充血和出血

用冷可使血管收缩，降低毛细血管的通透性，减轻局部充血；也可使血流速度减慢，血液黏稠度增加，血小板聚集，促使血液凝固而控制出血。冷疗法适用于鼻出血、扁桃体摘除术后和局部软组织损伤的早期（48小时内）的病人。

2. 减轻局部组织肿胀和疼痛

用冷可使局部血管收缩，神经冲动的传导速度减慢，神经末梢的敏感性降低而减轻疼痛。

同时，由于血管收缩，毛细血管的通透性下降，渗出物减少，因而可减轻组织肿胀压迫神经末梢所引起的疼痛。冷疗法适用于牙痛、烫伤和急性损伤早期的病人。

3. 控制炎症扩散

用冷可使血管收缩，局部血流速度减慢，降低细菌的活力和细胞代谢率，从而抑制化脓和炎症的扩散。冷疗法适用于炎症早期，如鼻部软组织发炎早期的病人。

4. 降低体温

当冷刺激与皮肤接触时，可通过传导与蒸发的物理作用将体内的热散发于体外，从而降低体温，适用于高热和中暑的病人。此外，脑外伤、脑缺氧的病人可利用局部或全身降温来减少脑细胞的需氧量，有利于脑细胞的康复。

（二）热疗法的作用

1. 促进炎症消散和局限

用热可使局部血管扩张，血流量增加，促进组织血液循环，提高白细胞和巨噬细胞的数量和吞噬功能。同时，供给营养物质，可增强细胞的新陈代谢，有利于受损细胞的愈合和新组织的形成。因而，在炎症早期（48小时后）用热疗法可促进炎症渗出物的吸收和消散；在炎症后期用热疗法，可促进白细胞释放蛋白溶解酶，溶解坏死组织，使炎症受限。热疗法适用于眼睑炎（麦粒肿）、踝关节扭伤出血48小时后、乳腺炎的病人。

2. 减轻深部组织充血

局部用热可使皮肤的体表血管扩张，开放了平时呈关闭状态的动静脉吻合支，致使浅表层处的血流量增多，而深部组织的血流量减少，减轻深部组织的充血。

3. 减轻疼痛

用热可使肌肉、肌腱、韧带等组织松弛，解除肌肉痉挛；降低痛觉神经的兴奋性，提高痛阈；使血管扩张，血流量增加，促进血液循环，加速炎症渗出物的吸收和致痛物质的排出，减轻对神经末梢的刺激和压迫，从而缓解疼痛。热疗法适用于腰肌劳损、肾绞痛、胃肠痉挛性疼痛的病人。

4. 保暖、舒适

用热可促进机体血液循环，维持体温的相对恒定，使病人感到舒适。热疗法常用于危重病人、早产儿、老年人、末梢循环不良者。

四　影响冷热疗法效果的因素

（一）方法

冷热疗法的应用方法不同，达到的效果也不同。无论是热疗还是冷疗，均有湿法和干法两类。湿冷、湿热疗法比干冷、干热疗法的效果好，因为水与空气相比，水的传导能力和渗透性强，所以，在使用湿热疗法时，水温应低于干热疗法；应用干冷疗法时，水温应低于湿冷疗法。

（二）部位

人体皮肤的厚度不同，冷热疗法的效果也不同。一般来说，皮肤较薄或经常不暴露的部分对冷热的敏感性强，效果比较好。另外，血液循环也能影响冷热疗法的效果，血液循环好的部位，应用冷热疗法效果较好。因此，临床上为高热病人降温时，常选用皮肤薄且有大血管流经处（如腹股沟、腋下等处）。

（三）时间

冷热疗法的使用时间应根据使用目的、机体状态和局部组织情况而定。一般时间不超过30分钟，在这个时间内其效应随着时间的增加而增加，可以达到最好的治疗效果。如果时间过长，会产生继发效应，甚至导致不良反应发生，如寒战、面色苍白等。

（四）面积

冷热疗法应用面积的大小与效果有关。如全身用冷，冷疗面积大，则效果较强；反之，则较弱。但须注意，冷热疗法使用面积越大，病人的耐受性就越差，会引起全身反应，如血压急剧下降、晕厥等。

（五）个体差异

年龄、居住习惯、性别、身体状况等不同，个体对冷、热的耐受性也有所不同，反应也不同。例如：老年人因感觉功能减退，对冷、热刺激反应的敏感性降低；婴幼儿由于体温调节中枢发育不完善，对冷、热刺激反应较强烈；女性较男性对冷、热刺激更敏感；昏迷、血液循环障碍、血管硬化的病人，对冷、热刺激的敏感性降低。

（六）温度

环境温度可直接影响冷热疗法的效果。如在寒冷干燥的环境中，用冷疗法，效果会更好。另外，冷热疗法应用时的环境温度与治疗前机体的体表温度相差越大，机体对冷热刺激反应越强；反之，则越弱。

✎ 知识链接

皮肤内分布着多种感受器或感觉神经末梢。一般认为，皮肤感觉主要有四种，即触觉、冷觉、温觉和痛觉。冷觉和温觉合称温度觉，起源于两种感受范围不同的温度感受器。冷觉感受器位于真皮上层，数量比温觉感受器多 $4 \sim 10$ 倍；温觉感受器位于真皮下层。因此，人体对冷刺激的反应比热刺激要敏感。当强烈刺激冷觉感受器及温觉感受器时，痛觉感受器就会兴奋，机体就会产生疼痛。

五 应用冷热疗法的禁忌证

（一）冷疗法的禁忌证

1. 血液循环障碍

大面积组织受损、休克、周围血管病变、动脉硬化、神经病变、水肿的病人如使用冷疗法，将使血管收缩，加重血液循环障碍，导致局部组织缺血、缺氧而坏死。

2. 组织损伤、破裂

用冷会使血液循环障碍加重，加重组织损伤，且影响伤口愈合，尤其是大范围组织损伤，应绝对禁止用冷。

3. 慢性炎症或深部化脓病灶

用冷可使局部血流量减少，妨碍炎症的吸收。

4. 对冷敏感

冷疗法可能导致过敏症状，如红斑、荨麻疹、关节疼痛、肌肉痉挛等。

5. 冷疗法的禁忌部位

（1）枕后、耳廓、阴囊处皮肤较薄，对冷敏感，易引起冻伤。

（2）心前区，可引起反射性心率减慢，心房纤颤、心室纤颤及房室传导阻滞。

（3）腹部，易引起腹痛、腹泻。

（4）足底，易引起反射性末梢血管收缩而影响散热，同时也可能引起一过性冠状动脉收缩。

（二）热疗法的禁忌证

1. 软组织扭伤或挫伤早期（48小时内）

用热可促进血液循环，加重皮下出血、肿胀和疼痛。

2. 未经确诊的急性腹痛

热疗虽能减轻疼痛但易掩盖真实病情，贻误诊断和治疗；同时可促进炎症发展，有引发腹膜炎的危险。

3. 面部危险三角区感染

该处血管丰富，与颅内海绵窦相通的面部静脉无静脉瓣，用热会使血管扩张，血流加快，导致细菌和毒素进入血液循环，促进炎症扩散至颅内，造成颅内感染和败血症。

4. 出血性疾病、器官出血

热疗可使局部血管扩张，毛细血管通透性增加，从而加重出血。

5. 恶性肿瘤

治疗部位有恶性肿瘤时不可实施热疗法，因为用热会加速异常细胞的活动、分裂及生长，从而加重病情。

6. 金属移植物

金属是热的良导体，用热易造成烫伤。

第二节　冷疗法

案例分析

刘某，女，49岁，因高温劳动后出现头晕伴发热入院。体检：T 41℃，P 120次/分钟，R 24次/分钟，BP 120/80mmHg。神志不清，面色潮红而灼热，诊断为中暑。医嘱：物理降温。

任务：

1. 请在操作之前对病人进行正确的护理评估。

2. 请为病人拟定可采用的物理降温方法。

3. 叙述病人不能应用冷疗法的身体部位。

冷疗法是用低于人体温度的物质作用于机体的局部或全身，以达到止血、止痛、消炎和降温目的的治疗方法。根据用冷面积及方式，冷疗法可分为局部冷疗和全身冷疗。局部冷疗包括使用冰袋、冰囊、冰帽、冰槽以及冷湿敷法等，全身冷疗包括温水拭浴、乙醇拭浴等。

一　局部冷疗

（一）冰袋、冰囊的使用

【目的】

降低体温，局部消肿、止血。阻止发炎或化脓，减轻疼痛。

【评估】

（1）病人的一般情况，如年龄、病情、体温及治疗情况。

（2）病人局部皮肤状况，如颜色、温度以及有无硬结、淤血，有无感觉障碍及对冷过敏。

（3）病人的意识状况、活动能力及合作程度。

【计划】

（1）护士准备：着装整洁，洗手，戴口罩。

（2）病人准备：了解冰袋、冰囊的使用目的、方法、注意事项及配合技巧。

（3）用物准备：冰袋（冰囊）（图8-1）及布套、帆布袋、冰块、木槌、盆、冷水、毛巾、勺、手消毒液。

（4）环境准备：整洁、安全、温度适宜，避免对流风直吹病人，必要时备屏风。

冰袋　　　　　　　冰囊

图8-1　冰袋、冰囊

【实施】

冰袋、冰囊的使用见表8-2。

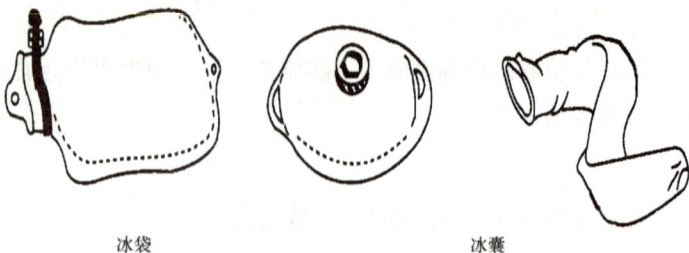

表8-2　冰袋、冰囊的使用

操作流程	操作步骤	操作要点与说明
1. 装冰袋（冰囊）	（1）将冰块放入帆布袋内，用木槌敲成核桃大小，放入盆中用冷水冲去棱角 （2）将冰块装入冰袋（冰囊）内1/2～2/3满，排气后夹紧袋口 （3）擦干冰袋（冰囊）表面的水，倒提检查后，装入布套	（1）避免冰块棱角损坏冰袋（冰囊）而发生漏水 （2）便于冰袋和皮肤接触 （3）空气会加速冰块融化 （4）检查冰袋有无漏水 （5）帆布袋可吸收冷凝水气
2. 核对、解释	携用物至病人床旁，核对病人，向病人解释用冷的目的和方法	（1）确认病人 （2）取得病人的合作
3. 放置冰袋（冰囊）	高热降温时，将冰袋置于前额、头顶、体表大血管处，如颈部、腋下、腹股沟等；扁桃体摘除术后置冰囊于颈前颌下（图8-2）；鼻部冰敷时，将冰囊吊起，其高度以冰囊底部能接触到鼻根为宜（图8-3）	（1）扁桃体摘除术后，预防出血 （2）鼻部冰敷时将冰囊吊起，减轻局部压力 （3）放置时间不超过30分钟，以免发生继发效应
4. 观察	效果和用冷部位局部皮肤情况	若出现青紫、麻木感，则必须停止使用
5. 整理、记录	（1）撤掉冰袋，协助病人舒适躺卧，整理床单位，按规定处理用过的物品 （2）洗手，记录用冷的时间、部位、效果和反应	（1）将冰袋倒空，倒挂晾于通风阴凉处，待干备用；布套清洁后晾干备用 （2）便于评价

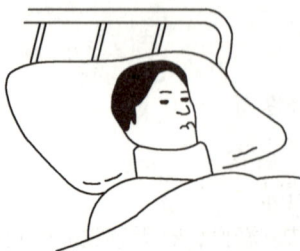

图8-2　颈部冰囊冷敷　　　　图8-3　鼻根部放置冰囊

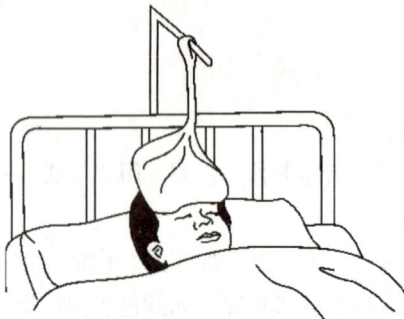

【注意事项】

（1）用冷的时间正确，最长不得超过30分钟。长时间使用者，需间隔1小时后再重复使用。

（2）使用过程中，随时检查冰袋是否漏水、冰块是否融化，以便及时更换。

（3）如高热病人使用冰袋降温，应在用冷30分钟后测量体温并记录。当体温降至39℃以下时，应取下冰袋，并做好记录。

【评价】

（1）护患沟通有效，病人和家属能主动配合，并学会冰袋的使用方法。

（2）护士操作方法正确、熟练，用冷时间合适，病人无继发效应和不良反应。

🔗 **知识链接**

化学致冷袋可代替冰袋，维持时间为2小时，具有方便、实用的特点。化学致冷袋可分为一次性化学致冷袋和反复使用的化学致冷袋，后者又称超级冷袋。一次性化学致冷袋是将两种化学制剂分成两部分装在特制密封的聚乙烯塑料袋内，使用时将两种化学制剂充分混合后即可。超级冷袋是内装凝胶或其他冰冻介质的冷袋，将其放入冰箱内4小时，其内容物由凝胶状态变为固态。使用时将冰袋取出，冰袋在常温下吸热，又由固态变为凝胶状态（可逆过程）。使用后，用消毒液擦拭冷袋外壁，将其置于冰箱内，可再次使用。

（二）冰帽、冰槽的使用

【目的】

降低头部温度，预防脑水肿，减轻脑细胞损害。

【评估】

（1）病人的一般情况，如年龄、病情、体温及治疗情况。

（2）病人头部皮肤状况。

（3）病人的意识状况、心理反应及合作程度。

【计划】

（1）护士准备：着装整洁，洗手，戴口罩。

（2）病人准备：了解冰帽、冰槽的使用目的、方法、注意事项及配合技巧。

（3）用物准备：冰帽（冰槽）、帆布袋、冰块、木槌、盆、冷水、海绵垫、勺、水桶和肛表。若用冰槽降温，则需备不脱脂棉球、凡士林纱布。

（4）环境准备：温度适宜，避免对流风直吹病人，必要时备屏风。

【实施】

冰帽、冰槽的使用见表8-3。

表8-3 冰帽、冰槽的使用

操作流程	操作步骤	操作要点与说明
1. 装冰帽（冰槽）	同冰袋法	—
2. 核对、解释	携用物至病人床旁，核对病人，向病人解释用冷的目的和方法	（1）确认病人 （2）取得病人的合作
3. 放置冰帽	（1）戴上冰帽，须在后颈部、双耳外面垫海绵垫；将引水管置于水桶中（图8-4） （2）病人头部置于冰槽中，外耳道内塞不脱脂棉球，双眼覆盖凡士林纱布（图8-5）	（1）以免枕后、耳廓冻伤 （2）注意水流情况 （3）以免水流入耳内 （4）保护角膜
4. 观察	效果和头部皮肤的情况	防止耳廓麻木、青紫、冻伤发生

续表8-3

操作流程	操作步骤	操作要点与说明
5. 整理、记录	（1）用冷30分钟后，撤掉冰帽（冰槽），协助病人躺卧舒适，整理床单位，处理用物 （2）洗手后记录用冷时间、部位、效果和反应	（1）冰帽：同冰袋处理 （2）冰槽：将冰水倒空备用 （3）便于评价

【注意事项】

（1）用冷的时间正确，最长不得超过30分钟，以免发生继发效应。长时间使用者，需间隔1小时后再重复使用。

（2）使用过程中，注意监测病人的心率、肛温，维持肛温在33℃左右，不得低于30℃，以防心房纤颤、心室纤颤与房室传导阻滞的发生。

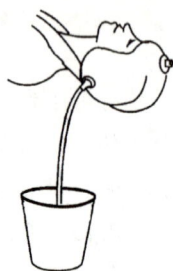 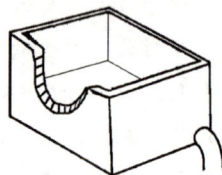

图8-4 冰帽　　　　图8-5 冰槽

【评价】

（1）护患沟通有效，病人和家属了解治疗的目的，积极配合。

（2）护士操作方法正确、熟练，用冷时间合适，病人无继发效应和不良反应。

（三）冷湿敷法

【目的】

降温，消炎，用于早期扭伤、挫伤的消肿、止痛。

【评估】

（1）病人的一般情况，如年龄、病情、体温及治疗情况。

（2）病人冷敷部位有无伤口及伤口情况等。

（3）病人的意识状况、活动能力、心理反应及合作程度。

【计划】

（1）护士准备：着装整洁，修剪指甲，洗手，戴口罩。

（2）病人准备：了解冷湿敷法的目的、方法、注意事项及配合技巧。

（3）用物准备：内盛冰水容器、弯盘、纱布、敷布2块、卵圆钳2把、凡士林、棉签、一次性治疗巾、胶布、手消毒液、医用垃圾桶，必要时备屏风、换药盘。

（4）环境准备：温度适宜，必要时关闭门窗。

【实施】

冷湿敷法见表8-4。

表8-4 冷湿敷法

操作流程	操作步骤	操作要点与说明
1. 核对、解释	携用物至病人床旁，核对病人，向病人解释用冷的目的和方法	（1）确认病人 （2）取得病人的合作
2. 暴露患处	先暴露患处，在受敷部位下垫一次性治疗巾，在受敷部位涂凡士林后盖一层纱布	保护皮肤和床单位

操作流程	操作步骤	操作要点与说明
3. 冷敷患处	（1）将浸入冰水盆中的敷布以拧至不滴水为宜（图8-6），抖开敷在患处；高热病人敷在前额 （2）每3～5分钟更换一次敷布，持续15～20分钟	（1）若冷敷部位有开放性伤口，须进行无菌操作：冷敷、处理伤口 （2）保证冷疗效果，以防引起继发效应
4. 观察	病人反应和用冷部位局部皮肤情况	促进舒适
5. 整理、记录	（1）撤掉敷布和纱布，擦掉凡士林，协助病人取舒适体位，整理床单位，处理用物。 （2）洗手后记录用冷时间、部位、效果和反应	（1）消毒后备用 （2）便于评价

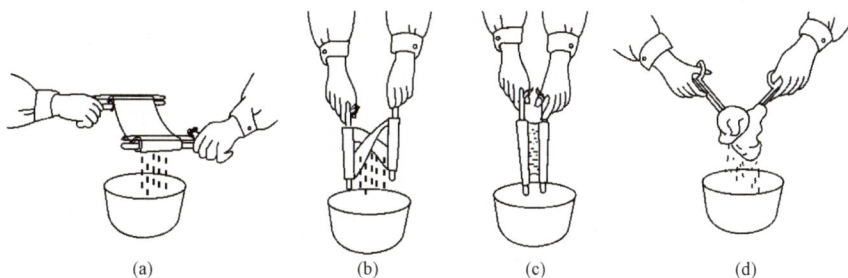

图8-6 湿敷拧敷布

【注意事项】

（1）用冷的时间正确，最长不得超过30分钟，以防产生继发效应。

（2）如为物理降温，则应在用冷30分钟后测量体温并记录。

【评价】

（1）护患沟通有效，病人和家属能主动配合，满足病人的身心需要。

（2）病人局部皮肤无发紫、麻木及冻伤。

二 全身冷疗

全身冷疗包括温水拭浴和乙醇拭浴。

【目的】

高热病人降温。

【评估】

（1）病人的一般情况，如年龄、病情、体温及治疗情况。

（2）病人皮肤状况、有无乙醇过敏史。

（3）病人的意识状况、活动能力及合作程度。

【计划】

（1）护士准备：着装整洁，洗手，戴口罩。

（2）病人准备：了解温水拭浴或乙醇拭浴的目的、方法、注意事项及配合技巧，需要时排尿。

（3）用物准备：盆内盛 32 ～ 34℃的温水 2/3 满（乙醇拭浴时用25% ～ 35%乙醇100 ～ 200mL），准备小毛巾、大浴巾、热水袋及布套、冰袋及布套、手消毒液，必要时备干净衣物、大单、便器及屏风。

（4）环境准备：关闭门窗，调节室温，必要时用屏风遮挡，以保护病人的隐私。

【实施】

全身冷疗见表 8-5。

表 8-5 全身冷疗

操作流程	操作步骤	操作要点与说明
1. 核对、解释	携用物至病人床旁，核对病人，向病人解释用冷的目的和方法	（1）确认病人 （2）取得病人的合作
2. 安置体位	协助病人取舒适卧位，松开床尾盖被	按需使用便器
3. 放置冰袋	置冰袋于病人头部，置热水袋于足下	冰袋有利于降温和防治头痛；热水袋使病人感觉舒服，并减轻头部充血
4. 分步拭浴	（1）协助病人脱去上衣，松解裤带；将大浴巾垫于拍拭部位下；将浸湿的小毛巾包成手套状并挤至半干，以离心方向拍拭（轻拍），每侧 3 分钟，最后用大浴巾擦干 （2）拍拭顺序如下。 ①仰卧位拍拭双上肢：颈外侧→肩→上臂外侧→前臂外侧→手背，侧胸→腋窝→上臂内侧→肘窝→前臂内侧→手心 ②侧卧位拍拭腰背部：背部→腰部→臀部，擦拭完毕，穿好上衣，脱去裤子 ③仰卧位拍拭双下肢：髂部→下肢外侧→足背，腹股沟→下肢内侧→内踝，臀下→下肢后侧→腘窝→足跟，穿好裤子	（1）便于拭浴 （2）保护病人床单位，将毛巾呈手套状拭浴有舒适感，以拍拭方式进行，避免用摩擦方式而产热 （3）禁忌拍拭心前区、腹部、足底 （4）拍至颈外侧、腋窝、腹股沟、腘窝等大血管处稍用力并延长擦拭时间，以利于局部散热 （5）拍拭全过程时间不超过 20 分钟，以防引起继发效应
5. 观察	病人全身反应和局部皮肤情况，如有无寒战、面色苍白、出血点、脉搏及呼吸异常等	若有异常，应立即停止拭浴，通知医生及时处理
6. 整理、记录	（1）撤去热水袋，整理床单位，收拾用物。擦拭后 30 分钟，测量病人体温 （2）洗手后记录用冷时间、部位、效果和反应	（1）用物按规定处理后备用 （2）若体温低于 39℃，取下冰袋 （3）便于评价

【注意事项】

（1）乙醇是一种挥发性液体，擦浴时在皮肤上迅速蒸发，带走机体大量的热，并刺激皮肤血管扩张，因此散热效果较强，血液病病人及新生儿高热禁止使用。温水拭浴的水温与正常人皮肤温度相近，温水无刺激、不过敏，病人感觉舒服，尤其适用于新生儿、婴幼儿的降温。

（2）拭浴过程中，应注意观察病人的全身反应和局部皮肤情况。应注意体弱者、心脏病病人等的身体耐受能力，一旦发现异常，立即停止并及时处理。

（3）用冷的时间正确，最长不得超过 20 分钟，以免发生继发效应。长时间使用者，需间隔 1 小时后再重复使用。

（4）观察病人的全身反应和局部皮肤情况，一旦出现寒战、面色苍白、脉搏及呼吸异常等，应立即停止擦浴，并报告医生，及时采取相应的措施。

【评价】

（1）病人无寒战、面色苍白、脉搏和呼吸异常，皮肤表面无发红、出血点等。

（2）擦完30分钟后测量病人体温，体温有所下降。

重点提示

1. 用冰袋（冰囊）冷敷时，注意观察病人局部皮肤的变化，每10分钟查看一次皮肤颜色，确保病人局部皮肤无发紫、麻木及冻伤发生。

2. 血液病病人及新生儿高热禁止使用乙醇拭浴，禁止拍拭心前区、腹部、足底。

知识链接

医用冰毯全身降温仪，简称冰毯机。它利用半导体制冷原理，将水箱中蒸馏水冷却后通过主机和冰毯内的水进行循环交换，加速了与毯面接触皮肤的散热，以达到降温目的。冰毯机分为单纯降温机和亚低温治疗机两种。前者用于高热病人，后者主要用于重型颅脑损伤病人。使用时，协助病人脱去上衣，整个背部贴于冰毯上。冰毯机上连有肛温传感器，可设置肛温上、下限，根据肛温变化自动切换"制冷"开关，将肛温控制在设定范围。冰毯机使用过程中应注意监测肛温以及传感器是否固定在肛门内、水槽内水量是否足够等。

第三节　热疗法

热疗法是用高于人体温度的物质作用于机体的局部或全身，以达到促进血液循环、消炎、解痉和舒适目的的治疗方法。热疗法包括干热疗法和湿热疗法。

案例分析

病人，刘某，女，35岁，产后因乳房红肿、胀痛入院。体检：T 38.5℃，P 105次/分钟，R 22次/分钟，BP 120/80mmHg。乳房局部皮肤有红、肿、热、痛，出现较明显的硬结，有触痛，诊断为乳腺炎。医嘱：局部热敷。

任务：请正确为该病人制定可采用的热敷方法，并叙述注意事项。

一　干热疗法

（一）热水袋的使用

【目的】

保暖、舒适、解痉、镇痛。

【评估】

（1）病人的一般情况，如年龄、病情、体温、意识状况及治疗情况。

（2）病人局部皮肤状况，如颜色、温度，有无硬结、淤血，有无感觉障碍。

（3）病人的心理状态、活动能力及合作程度。

【计划】

（1）护士准备：着装整洁，洗手，戴口罩。

（2）病人准备：了解热水袋使用的目的、方法、注意事项及配合技巧。

（3）用物准备：热水袋及布套、水温计、毛巾、盛水容器、热水、手消毒液。

（4）环境准备：温度适宜，避免对流风直吹病人，必要时备屏风。

【实施】

热水袋的使用见表8-6。

表8-6　热水袋的使用

操作流程	操作步骤	操作要点与说明
1. 装热水袋	（1）调节水温，成人的水温为60～70℃ （2）放平热水袋，灌水至1/2～2/3满，排气后拧紧塞子，擦干热水袋表面的水，倒提检查后，装入布套	（1）防止烫伤 （2）边灌水边提高热水袋，以防水外溢 （3）检查热水袋是否漏水 （4）避免与皮肤直接接触，增强舒适度
2. 核对、解释	携用物至病人床旁，核对病人，向病人解释用热的目的和方法	（1）确认病人 （2）取得病人的合作
3. 放热水袋	将热水袋口朝向身体外侧，放置于所需位置	防止烫伤
4. 观察	效果和局部皮肤的情况、热水袋情况	若皮肤有潮红、水疱、疼痛，立即停止使用，局部涂凡士林
5. 整理、记录	（1）撤掉热水袋，协助病人躺卧舒适，整理床单位，处理用物 （2）洗手，记录用热的时间、部位、效果和反应	（1）热水袋倒空，倒挂晾于通风阴凉处；布套清洁后，晾干备用 （2）便于评价

【注意事项】

（1）用热的时间不得超过30分钟。长时间使用者，需间隔1小时后再重复使用，以免产生继发效应。

（2）用热水袋过程中观察局部皮肤情况，如发现潮红、疼痛等应立即停用，并在局部涂凡士林保护皮肤。

（3）使用过程中加强巡视，随时检查热水袋是否漏水，以便及时更换。嘱咐病人及家属不要随意调节水温。必要时做好床头交班。

（4）对于老年人、小儿、昏迷病人、周围循环障碍病人、感觉迟钝病人等，水温应低于50℃，并用毛巾包裹热水袋，以防发生烫伤。

【评价】

（1）护患沟通有效，病人和家属能主动配合，并学会热水袋的使用方法。

（2）护士操作方法正确、熟练，用热时间合适，病人无继发效应和不良反应。

化学加热袋是盛有两种化学物质的密封塑料袋，使用时，使两种化学物质发生反应而产热。它的最高温度达76℃，平均温度56℃，可持续使用2小时左右。化学加热袋为一次性使用物品，减少了交叉感染的机会，其使用方法与热水袋相同。注意：化学加热袋必须在袋外加布套或用毛巾包裹后方可使用。

（二）红外线灯及烤灯的使用

【目的】

消炎、解痉、镇痛，促进创面干燥结痂，有利于伤口愈合，用于感染的伤口、压疮、臀红、神经炎症、关节炎症等。

【评估】

（1）病人的一般情况，如年龄、病情、意识、局部皮肤情况及治疗情况。

（2）病人的心理状况、活动能力及合作程度。

（3）病人的伤口及局部皮肤状况等。

【计划】

（1）护士准备：着装整洁，洗手，戴口罩。

（2）病人准备：了解红外线灯及烤灯使用的目的、方法、注意事项及配合技巧，采取舒适的体位。

（3）用物准备：鹅颈灯或红外线灯、手消毒液，必要时备有色眼镜或纱布、屏风。

（4）环境准备：温度适宜。

【实施】

红外线灯及烤灯的使用见表8-7。

表8-7 红外线灯及烤灯的使用

操作流程	操作步骤	操作要点与说明
1. 核对、解释	携用物至病人床旁，核对病人，向病人解释用热的目的和方法	（1）确认病人 （2）取得病人的合作
2. 暴露患处	协助病人取舒适体位，暴露患处，进行清洁	必要时备屏风遮挡，保护病人隐私
3. 局部照射	调节灯距，一般为30～50cm，以手试温，以温热为宜	面颈部和前胸照射时，应戴有色眼镜或用纱布遮盖，保护病人眼睛
4. 观察	治疗效果、局部反应和全身反应	防止烫伤
5. 整理、记录	（1）照射时间为20～30分钟，关闭开关，协助病人躺卧舒适，整理床单位 （2）洗手，记录用热时间、部位、效果和反应	（1）防止引起继发效应 （2）擦拭红外线灯及烤灯，备用 （3）便于评价

【注意事项】

（1）照射完毕后，嘱病人在室内休息15分钟后方可外出，防止感冒。

（2）前胸、面颈部照射时，应戴有色眼镜或用纱布遮盖，因为眼内含有较多的液体，对红外线吸收较强，可引发白内障。

（3）治疗意识不清、局部感觉障碍、血液循环障碍、瘢痕者的病人时，应加大灯距，防止烫伤。

（4）使用过程中应注意观察有无过热、心慌、头晕等全身及皮肤反应，出现情况及时处理。皮肤出现桃红色为合适剂量，若局部皮肤出现紫红色应停止照射，涂凡士林以保护皮肤。

【评价】

（1）护患沟通有效，病人和家属能主动配合。

（2）护士操作方法正确、熟练，病人无全身反应和局部反应。

二 湿热疗法

（一）热湿敷法

【目的】

解痉、消炎、消肿、止痛。

【评估】

（1）病人的一般情况，如年龄、病情、意识状况及治疗情况。

（2）病人热敷部位有无伤口、伤口情况如何。

（3）病人活动能力、心理反应及合作程度。

【计划】

（1）护士准备：着装整洁，修剪指甲，洗手，戴口罩。

（2）病人准备：了解热湿敷的目的、方法、注意事项及配合要点，采取舒适体位。

（3）用物准备：内盛热水容器、弯盘、纱布、敷布2块、卵圆钳2把、凡士林、棉签、一次性治疗巾、胶布、手消毒液、医用垃圾桶，必要时备屏风、毛巾、换药盘。

（4）环境准备：温度适宜，必要时关闭门窗。

【实施】

热湿敷法见表8-8。

表8-8 热湿敷法

操作流程	操作步骤	操作要点与说明
1. 核对、解释	携用物至病人床旁，核对病人，向病人解释用热的目的和方法	（1）确认病人 （2）取得病人的合作
2. 暴露患处	先暴露患处，在受敷部位下垫一次性治疗巾，受敷部位涂凡士林后盖一层纱布	保护皮肤和床单位
3. 湿敷患处	（1）将浸入热水盆中的敷布拧至以不滴水为宜，抖开敷在患处，上盖毛巾以维持温度 （2）每隔3～5分钟更换一次敷布，持续15～20分钟	（1）若热敷部位有开放性伤口，须进行无菌操作：热敷、处理伤口 （2）保证热疗效果，以防引起继发效应
4. 观察	病人反应和用热部位局部皮肤情况	促进舒适

续表8-8

操作流程	操作步骤	操作要点与说明
5. 整理、记录	（1）撤掉用物并擦干，协助病人取舒适体位，整理床单位，处理用物 （2）洗手后记录用热的时间、部位、效果和反应	（1）消毒后备用 （2）便于评价

【注意事项】

（1）热湿敷法的水温为 50～60℃，敷前应把敷布放于手腕内侧试温，以不烫手为宜；随时观察局部皮肤状况，避免烫伤。

（2）面部热敷使局部血管扩张，若不注意保暖，易受凉感冒。因此，面部热敷完 30 分钟后方可外出。

【评价】

（1）护患沟通有效，病人和家属能主动配合。

（2）病人局部皮肤无不适、无烫伤。

（二）热水坐浴法

【目的】

减轻局部疼痛、炎症、水肿、充血及清洁局部，可用于术后、会阴和肛门疾病及盆腔充血和水肿。

【评估】

（1）病人的一般情况，如年龄、病情、治疗情况。

（2）病人局部皮肤、伤口状况。

（3）病人的意识状况、活动能力及合作程度。

【计划】

（1）护士准备：着装整洁，洗手，戴口罩。

（2）病人准备：了解热水坐浴的目的、方法、注意事项及配合技巧。排便、排尿后清洁治疗部位的皮肤。

（3）用物准备：坐浴椅、无菌坐浴盆，内盛 40～45℃热水（根据医嘱加药）1/2 满，以及无菌纱布、水温计、毛巾，必要时备屏风。

（4）环境准备：温度适宜，关闭门窗。

【实施】

热水坐浴法见表 8-9。

表 8-9 热水坐浴法

操作流程	操作步骤	操作要点与说明
1. 核对、解释	携用物至病人床旁，核对病人，向病人解释用热的目的和方法	（1）确认病人 （2）取得病人的合作
2. 坐浴	协助病人将裤子脱至膝部，待病人适应水温后将臀部全部泡入水中	随时调节水温，注意保暖，防止感冒

操作流程	操作步骤	操作要点与说明
3.观察	病人反应和用热部位局部皮肤情况	促进舒适
4.整理、记录	（1）15～20分钟后坐浴完毕，处理用物，整理床单位 （2）洗手，记录坐浴时间、部位、效果和反应	（1）消毒后备用 （2）便于评价

【注意事项】

（1）女性病人经期、妊娠后期、产后两周内、阴道出血和盆腔急性炎症期不宜坐浴，以免引起感染。

（2）若有伤口，应备无菌坐浴盆、无菌用物及药液，坐浴后用无菌技术处理伤口。

（3）坐浴过程中，应注意观察病人的全身反应，如出现面色苍白、头晕、眼花、乏力、心慌等症状，应立即停止坐浴，协助病人上床休息，并与医生取得联系。

【评价】

（1）护患沟通有效，尊重病人隐私，满足病人的身心需要。

（2）护士操作方法正确、熟练，用热时间合适，病人疼痛减轻并无不良反应发生。

（三）温水浸泡法

【目的】

消炎，镇痛，清洁、消毒伤口等。

【评估】

（1）病人的一般情况，如年龄、病情、治疗情况。

（2）病人局部皮肤、伤口状况。

（3）病人的意识状况、活动能力及合作程度。

【计划】

（1）护士准备：着装整洁，洗手，戴口罩。

（2）病人准备：了解温水浸泡的目的、方法、注意事项及配合技巧。

（3）用物准备：浸泡盆（根据浸泡部位选择）、浸泡溶液、水温计、长镊子1把、纱布、毛巾。如有伤口，用物应无菌。

（4）环境准备：温度适宜，关闭门窗，必要时备屏风。

【实施】

温水浸泡法见表8-10。

表8-10　温水浸泡法

操作流程	操作步骤	操作要点与说明
1.核对、解释	携用物至病人床旁，核对病人，向病人解释用热的目的和方法	（1）确认病人 （2）取得病人的合作
2.配浸泡液	根据医嘱配制溶液并置于浸泡盆内1/2满，调节水温为43～45℃	—

操作流程	操作步骤	操作要点与说明
3. 浸泡	（1）协助病人将肢体浸入盆中，必要时用长镊子夹取 （2）纱布反复清擦创面，使之清洁。浸泡时间一般为30分钟	随时调节水温，注意保暖，防止烫伤
4. 观察	病人反应和用热部位局部皮肤情况	促进舒适
5. 整理、记录	（1）15～30分钟后浸泡完毕，处理用物，整理床单位 （2）洗手，记录用热时间、部位、效果和反应	（1）消毒后备用 （2）便于评价

【注意事项】

（1）浸泡过程中，注意观察局部组织情况，并及时处理不良反应。如需添加热水，应先将肢体移出盆外，以免烫伤。

（2）浸泡的肢体有伤口时，按无菌换药法处理。

【评价】

（1）护患沟通有效，尊重病人隐私，满足病人的身心需要。

（2）护士操作方法正确、熟练，用热时间合适，病人疼痛减轻并无不良反应发生。

重点提示

1. 使用热水袋时，一般灌入1/2～2/3满，炎症部位热敷，热水袋灌水至1/3满，以避免压力过大而引起疼痛。调节水温至60～70℃，对老年人、小儿、昏迷病人、周围循环障碍病人、感觉迟钝病人等，水温应低于50℃，并用毛巾包裹热水袋，以防发生烫伤。

2. 烤灯照射时，调节灯距30～50 cm，时间为20～30分钟。

3. 热湿敷水温为50～60℃，时间为15～20分钟。

4. 热水坐浴水温为40～45℃，时间为15～20分钟。

讨论与思考

1. 下面哪些情况可用冷疗，哪些情况可用热疗？

（a）鼻出血；（b）牙痛；（c）踝关节扭伤48小时内；（d）急性乳腺炎；（e）腰肌劳损；（f）静脉炎；（g）肾绞痛；（h）麦粒肿；（i）痔疮。

2. 患儿李某，3岁，高热急诊入院。体检：T 41℃，P 125次/分钟，R 23次/分钟，BP 120/80 mmHg，精神萎靡不振，面色潮红、灼热，扁桃体发红肿大，心肺无明显异常。诊断：急性上呼吸道感染。医嘱：温水拭浴。请问：

（1）准备拭浴的温水温度应是多少？

（2）温水拭浴过程中应注意哪些问题？

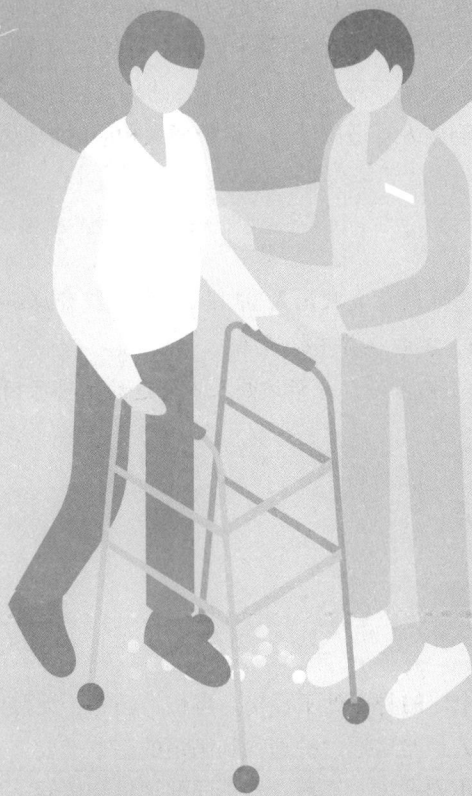

第九章

舒适与安全护理

1. 知识目标：掌握促进病人舒适、休息及睡眠的护理措施，疼痛的评估方法及减轻、消除疼痛的护理措施；熟悉造成病人不舒适的原因及护理原则、睡眠时相的特点及睡眠障碍的评估；了解睡眠生理，疼痛的发生机制、分类及对个体的影响。

2. 技能目标：能够应用疼痛评估方法正确地对疼痛病人进行评估及护理，能够正确地为病人安置及变换卧位，能够正确地选择和使用运送工具及保护用具。

3. 情感目标：关爱病人，热爱护理工作，体现对病人的尊重，培养良好的职业素养。

第一节　舒　适

舒适是人类的基本需要，包括生理、心理、社会及周围环境等各个方面。当个体处于健康状态时，会通过自身生理及心理的动态调节来满足对舒适的需求；但当个体处于疾病状态时，舒适的需求受到威胁，病人处于不舒适状态。因此，护士应根据整体护理的理念，运用护理程序的方法来寻找与分析影响病人舒适的因素，给予病人相应的护理措施，满足其对舒适的需求，从而促进康复。

🔘 案例分析

李女士，32岁，以急性阑尾炎收治入院。入院即硬膜外麻醉下行阑尾切除术。术后苏醒主述：伤口疼痛、口渴、躺卧姿势不舒适等。

任务：请你以病区护士的身份，分析该病人不舒适的主要原因及对策。

一　舒适与不舒适

（一）舒适

舒适（comfort）是指个体的身心处于轻松、自在、满意、无焦虑、无疼痛的健康安定状态中的一种自我感觉，是病人最希望通过护理得到满足的基本需要之一。由于个体自身生理、心理、社会、环境等不同，不同的人对舒适有着不同的理解和体验。从整体护理来分析，舒适主要涉及以下四个方面：

1. 生理舒适

生理舒适指个体身体上感觉舒适。

2. 心理舒适

心理舒适指个体信仰、信念、自尊、生命价值等精神需求得以满足的主观感觉。

3. 环境舒适

外在物理环境中适宜的温度、湿度、声音、颜色、光线等使个体产生舒适的感觉。

4. 社会舒适

社会舒适指个体人际关系、家庭与社会关系的和谐带来的舒适感觉。

舒适主要表现为情绪稳定、心情舒畅、精力充沛，对环境感到安全和完全放松，身心需要均得到满足。相反，若以上四个方面中某一方面出现失衡，个体即会感到不舒适。

（二）不舒适

不舒适（discomfort）是指个体的身心处于不健全状态或存有缺陷，周围环境具有不良刺激，或身体出现病理改变，身心负荷过重的一种自我感觉。不舒适主要表现为紧张烦躁、精神萎靡、失望消极、乏力、失眠、倦怠、身体疼痛等，使个体难以维持正常的生活与工作。其中，疼痛为不舒适中最为严重的表现形式。

舒适与不舒适之间无明显界限，个体总是处在舒适与不舒适两者之间连线的某一点上，且呈动态变化。在护理工作中，护士应根据病人个体差异，用动态的观点来评估病人舒适与不舒适的程度，进而提供适宜的护理措施，为病人创造舒适的就医环境。

二 影响舒适的因素

影响舒适的因素主要包括身体因素、心理因素、社会因素、环境因素等，这些因素互相关联、互相影响。

（一）身体因素

1. 疾病影响

疾病会带来疼痛、头晕、发热、恶心、呕吐、咳嗽、呼吸困难、腹痛、腹胀等身体上的不适。

2. 个人卫生

某些住院病人往往生活不能自理，由于生活得不到有效的护理，这些病人容易出现口臭、皮肤污垢、瘙痒等不适。

3. 姿势或体位不当

病人四肢缺乏适当支托、关节过度屈曲或牵拉、身体某部位长期受压或疾病导致强迫体位，都可引起肌肉与关节的疲劳、麻木、疼痛，进而引起不适。

4. 活动受限

使用约束带、石膏、绷带、夹板等，限制了病人活动或造成局部皮肤组织受压，引起血液循环障碍而导致不适。

（二）心理因素

1. 焦虑、恐惧

疾病除了带给病人身体上的不适，也给病人带来心理上的压力，如疾病治疗的痛苦、对疾病或死亡的恐惧、大额医疗费用的支出等。

2. 自尊受损

在治疗期间因医护人员的疏忽、冷落，病人担心得不到关心与照顾。在治疗护理过程中，身体隐私部位过分暴露，病人感觉不被尊重，自尊心严重受损。

（三）社会因素

1. 角色适应不良

病人在适应住院生活的过程中，可能出现角色冲突和角色行为紊乱等，如担心家庭、孩子、工作等，不能安心养病，给自身带来不适。

2. 生活习惯改变

入院后，生活作息时间的改变通常会给病人带来不适，特别是小儿和老年病人。

3. 支持系统缺乏

病人住院后如缺乏家人或朋友的关心，会感觉被忽视；与工作隔离，会感觉自己与社会脱轨等。

（四）环境因素

1. 住院环境不适应

新入院病人对医院及病室环境不熟悉，对医务人员及病友感觉陌生，缺乏安全感，从而产生紧张、焦虑等不适。

2. 物理环境不适应

物理环境不适应包括对周围环境中的温度、适度、光线、声音等不适应。室内空气污浊、温湿度不适宜、光线过强或过暗、噪声过大或干扰过多等都可引起病人的不适。

三 满足病人舒适需要的原则

（一）预防为主，促进舒适

护士必须熟悉引起病人不舒适的因素，从身心两方面对病人进行全面评估，做到预防为先，积极促进其舒适，如帮助重症者保持个人卫生、采取舒适体位等。同时，护士应持有良好的服务态度，尽可能地满足病人的身心需求，鼓励病人积极主动地参与到护理中，促进其身体的康复。

（二）加强观察，发现诱因

不舒适作为个体的主观感受，很难通过客观指标予以评价，尤其对有语言沟通障碍的病人。这就需要护士细心观察，即通过病人的非语言行为来加以评估，如通过病人的面部表情、姿势、活动能力、饮食情况、睡眠状况、皮肤状态等来判断病人的舒适程度及影响舒适的因素。

（三）采取措施，去除诱因

对于身体不适的病人，可采取有效的护理措施来减少诱因。如对于尿潴留的病人，可采取物理措施诱导排尿，以解除膀胱因高度膨胀所带来的不适。

（四）相互信任，给予心理支持

相互信任是医护人员与病人及其家属进行有效沟通的基础。在护理中，护士可多采取倾听的方式，让病人宣泄内心的苦恼；正确指导病人调节情绪，促进病人的身心康复。

四 促进病人舒适的措施

（一）促进生理舒适的措施

（1）皮肤清洁：保持病人的皮肤清洁，使病人感到身体上舒适，增强病人皮肤的抵抗力，减少压疮的发生率。如在晨晚间护理中，为病人进行床上擦浴，更换清洁床单、被罩等。

（2）卧位调整：根据病情来调整病人的卧位。护士一般每2小时协助病人更换一次卧位，并在身体的骨隆突处进行必要的支撑，避免肌肉、关节、韧带过度屈曲或伸张，增加病人的舒适感。

（3）适当活动：在身体条件允许的情况下，鼓励病人进行适当的活动。如骨折术后恢复期不能行走的病人，可协助其坐在床边缓慢活动下肢，以锻炼腿部肌肉。

（二）促进心理舒适的措施

护士应根据病人的文化程度、社会背景、个人经历等情况来实施个性化的心理护理，消除病人对疾病的焦虑和恐惧，增强病人对抗疾病的信心。

（三）促进社会舒适的措施

帮助病人获得家人、朋友情感上的支持，协助其与病友进行交流，营造病室内积极的群体氛围，满足病人对社会舒适的需求。

（四）促进环境舒适的措施

协助病人尽快适应住院环境和医院作息时间，消除病人的陌生感和不安情绪，努力为病人创造一个温馨舒适的环境。

第二节 休 息

休息是人类生存和发展的基本需要之一，适当的休息可以使健康人消除疲劳，促进身心健康；可以使病人减轻病痛，促进康复。护士应熟悉协助病人休息的意义、条件及方法，在护理工作中发现并解决病人休息方面存在的问题，满足病人的需要，促进康复。

❂ 案例分析

张先生，36岁，某公司老板。近日因工作压力较大，出现失眠多梦、头痛、口苦、情绪低落等症状。病人来医院就诊，希望自己的失眠状况能得到有效缓解。

任务：请你以病区护士的身份，指导病人采取良好休息的措施。

一 休息的概念与意义

（一）概念

休息（rest）指通过改变个体当前的活动方式，使其身心放松，处于一种没有紧张和焦虑的松弛状态中。休息包括身体和心理两方面的放松，休息可以减轻疲劳和缓解神经紧张。

（二）意义

休息对维持人体健康非常重要，有效的休息可以使身体放松，恢复精力和体力，还可以减轻个体心理压力，使人感到轻松愉快。反之，休息不足则会导致人体出现一系列身体和精神反应，如疲乏无力、注意力不集中，严重时可导致身心疾病。综上所述，休息对维护人体健康具有重要的意义，具体表现为：

（1）减轻或消除疲劳，缓解精神压力。

（2）维持机体生理调节的规律性。

（3）促进机体正常的生长发育。

（4）减少能量的消耗，促进组织修复。

二 休息的条件

（一）身体方面

身体舒适是保证有效休息的重要条件。当各组织器官功能良好，皮肤完整性好，关节肌肉活动正常，身体各部位皮肤清洁、无异味、无疼痛、无感觉异常，卧位舒适时，才能得到真正的休息。任何一方面出现异常或不适，都会直接影响休息的质量。

（二）心理方面

个体的心理和情绪状态也会影响休息的质量。个体患病时通常会伴有疾病带来的各种问题，如情绪、行为及日常生活形态方面的变化，这些会直接影响病人的休息和睡眠质量。

（三）环境方面

医院的物理环境是影响病人休息的重要因素，环境性质可以决定病人的心理状态。如环境中的空间、温湿度、光线、色彩、声音、气味等对病人的休息、康复均有不同程度的影响。

（四）睡眠方面

睡眠的时间和质量是影响休息的重要因素。原发性睡眠障碍或住院后的继发性睡眠障碍都可以引起睡眠时间不足或睡眠质量下降，不利于病人的休息和康复。

三 促进病人休息的护理措施

（一）增加身体的舒适

身体舒适是良好休息的前提条件，在休息之前应把病人身体方面的不适降到最低程度。在病人休息前，护士需评估病人不舒适的因素，帮助病人调整姿势和体位，缓解疼痛，改善胃肠道不适，妥善固定引流的管道，帮助病人有效休息。尤其对重症病人、老年人、儿童等存在语言沟通障碍的病人，护士应细心观察，及时发现并消除影响病人休息的因素。

（二）促进心理放松

心情愉快、精神放松是保证休息质量的关键。护士应根据病人的年龄、性别、文化程度、兴趣爱好、性格特征、健康需求，评估影响病人心理及情绪的因素，帮助病人排解心中的苦闷，指导病人以积极的心态正确面对疾病。

（三）保证环境和谐

医院环境的布置、医疗工作程序都要充分考虑病人的舒适与方便，让病人得到良好的休息。如为病人提供舒适的病床、合理的空间；医务人员动作轻柔，除特殊情况，各种治疗及护理项目应集中在白天进行，尽量避免占用病人的休息时间；对于需要绝对卧床的病人，护士应及时协助病人进食及排泄，保持病人的体位舒适，为病人提供良好的休息条件。长期卧床的病人存在发生静脉血栓、坠积性肺炎、压疮等并发症的潜在危险，在病情允许的情况下，护士应合理安排病人的休息与床上活动，保证病人在身心上获得真正的休息。

（四）保证足够的睡眠

护士需了解病人的睡眠习惯，评估病人存在的影响睡眠的因素，综合制定促进睡眠的措施，以保证病人的睡眠时间和质量。

第三节 睡眠

睡眠（sleep）是一种周期性发生的知觉的特殊状态，由不同时相组成。睡眠时人对周围环境的反应能力降低，但并未完全消失。睡眠对于维持健康、促进康复具有十分重要的意义。

案例分析

刘女士，48岁，因体检检出子宫肌瘤而入院实施手术。术后伤口疼痛，又无家人陪护，病人缺乏对疾病知识的了解而出现轻度抑郁，夜间间断睡眠2～3小时，病人主诉头痛、心慌、乏力、睡眠质量低下。

任务：请你以病区护士的身份，正确指导病人提高睡眠质量。

一、睡眠的生理

（一）睡眠的发生机制

睡眠中枢位于脑干尾端，其向上传导冲动的作用于大脑皮质，与控制觉醒状态的脑干网状结构上行激动系统的作用相拮抗，从而调节睡眠与觉醒的相互转化。此部位的刺激性病变可引起过度睡眠，而破坏性病变可引起睡眠减少。研究结果表明，睡眠有中枢神经介质的参与，如在人脑内，腺苷、前列腺素 D_2 可促进睡眠，而5-羟色胺可抑制睡眠。

（二）睡眠的时相（sleep phase）

睡眠是一种循环发生的周期现象，一般每天一个周期。根据睡眠过程中脑电波的变化和机体活动功能的表现，睡眠包括慢波睡眠（slow wave sleep，SWS）和快波睡眠（fast wave sleep，FWS）两个时相。慢波睡眠又称正相睡眠（orthodox sleep，OS）或非快速眼球运动睡眠（non rapid eye movement sleep，NREM sleep），快波睡眠又称异相睡眠（paradoxical sleep，PS）或快速眼球运动睡眠（rapid eye movement sleep，REM sleep）。睡眠过程中两个时相交替进行。

1. 慢波睡眠

在慢波睡眠中，机体的耗氧量下降，但脑的耗氧量不变，腺垂体分泌的生长激素明显增多。因此，慢波睡眠可以促进个体生长和体力恢复。慢波睡眠分为四个时期。

（1）入睡期（Ⅰ期）：此期是睡眠周期中最浅的一期，只维持几分钟，为清醒与睡眠之间的过渡时期，易被唤醒。在这一期，人体的生理活动速度及新陈代谢逐渐减慢。脑电图显示低电压 α 节律，频率为8～12次/秒。

（2）浅睡期（Ⅱ期）：此期进入中等深度睡眠，持续10～20分钟。在这一期，仍可听见外界声音，同样易被唤醒，身体的功能活动继续减慢，肌肉逐渐放松。脑电图出现快速、宽大的梭形波，频率为14～16次/秒。

（3）中度睡眠期（Ⅲ期）：此期进入沉睡阶段，持续15～30分钟。在这一期，人体的肌肉完全放松，身体很少移动，很难被唤醒，心跳缓慢，呼吸均匀，血压下降，但均在正常范围内。脑电图显示梭形波与 δ 波交替出现。

（4）深度睡眠期（Ⅳ期）：此期是睡眠最深的阶段，持续 10 ～ 15 分钟。在这一期，人体的身体完全松弛且无法移动，极难被唤醒，腺垂体开始分泌生长激素，蛋白质消耗减少，人体组织愈合加快。脑电图出现缓慢而高的 δ 波，频率为 1 ～ 2 次／秒。

2. 快波睡眠

入睡后约 90 分钟开始进入快波睡眠。此期的睡眠特点：睡眠更深，极难唤醒；眼球出现阵发性快速运动，脑电波活跃，与觉醒时很难区分。快波睡眠为正常人所必需的。在快波睡眠中，脑的耗氧量增加，脑血流量增多且脑内蛋白质合成加快。快波睡眠与幼儿神经系统的成熟有密切关系，其能够促进学习记忆和精力恢复。但此期腺垂体分泌生长激素减少。做梦是快波睡眠的特征之一，充满感情色彩的梦境可以舒缓人们的精神压力，让人们面对内心深处的感受，消除意识中令人忧虑的事情。因此，快波睡眠对精神和情绪的平衡最为重要。快波睡眠期出现间断的阵发性表现可能引起某些疾病在夜间发作，如心绞痛、哮喘等。睡眠各阶段变化见表 9-1。

表 9-1　睡眠各阶段变化

睡眠分期		特点	生理表现	脑电图特点
NREM期	第Ⅰ期	可被外界的声响或说话声音惊醒	全身肌肉松弛，呼吸均匀，脉搏减慢	低电压 α 节律，频率为 8 ～ 12 次／秒
	第Ⅱ期	进入睡眠状态，但仍易被惊醒	全身肌肉松弛，呼吸均匀，脉搏减慢，血压、体温下降	出现快速、宽大的梭状波，频率为 14 ～ 16 次／秒
	第Ⅲ期	睡眠逐渐加深，需要巨大的声响才能使其觉醒	肌肉十分松弛，呼吸均匀，脉搏减慢，血压、体温继续下降	梭状波与 δ 波交替出现
	第Ⅳ期	为沉睡期，很难唤醒，可出现梦游和遗尿	全身松弛，无任何活动，脉搏、体温继续下降，呼吸缓慢均匀，体内大量分泌生长激素	缓慢而高的 δ 波，频率为 1 ～ 2 次／秒
REM期		眼肌活跃，眼球迅速转动，梦境往往在此期出现，很难唤醒	心率、血压、呼吸大幅度波动，肾上腺素大量分泌。除眼肌外，全身肌肉松弛	呈不规则的低电压波形，与第Ⅰ期相似

（三）睡眠周期（sleep cycle）

人的睡眠周期性地发生，慢波睡眠与快波睡眠不断循环交替出现。入睡后，成人每次 6 ～ 8 小时的睡眠中经历 4 ～ 6 个睡眠周期。每一个睡眠周期时间为 60 ～ 120 分钟，平均 90 分钟（图 9-1）。

在入睡后的 20 ～ 30 分钟，从慢波睡眠的入睡期进入浅睡期和中度睡眠期，再经深度睡眠期返回到中度睡眠期和浅睡期，再从浅睡期进入快波睡眠，大约持续 10 分钟后，又进入浅睡期。随着睡

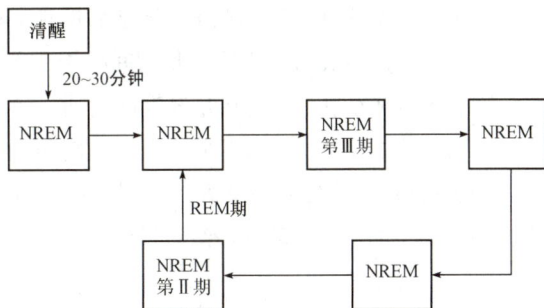

图 9-1　睡眠时相周期

眠的深入，睡眠时相所用的时间也会发生变化。刚入睡时，慢波睡眠的中度睡眠和深度睡眠占90分钟，快波睡眠不超过30分钟；进入深夜，快波睡眠会延长到60分钟，而慢波睡眠的中度睡眠和深度睡眠时间会相应缩短。越接近睡眠后期，快波睡眠持续时间越长。睡眠周期在白天小睡时也会出现，但各期睡眠时间长短依据小睡的时间而定。上午小睡，是后半夜睡眠的延续，快波睡眠所占的比例较大；下午小睡，慢波睡眠所占的比例增大。

在睡眠周期的任何一期将个体唤醒后，若再继续睡眠，都不会从被唤醒的那个睡眠时相开始，而是从睡眠的最初状态开始。在夜间，若病人的睡眠经常被中断，则病人将整夜无法获得深度睡眠和快波睡眠，其正常的睡眠形态会受到干扰，随之睡眠质量也会下降，因此病人就不得不通过增加睡眠总时数来补充缺乏的深度睡眠和快波睡眠，以至于出现睡眠形态紊乱。因此，护士在夜间执行护理操作时应尽量间隔90分钟，以保证病人睡眠周期的完整性，从而保证病人睡眠的质量和连续性。

二　睡眠需要

对睡眠的需要受个体的年龄、健康状况、职业等因素的影响。新生儿一天中大多处于睡眠状态，1周以后16～20小时；婴儿14～15小时；幼儿12～14小时；学龄儿童10～12小时；青少年8～9小时；成人一般7～8小时；50岁以上的中老年人平均7小时。疲劳、怀孕、术后或患病状态时，个体的睡眠需要量会明显增加。体力劳动者比脑力劳动者需要的睡眠时间长。劳动强度大、工作时间长的人需要的睡眠时间长。肥胖者对睡眠的需要多于瘦者。老年人睡眠的特点是早睡、早醒且中途觉醒较多。

三　影响睡眠的因素和睡眠障碍的评估

（一）影响睡眠的因素

1. 生理因素

（1）年龄：通常睡眠时间与年龄成反比，即随着年龄的增长，个体的睡眠时间逐渐减少。

（2）昼夜节律性：人的睡眠和觉醒都具有生物的节律性。如果人的睡眠不能与昼夜节律协调一致，就会产生疲劳与不适。长时间频繁地夜间工作或跨越时差会造成生物节律失调。

（3）内分泌变化：女性在月经期间会通过增加睡眠时间来缓解疲劳，补充体力。绝经期女性由于内分泌的变化会出现睡眠紊乱，这时可通过补充激素来改善睡眠质量。

（4）就寝前习惯：良好的睡前习惯有利于睡眠，如洗热水澡、喝牛奶、阅读书籍等；反之，则影响睡眠，如剧烈运动和情绪过于激动等。

2. 病理因素

许多疾病都会影响睡眠形态。如因躯体疾病造成的不适、疼痛、心悸、呼吸困难、瘙痒、恶心、发热、尿频等均会影响病人的正常睡眠。高血压、心脏病、哮喘、睡眠呼吸暂停综合征、慢性阻塞性肺气肿、消化性溃疡、甲状腺功能亢进、关节炎、癌症等均会引起病人失眠。此外，80％的失眠与精神障碍、精神疾病有关，如神经衰弱、精神分裂症、抑郁症等。

3. 环境因素

熟悉、安全、舒适的环境有利于入睡。医院对病人来说是陌生的环境，其工作的昼夜连续性、环境的复杂性会影响病人的正常睡眠。

4. 药物因素

神经系统用药、抗高血压药、抗组胺药、平喘药、镇痛药、镇静药、激素类药等均对睡眠有一定的影响。如应用 β 受体阻滞剂可以导致失眠、睡眠中断及噩梦等不良反应；利尿剂的应用会导致夜尿增多而影响睡眠；安眠药虽能够加速睡眠，但只能在短时间内（一周）增加睡眠量，长期使用会使病人产生白天嗜睡、疲乏、精神错乱等不良反应，还可产生药物依赖或出现戒断反应，加重原有的睡眠障碍。

5. 食物因素

一些特殊的食物及饮料的摄入会影响睡眠状况。肉类、乳制品和豆类等含有较多L-色氨酸的食物能促进睡眠。酒精可增加睡眠时间，因此少量饮酒能促进睡眠，但大量饮酒会抑制脑干维持睡眠的功能，进而干扰睡眠结构，使睡眠变浅。浓茶、咖啡及可乐中含有咖啡因，饮用后使人兴奋难以入睡。因此，不利于睡眠的食物在入睡前 4～5 小时应避免食用。

🔖 **知识链接**

为引起人们对睡眠重要性和睡眠质量的关注，国际精神卫生和神经科学基金会于 2001 年发起了一项全球睡眠和健康计划，并将每年的 3 月 21 日定为世界睡眠日（World Sleep Day）。2003 年，中国睡眠研究会将世界睡眠日正式引入中国。

（二）睡眠障碍的评估

睡眠障碍（sleep disorder）是指睡眠质及量的异常，或在睡眠时出现某些临床症状及异常的睡眠行为。睡眠障碍分为器质性睡眠障碍和非器质性睡眠障碍。非器质性睡眠障碍包括睡眠失调和睡眠失常。

1. 失眠（insomnia）

失眠是临床上最常见的睡眠障碍，是以入睡及睡眠维持困难为主要表现的一种睡眠障碍，是睡眠质量或数量不能满足正常需求的一种主观体验。主要表现为个体难以入睡、睡眠不深、易醒、多梦、早醒、醒后不宜再睡、醒后不适感、疲乏或白天困倦。失眠可引起病人焦虑或抑郁，导致其精神活动效率下降，妨碍社会功能。

2. 发作性睡眠（narcolepsy）

发作性睡眠是指睡眠和觉醒功能不良导致的不可抗拒的、突然发生的睡眠，并伴有猝倒症、睡眠瘫痪和入睡幻觉等特殊的睡眠障碍。发作性睡眠的特点是不能控制的短时间嗜睡，发作时病人可由清醒状态直接进入快波睡眠，其睡眠与正常睡眠相似，脑电图亦呈正常的睡眠波形；

一般睡眠程度不深，易唤醒，醒后又立即入睡；一天可发生数次至数十次不等，持续时间一般为十几分钟。猝倒症是发作性睡眠最危险的并发症，发作时病人的躯干及肢体肌张力突然下降而猝倒，可导致严重的跌伤。对发作性睡眠的病人，护士应指导病人学会自我保护，注意发作前兆，减少意外发生。同时告诫病人禁止从事高空、驾车及水上作业等工作，避免发生危险。

3. 睡眠过度（hypersomnia）

表现为过多的睡眠，可持续几小时或几天，且难以唤醒。睡眠过度可发生于脑血管疾病、脑外伤、脑炎等多种脑部疾病，也可见于糖尿病、甲状腺功能减低症、尿毒症及镇静剂过量、严重的忧郁和焦虑等。

4. 睡眠呼吸暂停（sleep apneas）

睡眠呼吸暂停是以睡眠中呼吸反复停顿为特征的一组临床综合征。通常呼吸每次停顿时间大于或等于 10 秒，每小时停顿次数大于 20 次。临床上表现为时醒时睡，并伴有动脉血氧饱和度降低、低氧血症、高血压及肺动脉高压。睡眠呼吸暂停的危险因素包括肥胖、颈围增加、颅面部畸形、甲状腺功能减低症等。护士应指导睡眠呼吸暂停的病人采取正确的睡眠姿势，以保证呼吸道通畅。

5. 睡眠剥夺（sleep deprivation）

睡眠剥夺指睡眠时间和睡眠时相的减少或损失。一般成人持续觉醒 15 ～ 16 小时便称为睡眠剥夺。在实际生活中，睡眠剥夺是许多人尚未认识到的一种常见公共健康问题。睡眠剥夺可引起睡眠不足综合征，导致心理、认知、行为等方面的异常表现。目前能够逆转睡眠剥夺的唯一方式是恢复性睡眠。

6. 梦游症（sleepwalking）

梦游症又称夜游症、睡行症。该症系中枢神经延缓成熟所致，主要见于儿童，且以男性多见，随着年龄的增长该症状逐渐消失。病人在睡眠中出现床上爬动或下地走动，甚至到室外活动。病人面无表情，动作笨拙，走路不稳，喃喃自语，每次发作持续数分钟，再上床睡觉。在活动过程中可含糊地回答他人的提问，也可被强烈的刺激惊醒，醒后对所进行的活动不能回忆。对梦游症的病人，应采取各种防护措施，如将室内危险物品移开，必要时锁门，避免发生危险。

7. 梦魇（nightmare）

梦魇表现为睡眠时突然被噩梦惊醒。因梦中出现可怕的景象，如被猛兽追赶、被伤害等，因而病人呼叫、呻吟并突然惊醒，醒后仍有短暂的模糊意识，情绪紧张，心悸，面色苍白等。对梦境中的内容能回忆片断，平静后依然能入睡。梦魇常由于白天受到惊吓、过度兴奋或因前胸受压、呼吸不畅等所致。梦魇发生于REM期睡眠，长期服用抑制REM期睡眠的镇静安眠剂的人突然停药后亦可出现。梦魇多为暂时性的，一般不会带来严重后果，但若梦魇为持续性的，则常为精神疾病的症状，应予以重视。

8. 睡惊（night terrors）

睡惊表现为睡眠中突然惊醒，两眼直视，表情紧张，恐惧，呼吸急促，心率加快，伴大声喊叫、骚动不安，发作 1 ～ 2 分钟后又入睡，晨醒后对发作不能回忆。睡惊多见于儿童，长大后自愈。成年病人常有焦虑症，也可能存在未查明的内脏疾病。

9. 遗尿（bedwetting）

遗尿指 5 岁以上的儿童仍不能控制排尿，在日间或夜间反复出现不自主的排尿。遗尿可分为原发性遗尿和继发性遗尿，前者多见。没有明显尿路或神经系统器质性病变者称为原发性遗尿，多见于儿童和有家族遗传倾向者；继发于下尿路梗阻、膀胱炎等疾病的遗尿称为继发性遗尿，儿童和成人均可出现。儿童遗尿多由神经系统发育不成熟或神经不协调所致，随着年龄的增长，遗尿症状会消失。

四　促进病人睡眠的护理措施

（一）满足病人身体舒适的需要

护士应在睡前帮助病人完成个人卫生护理，协助病人采取舒适的卧位，注意检查病人身体各部位引流管、伤口、牵引、敷料的情况，及时给予处理。对疼痛的病人，应遵照医嘱给予镇痛药，减轻病人不适。

（二）创造良好的睡眠环境

为病人创造安静、舒适的休息环境。调节病区的温湿度，一般冬季温度为 18 ～ 22℃，夏季温度为 25℃左右，湿度保持在 50% ～ 60%。护士应将治疗相关的声音降到最低，如器械碰撞声、开关门声、监护仪器报警声等。夜间操作时使用床头灯或地灯，避免光线直接照射病人而影响睡眠。工作人员应及时清理病室中的血、尿、便、呕吐物、排泄物等，避免异味对病人睡眠的影响。

（三）建立良好的睡眠习惯

护士需与病人共同讨论、分析影响睡眠的因素，帮助病人消除影响睡眠的自身因素，形成良好的睡眠习惯。良好的睡眠习惯包括合理地安排日间活动，白天应适当锻炼，避免在非睡眠时间卧床，晚间固定就寝时间和卧室，保证需要的睡眠时间；睡前可进食少量易消化的食物或热饮料，但应避免饮用咖啡、浓茶、可乐以及含酒精的刺激饮料，或摄入大量不易消化的食物；睡前可以通过选择短时间的阅读、听音乐或做放松操等方式促进睡眠，其中视听内容要轻松、柔和，避免身心受到强烈刺激而影响睡眠。

（四）减轻病人的心理压力

轻松愉快的心情有助于睡眠，而焦虑、不安、恐惧、忧愁等情绪则会影响睡眠。护士要善于观察并及时发现和了解病人的心理变化，与病人共同讨论影响睡眠的原因，解决睡眠问题。如果病人入睡困难，护士应尽量转移病人对失眠问题的注意，指导病人做一些放松活动来促进睡眠。

（五）合理使用药物

对使用安眠药的病人，护士应在安眠药的种类、性能、应用方法、对睡眠的影响及副作用方面给予指导。如对入睡困难者，选用超短效类安眠药物如唑吡坦、咪达唑仑等，药物作用时间短，服用后可使病人很快入睡，且第二天起床没有酒醉感。对维持睡眠困难、噩梦频频的失眠病人，可选用短效或中效类药物如艾司唑仑、劳拉西泮等。对早晨早醒的失眠病人，应采用中效或长效类药物如地西泮、硝西泮等。注意观察病人在服药期间的睡眠情况及身心反应，及时报告医生并予以处理。

第四节 疼 痛

疼痛是一种特殊的主观感受，也是临床常见症状之一。近年来，医学界已经将疼痛列为继体温、脉搏、呼吸、血压后的第五生命体征。疼痛与疾病的发生、发展与转归有着紧密的联系，是诊断疾病、鉴别疾病的重要指标之一，同时也是评价治疗与护理效果的重要指标。护士必须掌握疼痛的相关理论知识，才能对疼痛病人实施有效的疼痛管理，以提高病人的生命质量。

🖉 案例分析

赵女士，26岁，8月份经剖宫产顺利产下一名男婴。初为人母的喜悦很快被腹部强烈的疼痛感冲淡。病人拒绝护士为其注射缩宫素，手术切口周围出现脓液，迟迟不能愈合。病人情绪不稳定，经常迁怒于丈夫，无暇关心新生宝宝。

任务：请你以护士的身份，正确地为此病人进行疼痛管理和心理护理。

一 疼痛的概念

1986年国际疼痛研究会对疼痛（pain）下的定义是：疼痛是组织损伤或与潜在的组织损伤相关的一种不愉快的躯体感受和情感经历。疼痛具有双重含义，即痛觉和痛反应。痛觉是个体的主观知觉体验，受个体的心理、性格、经验、情绪和文化背景的影响。痛反应是机体对疼痛刺激所产生的一系列生理病理变化和心理变化，如呼吸急促、血压升高、肌肉收缩、出汗、产生焦虑和抑郁等。

二 疼痛的原因及发生机制

（一）疼痛的原因

1. 温度刺激

温度过高或过低均会引起组织损伤，如烧伤或冻伤。受伤的组织可释放组胺等化学物质刺激神经末梢，从而导致疼痛。

2. 化学刺激

强酸、强碱类化学物质可直接刺激神经末梢，导致疼痛。化学灼伤也可使受损组织细胞释放化学物质，作用于痛觉感受器。

3. 物理损伤

切割伤、针刺伤、碰撞伤、组织受牵拉、肌肉受压、挛缩等均可使局部组织受损，刺激神经末梢而引起疼痛。而大部分物理损伤都促使组织释放化学物质，使疼痛加剧。

4. 病理改变

组织缺血、缺氧，空腔器官过度扩张，平滑肌痉挛或过度收缩，局部炎症浸润等均可引起疼痛。

5. 心理因素

消极的情绪或心理体验会引起或加重疼痛感，如情绪紧张或低落、愤怒、悲痛、恐惧等都能引起局部血管收缩或扩张而导致头痛。癌症病人在得知病情后会在一定程度上增加疼痛感。

（二）疼痛的发生机制

疼痛的发生机制非常复杂。迄今为止，尚无一种学说能全面合理地解释疼痛的发生机制。有关研究认为，痛觉感受器属于游离的神经末梢，当各种伤害性刺激作用于机体并达到一定阈值时，可引起受损部位的组织释放组胺、缓激肽、5-羟色胺、乙酰胆碱、氢离子、钾离子、前列腺素等致痛物质，这些物质作用于痛觉感受器，从而产生痛觉冲动，并迅速沿传入神经传导至脊髓，再通过脊髓丘脑束和脊髓网状束上行，传至丘脑，投射到大脑皮质的一定部位而引起疼痛。

三　影响疼痛的因素

（一）客观因素

1. 年龄

个体对疼痛的敏感程度因年龄不同而不同。如小儿对疼痛的敏感程度低于成人，而老年人对疼痛的敏感性逐步下降。故对于不同年龄组的疼痛病人，尤其是儿童和老年人，更应注意其特殊性和个体差异。

2. 宗教信仰与文化

宗教信仰与文化可影响个体对疼痛的认知和态度。持有不同人生观、价值观的个体对疼痛的反应和表达方式也不同。如个体生活在鼓励忍耐和推崇勇敢的文化背景中，往往比其他人更能够耐受疼痛。同时，个体的文化素养也会影响其对疼痛的反应和表达方式。

3. 环境变化

环境因素如噪声、温度等可影响个体对疼痛的感觉。如持续的噪声可增加肌肉的张力和应激性而使疼痛加剧，而舒适的环境可以改善个体的情绪，减轻疼痛感。

4. 社会支持

当病人经历疼痛时，良好的社会支持可以减少其孤独感和恐惧感，从而减轻疼痛。此外，鼓励和赞扬可使病人有信心应对即将到来的疼痛并增加病人的控制感。

（二）主观因素

1. 以往的疼痛经验

疼痛经验是个体自身对刺激体验所获得的感受，并从行为中表现出来。个体对任何一种刺激所产生的疼痛都会受到以前疼痛经验的影响，如经历过手术疼痛的病人对即将再次进行的手术会产生不安的心情，使其增加对痛觉的敏感性。

2. 注意力

个体对疼痛的注意程度会影响其对疼痛的感觉。当注意力高度集中于其他事物时，痛觉可以减轻，甚至忽略。如拳击运动员在竞技场上因注意力完全集中于比赛，因此能够忍受严重伤害。用精神疗法治疗疼痛也是利用分散病人的注意力来减轻疼痛的原理，如松弛疗法、听音乐、看电视、愉快交谈等均可分散病人对疼痛的注意力而帮助病人减轻疼痛。

3. 情绪

情绪可影响病人对疼痛的反应。消极的情绪可使人的痛阈降低，使疼痛加剧；积极的情绪可以提高痛阈，使疼痛减轻。愤怒是慢性疼痛病人常有的情绪反应，愤怒的情绪常使病人加重疼痛感。相反，愉快的情绪则有减轻疼痛的作用。因此，情绪的调整在病人疼痛管理中有重要的作用。

4. 对疼痛的态度

个体对疼痛的态度会影响其对疼痛的反应，从而影响其对疼痛的行为表现。如果个体把疼痛视为可以忍受的小问题，痛感就会减轻；相反，如果认为疼痛代表组织损伤甚至病情的进行性加重，那么自身的痛苦感就会大大增加。

四　疼痛的分类

（一）按疼痛病程分类

1. 急性痛（acute pain）

急性痛指突然发生的、有明确的开始时间的疼痛，持续时间较短，以数分钟、数小时或数天之内居多，一般用镇痛方法可以控制。

2.慢性痛（chronic pain）

慢性痛持续 3 个月以上，具有持续性、反复性和顽固性的特点，临床上较难控制。

（二）按疼痛程度分类

1.微痛

似痛非痛，常伴有其他感觉。

2.轻痛

疼痛程度轻微，范围局限，不干扰病人的正常生活。

3.甚痛

疼痛明显、较重，疼痛反应强烈，心跳加快，血压升高，睡眠受干扰。

4.剧痛

疼痛程度和疼痛反应十分强烈，病人难以忍受，严重干扰睡眠，可伴有自主神经紊乱。

（三）按疼痛性质分类

1.钝痛（dull pain）

钝痛包括酸痛、闷痛、胀痛等。

2.锐痛（sharp pain）

锐痛包括刺痛、灼痛、绞痛、撕裂样痛、切割痛、爆裂样痛。

3.其他

其他疼痛包括反跳痛、牵拉样痛、压榨样痛。

（四）按疼痛起始部位及传导途径分类

1.皮肤痛（dermatodynia）

疼痛刺激多因皮肤黏膜受损而引起。其特点为"双重痛觉"，即受到刺激后立即出现准确定位的尖锐刺痛（快痛）和 1 ～ 2 秒出现的定位不明确的烧灼痛（慢痛）。

2.躯体痛（somatalgia）

躯体痛是指肌腱、肌肉、筋膜和关节等深部组织引起的疼痛。由于这些组织的神经分布有差异，因而对疼痛刺激的敏感性不同，其中骨膜的神经末梢分布最密，痛觉最敏感。

3.内脏痛（visceralgia）

内脏痛指内脏受到机械性牵拉，出现扩张、痉挛、炎症等引起的疼痛。其发生缓慢而持久，疼痛性质多为钝痛、烧灼痛或绞痛，定位常不明确。

4.牵涉痛（referred pain）

内脏器官疾病引起疼痛的同时在体表某部位也发生痛感。牵涉痛与病变的内脏有一定的解剖相关性，如心绞痛可牵涉至左肩和左前臂内侧，胰腺疼痛可牵涉至左腰背部，胆囊疼痛可牵涉至右肩等。

5. 假性痛

假性痛指病人采用手术方式切去病变部位后仍感到相应部位疼痛，如截肢病人仍感到已不存在的肢体疼痛。其发生可能与病变部位去除前的疼痛刺激在大脑皮质形成兴奋灶的后延作用有关。

6. 神经痛（neuralgia）

神经痛指神经受损所致的疼痛，表现为剧烈的灼痛和酸痛。

（五）按疼痛部位分类

最常见的有头痛、胸痛、腹痛、腰背痛、肌肉痛、骨痛、关节痛等。

（六）按疼痛系统分类

疼痛按系统可分为神经系统疼痛、呼吸系统疼痛、心血管系统疼痛、血液系统疼痛、消化系统疼痛、泌尿系统疼痛、内分泌系统疼痛、免疫系统疼痛和心理性疼痛等。

五 疼痛评估

疼痛评估是有效控制疼痛的首要环节，不仅可以判断疼痛的程度，还有助于评价镇痛和治疗的效果。但疼痛主要是个体的主观感受，而且引起疼痛的原因和影响疼痛的因素较多，疼痛程度很难界定。护士只有对病人的疼痛进行全面、正确的评估，才能保证对病人实施有效的疼痛管理。因此，护士要掌握疼痛的评估内容、评估方法及评估记录。

（一）评估内容

对疼痛应采取综合性评估。除评估病人的一般情况（如性别、年龄、职业、诊断、病情等）和体格检查，还应评估病人的疼痛病史、社会心理因素、医疗史及镇痛效果等。

1. 疼痛病史

护士应根据病人的主诉，总结疼痛的部位、发作方式、程度、性质、伴随症状、开始时间和持续时间，了解病人自我控制疼痛的方法、对疼痛的耐受力、引起或加重疼痛的因素及其他伴随症状等。

2. 医疗史

医疗史包括现病史、既往史、治疗史及用药史等。

3. 镇痛效果的评估

对疼痛程度、性质和范围进行再评估，对治疗效果和治疗引起的不良反应进行评估。镇痛效果评估的主要依据是病人的主诉及病人病情的客观指征。镇痛效果评估还可采用百分比量表和4级法。

（1）百分比量表：见图 9-2。

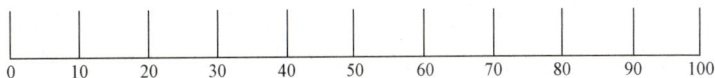

图 9-2　百分比量表

（2）4 级法：①完全缓解，疼痛完全消失；②部分缓解，疼痛明显减轻，睡眠基本不受干扰，且能正常生活；③轻度缓解，疼痛有些减轻，但仍感到明显疼痛，睡眠及生活仍受影响；④无效，疼痛没有减轻。

对疼痛程度的普遍认同规律（以 0～10 数字评分法为例）：创伤后、手术后等急性疼痛，当疼痛程度 ≤ 5 时，护士可选择护理权限范围内的方法止痛，并报告医生；当疼痛程度 ≥ 6 时，护士应立即报告医生，并给予有效的止痛药物。对癌性疼痛病人，要求应用三阶梯镇痛疗法使病人达到白天休息时、日间适当活动时、夜间睡眠时基本无痛。

（二）评估方法

可根据病人的病情、年龄和认知水平选择相应的评估工具。

1. 数字评分法（numeric rating scale，NRS）（图 9-3）

用数字 0～10 代替文字来表示疼痛的程度，即将一条直线等分为 10 段，按 0～10 分次序评估疼痛程度。0 分表示无痛，10 分表示非常疼痛，中间次序表示疼痛的不同程度。口述："过去 24 小时内最严重的疼痛可用哪个数字表示？范围从 0（表示无疼痛）到 10（表示疼痛到极点）。"书写方式为："在描述过去 24 小时内最严重的疼痛的数字上画圈。"此评分法适用于疼痛治疗前后效果测定的对比。

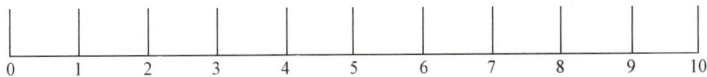

图 9-3　数字评分法

2. 文字描述评定法（verbal descriptor scale，VDS）（图 9-4）

把一条直线等分成 5 段，每个点均有相应的描述疼痛程度的文字，从"没有疼痛""轻度疼痛""中度疼痛""重度疼痛""非常严重的疼痛"到"无法忍受的疼痛"。请病人按照自身疼痛程度来选择合适的描述其疼痛的文字。

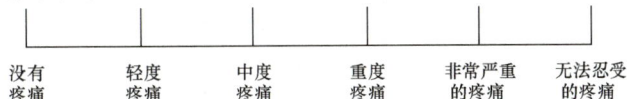

| 没有
疼痛 | 轻度
疼痛 | 中度
疼痛 | 重度
疼痛 | 非常严重
的疼痛 | 无法忍受
的疼痛 |

图 9-4　文字描述评定法

3. 视觉模拟评分法（visual analogue scale，VAS）

用一条直线，不做任何划分，仅在直线的两端分别注明"无痛"和"剧痛"，请病人根据自己的实际感觉在直线上做出标记。这种评分法灵活方便，适用于任何年龄的疼痛病人，且不需要任何附加设备。对于儿童、老年人、急性疼痛的病人及表达有障碍者尤为适用。该评分法也有利于护士较为准确地掌握病人疼痛的程度以及评估控制疼痛的效果。

4. 面部表情疼痛评定法（face pain scale，FPS）（图9-5）

采用面部表情图来表达疼痛程度，即从左到右共有6张面部表情，最左边的脸表示无疼痛，依次表示疼痛越来越重，最右边的脸表示极度疼痛。请病人立即指出能反映目前自己经受的疼痛的那张面部表情图。此评估方法适用于3岁以上的儿童。

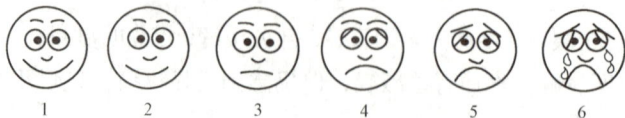

图9-5　面部表情疼痛评定法

5. WHO的疼痛分级标准

按此标准进行评估，疼痛可分为四级。

（1）0级：无疼痛。

（2）1级（轻度疼痛）：平卧时无疼痛，翻身或咳嗽时可有轻度疼痛，但可以忍受，睡眠不受影响。

（3）2级（中度疼痛）：静卧时疼痛，翻身或咳嗽时疼痛加剧且不能忍受，睡眠受到干扰，要求用镇痛药。

（4）3级（重度疼痛）：静卧时疼痛剧烈且不能忍受，睡眠严重受干扰，且需要用镇痛药。

6. Prince-Henry评分法（Prince-Henry score）

Prince-Henry评分法主要适用于胸腹部手术后或气管切开和插管不能说话的病人，但需要在术前训练病人用手势来表达疼痛程度。此评分法简单可靠，临床使用方便。Prince-Henry评分法可分为5个等级，分别赋予0～4分的分值以评估疼痛程度。

（1）0分：咳嗽时无疼痛。

（2）1分：咳嗽时有疼痛发生。

（3）2分：安静时无疼痛，但深呼吸时有疼痛发生。

（4）3分：静息状态时即有疼痛，但较轻微，可忍受。

（5）4分：静息状态时即有剧烈疼痛，并难以忍受。

另外，对无语言表达能力的病人进行疼痛评估，除了用特定评估工具和方法，建议通过多种途径进行疼痛评估，如观察评估、家属或护士的描述以及对镇痛药物和非药物治疗效果的评估等。

六　减轻和消除疼痛的护理措施

（一）去除诱因

减少或消除引起疼痛的原因，避免引起疼痛的诱因。如外伤所致的疼痛，应酌情给予止血、包扎、固定、处理伤口等措施；胸腹部手术后，病人会因咳嗽或呼吸引起伤口疼痛，术前应对其进行健康教育，指导病人术后呼吸和有效咳嗽的方法。

（二）缓解或解除疼痛

1. 药物止痛

药物止痛是缓解疼痛最基本、最常用的方法。护士应掌握相关的药理知识，并了解病人的身体状况和疼痛治疗的情况，以正确地使用镇痛药物。在用药过程中，护士应注意观察病人用药的反应，用药后应评估并记录使用镇痛药的效果及不良反应。一旦出现不良反应，应立即处理，以免病人因不适而拒绝用药。

（1）镇痛药物的分类：用药物治疗疼痛时可选择的药物很多，主要有三种类型：①阿片类镇痛药，如吗啡、哌替啶、芬太尼、阿芬太尼、美沙酮（美散痛）、喷他佐辛（镇痛新）、羟氢可待酮等；②非阿片类镇痛药，如水杨酸类药物、苯胺类药物、非甾体抗炎药等；③辅助类药物，如激素、解痉药、维生素类药物、局部麻醉药和抗忧郁类药物等。临床上在选择药物时要先明确诊断，以免因镇痛而掩盖病情造成误诊。

（2）常见给药途径如下。①口服给药法：是阿片类药物给药的首选途径，给药方便、安全性好。此途径不适用于吞咽片剂有困难的病人。②直肠给药法：适用于禁食、不能吞咽、严重恶心、呕吐的病人。直肠、肛门有损伤的病人禁用此途径。③经皮肤给药法：药物可透过皮肤被吸收入血液中。此途径可以避免因注射用药所出现的血药峰值浓度，在不降低镇痛治疗效果的情况下可明显增加用药的安全系数。如目前临床上唯一通过透皮吸收的强阿片类药物——芬太尼透皮贴剂（多瑞吉），适用于慢性中度疼痛和重度疼痛病人。④舌下含服给药法：多用于暴发性疼痛的临时处理，如心绞痛发作时，可在病人舌下含服硝酸甘油。⑤肌内注射法：水溶性药物在进行深部肌内注射后吸收迅速，目前多用于急性疼痛时的临时给药。⑥静脉给药法：静脉注射是最迅速、有效和精确的给药方式，血浆浓度迅速到达峰值，用药后立即产生镇痛作用。目前国内外多采用中心静脉插管或预埋硅胶注药泵，以便于连续小剂量给药，以减少不良反应的发生。⑦皮下注射给药法：用于胃肠道功能障碍，顽固性恶心、呕吐病人和严重衰竭需要迅速控制疼痛的临终病人。

（3）三阶梯镇痛疗法的基本原则和内容：目前临床上对于癌性疼痛的药物治疗普遍采用WHO所推荐的三阶梯镇痛疗法（three steps analgesic therapy）。其目的是逐渐升级，合理应用镇痛剂来缓解疼痛。

第一阶梯：适用于轻度疼痛的病人，使用非阿片类镇痛药物。常用的非阿片类镇痛药物有阿司匹林、对乙酰氨基酚、布洛芬、吲哚美辛、萘普生等，必要时加用辅助药。主要给药途径是口服。

第二阶梯：适用于中度疼痛的病人，选用弱阿片类镇痛药物。常用的弱阿片类镇痛药物有可待因、右旋丙氧酚、氧可酮、曲马朵等，加非阿片类镇痛药物，必要时加用辅助药。给药途径：除了可待因可以口服或肌内注射，其他均为口服。

第三阶梯：适用于重度和剧烈癌痛的病人，选用强阿片类镇痛药物。常用的强阿片类镇痛药物有吗啡、美沙酮、氧吗啡等，加非阿片类镇痛药物，必要时加用辅助药。给药途径：吗啡和美沙酮均可以口服或肌内注射，氧吗啡采用口服给药。

（4）病人自控镇痛泵（PCA泵）：病人出现疼痛时，通过由计算机控制的微量泵主动向体内注射设定剂量的药物。此方式符合按需镇痛的原则，既减少了医务人员的操作，又减轻了病人的痛苦和心理负担。

2. 物理止痛

物理止痛常可以应用冷热疗法，如冰袋、冷湿敷或热湿敷、温水浴、热水袋等。此外，理疗、按摩及推拿也是临床上常用的物理止痛方法。需注意：高热病人、有出血倾向病人、结核病病人、恶性肿瘤病人及女性妊娠和月经期下腹部要避免使用物理止痛。

3. 针灸止痛

根据疼痛的部位，用针刺相应的穴位，使人体经脉疏通、气血调和，以达到止痛的目的。

4. 经皮神经电刺激疗法

经皮肤将特定的低频脉冲动电流输入人体，利用其所产生的无损伤性镇痛效果来治疗疼痛的电刺激疗法称为经皮神经电刺激疗法。此法主要用于治疗各种头痛、颈椎病、肩周炎、神经痛、腰腿痛等。

（三）心理护理

1. 减轻心理压力

紧张、忧郁、焦虑、恐惧的情绪均可加重疼痛的程度，而疼痛的加剧反过来又会影响病人的情绪，形成恶性循环。护士应以同情、安慰和鼓励的态度支持病人，与病人建立相互信赖的友好关系，如鼓励病人表达疼痛时的感受及其对适应疼痛所做的努力、尊重病人对疼痛的行为反应。

2. 转移注意力和放松练习

通过与病人愉快地交谈、下棋等来转移其对疼痛的注意力，从而降低其对疼痛的感受强度。对患儿来说，爱抚和微笑、讲故事、陪他们玩玩具、糖果、游戏等都能有效地转移他们的注意力。

（四）促进舒适

护士要采取积极的护理措施来帮助病人减轻或解除疼痛，并鼓励病人说出自我感受，帮助病人保持最佳的舒适状态。室内良好的采光、适宜的温湿度、舒适整洁的床单位、病人所需要物品伸手可及等都是促进病人舒适的必要条件。在进行各项护理前，要向病人明确地解释操作目的及配合方法，并将各项护理尽量安排在镇痛药物显效的时限内，在病人舒适的状态下实施操作。

（五）健康教育

根据病人的实际情况对病人进行健康教育，包括疼痛的原因、缓解疼痛的方法，教导病人正确使用评估疼痛的方法，与医生和护士交流疼痛情况，用预防方法控制疼痛等。

1. 指导准确描述

指导病人准确描述疼痛的性质、部位、持续时间、规律，并指导其选择适合自身的疼痛评估方法；当病人语言表达障碍时，指导其采用表情、手势、眼神或身体其他部位示意，以利于医护人员准确判断。

2. 指导客观叙述

教会病人客观地向医务人员讲述疼痛的感受。叙述时，既不能夸大疼痛的程度，也不要怕影响他人休息而强忍疼痛。

3. 指导正确用药

指导病人正确使用镇痛药物，讲解用药的最佳时期和用药剂量等，避免用药成瘾。

4. 指导正确评价

指导病人评价接受治疗与护理措施后的效果，如疼痛的征象减轻或消失、对疼痛的适应能力有所增强、身体状态和功能有所改善、自我感受舒适、食欲增加、休息和睡眠的质量有所改善等。

🔗 知识链接

临床上使用的 PCA 泵（patient conteolled analgesia） 主要分为电子泵和机械泵两大类。电子泵是装有电子计算机的容量型输液泵；机械泵利用机械弹性原理，将储药囊内的药液以设定的稳定速度恒定地输入病人的体内。可经静脉、硬膜外、皮下、外周神经阻滞给药。适用于术后急性疼痛治疗，分娩期间、分娩后及剖腹产术后镇痛，肿瘤疼痛的治疗等。应用 PCA 泵病人的护理措施如下。①评估病人：病人的病情及是否有 PCA 禁忌证，如既往曾经对镇痛药物过敏、有不良镇痛药用药史等。②设定参数：护士应掌握 PCA 泵的使用方法、参数设定和镇痛药物的特性。③解释及宣教：应用 PCA 泵前，要对病人及其家属做好关于 PCA 泵的原理、可能出现的不良反应等方面的解释工作。④观察与记录：使用期间，护士要密切观察药量、药物浓度、镇痛效果及其不良反应，定时检测呼吸、血压和脉搏并做好记录。

第五节 卧 位

卧位（lying position）即病人满足医疗护理需要和休息所采取的卧床姿势。护士要根据病人的病情与治疗需要为其调整相应的卧位。正确的卧位可增进病人的舒适度，达到治疗疾病、减轻症状、预防并发症及进行各种检查的目的。

🅐 案例分析

王某，男，52 岁，持续寒战、高热，体温达 39～40℃，咳嗽、咳痰伴胸痛。痰液呈现脓性黄绿色，有时带血并略带臭味。入院检查，T 39.5℃，P 108 次/分钟，R 26 次/分钟，BP 158/90mmHg。拟诊断为左肺上叶肺脓肿。医生开医嘱进行抗生素治疗，体位引流。

任务：请你以病房护士的身份，为该病人选择合适的引流体位。

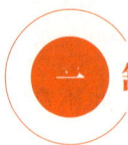

一 舒适卧位的基本要求和类型

（一）基本要求

舒适卧位是指病人身体各部位均处于舒适状态的卧床体位。为了协助或指导病人采取正确的卧位，护士必须了解舒适卧位的基本要求，并能按照病人的病情使用合适的支持物或保护性措施。

1. 卧床姿势

要符合人体力学的要求，维持身体各部位功能和感觉良好。

2. 体位变换

协助病人至少2小时变换一次卧位，防止压疮的发生。

3. 身体活动

让病人每天尽可能地自我活动，必要时增加关节活动范围练习。

4. 受压部位

加强受压部位的皮肤护理，防止压疮的发生。

5. 保护隐私

护士在为病人进行各项护理操作时，要注意保护病人隐私，适当地用盖被遮盖病人身体，并使用围帘遮挡病床，保证病人身心舒适。

（二）类型

1. 根据卧位的自主性，卧位分为主动卧位、被动卧位和被迫卧位三种

（1）主动卧位：病人身体活动自如，可根据自己的意图和舒适度改变体位。常见于轻症病人，如术前及恢复期病人。

（2）被动卧位：病人自身无力变换体位，只能躺卧于他人安置的卧位。常见于极度衰弱、昏迷、瘫痪的病人。

（3）被迫卧位：病人意识清晰，也有变换卧位的能力，但由于疾病的影响或治疗的需要被迫采取卧位。如哮喘引起呼吸困难的病人，常采取端坐位。

2. 根据卧位的平稳性，卧位分为稳定性卧位和不稳定性卧位

（1）稳定性卧位：身体支撑面大，重心低，平稳，如仰卧位。

（2）不稳定性卧位：身体支撑面小，重心较高，难以平稳，如姿势不正确的侧卧位。

3. 根据卧位时身体的姿势，卧位分为仰卧位、侧卧位、俯卧位等

下面介绍的常用卧位主要依据此种分类。

二 常见卧位

（一）仰卧位

仰卧位又称平卧位，是一种最自然的躺卧姿势，也是胸部检查的体位。病人仰卧，头下放一软枕，两臂自然放于身体两侧，两腿自然伸直。根据治疗或检查的需要，仰卧位可分为去枕仰卧位、中凹卧位、屈膝仰卧位三种类型。

1. 去枕仰卧位（图9-6）或薄枕仰卧位

（1）姿势：病人去枕仰卧，或头下垫以薄枕，头偏向一侧，两臂自然放于身体两侧，两腿伸直并自然放平，枕头横立于床头。

（2）适用范围：①昏迷或全身麻醉未清醒的病人，可避免呕吐物误入气道而引起窒息或肺部并发症；②椎管内麻醉或脊髓腔穿刺后的病人，可预防颅内压降低引起的头痛。

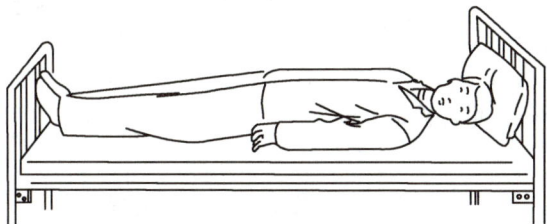

图9-6　去枕仰卧位

2. 中凹卧位（休克卧位）（图9-7）

（1）姿势：用垫枕抬高病人的头胸部，与床成 10°～20°，抬高下肢与床成 20°～30°。

（2）适用范围：休克病人。抬高头胸部有利于保持病人气道通畅，改善通气功能，从而改善缺氧症状；抬高下肢有利于病人下肢的静脉回流，增加心排血量而使休克症状得到缓解。

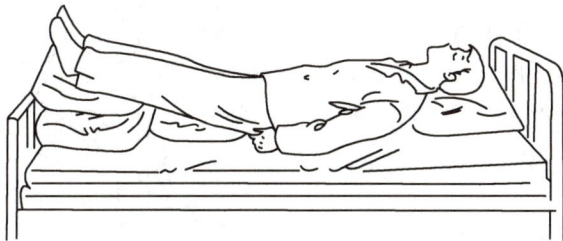

图9-7　中凹卧位

3. 屈膝仰卧位（图9-8）

（1）姿势：病人仰卧，头下垫软枕，两臂自然放于身体两侧，两膝屈起，并稍向外分开。当进行检查或操作时，注意为病人提供保暖及保护病人隐私。

（2）适用范围：胸腹部检查、导尿术、会阴冲洗的病人。该卧位可使病人的腹部肌肉放松，便于检查或暴露操作部位。

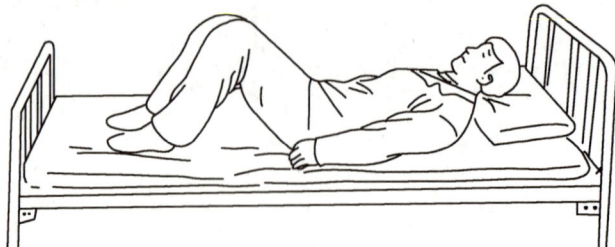

图 9-8 屈膝仰卧位

（二）侧卧位

1. 姿势（图 9-9）

病人侧卧，臀部稍后移，两臂屈肘，一手放在枕旁，一手放在胸前，下腿稍伸直，上腿弯曲。为了使病人舒适，可在两腿之间、胸腹部、后背部放置软枕以扩大支撑面，增加体位稳定性。

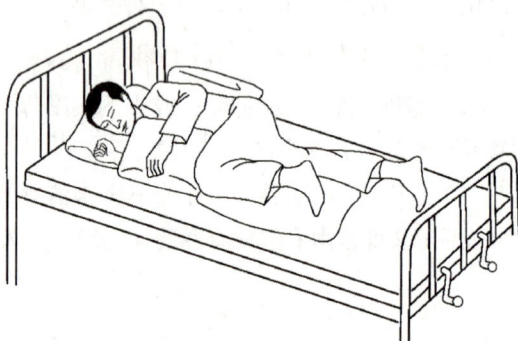

图 9-9 侧卧位

2. 适用范围

（1）灌肠，肛门检查，配合胃镜、肠镜检查的病人。

（2）预防压疮。左右侧卧位与平卧位交替使用有利于缓解病人受压部位的压力，可避免组织长期受压而引起压疮。

（3）臀部肌内注射时，可采取下腿弯曲、上腿伸直的侧卧位来放松臀部的肌肉。

（三）半坐卧位

1. 姿势（图 9-10）

（1）摇床法：病人仰卧后，摇起床头支架使上半身抬高，与床成 30°～50°，再摇起膝下支架，以防止病人下滑。如病人双足接近床尾杆，可在床尾置一软枕垫于病人足底。放平时，先摇平膝下支架，再摇平床头支架。

（2）靠背架法：如使用无可摇功能的普通病床，可先帮助病人坐起，在床头垫褥下放一靠背架，再让病人躺卧在高背架

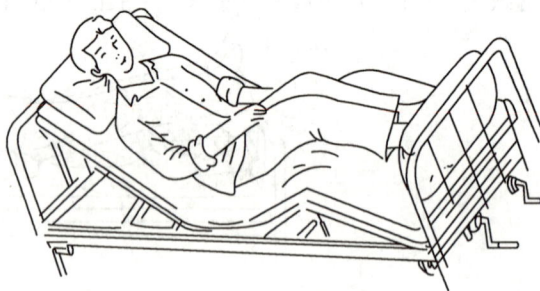

图 9-10 半坐卧位

上。病人下肢屈膝，用大单包裹软枕垫于病人膝下，将大单两端固定于床沿，床尾足底垫一软枕。放平时，先放平下肢，再放平床头。

2. 适用范围

（1）某些面部及颈部术后病人：采取半坐卧位，可减少局部出血。

（2）急性左心衰竭病人：采取坐卧位，可利用重力作用使部分血液滞留在病人下肢和盆腔，减少回心血量，减轻肺淤血和心脏负担。

（3）腹腔、盆腔手术后或有炎症的病人：采取半坐卧位，可使腹腔渗出液流入盆腔，促使感染局限以便于引流；可防止炎症扩散和毒素吸收，减轻中毒反应；可防止感染向上蔓延而引起膈下脓肿。此外，腹部手术后病人采取坐卧位可松弛腹肌，减轻腹部切口缝合处的张力，缓解疼痛，有利于切口愈合。

（4）心肺疾病引起呼吸困难的病人：因重力作用，半坐卧位时病人膈肌下降、胸腔容积扩大，同时腹腔内器官对心肺的压力减轻，使病人呼吸困难的症状得到改善。

（5）疾病恢复期体质虚弱的病人：采取半坐卧位时，病人逐渐适应体位的变化，有利于向站立位过渡。

（四）端坐位

1. 姿势（图 9-11）

扶病人坐起后，使其身体稍向前倾，床上放一跨床小桌，桌上放一软枕，病人可扶桌休息。然后用床头支架或靠背架将床头抬高 70°～80°，在病人背部放一软枕，使其能向后依靠。同时，膝下支架抬高 15°～20°，以防身体下滑。

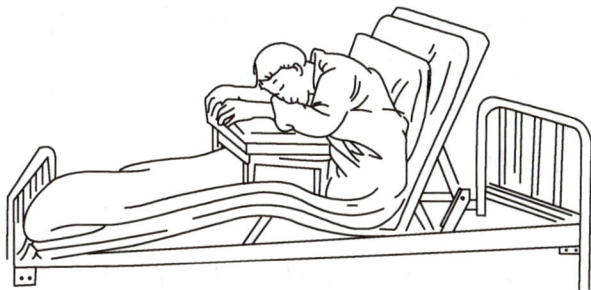

图 9-11　端坐位

2. 适用范围

哮喘发作、急性肺水肿、心包积液、阵发性呼吸困难的病人，被迫采取端坐位，以缓解呼吸困难。

（五）俯卧位

1. 姿势（图 9-12）

病人俯卧，头偏向一侧，两臂屈曲并置于头的两侧，两腿伸直，胸部、髋部、踝部各放一软枕，必要时可在腹下用小枕支托。

2. 适用范围

俯卧位适用于脊椎手术后，腰背部检查或配合胰、胆管造影检查的病人；腰、背、臀部有伤口，不能平卧或侧卧的病人；胃肠胀气所致腹痛的病人。采取俯卧位可使病人的腹腔容积增大，缓解胃肠胀气所致的腹痛。

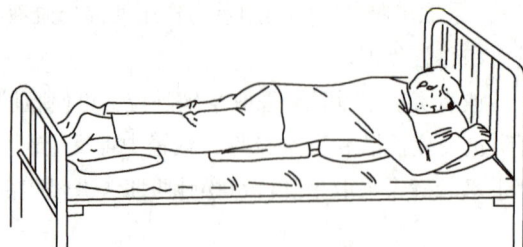

图 9-12　俯卧位

（六）头低足高位

1. 姿势（图 9-13）

病人仰卧，将枕头横立于床头以防碰伤头部，床尾用支托物垫高 15～30 cm。此卧位易使病人感到不适，因此不可长时间使用，颅内高压病人禁用。

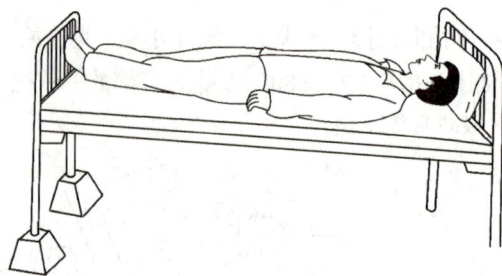

图 9-13　头低足高位

2. 适用范围

行十二指肠引流术时，采取头低足高位有利于胆汁引流。行肺部分泌物引流术时，采取头低足高位以便于咳痰。妊娠时胎膜早破，采取头低足高位可防止脐带脱垂。跟骨或胫骨结节牵引时，可利用人体重力作为反牵引力来防止身体下滑。

（七）头高足低位

1. 姿势（图 9-14）

病人仰卧，床头用支托物垫高 15～30 cm 或根据病情而定，另用枕头横立于床尾，以防止足部撞伤。

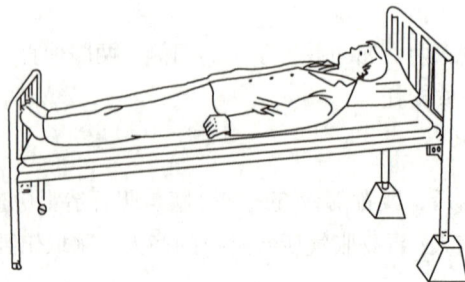

图 9-14　头高足低位

2.适用范围

头高足低位适用于预防脑水肿，减轻颅内压；颅脑手术后的病人；颈椎骨折病人进行颅骨牵引。

（八）膝胸卧位

1.姿势（图9-15）

病人跪卧，将两小腿及足部平放于床上，并稍微分开，大腿和床垂直，胸贴床面，腹部悬空，臀部抬起头转向一侧，两臂屈肘并放于头的两侧。采取此种卧位时，应注意保暖，并观察病人有无不适。尤其是孕妇在纠正胎位时，时间不宜超过15分钟。

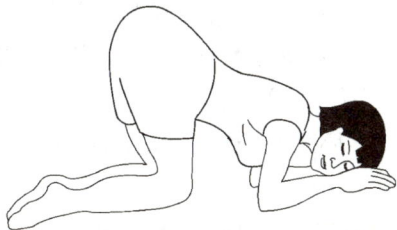

图9-15　膝胸卧位

2.适用范围

膝胸卧位适用于矫正子宫后倾或胎位不正、促进产妇产后子宫复原和肛门、直肠及乙状结肠病人的检查和治疗。

（九）截石位

1.姿势（图9-16）

病人仰卧在检查台上，两腿分开并分别放于支腿架上，臀部与检查台边缘平齐，两手置于身体两侧或胸部。采取此卧位时，注意遮挡病人及保暖。

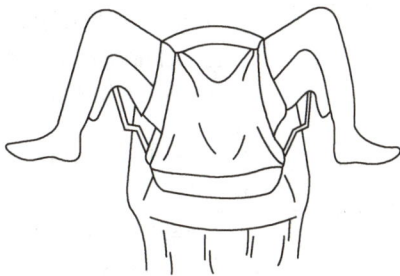

2.适用范围

截石位适用于会阴、肛门部位的检查、治疗或手术，如膀胱镜检查、妇产科检查、产妇分娩、阴道灌洗等。

图9-16　截石位

三　协助病人更换卧位

若病人因疾病或治疗的限制需长期卧床，则容易出现精神萎靡、消化不良、便秘、肌肉萎缩等症状。长期卧床病人因局部组织持续受压，易导致血液循环障碍，进而发生压疮；呼吸道分泌物不易咳出，易发生坠积性肺炎。因此，护士应定时协助有移动障碍的病人变换体位，以保持病人的舒适和安全，预防并发症的发生。

（一）协助病人移向床头

【目的】

协助滑向床尾而不能自行移动的病人重新移向床头，恢复舒适、安全的卧位。

【评估】

病人的年龄、体重、病情、治疗情况、心理状态及合作程度。

【计划】

（1）护士准备：衣帽整洁，洗手，戴口罩。视病人情况决定护士的人数。

（2）病人准备：了解移向床头的目的、过程及配合要点，双手有力者愿意配合护士完成移动。

（3）用物准备：根据病情准备好枕头等物品。

（4）环境准备：整洁、安静，温度适宜，光线充足。

【实施】

协助病人移向床头见表9-2。

表9-2　协助病人移向床头

操作流程	操作步骤	操作要点与说明
1. 核对、解释	（1）核对床号、姓名、医嘱 （2）向病人解释操作的目的、过程、方法及注意事项	（1）确认病人 （2）消除病人的紧张情绪，取得合作
2. 安置、准备	（1）放平床头支架，将枕头横立于床头，固定床脚轮，将各种导管及输液装置等安置妥当，必要时将盖被折叠至床尾或床的另一侧 （2）病人取仰卧屈膝位，两手握住床头栏杆	（1）避免撞伤病人 （2）防止病床移动，确保安全
3. 移向床头	▲一人协助病人移向床头法（图9-17） （1）移动病人：护士靠近床沿，一手托在病人肩部，另一手托臀部 （2）移向床头：护士将病人抬起，嘱病人两脚蹬床面，使其移向床头	（1）适用于能用手和脚协助完成上移且体重较轻的病人 （2）要将病人身体抬离床面，防止拖、拉、推等动作
	▲两人协助病人移向床头法 （1）移动病人：两护士分别站于床的两侧，交叉托住病人的颈肩和臀部（或两护士站在同侧，一人托住颈、肩及腰部，另一人托住臀部和腘窝部） （2）移向床头：两护士同时将病人抬起，使其移向床头	（1）适用于不能用手和脚协助完成上移或体重较重的病人 （2）防止病人坠床，确保安全
4. 整理、归位	（1）整理床单位，按需放置软枕以垫高头部 （2）洗手，记录并做好交接班	（1）注意询问病人的感受 （2）记录时间和皮肤状况

【注意事项】

（1）协助病人移向床头时，注意保护病人的头部，防止撞伤。

（2）若有引流管应先妥善安置，检查导管有无脱落、打折扭曲等，再移动卧位。

（3）两人协助移动时，应注意动作的协调性、平稳性。

【评价】

（1）护患沟通有效，病人配合操作。

（2）移动病人时动作轻稳，病人病情和安全未受到影响。

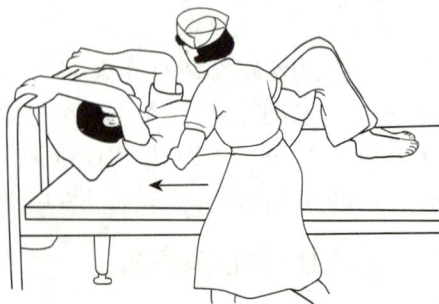

图9-17　一人协助病人移向床头法

（3）在变换卧位过程中，护士运用人体力学原理，做到节时、节力。

（4）变换卧位后，使病人的身体处于功能位，使其感觉舒适。

（二）协助病人翻身侧卧

【目的】

协助不能移动的病人更换卧位，预防压疮的产生。满足检查、治疗、护理的需求，如为卧床病人更换床单或整理床单位等。

【评估】

病人的年龄、体重、病情、治疗情况、心理状态及合作程度。

【计划】

（1）护士准备：衣帽整洁，洗手，戴口罩。视病人情况决定护士的人数。

（2）病人准备：了解翻身侧卧的目的、过程及配合要点。病人情绪稳定，愿意配合。

（3）用物准备：视病情准备好枕头、床档。

（4）环境准备：整洁、安静、温度适宜、光线充足，必要时进行遮挡。

【实施】

协助病人翻身侧卧见表9-3。

表9-3 协助病人翻身侧卧

操作流程	操作步骤	操作要点与说明
1. 核对、解释	（1）核对床号、姓名、医嘱 （2）向病人解释操作的目的、过程、方法及注意事项	（1）确认病人 （2）消除病人的紧张情绪，取得合作
2. 安置、准备	（1）固定床脚轮，将各种导管及输液装置等安置妥当，必要时将盖被折叠至床尾或床一侧 （2）病人仰卧，两手放于腹部，双腿屈曲	（1）防止病床移动，确保安全 （2）妥善安置病人的各种导管
3. 协助翻身	▲一人协助病人翻身侧卧法（图9-18） （1）移动病人：先将病人肩部、臀部向护士侧移动，再将双下肢移向靠近护士侧的床沿 （2）转向对侧：护士一手托肩，另一手扶膝，轻轻将病人转向对侧，使其背向护士，按侧卧位法安置好病人	（1）适用于小儿或体重较轻的病人 （2）防止病人坠床，确保安全 （3）适用于体重较重或病情较重的病人
	▲两人协助病人翻身侧卧法（图9-19） （1）移动病人：两护士站在床同侧，一人托住病人颈、肩、腰部，另一人托住患者臀部和腘窝部，两人同时抬起病人移向自己 （2）转向对侧：两人分别扶、托病人的肩、腰、臀和膝部，并轻推病人转向对侧，按侧卧位法安置好病人	要将病人身体抬离床面，防止拖、拉、推等动作
4. 放置软枕	在病人的背部、胸前及两膝间放置软枕，扩大支撑面，必要时使用床档，使病人安全、舒适	注意询问病人的感受
5. 整理、记录	整理床单位，洗手，记录并做好交接班	记录翻身时间和皮肤状况

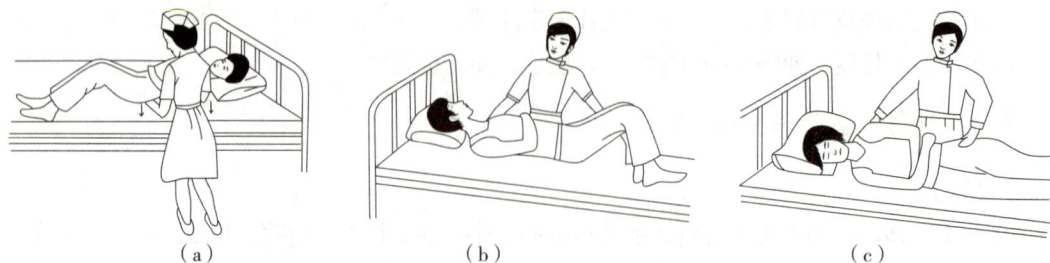

（a）　　　　　　　　　　（b）　　　　　　　　　　（c）

图9-18　一人协助病人翻身侧卧法

【注意事项】

（1）协助病人翻身时，护士应尽量应用节力原理，让病人靠近自己，使重力线通过支撑面来保持平衡，缩短重力臂而省力。

（2）移动病人时，动作要轻稳，不可拖、拉、推，以免擦伤皮肤。翻身时，应将病人身体稍抬起再翻身，要维持躯干的正常生理弯曲以防加重脊柱骨折、脊椎损伤和关节脱位。用软枕垫好肢体，以维持病人舒适、安全的体位。

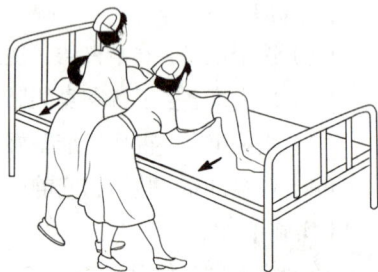

图9-19　两人协助病人翻身侧卧法

（3）翻身时，应注意保护病人，防止坠床。

（4）根据病人病情及皮肤受压情况，确定翻身间隔的时间。如发生皮肤淤血或破损应及时处理，酌情增加翻身次数，同时记录于翻身卡上，并做好交接班。

（5）若病人身上有各种导管或输液装置，应先妥当安置导管，翻身后再仔细检查导管是否有脱落、移位、扭曲、受压等，以保持导管通畅。

（6）为手术病人翻身前，应先检查伤口敷料情况，若已脱落或被分泌物浸湿，应先更换敷料并妥当固定后再协助病人翻身，翻身后注意伤口不可受压。石膏固定者，应注意翻身后患处位置及局部肢体血运情况，防止骨折部位受压。脊椎或颅骨牵引者翻身时不可放松牵引，并使头、颈、躯干保持在同一水平位翻动，翻身后注意牵引方向、位置及牵引力是否正确。颅脑手术者，头部转动幅度过大可引起脑疝，甚至导致病人突然死亡，故应使病人卧于健侧或平卧。

【评价】

（1）向病人及家属说明正确更换卧位对预防并发症的重要性。

（2）更换卧位前，向病人及家属介绍更换卧位的方法及注意事项。

（3）教会病人及家属更换卧位时配合更换的正确方法，确保病人的安全。

重点提示

为病人取舒适卧位时需遵循以下原则：①卧位要舒适稳定，体重平均分布，保持正常生理弯曲，各关节处于功能位置。②适当遮盖病人，注意保暖，维护病人的尊严。③定时更换卧位，至少2小时一次，以预防压疮出现；定期观察并按摩受压部位皮肤。④根据病人病情，协助病人每天进行主动或被动活动。

第六节　安　全

安全（safe）是人类的基本需要之一。病人的安全与护士的职业安全共同构成护理安全，护理安全管理也成为提高护理质量的首要保证。因此，消除安全隐患、创造良好的护理环境、预防护理职业损伤显得尤为重要。

案例分析

李某，女，6岁，淋雨受凉后出现畏寒，持续高热，体温在两个小时内迅速高达39.5℃。伴咳嗽、咳痰，痰色深，呈铁锈色，诊断为大叶性肺炎。病人于晚间出现躁动不安，哭闹不止。

任务：请你以夜班病房护士的身份，做好病人的安全护理。

一　影响安全的因素

安全环境（safety environment）是指无危险、没有伤害、平安的环境。在马斯洛的人类基本需要层次理论中，安全需要是仅次于生理需要的第二层次需要。因此，护士应懂得安全护理的重要性，具备评估个体及环境安全的知识和能力，在护理工作的各个环节把好安全关，为病人提供一个安全的治疗和休息环境，满足病人的安全需要。

（一）影响病人安全的因素

1. 病人因素

（1）良好的感觉功能是帮助人们了解周围环境、识别和判断自身安全性的必要条件。而感觉障碍的个体将难以辨别周围环境中存在或潜在的危险因素，因而易受到伤害。

（2）年龄既会影响个体对周围环境的感知和探索能力，也会影响个体采取相应的自我保护行为。新生儿和小儿均需依赖他人的保护；儿童处于生长期，好奇心较强，喜欢探索新鲜事物而易发生意外事件；老年人的各种器官功能逐渐衰退，尤其是听力、视力出现不同程度的功能衰退，也容易受到伤害。

（3）健康状况不佳者容易发生意外而受到伤害，严重时会影响人的意识而失去自我保护能力。如疾病可导致个体身体虚弱、行动受限而发生跌伤；免疫功能低下者易发感染；有焦虑或其他情绪障碍时，个体会因注意力不集中而无法察觉环境中的危险，也易受到伤害。

2. 医务人员因素

医务人员因素主要包括医务人员的思想政治素质、职业素质和业务素质等。例如，素质较高的护士、充足的人员配备有利于及时满足病人的基本需求和进行病情监测。当护士专业素质未达到护理职业的要求时，有可能因行为不当或过失对病人的身心造成伤害。

3. 医院环境因素

医院的基础设施、设备的性能及物品配置是否规范也影响病人的安全。

4. 诊疗方面的因素

针对病人病情而采取的一系列检查与治疗措施是帮助病人康复的重要医疗手段。但一些特殊的诊疗手段，如各种侵入性诊断检查与治疗、外科手术等，在发挥协助诊断、治疗疾病及促进康复作用的同时，也可能给病人带来一些不安全的因素，如因破坏皮肤的完整性而增加感染的概率。

（二）病人安全需要的评估

医务人员应及时评估医院中是否存在各种物理性、生物性影响安全的因素。各种医用气体、放射线、电气设备及化学药品等存在潜在危险性，因此接触这些设备和物质时应注意采取防护措施。病人安全需要的评估主要分为以下两个方面：

1. 病人方面

（1）精神状态是否良好，意识是否清楚，是否有安全意识和警觉性。

（2）是否因年龄大、身体状况或意识状况不佳而需要安全协助或安全保护。

（3）感觉功能是否正常。

（4）是否有影响健康的不良嗜好，如吸烟等。

2. 治疗方面

（1）病人是否正在使用影响精神、感觉功能的药物。

（2）病人是否正在接受氧气治疗或冷热疗法。

（3）是否需要限制病人行动或给予身体约束。

（4）病房内是否使用电气设备，病人床旁是否有电器用品。

在评估病人的安全需要后，护士应针对具体情况采取预防措施，为病人建立和维护安全舒适的环境。

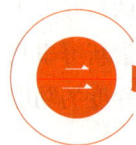

三 医院常见的不安全因素

医院常见的不安全因素包括物理性损伤、化学性损伤、生物性损伤、心理性损伤及医源性损伤。

（一）物理性损伤

物理性损伤包括机械性损伤、温度性损伤、压力性损伤及放射性损伤。如昏迷、神志不清的病人出现的撞伤，热疗过度的损伤，长期卧床病人出现的压疮，放射性治疗时造成的皮肤损伤等。

（二）化学性损伤

化学药物剂量过大或浓度过高、用药次数多、给药方法不当都会给病人造成一定程度的损伤。

（三）生物性损伤

微生物及昆虫对病人造成伤害，如大肠埃希菌（大肠杆菌）造成的肠道感染等。

（四）心理性损伤

病人对疾病的认识和态度及医护人员对病人的行为和态度均可影响病人的心理。

（五）医源性损伤

医护人员操作不当、失误，如各种插管术及外科手术的失误等，可以造成病人身体的损害。

三　保护病人安全的措施

在护理工作中经常接触到具有潜在安全隐患的病人，如意识模糊、躁动、行动不便的病人。护士应综合考虑病人及家属的生理、心理及社会等方面的需求，采取必要的安全措施为病人提供全面的健康维护，提高生活质量。

（一）保护用具的应用

保护用具（protective device）是用来限制病人身体某部位的活动，以维护病人安全与保证治疗效果的各种器具。

【适用范围】

（1）婴幼儿病人：因婴幼儿的认知能力及自我保护能力尚未发育完善，易发生坠床、撞伤、抓伤等意外或出现不配合治疗等行为。

（2）坠床发生概率高的病人：麻醉后未清醒者，意识不清、躁动不安、失明、痉挛的病人或年老体弱者。

（3）实施某些眼科手术者：白内障摘除术后的病人。

（4）精神病病人：狂躁症者、抑郁而自我伤害者。

（5）易发生压疮者：长期卧床、极度消瘦、虚弱者，老年病人。

（6）皮肤瘙痒者：全身或局部瘙痒难忍者。

【使用原则】

（1）知情同意原则：使用前，向病人及家属解释保护用具使用的原因、目的、种类及方法，取得病人和家属的同意与配合。

（2）短期使用原则：使用保护用具要确保病人的安全，且只宜短期使用。

（3）随时评价原则：应随时评价保护用具的使用情况，评价依据如下：

·能满足病人身体的基本需要，病人安全、舒适，无血液循环障碍、皮肤破损、坠床、撞伤等并发症或意外发生。

·病人及家属了解保护用具使用的目的，能够接受并积极配合。

·各项检查、治疗及护理措施能够顺利进行。

【常用保护用具的使用方法】

（1）床档（bedside rail restraint） 用于预防病人坠床。常见的有多功能床档、半自动床档及木杆床档。

·多功能床档（图9-20）：使用时插入两边床沿，不用时插入床尾，必要时还可垫于病人的背部，用作胸外心脏按压的辅助设备。

·半自动床档（图9-21）：可按需升降，不用时可固定在床沿两侧。

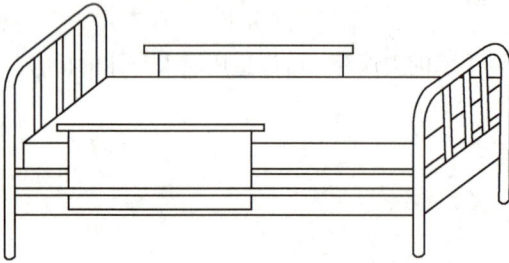

图9-20 多功能床档　　　　　　　　图9-21 半自动床档

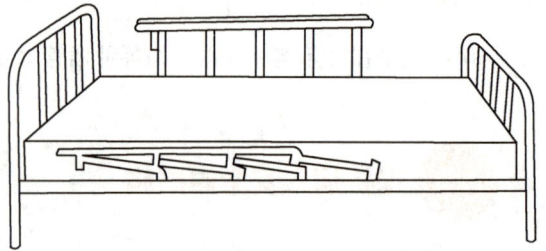

·木杆床档（图9-22）：床档的中间为活动门，使用时打开，用完即可关闭。

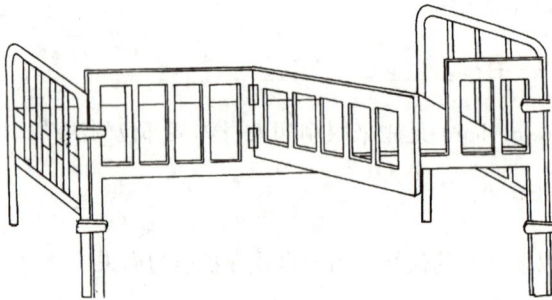

图9-22 木杆床档

（2）约束带（restraint） 主要用于保护躁动的病人，限制其身体的活动或约束其失控肢体的活动，以防止病人自伤或坠床。根据不同的部位，约束带可分为宽绷带、肩部约束带、手肘约束带或肘部保护器、约束手套、约束衣及膝部约束带等。

·宽绷带（图9-23）：主要用于固定病人手腕及踝部。使用时，先用棉垫包裹手腕部或踝部的皮肤，再用宽绷带打成双套结（图9-24）后套在棉垫外，稍拉紧以确保肢体不脱出。宽绷带的松紧以不影响血液循环为宜，然后将绷带固定于床沿。

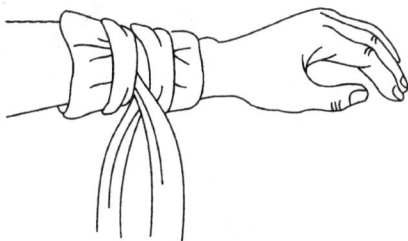

图 9-23 宽绷带

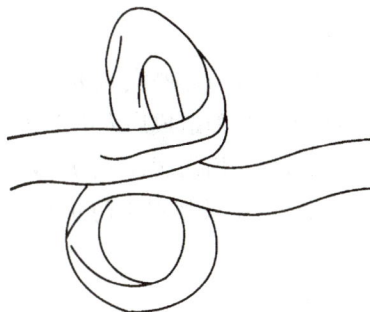

图 9-24 双套结

·肩部约束带（图 9-25）：用于固定肩部以限制病人坐起。肩部约束带用宽布制成，宽 8 cm、长 120 cm，一端制成袖筒。使用时，将袖筒套于病人两侧肩部，腋窝处垫一棉垫。将两袖筒上的细带在胸前打结固定，将两条较宽的长带系于床头。另外，也可将枕头横立于床头，将大单斜折成长条用于肩部约束。

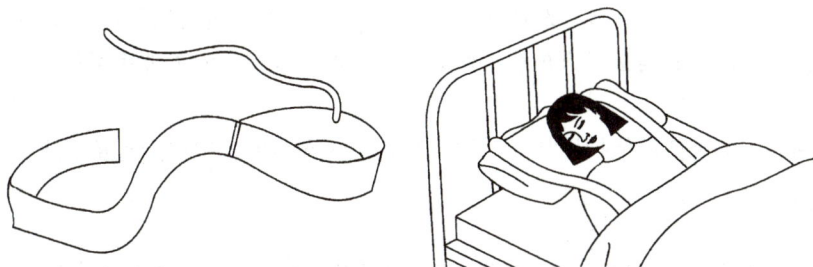

图 9-25 肩部约束带

·膝部约束带（图 9-26）：用于固定膝部以限制病人下肢活动。膝部约束带用宽 10 cm、长 250 cm 的宽布制成，于宽带中部相距 15 cm 处分别钉两条双头带。使用时，两膝之间衬一棉垫，将约束带横放于两膝上，约束带下的双头带各固定一侧膝关节，然后将宽带两端固定于床沿。另外，亦可用大单进行膝部固定。

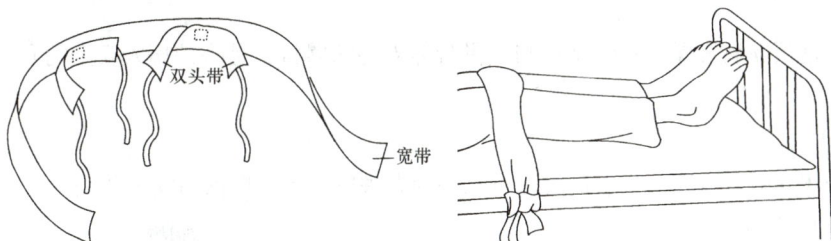

图 9-26 膝部约束带

·尼龙搭扣约束带（图 9-27）：主要用于固定手腕、上臂、踝部及膝部。此约束带简便、易操作、安全、便于洗涤和消毒。此约束带由宽布和尼龙搭扣制成。使用时，将尼龙搭扣约束带置于关节处，被约束部位需垫棉垫，系带要松紧适宜，对合约束带上的尼龙搭扣后将带子系于床沿。

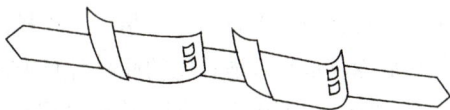

图 9-27 尼龙搭扣约束带

3. 支被架（overbed cradle）（图9-28）

用于极度衰弱或肢体瘫痪的病人。主要用途为防止盖被压迫肢体而造成病人不舒适或足下垂等并发症，也可用于灼伤病人采用暴露疗法需保暖时。使用时，将支被架罩于防止受压的部位，再盖好盖被。

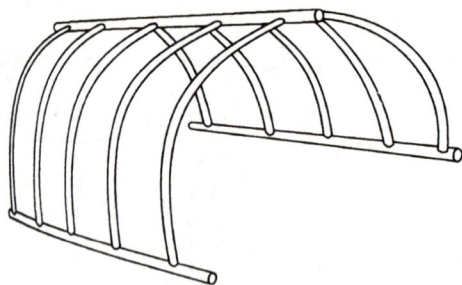

图9-28　支被架

【注意事项】

（1）使用保护用具时，要保持病人的肢体及各关节均处于功能位，协助病人更换体位，保证病人安全舒适。

（2）使用约束带时，首先要取得病人及家属的知情同意。使用时，骨隆突和关节处下须垫衬垫，固定松紧适宜，并定时松解，每2小时放松约束带一次。同时注意观察受约束部位的末梢血运情况，每15分钟观察一次，发现异常及时处理。必要时，进行局部按摩以促进血液循环。

（3）确保病人能随时与医务人员取得联系，呼叫器应放置在病人伸手可得处，或有陪护人员保护，以保障病人的安全。

（4）使用后，记录使用保护用具的原因、时间、观察结果、护理措施及解除约束的时间。

重点提示

1. 当需要使用约束带来约束病人时，护士要准备好衬垫并垫于病人的骨隆突和关节处。
2. 约束带固定要松紧适宜，以能深入1～2指为宜。
3. 每15分钟观察一次受约束部位皮肤的颜色、温度、活动及感觉等。
4. 每2小时松解一次约束带，给予受约束部位肢体运动或按摩，促进血液循环。

（二）辅助器的应用

辅助器是帮助病人保持身体平衡与提供身体支持的器材，是维护病人安全的有效护理措施之一。

【目的】

辅助身体残障者或因疾病、高龄而行动不便者进行活动，以保障病人的安全。

【常用辅助器】

（1）拐杖（crutch）（图9-29）是为短期或长期残障者离床时使用的一种支持性辅助用具。拐杖最重要的是长度适合使用者且安全、稳妥。拐杖的长度包括腋垫和杖底橡胶垫，合适长度的简易计算方法为使用者身高减去40cm。使用时，使用者需双肩放松，身体站直，腋窝与拐杖顶垫间相距2～3cm，拐杖底端应侧离足跟15～20cm。握紧把手时，手肘应可以弯曲。拐杖底面应较宽并有较深的凹槽，且具有弹性。

（2）手杖（cane）（图9-30）是一种手握式的辅助

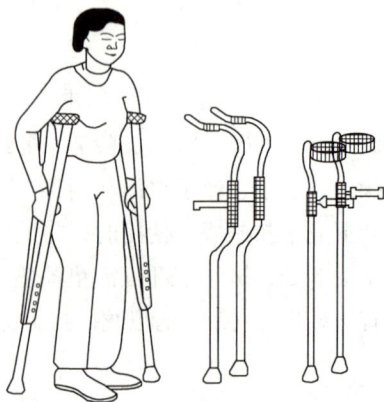

图9-29　拐杖

用具，适用于不能完全负重的残疾者或老年人。手杖长度的选择原则是肘部在负重时能略微弯曲，手柄适于抓握并使病人感觉舒适，弯曲部与使用者髋部同高。

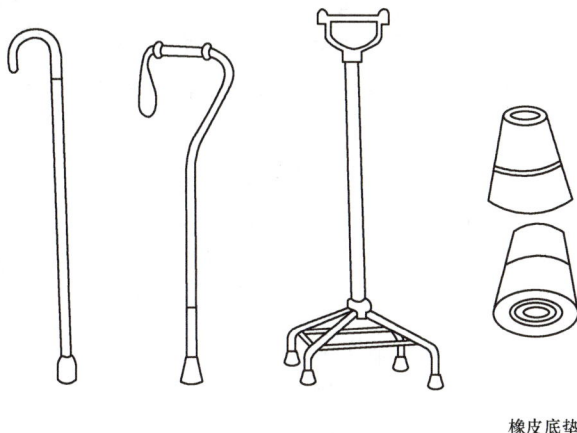

橡皮底垫

图9-30 手杖

手杖可以是木质或金属质的。木质手杖长短是固定的，不能调整。金属质手杖可依使用者的身高来调整。手杖的底部可为单脚或四脚形式。四脚形式的手杖比单脚形式的手杖支持力和支撑面积要大得多，是最稳定的，常用于步态极不稳的病人。手杖底端的橡胶底垫要弹性好、有吸力，宽面要有凹槽，这样才能加强手杖的摩擦力和稳定性，以防跌倒。

（3）助行器（walking aid）（图9-31） 一般由铝合金材料制成，四边形的金属框架可将病人保护于其中，而且可带脚轮。其支撑面积大、稳定性好，适用于上肢健康、下肢活动能力差的病人。

· 步行式助行器：适用于下肢功能轻度损害的病人。无轮脚，可调高度，稳定性好。使用时，双手提起两侧扶手，同时向前将其放于地面，然后双脚迈步跟上。

· 轮式助行器：适用于上、下肢功能均较差的病人。有轮脚，易于推行移动。使用时，不用将助行器提起、放下，行走步态自然，且用力下压可自动刹车。

【注意事项】

（1）使用者要意识清楚，身体状态良好。

（2）使用者要选择适合自身的辅助器。不合适的腋杖与

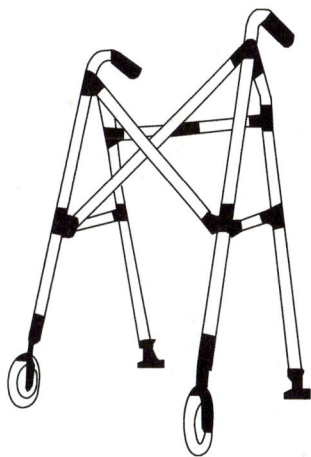

图9-31 助行器

错误的使用姿势可导致腋下受压而损伤神经，还会引起背部肌肉劳损和酸痛。

（3）使用者的手臂、肩部或背部应活动不受限制、无伤痛，以免影响手臂的支撑力。

（4）使用辅助器时，病人的鞋要合脚且具有防滑功能。

（5）调整拐杖和手杖后需将全部螺丝钉拧紧；橡皮底垫紧贴手杖底端，还要经常检查以确定橡皮底垫的凹槽能否产生足够的吸力和摩擦力。

讨论与思考

1. 刘先生，58岁，半年前诊断为肺癌。近日，病人咳嗽、咯血加重，间断血痰增多。病人消瘦无力，体温38.5℃。病人面色苍白、眉头紧皱、大汗。病人主诉胸部及腹部疼痛难耐、呼吸费力、口干。查体：锁骨下淋巴结肿大，T 38.5℃，P 88次/分钟，R 28次/分钟，BP 126/84mmHg。请问：

（1）作为一名护士，如何对该病人进行疼痛管理？

（2）如何为该病人实施疼痛护理？

2. 李女士，50岁，因阑尾炎住院实施手术，术后病人回到病房带导尿管一根、引流管一根。请问：

（1）该病人取哪种卧位？采取此种卧位的目的是什么？

（2）帮助该病人更换卧位时，应注意哪些问题？

3. 某病人，男性，35岁，因车祸导致颅脑损伤，病人躁动不安、四肢乱动，为保证治疗的顺利进行，请问：

（1）该病人应使用何种保护用具？使用保护用具时的注意事项有哪些？

（2）如要防止病人坠床，应使用哪些保护用具？

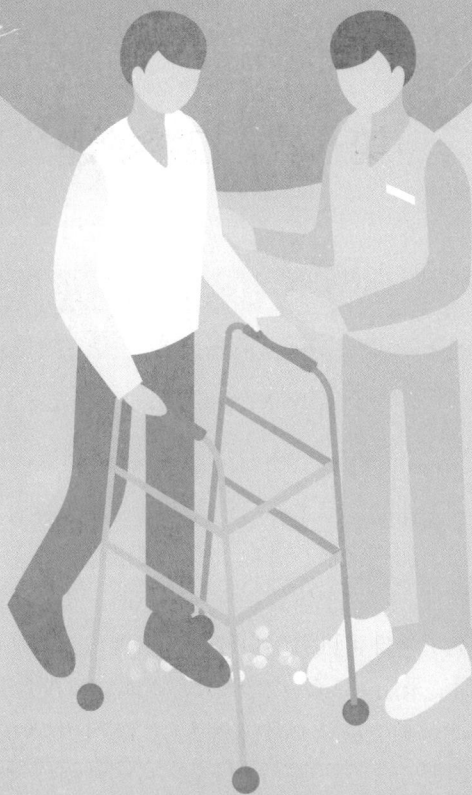

第十章

清洁护理

1. 知识目标：掌握口腔护理、皮肤护理、头发护理的目的及注意事项，以及压疮的发生原因、易患部位、预防措施、各期的表现及护理重点；熟悉晨晚间护理的目的和内容；了解口腔及头发的健康维护。

2. 技能目标：能够正确进行口腔护理、皮肤护理、头发护理、晨晚间护理。

3. 情感目标：关爱病人，热爱护理工作，树立良好的护士形象，培养良好的职业素养。

清洁是指清除物体表面的一切污秽。身体的清洁是指去除身体的污物、排泄物、分泌物及有利于细菌繁殖的物质，包括皮肤、口腔、头发、足部及会阴部等部位的清洁。清洁是人类的基本需求之一，是人自理能力的一种体现。当人生病后，由于自理能力减弱，在自我满足清洁需求方面会存在一定缺陷，但对清洁的渴求并没有因此而下降或消失。此时，护士应针对病人的病情，评估其清洁状况及清洁能力，根据不同的清洁需要提供帮助，以维持皮肤的健康，增强皮肤的抵抗力，促进血液循环，减少感染，维持肌肉和关节的功能，促进身心舒适，维护病人的自我形象和自尊，从而让病人和家属认识到清洁的重要性，建立良好的护患关系。

第一节　口腔护理

案例分析

吴某，男，64岁，两天前因车祸颅脑损伤入院。昏迷，静脉高营养。生命体征：T 37.5℃，P 70次/分钟，R 18次/分钟，BP 90/50mmHg。口腔气味重，右下外侧牙龈有出血点。

任务：请为该病人选择合适的漱口液，并进行口腔护理。

口腔是病原微生物侵入人体的途径之一。正常人的口腔内存有大量致病菌和非致病菌。当个体健康时，机体免疫力强，加之饮水、进食、刷牙及漱口等活动可达到减少和清除致病菌的目的，因而不会出现口腔异常。但当个体处于疾病状态时，机体力降低，进食、饮水减少，为口腔内微生物大量繁殖创造了条件，可引起口腔炎，出现口臭，从而影响食欲和消化功能。特别是高热、术后、意识障碍、采用人工呼吸的病人，不能经口进食，唾液分泌减少，口腔干燥，口腔的自净能力下降。因此，护士应认真评估病人的口腔卫生状况，根据其病情及自理能力，指导或者协助其完成口腔护理。口腔护理（oral care）分为一般口腔护理（general oral care）和特殊口腔护理（special oral care）。

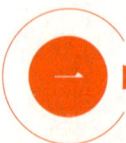

一　口腔护理的目的

（1）保持口腔清洁、湿润，使病人感觉舒适，并预防口腔感染等并发症。

（2）防止病人发生口臭、口垢，增加食欲，保持口腔正常功能。

（3）观察口腔黏膜、舌苔的变化及口腔气味，为疾病的诊断提供依据。

二 口腔护理技术

（一）一般口腔护理

一般口腔护理适用于能自己完成口腔清洁的病人。协助病人取舒适体位，必要时，护士应协助病人准备用物，先让病人用清水漱口，将牙刷沾湿并涂上牙膏，再让病人自行刷牙，护士在一旁指导。刷牙结束后，协助病人擦拭口唇上的水渍。

（二）特殊口腔护理

【目的】

（1）保持口腔清洁、湿润，使病人舒适，预防口腔感染等并发症。

（2）防止口臭、口垢，增进食欲，保持口腔正常功能。

（3）观察口腔黏膜、舌苔的变化，以及有无特殊口腔气味。

【评估】

（1）病人的一般情况，如年龄、病情、治疗情况、进食情况、意识状态、自理能力等。

（2）病人的口腔情况，如口腔黏膜、牙齿情况，口腔有无异常气味、溃疡、出血等。

（3）病人及家属的认知及配合护理的情况，如对牙齿保健知识的了解情况、口腔卫生习惯、心理反应及配合口腔护理的程度等。

【计划】

（1）护士准备：着装整洁，洗手，戴口罩。

（2）病人准备：

· 了解口腔护理的目的、方法及配合要点，愿意合作。

· 根据病情取适宜卧位。

· 如有义齿，协助取下并妥善放置。

（3）用物准备：

· 无菌口腔包内放的无菌物品：治疗碗（内盛浸有漱口液的棉球至少16个、弯血管钳1把、镊子1把）、压舌板1个。如果使用一次性口腔护理包，漱口液可开包后倒取，以上物品不需准备。无菌盘内：弯盘1个、吸水管1根、漱口水杯1个、治疗巾或餐巾1块、手电筒1把、棉签1包，需要时备张口器。必要时备外用药，如液状石蜡、冰硼散、西瓜霜等。

· 常用漱口液：根据口腔pH值、药理作用选用不同的漱口液，见表10-1。

（4）环境准备：安静、整洁、舒适、安全。

表10-1 常用漱口液

名 称	浓 度	作 用	口腔pH值
氯化钠溶液	0.90%	清洁口腔，预防感染	中性

续表10-1

名　称	浓　度	作　用	口腔pH值
复方硼砂溶液（多贝尔溶液）	—	轻度抑菌，除臭	中性
呋喃西林溶液	0.02%	清洁口腔，广谱抗菌	中性
过氧化氢溶液	1.00%～3.00%	遇有机物时放出新生氧，抗菌除臭	酸性
碳酸氢钠溶液	1.00%～4.00%	用于真菌感染	酸性
硼酸溶液	2.00%～3.00%	防腐、抑菌	碱性
甲硝唑溶液	0.08%	用于厌氧菌感染	中性
醋酸溶液	0.10%	用于铜绿假单胞菌感染	碱性

【实施】

特殊口腔护理见表10-2。

表10-2　特殊口腔护理

操作流程	操作步骤	操作要点与说明
1. 核对、解释	（1）核对床号、姓名、医嘱 （2）向病人解释操作目的、过程及方法	（1）确认病人 （2）消除病人的紧张情绪，取得合作
2. 病人准备	（1）选择合适的体位。不能坐位的病人可仰卧且头偏向护士或侧卧 （2）将治疗巾铺于病人颌下及前胸，置弯盘于病人口角旁（图10-1）	（1）防止误吸 （2）防止漱口液浸湿床单位
3. 观察口腔	（1）湿润病人口唇、口角 （2）观察口腔黏膜有无出血、溃疡等现象 （3）协助病人漱口	（1）活动义齿应取下并浸于清水中 （2）光线不足时，可用手电筒；昏迷及无法自行张口者，酌情用张口器 （3）昏迷病人禁忌漱口
4. 擦洗口腔	（1）用弯血管钳夹取浸有漱口液的棉球，并拧干棉球，请病人咬合上下齿，用压舌板轻轻撑开一侧颊部，从内向门齿纵向擦洗牙齿的一外侧面；换一个棉球用同样方法擦洗近侧 （2）请病人张开上下齿，纵向擦洗一侧牙齿的上内侧面、上咬合面、下内侧面、下咬合面，再以弧形或"Z"形擦洗颊部；同法擦洗对侧 （3）由内向外横向或纵向擦洗硬腭部、舌面及舌下	（1）每个部位用一个棉球，每个棉球只用一次，棉球以不滴水为宜。一般病人至少用16个棉球 （2）弯血管钳要夹住棉球中间，避免损伤牙龈、颊部等 （3）操作中注意动作轻柔 （4）擦拭一个部位更换一个棉球，一次只夹取一个棉球 （5）勿触及咽部，以免引起病人恶心等不适
5. 漱口涂药	（1）意识清醒者再次漱口；用治疗巾拭去病人口角处水渍，清点棉球个数 （2）再次检查口腔，观察口腔黏膜，如有溃疡等，酌情涂药于患处 （3）口唇干裂时可涂液状石蜡或唇膏	（1）避免棉球遗落在口腔内 （2）根据不同的情况进行处理
6.整理、记录	（1）撤去治疗巾，协助病人取舒适卧位，整理床单位 （2）清理用物，洗手，必要时做好记录	（1）注意询问病人的感受 （2）按规范分类处置用后物品

【注意事项】

（1）操作时，动作轻柔，防止损伤口腔黏膜及牙龈，特别是对凝血功能差的病人。

（2）昏迷病人禁忌漱口；如需用张口器，应从病人的臼齿处放入；擦洗口腔时，需用弯血管钳夹紧棉球，每次只能夹一个棉球，并防止其滑落在口腔内；棉球不可过湿，以防病人将漱口液吸入呼吸道。

图 10-1 铺治疗巾

（3）操作中要随时询问病人的感受，如棉球的干湿程度、止血钳操作时是否产生不适、体位是否舒适、有无其他要求等。

（4）对使用抗生素者，应特别注意观察其口腔黏膜有无真菌感染。

（5）传染病病人按隔离原则处理。

（6）漱口液应根据病人的口腔状况选择。

（7）擦洗硬腭及舌面时，勿触及咽部，以免引起恶心。

【评价】

（1）病人口腔清洁、无异味，感觉舒适、满意。口腔感染者症状减轻或愈合。

（2）护患沟通有效，病人和家属能主动配合，并学会有关口腔清洁和保健的方法。

（3）护士操作正确、熟练、轻柔，病人无黏膜损伤、出血等并发症。

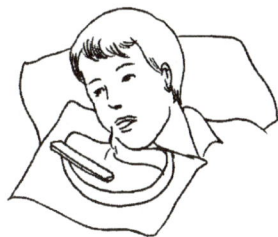

重点提示

昏迷病人禁忌漱口；棉球不可过湿；注意操作结束后及时清点棉球数目；张口器应从病人的臼齿处放入；活动义齿不可置于乙醇或热水中，以免变色、变性或老化。

三 口腔健康的维护

（一）口腔卫生指导

（1）口腔卫生习惯：指导病人每日晨起、晚睡前刷牙，餐后漱口，睡前不进食对牙齿有腐蚀性和刺激性的食物；少吃含糖多的食物，定期检查牙齿，预防龋齿发生。

（2）口腔清洁用具：漱口杯、牙刷、牙膏、清水或盐水、牙线和牙签。

（二）采用正确的刷牙方法

1. 牙刷的选择

一般情况下，应选择牙刷头形小、易触及牙齿的各个面、牙刷刷毛表面光滑的尼龙刷毛，因其毛质软而密，不易对牙龈造成损伤。另外，也可选用均匀且参差不齐的刷毛设计的牙刷（波浪形），因为它可以接触到牙齿的各个面且耐用。牙刷用后要彻底清洗，防止细菌的滋生。牙刷应每隔三个月更换一次。已经磨损的牙刷不仅清洁效果不好，而且易导致牙齿的磨损和牙龈的损伤。牙膏要选择没有腐蚀性的。长期使用有腐蚀性的牙膏可损坏牙齿，因此此类牙膏不宜选用。

2.刷牙的方法（图10-2）

刷牙时力度要适当，应沿牙齿纵向刷，并且各个面（牙齿的内面、外面、咬合面）都应刷到。还有一种方式是环形刷牙，即将牙刷尖端轻柔地置于牙齿周围的牙龈沟上，以快速的环形来回震颤。每次仅触及2～3颗牙，每刷完一处再刷邻近部位。牙齿咬合面来回地刷，牙齿刷完后，再刷舌面。

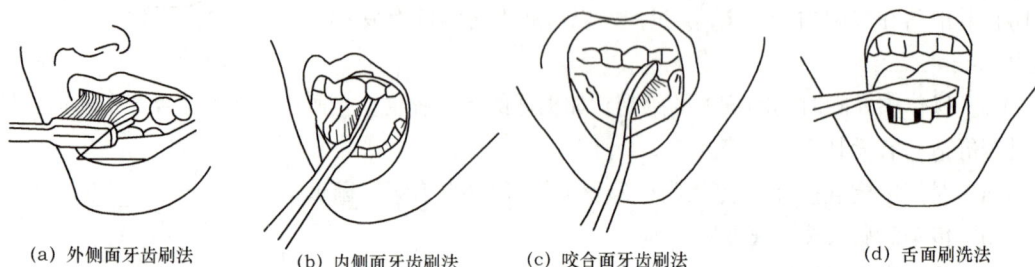

(a) 外侧面牙齿刷法　(b) 内侧面牙齿刷法　(c) 咬合面牙齿刷法　(d) 舌面刷洗法

图10-2　刷牙的方法

（三）正确使用牙线

若刷牙不能彻底地清除牙齿周围的牙菌斑和碎屑，可使用牙线。用丝线、尼龙线、涤纶线做牙线材料，建议每日使用牙线剔牙两次，餐后立即进行效果更佳。

具体操作方法（图10-3）：将牙线两端分别缠于双手食指或中指上，拉锯式嵌入牙间隙。拉住牙线两端使其呈"C"形，然后用力弹出，再换另一侧，反复数次直至牙面清洁或将嵌塞食物清除。使用牙线后，需彻底漱口以清除口腔内的碎屑。操作中，注意施力要轻柔，切忌将牙线猛力下压，以免损伤牙龈。

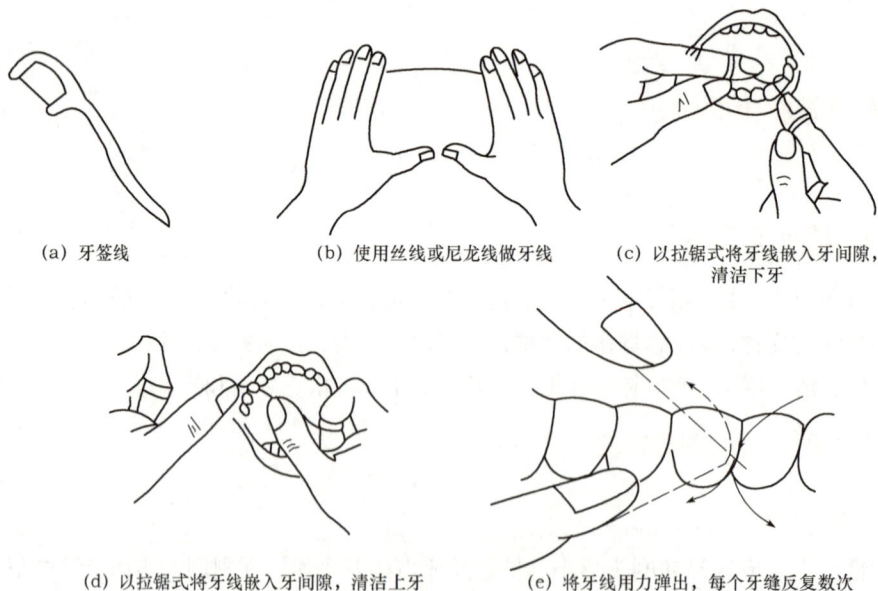

(a) 牙签线　(b) 使用丝线或尼龙线做牙线　(c) 以拉锯式将牙线嵌入牙间隙，清洁下牙

(d) 以拉锯式将牙线嵌入牙间隙，清洁上牙　(e) 将牙线用力弹出，每个牙缝反复数次

图10-3　牙线剔牙法

第二节 头发护理

清洁头发是病人每日卫生护理的一项重要内容。经常梳理和清洁头发，可及时去除头皮屑和灰尘，促进头皮血液循环，使头发清洁、有光泽。正确梳头、洗头和按摩头部不但能促进头部的血液循环，改善头发的生长状况，而且良好的发型可增加美感，保持个人形象，增加自信，使病人达到生理和心理上的舒适。对于日常生活自理能力受限的病人，头发护理的需要可能部分或全部得不到满足，这就需要护士协助其完成头发护理，满足病人的需要。

一 头发护理的目的

（1）去除头皮屑、污垢及脱落的头发，使病人的头发整齐、清洁，预防头虱及头皮感染。

（2）按摩头皮，刺激头部血液循环，促进头发的生长和代谢。

（3）使病人感到清洁、舒适和美观，维护病人的自尊和自信，建立良好的护患关系。

二 头发护理技术

（一）床上梳发、洗发法

【目的】

（1）按摩头皮，刺激头部血液循环，预防头皮感染。

（2）使病人清洁、舒适和美观，促进身心健康。

（3）维护病人的自尊和自信，建立良好的护患关系。

【评估】

（1）头发状况：头发的生长状态、清洁度，有无头屑、虱蚍，头皮有无皮疹、损伤、感染。

（2）病人状况：

· 病人对头皮护理知识的了解程度，自行梳发、洗发的能力。

· 个人卫生习惯，病人对个人仪表的重视程度、心理反应。

【计划】

（1）护士准备：着装整齐，洗手，修剪指甲，备齐用物。

（2）病人准备：床上梳发时，如病情允许，可坐起或摇起床头，取半坐卧位；床上洗发时采用仰卧位。

（3）用物准备如下。

· 床上梳发：梳子、治疗巾、纸袋。必要时，备发夹、橡胶圈（套）、30%乙醇。

· 床上洗发：治疗盘内备大小橡胶单、浴巾、毛巾、别针、眼罩或纱布、不吸水棉球2个、量杯、纸袋、洗发液（膏）、梳子、小镜子、护肤霜（病人自备）。治疗盘外备橡胶马蹄形卷或自制马蹄形垫或洗发槽、水壶（内盛 43～45℃热水或按病人习惯调制）、脸盆或污水桶，必要时备电吹风。如采用扣杯法，则另备面盆、毛巾、搪瓷杯、橡胶管及污水桶等。

（4）环境准备：病室安静、整洁。

【实施】

（1）床上梳发（combing hair in bed）见表 10-3。

表 10-3　床上梳发

操作流程	操作步骤	操作要点与说明
1. 核对、解释	（1）核对床号、姓名、医嘱 （2）向病人解释操作目的、过程及方法	（1）确认病人 （2）消除病人的紧张情绪，取得合作
2. 病人准备	（1）协助病人取仰卧位或半坐卧位 （2）将治疗巾铺于枕头上或围于病人的颈部	避免断发掉落床上
3. 梳发	（1）将病人的头转向一侧，先将头发从中间梳向两边 （2）左手握住一股头发，由发梢一段段梳向发根 （3）同法梳另一边	（1）梳发时，尽量使用圆钝齿的梳子，以防损伤头发；如发质较粗或烫成卷发，可选用齿间较宽的梳子 （2）如是长发或遇有打结，将头发绕在食指上慢慢梳理；如头发已纠结成团，可用30%乙醇湿润后，再小心地梳顺。梳发时，避免过度牵拉，使病人感到疼痛
4. 整理	（1）根据病人需要将长发编辫或扎成束 （2）将脱落的头发置于纸袋中，撤下治疗巾 （3）协助病人采取舒适卧位，整理床单位 （4）清理用物，洗手，记录	传染病病人按隔离消毒原则处理

（2）床上洗发（shampooing in bed）见表 10-4。

表 10-4　床上洗发

操作流程	操作步骤	操作要点与说明
1. 核对、解释	（1）核对床号、姓名、医嘱 （2）向病人解释操作目的、过程及方法	（1）确认病人 （1）消除病人的紧张情绪，取得合作
2. 环境准备	根据季节关窗或开窗，室温以 22～26℃为宜	防着凉
3. 病人准备	（1）协助病人取仰卧位，上半身斜向床边，移枕于肩下，屈双膝，膝下垫膝枕 （2）将衣领松开后向内折，将毛巾围于颈下，用别针别好，将小橡胶单和浴巾铺于枕上	（1）方便操作，使病人舒适 （2）保护床单、枕头、衣服不被打湿
4. 置垫	▲马蹄形垫床上洗头法（图10-4） （1）将大橡胶单围于马蹄形卷上形成水槽，置于病人后颈下，或将洗发槽置于病人后颈部 （2）协助病人的颈部枕于马蹄形卷的突起处，头置于水槽中，水槽的出水处下接大橡胶单，再将大橡胶单的下端置于面盆或污水桶中	注意询问病人的感受

续表10-4

操作流程	操作步骤	操作要点与说明
	▲扣杯式洗发法（图10-5） 盆底放一块毛巾，倒扣搪瓷杯于盆底，杯上垫一块折叠的毛巾，毛巾上裹一层薄膜，让病人头部枕于毛巾上，移枕于病人肩下，面盆内置一根橡胶管，利用虹吸原理将污水引入污水桶内	注意询问病人的感受
	▲洗头车床上洗发法（图10-6） 此操作简单、方便，操作方法同马蹄形垫洗头法	注意询问病人的感受
5. 塞耳、遮眼	用棉球塞好双耳，用眼罩或纱布遮盖病人双眼或嘱其闭上眼睛	操作中，防止水流入耳部和眼部
6. 洗净头发	（1）松开头发，将水壶内的温水倒入量杯中，试水温后，用少许温水沾湿病人头发，并询问病人感受，用量杯内的温水慢慢润湿头发，直至全部湿润 （2）倒洗发液于手掌，涂遍头发。用指尖指腹部揉搓头皮和头发，揉搓方向为由发际向头顶，揉搓力量适中 （3）一手抬起头部，另一手洗净脑后部头发 （4）用温水冲洗头发，直至洗净为止	（1）确保水温合适（43～45℃或符合病人习惯） （2）按摩可促进头部血液循环 （3）头发上若残留洗发液，会刺激头发和头皮
7. 擦干头发	解下颈部毛巾，擦去头发上的水分，除去眼上的纱布或眼罩及耳道内的棉球，用毛巾包好头发，擦干面部	及时擦干头发，避免病人着凉感冒
8. 整理、记录	（1）撤去马蹄形卷和大橡胶单，将枕从病人肩下移向床头，协助病人仰卧于床正中，枕于枕上 （2）解下包头的毛巾，再用浴巾擦干头发，用梳子梳理成病人习惯的发型，必要时可用电吹风机吹干头发 （3）协助病人躺卧舒适，整理床单位 （4）清理用物，洗手，记录	（1）确保病人舒适，保持病室整洁 （2）记录执行时间及护理效果

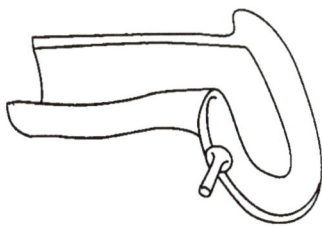

(a) 马蹄形垫

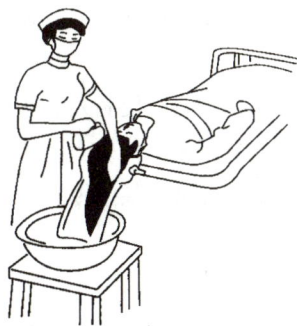

(b) 洗头法

图10-4　马蹄形垫床上洗头法

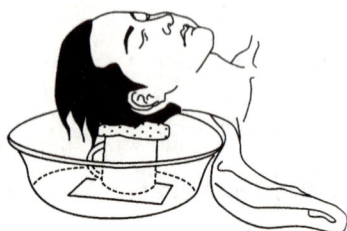

图 10-5　扣杯式洗发法

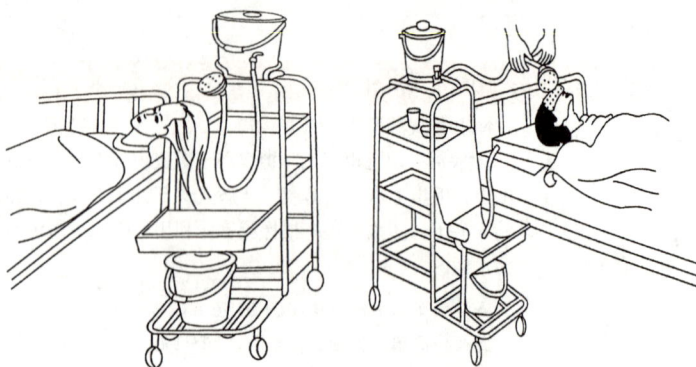

图 10-6　洗头车床上洗发法

【注意事项】

（1）梳头时不能强行梳拉，以免造成病人疼痛。

（2）操作过程中，注意观察病人的反应。尤其是洗头时应注意室温、水温，防止洗发水流入眼和耳中，避免打湿衣服和床铺，防止病人着凉。若病人的面色、脉搏、呼吸出现异常，应立即停止操作。

（3）病情危重、衰弱的病人不宜洗发。

（4）洗头发过程中避免反复转动病人的头部，以免引起病人不适。

【评价】

（1）护士操作正确、熟练、力度适当。

（2）病人清洁、舒适、满意、安全。

（二）灭头虱、虮法

虱子是一类体形很小的昆虫，寄生于人体的有体虱、头虱、阴虱。虱、虮的产生与卫生不良、环境拥挤和接触传染有关。虱子可以传播疾病，如流行性斑疹伤寒、回归热等，并可导致皮肤瘙痒，若抓伤皮肤可致感染。发现病人有虱、虮时，应立即采取消灭措施。

【目的】

（1）除去头虱和虮，使病人舒适。

（2）防止人群间相互传染上虱和虮。

（3）防止皮肤感染和某些传染病，如流行性斑疹伤寒、回归热。

【评估】

（1）病人的病情，头发上虱、虮的分布。

（2）病人的心理状态，有无自卑感。

（3）病人或家人对虱、虮有关知识的了解程度。

【计划】

（1）护士准备：穿隔离衣，洗手，修剪指甲，戴口罩、帽子、手套。

（2）病人准备：必要时剪短头发，剪下的头发用纸袋包裹后焚烧。

（3）用物准备如下。

·治疗盘内备：洗头发用物、治疗巾（2～3 条）、治疗碗（内盛灭虱药液）、篦子（齿间嵌少许棉花）、塑料帽子、纱布数块、隔离衣、纸袋、布口袋（或枕套）、清洁衣裤、清洁被套、大单、枕套。

·治疗盘外备：常用灭虱、虮药液。①30％含酸百部酊剂：取百部30g放入瓶中，加50％乙醇100mL（或65度白酒100mL），再加入纯乙酸1mL，将瓶盖严，48小时后方可使用；②30％百部含酸煎剂：取百部30g，加水500mL煎煮30分钟，以双层纱布过滤，并挤出药渣中的药液，将药渣再加水500mL煮30分钟，过滤后挤出药液。将两次药液合并后煎至100mL，冷却后加入纯乙酸1mL（或食醋30mL）即可。

（4）环境准备：用屏风遮挡或在治疗室进行。

【实施】

灭头虱、虮法见表10-5。

表10-5 灭头虱、虮法

操作流程	操作步骤	操作要点与说明
1. 核对、解释	（1）核对床号、姓名、医嘱 （2）向病人解释操作目的、过程及方法，用屏风遮挡	（1）确认病人 （2）取得合作
2. 病人准备	动员男病人或患儿剃去头发，女病人剪短头发	剪下头发用纸包裹后焚烧
3. 擦药	（1）按洗头发法做好准备，将头发分为若干小股 （2）用纱布蘸上灭虱药液，按顺序擦遍头发，并用手揉搓，湿透全部头发 （3）戴帽子包住全部头发	（1）防止药液沾污面及眼部 （2）反复揉搓10分钟 （3）注意用药后病人局部及全身反应情况 （4）须包24小时
4. 篦死虱、虮	24小时后取下帽子，用篦子刮去死虱和虮子，并清洗头发	如发现仍有活虱，须重复用灭虱药杀灭
5. 更换衣、被	（1）灭虱结束后，为病人更换上干净的衣裤、被服 （2）将污衣裤、被服放入布口袋或枕套内	扎好袋口进行高压蒸汽灭菌处理
6. 整理	（1）整理床单位，清理用物 （2）凡病人接触过的布类和隔离衣均应装入袋内，扎好袋口后进行高压灭菌处理	（1）篦子上除下的棉花用纸包好后焚烧 （2）梳子和篦子消毒后用刷子刷净

【注意事项】

（1）操作中避免虱、虮传播。

（2）灭虱时尽量注意保护病人的自尊心。

【评价】

（1）灭虱、虮彻底，无虱、虮传播。

（2）病人舒适、满意，自尊心得到保护。

（3）病人及家属掌握灭虱、虮的方法。

三 头发健康与保养

健康的头发清洁、有光泽、整齐、浓密适度、分布均匀，头皮清洁、无头皮屑、无损伤。头发的生长和脱落与机体的营养状况、内分泌状况、遗传因素、压力及某些药物的使用等有关。

（一）洗发和护发

头发的清洁是发质健康的基础，而正确的洗涤方法是养护头发的重要手段。干性发皮脂分泌量少，洗发周期可略长，一般 7～10 天洗一次。油性发皮脂分泌量多，洗发周期略短，一般 3～5 天洗一次。中性发皮脂分泌量适中，一般 5～7 天洗一次。干性发质选择温和且有营养性的洗护发用品，油性发质选择去污力略强的洗护发用品。每日按摩头部 10～15 分钟，可促进血液循环，供给表皮营养，促进皮脂腺、汗腺的分泌。洗发后可用少量橄榄油或护发乳等进行养护。

（二）梳发

梳发的正确做法：由前向后再由后向前，由左向右再由右向左，如此循环往复地梳，梳发次数十次或数百次，直到平整光滑为止，最后把头发整理一下即可。梳发一般可在清晨、午休、晚睡前或其他空余时间完成。梳头时，还可结合手指按摩，即双手十指自然分开，用指腹或指端从前额发际向后发际做环状揉动，然后再由两侧向头顶揉动、按摩，要用力均匀一致，如此反复做 30 次，至头皮微热为宜。梳理和按摩可以分开做。

（三）合理膳食

发丝是由细胞构成的，细胞的新陈代谢需要多种营养，所以合理膳食是供给毛发营养的重要因素。

第三节　皮肤护理

🔅 案例分析

李某，男，45 岁，因车祸导致右大腿骨折。因天气炎热，病人出汗多，感觉周身不适。护士在晨间护理时发现病人骶尾部皮肤发红，除去压力无法恢复原来肤色。

任务：请判断该病人出现了什么护理问题。针对该病人的护理问题，采取相应的护理措施。

皮肤是人体最外层的器官，由表皮、真皮、皮下组织和附属器组成。完整的皮肤具有保护机体、调节体温、分泌、吸收、排泄、感觉等功能，并具有天然屏障功能，可防止微生物入侵。

一　皮肤护理的目的

皮肤护理的目的是保护皮肤不受外伤，预防感染及压疮的发生，在满足病人生理需要的同时也有利于维持病人良好的心理状态。

二　皮肤护理技术

（一）淋浴和盆浴

【目的】

（1）去除皮肤的污垢，保持皮肤清洁，使病人舒适。

（2）促进血液循环，增强皮肤排泄功能和对外界刺激的敏感性，预防感染和压疮等并发症的发生。

（3）观察病人的全身情况及精神状态，对病人进行评估。

【评估】

（1）病人的病情及自行完成沐浴的能力。

（2）病人皮肤的清洁度和皮肤的健康情况。

（3）病人的皮肤清洁习惯，对皮肤清洁卫生知识的了解程度。

【计划】

（1）护士准备：着装整洁，洗手，戴口罩。

（2）病人准备：了解沐浴和盆浴法的目的、方法及配合要点，愿意合作。必要时需排便。

（3）用物准备：沐浴露或浴皂、毛巾2条、浴巾、清洁衣裤、拖鞋（防滑）、手消毒液，治疗车下层备水桶、生活垃圾桶、医用垃圾桶。

（4）环境准备：浴室内有信号铃、扶手，地面防滑，浴盆内防滑。

【实施】

淋浴和盆浴见表10-6。

表10-6　淋浴和盆浴

操作流程	操作步骤	操作要点与说明
1. 准备、交代	（1）协助病人准备好沐浴用物 （2）向病人交代有关事项	（1）教会病人信号铃的使用方法，保存贵重物品。若有不适，马上按铃 （2）入浴室后，不要插门，可挂"正在使用"牌子
2. 入浴室	（1）携带沐浴用物，送病人入浴室 （2）调室温为22～26℃，水温为43～45℃ （3）对盆浴病人，需扶其腋下进出浴盆	（1）若病人不能自行完成沐浴，护士应一起进入浴室，协助其完成沐浴 （2）防滑倒，防着凉，防烫伤
3. 浴中	（1）护士不要离浴室太远，病人入浴时间过久应询问 （2）盆浴时水位不可超过心脏 （3）浴盆中浸泡时间不可超过20分钟	（1）若病人发生意外，应迅速救治处理 （2）避免引起胸闷 （3）浸泡过久容易导致疲倦
4. 浴后	（1）病人淋浴或盆浴后，再次观察其一般情况 （2）协助病人拿走沐浴用物	取下门上的"正在使用"牌子

【注意事项】

（1）饭后1小时才可沐浴，以免影响消化。

（2）妊娠7个月以上孕妇禁用盆浴。

（3）衰弱、创伤和心脏病病人需卧床休息的，不宜淋浴或盆浴。

（4）防止受凉、烫伤、晕厥、滑跌等意外情况的发生。

【评价】

（1）沐浴或盆浴后病人感到清洁、舒适。

（2）沐浴过程中，病人安全，无意外发生。

（3）病人了解有关皮肤护理方面的知识。

（二）床上擦浴

【目的】

同淋浴和盆浴。

【评估】

（1）病人全身情况：病情、意识状态、肢体活动程度、自理能力。

（2）皮肤情况：清洁度、颜色、柔软度、温湿度，有无破损、水肿、斑点等。

（3）心理状态：病人的心理反应、合作程度。

（4）健康知识：清洁习惯，对床上擦浴的了解程度。

【计划】

（1）护士准备：着装整齐，洗手，修剪指甲，备齐用物。

（2）病人准备：进食1小时后进行擦浴，以免影响消化。

（3）环境准备：调节室温为 22～26℃，关闭门窗，或用屏风遮挡。

（4）用物准备：治疗盘内备毛巾、浴巾、清洁衣裤、爽身粉、剪刀或指甲钳、梳子、50%乙醇，准备洗脸洗足盆、皂液、水桶2只（一桶盛热水，水温50～52℃，一桶盛污水）、便盆及盖巾。

【实施】

床上擦浴见表10-7。

表 10-7　床上擦浴

操作流程	操作步骤	操作要点与说明
1. 核对、解释	携擦浴用物至床边，核对病人的姓名、床号等，并解释操作的目的、过程及方法	意识不清者，向家属解释
2. 擦浴前准备	（1）关好门窗，调室温为 22～26℃ （2）用屏风遮挡病人以保护病人的隐私，按需给予便器 （3）面盆放于床边桌上，视病情放平床头及床尾支架，松开床尾盖被，协助病人取合适的体位	防着凉
3. 洗脸、颈	（1）调节水温，将擦洗毛巾折叠成手套形（图10-7），为病人擦洗脸及颈部 （2）擦洗脸部时，先用温水擦洗病人眼部，由眼内眦至眼外眦，再按顺序擦干前额、面颊、鼻部、耳部和颈部	耳廓、耳后及颈部皮肤皱褶处要仔细擦洗
4. 脱衣、垫巾	为病人脱上衣，将浴巾铺于擦洗部位的下面	先脱近侧，后脱远侧。如有外伤，先脱健侧，后脱患侧。穿衣时则反之
5. 擦洗上肢	（1）先用涂上沐浴液的湿毛巾擦洗，再用清洁湿毛巾擦净皂液，清洗、拧干毛巾后再次擦洗，最后用大毛巾边按摩边擦干 （2）同法擦另一侧	（1）擦腋下时，抬高或外展手臂 （2）擦洗时动作快捷，可适当用力，但不宜过重

续表10-7

操作流程	操作步骤	操作要点与说明
6. 擦洗胸、腹部	（1）倒掉污水，换上干净并调好温度的水，将大毛巾铺于胸腹部 （2）先擦胸部，再擦腹部 （3）擦洗方法同上肢，擦时一手略掀起大毛巾	注意脐部和女性乳房下部的清洁
7. 擦洗背部	翻身侧卧，按"后颈→背部→臀部"的顺序依次擦洗	必要时，擦洗后用50%乙醇按摩受压部位
8. 换上衣	更换清洁上衣，使病人平卧	—
9. 擦下肢	（1）换上干净水并调好水温，脱下病人的裤子并用毛巾覆盖下肢 （2）露出近侧下肢，依次擦洗髋部、大腿及小腿 （3）同法擦另一侧	注意擦净腹股沟
10. 泡足	（1）在浴盆下铺好浴巾，将浴盆移至病人足下 （2）病人屈膝，将双脚同时或先后移入盆内清洗足部及趾部	（1）浴盆也可放于床旁椅上泡足 （2）必要时，在足跟、内外踝用50%乙醇按摩
11. 会阴部清洗	（1）协助病人清洗会阴部 （2）不能自行清洗的，做会阴部清洁护理	重新换水、盆及毛巾
12. 穿裤	更换干净的裤子	—
13. 整理、记录	（1）整理床单位，清理用物 （2）开窗通风，洗手，记录	必要时更换床单

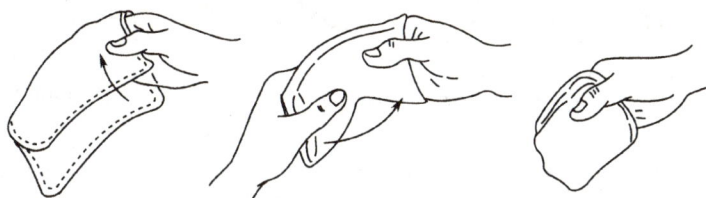

图10-7 包小毛巾法

【注意事项】

（1）操作过程中，护士应注意节力。

（2）休克、心力衰竭、心肌梗死、重症胸外伤、大出血的病人禁止擦浴。

（3）操作时，动作要快捷、轻柔，不要让病人暴露过多，以免着凉。擦浴后注意保暖，防止感冒。

（4）注意观察病人情况，如出现寒战、脉速、面色苍白等，应立即停止擦洗。

【评价】

（1）病人感觉清洁、舒适，身心愉快。

（2）操作得当，病人安全、满意，无意外情况发生。

（三）背部按摩

【目的】

（1）刺激皮肤和肌肉，促进血液循环，预防压疮等并发症的发生。

（2）病人感觉舒适，减轻疲劳。

（3）观察病人的一般情况，满足其身心需要。

【评估】

（1）病人的一般情况，如年龄、病情、治疗情况、意识状态、自理能力等。

（2）病人背部皮肤状况，如皮肤的清洁度、颜色、温湿度、弹性、感觉功能，有无水肿及破损等。

（3）病人及家属的认知及配合，如病人及家属对背部按摩的了解程度，以及配合操作的程度等。

【计划】

（1）护士准备：着装整洁，洗手，戴口罩。

（2）病人准备：

·了解背部按摩的目的、方法及配合要点，愿意合作。

·根据病人需要，协助其排便。

（3）用物准备：浴巾1张、毛巾1张、脸盆1个（内盛50～52℃的热水）、水温计1支、50%乙醇适量，必要时备便盆、便盆布、屏风、清洁衣裤。

（4）环境准备：调节室温为（24±2）℃，必要时关好门窗或拉上窗帘，或用屏风遮挡。

【实施】

背部按摩见表10-8。

表 10-8　背部按摩

操作流程	操作步骤	操作要点与说明
1. 核对、解释	（1）核对床头卡、医嘱 （2）向病人解释操作的目的、过程及方法	（1）确认病人 （2）消除病人的紧张情绪，使病人有安全感，取得合作
2. 按摩前准备	（1）关好门窗或拉上窗帘，调节室温至（24±2）℃ （2）根据病情放平床头及床尾支架，松开床尾盖被	（1）保护病人隐私 （2）方便操作
3. 安置卧位	将病人身体移向床沿靠近护士侧，取俯卧或侧卧位，露出背部，观察骨突处皮肤受压情况	（1）必要时，先协助病人排便 （2）减少不必要的身体暴露
4. 调节水温	将脸盆放于床旁桌上，倒入热水至2/3满，测试并调节水温	确保水温为50～52℃
5. 擦洗背部	按床上擦浴的方法依次擦洗病人颈部、肩部、背部及臀部	避免弄湿床单
6. 按摩背部（图10-8）	▲全背按摩 护士斜站于病人右侧，两手掌蘸少许50%乙醇，从病人骶尾部开始，沿脊柱两侧向上按摩，至肩部时用力稍轻，两手掌分别滑向外侧，向下做环状按摩至腰部、骶尾部，如此有节奏地按摩数次，至少持续按摩3分钟。再用拇指指腹由骶尾部开始沿脊柱向上按摩至第七颈椎处	（1）按摩力量应足以刺激肌肉组织 （2）注意观察病人的情况，询问病人的感受
	▲局部按摩 用手掌的大、小鱼际蘸少许50%乙醇，紧贴皮肤按摩受压处，压力均匀，做向心方向按摩，手法由轻到重，再由重到轻，每次按摩3～5分钟	反应性充血者不主张按摩

续表10-8

操作流程	操作步骤	操作要点与说明
7. 整理、记录	（1）用浴巾将背部乙醇擦去，协助病人整理好衣服并取舒适卧位，整理床单位，开窗通风 （2）清理用物，洗手，做好记录	问病人的感受

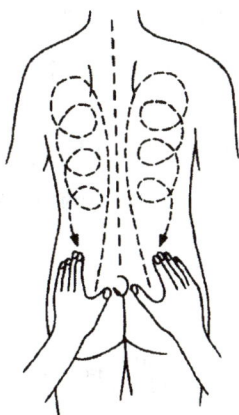

图 10-8　按摩背部

【注意事项】

（1）护士动作轻稳、敏捷，尽量减少翻动和暴露病人身体，注意保暖和保护病人的隐私。

（2）按摩背部时注意运用节力原则，正确运用人体力学原理，以减少体力消耗。

（3）背部手术、肋骨骨折的病人禁止按摩背部。

【评价】

（1）病人感觉清洁、舒适，身心愉快。

（2）护士按摩手法正确、动作敏捷，正确运用节力原则。

📎 知识链接

便盆（图10-9）的使用方法：①便盆清洁、无破损，用便盆巾覆盖。天冷时可用热水把便盆温热，将便盆携至床边，并向病人解释，用屏风遮挡并将橡胶单、中单放于病人臀下，帮助病人脱裤、屈膝。②护士一只手扶住病人的腰和骶尾部，另一只手将便盆置于病人臀下，将便盆低端朝头侧放置。若病人不习惯平卧姿势排便，如病情允许可抬高床头。便盆放置时，不可硬塞或硬拉。③护士将卫生纸、呼叫器放于病人手边，暂离病室。排便完毕，必要时帮助擦净肛门。护士一手抬高病人腰及骶尾部，一手取出便盆，遮上便盆巾。④撤去屏风，观察粪便性状，以协助诊断和治疗。

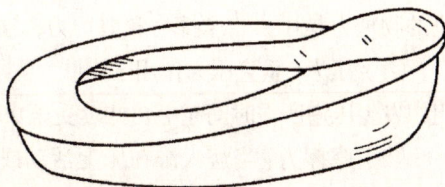

图 10-9　便盆

三 压疮的预防和护理

压疮（pressure ulcer）是临床上最常见的并发症，也是护理工作中的一大难题。压疮最初被称为褥疮（bedsore），实际上，压疮不仅仅由久卧所致，也可发生于长期坐位者，如长期坐轮椅生活的病人。因此，使用"压力性溃疡"一词更准确，它强调了"压力所致"这一疾病真正的病因。

病人一旦发生压疮，由于自身免疫力低下，同时患有其他疾病等，往往经久难愈。这样不仅延长了康复的时间，由于易继发感染，还会加重病情，甚至发生败血症进而威胁病人的生命。因此，预防压疮显得尤为重要。

（一）压疮的定义

压疮是指机体局部组织持续受压，血液循环障碍，局部持续缺血、缺氧、营养不良而致的软组织溃烂和坏死。

🔗 知识链接

2016年4月，美国压疮咨询委员会（NPUAP）对压疮的定义进行了重新界定，将压疮更名为压力性损伤，指出压疮是发生在皮肤和（或）潜在皮下软组织的局限性损伤，通常发生在骨隆突处或皮肤与医疗设备接触处。该压力性损伤可表现为局部组织受损但表皮完整或开放性溃疡，并可能伴有疼痛。剧烈和（或）长期的压力或压力联合剪切力可导致压力性损伤。皮下软组织对压力和剪切力的耐受性受环境、营养、灌注、合并症和软组织条件的影响。

NPUAP在压力性损伤（压疮）分期中，之所以将"压疮"这一术语改为"压力性损伤"，是因为"压力性损伤"这一术语能准确地描述完整、溃烂的皮肤损伤。

（二）压疮发生的原因

1. 局部组织长期受压

卧床或坐位的病人长时间不改变体位，局部组织因受压过久而出现血液循环障碍。导致压疮的物理力是压力、摩擦力和剪切力，通常是两三种力联合作用所致。

（1）压力：垂直压力作用于皮肤，是导致压疮发生的最重要原因。单位面积承受的压力越大，组织发生压疮所需时间越短。持续受压2小时以上即可引起组织不可逆的损害。

（2）摩擦力：当病人卧在床上活动或坐轮椅时，皮肤随时可以受到床单及轮椅坐垫表面的逆行阻力摩擦，而摩擦易损害皮肤的保护性角质层。当皮肤被擦伤后，容易受到汗、尿液或粪便、血及渗出液的浸渍而形成压疮。摩擦还可使局部升温，增加氧耗，加重组织缺氧。

（3）剪切力：由两层组织相邻表面间的滑行而产生的进行性的相对移位引起，是由摩擦力和压力相加而成的，与体位关系极为密切。当床头抬高而使身体下滑时，可产生与身体皮肤平行的摩擦力，以及和皮肤垂直方向的重力，导致剪切力的产生。剪切力是深度压疮形成的主要原因。因此，不能自行变换体位或长期维持半卧位的病人，要避免床头或床尾抬高的角度超过30°。

2.潮湿因素

由于经常受到汗液、大小便及各种引流渗出液的刺激，皮肤会被浸泡变软，皮肤弹性下降，这时一旦受外力侵害，皮肤的完整性极易受损，从而发生压疮。

3.医疗措施使用不当

使用石膏、绷带、夹板、约束带或牵引时，由于衬垫不当、松紧不适宜，局部血液循环不良，造成组织缺血、缺氧。

4.营养不良

营养不良是压疮发生的内因。营养不良的病人皮下脂肪减少，肌肉萎缩，一旦受压，骨隆突处的皮肤要承受外界压力和骨隆突本身对皮肤的挤压力，受压处因缺乏肌肉和脂肪保护而容易引起血液循环障碍，引起压疮。过度肥胖者卧床时，体重对皮肤的压力较大，因而容易发生压疮。

此外，低血压、贫血、心理压力等都可增加压疮发生的危险性。

（三）压疮的易发部位

压疮多发生于受压和缺乏脂肪组织保护、无肌肉包裹或肌层较薄的骨骼隆起处，它与体位密切相关。体位不同，受压点就不同，易发部位亦不同（图10-10）。

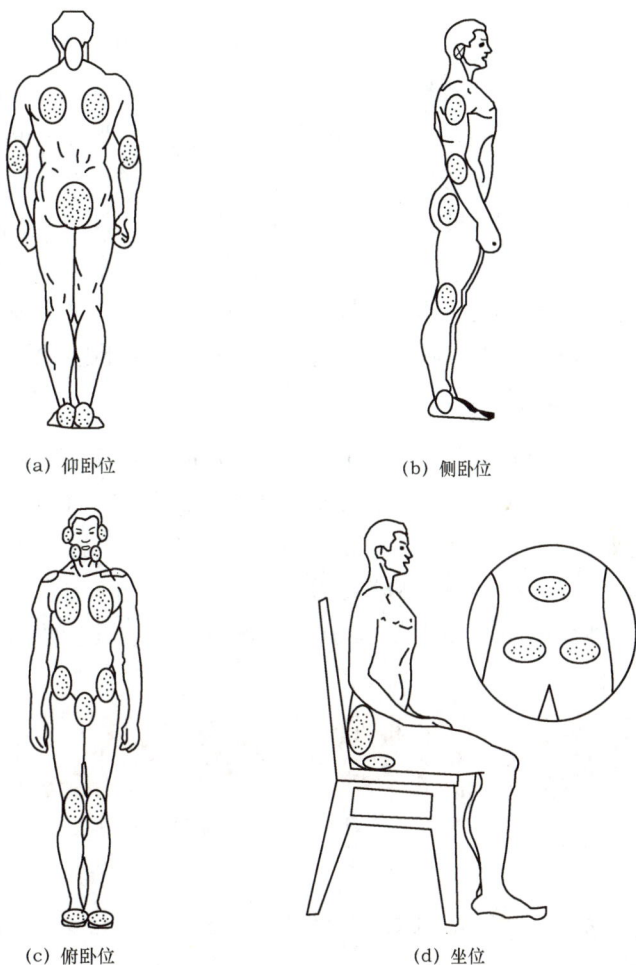

(a) 仰卧位　　(b) 侧卧位　　(c) 俯卧位　　(d) 坐位

图 10-10　压疮的易发部位

1.仰卧位易发部位

压疮易发于枕骨粗隆、肩胛骨、肘部、骶尾部、足跟。

2.侧卧位易发部位

压疮易发于耳廓、肩峰、肘部、髋部、膝关节的内外侧、内外踝。

3.俯卧位易发部位

压疮易发于面颊部、耳廓、肩部、女性乳房、男性生殖器、髂嵴、膝部及足尖处。

4. 坐位易发部位

压疮易发于坐骨结节。

（四）压疮的高危人群和危险因素评估

1. 高危人群

（1）神经系统疾病病人：如昏迷、瘫痪病人，自主活动丧失，长期卧床，身体局部组织长时间受压。

（2）老年病人：老年人的机体活动减少，皮肤松弛、干燥，缺乏弹性，皮下脂肪萎缩、变薄，皮肤易受损。

（3）肥胖病人：过重的机体使承重部位压力增加。

（4）身体衰弱者、营养不良病人：受压处缺乏肌肉、脂肪保护。

（5）水肿病人：水肿会降低皮肤抵抗力，并增加承重部位压力。

（6）疼痛病人：病人为避免疼痛而处于强迫体位，机体活动减少。

（7）使用矫形器械病人：如石膏固定、牵引及用夹板的病人。

（8）大小便失禁病人：皮肤经常受到污物、潮湿的刺激。

（9）发热病人：体温升高致使排汗增多，而汗液可刺激皮肤。

（10）使用镇静剂病人：自主活动减少，局部组织受压时间过长。

2. 危险因素

目前常用的危险因素评估表有Braden危险因素评估量表、Norton压疮风险因素评估量表。

Braden危险因素评估量表是用来预测压疮发生的较为常用的方法，见表10-9。该表对压疮高危人群具有较好的预测效果，且评估简便、易行。评估内容包括感觉、潮湿、活动力、移动力、营养、摩擦力和剪切力6个部分。总分值范围为6～23分，分值越少，提示发生压疮的危险性越高。评分≤18分，提示病人有发生压疮的危险，建议采取预防措施。

表10-9　Braden危险因素评估量表

项目	分值			
	1	2	3	4
感觉	完全受限	非常受限	轻度受限	未受损
潮湿	持续潮湿	潮湿	有时潮湿	很少潮湿
活动力	限制卧床	坐位	偶尔行走	经常行走
移动力	完全无法移动	严重受限	轻度受限	未受限
营养	非常差	可能缺乏	充足	丰富
摩擦力和剪切力	有问题	有潜在问题	无明显问题	—

Norton压疮风险因素评估量表也是目前公认的、用于预测压疮发生的有效评分方法，见表10-10，尤为适用于老年病人的评估。评估内容包括身体状况、精神状态、活动能力、灵活程度及失禁情况5个方面。总分值范围为5～20分，分值越少，提示发生压疮的危险性越高。评分≤14分，提示病人有发生压疮的危险，建议采取预防措施。由于此评估量表缺乏对营养

状态的评估，故临床使用时需补充相关内容。

表 10-10　Norton压疮风险因素评估量表

项目	分值			
	4	3	2	1
身体状况	良好	一般	不好	极差
精神状态	思维敏捷	无动于衷	不合逻辑	昏迷
活动能力	可以走动	需协助	坐轮椅	卧床
灵活程度	行动自如	轻微受限	非常受限	不能活动
失禁情况	无失禁	偶有失禁	经常失禁	二便失禁

（五）压疮的预防措施

压疮是对卧床病人威胁较大的主要并发症之一，一旦发生可增加病人的痛苦。绝大多数压疮是可以预防的，精心、科学的护理可将压疮的发生率降到最低。为此，要求护士在工作中做到"六勤"，即勤观察、勤翻身、勤按摩、勤擦洗、勤整理、勤更换。交接班时，护士应严格、细致地交代病人的局部皮肤情况和护理措施的执行情况。护理压疮的首要措施是预防，而预防压疮的主要措施在于消除诱发因素。

1. 避免和解除局部长期受压

（1）经常变换体位，间歇性地解除局部承受的压力：指导年老体弱、长期卧床的病人定时翻身；鼓励清醒病人勤翻身；护士应协助病情危重、昏迷、瘫痪的病人定时翻身，一般情况下白天应每2小时翻身一次，晚间不超过3小时翻身一次，翻身间隔时间最长不能超过4小时，必要时每30分钟翻身一次。

（2）保护骨隆突处和支持身体空隙处：易受压部位，如骨隆突处，可用软枕、海绵垫等垫起，使受压处得以缓解。病情严重者在条件允许时可用水垫床、气垫床、沙床、特制翻身床等，以缓解局部受压情况。

（3）正确使用石膏、绷带及夹板固定：对使用石膏、夹板、牵引固定的病人，应随时观察局部指（趾）甲的颜色温度变化，听取病人的诉求，适当地调节夹板或器械松紧或加衬垫。

2. 避免潮湿、摩擦因素的刺激

保持皮肤清洁干燥，有大小便失禁、出汗及分泌物多的病人应及时擦洗并适当涂油，以保护皮肤免受刺激。保持床铺、被服清洁干燥、平整、无皱褶、无渣屑，不可使用掉瓷或有裂损的便器。使用便盆时，应协助病人抬高臀部，并可在便盆上垫软纸或棉垫，以防擦伤皮肤。移动病人时要避免拖拉，以防损伤皮肤。

3. 促进局部血液循环，改善局部营养状况

（1）对长期卧床的病人：每日应进行主动或被动的全范围关节运动，以维持关节的活动性和肌肉的张力，促进肢体的血液循环。

（2）定期温水拭浴，按摩受压部位。①局部按摩：50%乙醇或红花酒精按摩。按摩时，手掌紧贴皮肤，压力由轻到重，再由重到轻，做环形按摩。如局部已有红、肿、热、痛等压疮的早期症状，应避免按摩。②背部按摩：协助病人俯卧或侧卧，露出背部，先用热水擦洗，再将

50％乙醇或润滑剂倒入手掌进行按摩，按摩者斜站在病人右侧，左腿弯曲在前，右腿伸直在后，用双手手掌的大小鱼际从病人骶尾部开始，沿脊椎旁向上按摩（力量要足够刺激肌肉组织），至肩部后（手法稍轻）向下至臀部及尾骨处，此时左腿伸直，右腿弯曲，如此反复、有节奏地按摩数次，再用拇指指腹由骶尾部开始沿脊柱按至第七颈椎处。③电动按摩器按摩：依靠电磁作用，使治疗器的头端振动来代替手法按摩。使用时，手持按摩器，根据不同部位来选择合适的按摩头，然后紧贴病人皮肤按摩数次。

4. 加强营养，增强免疫力

长期卧床的病人应给予营养丰富且易于消化的膳食。压疮常发生于负氮平衡的病人，故在病情允许的情况下，给予高蛋白饮食，以增强免疫力和组织修复能力。不能进食的病人，应使用鼻饲或静脉营养补充。

（六）压疮分期

依据严重程度和侵害的深度，压疮可分为四期（图 10-11）。

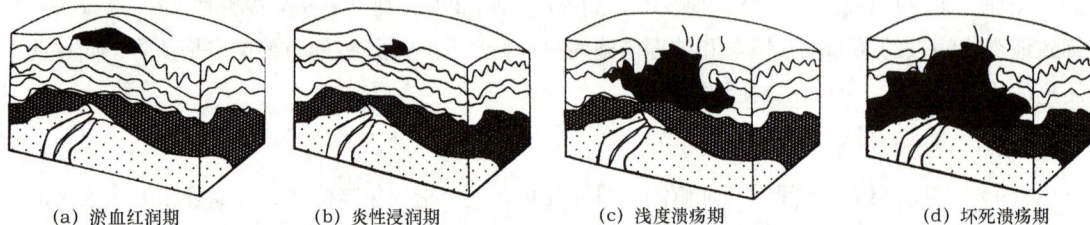

(a) 淤血红润期　　　(b) 炎性浸润期　　　(c) 浅度溃疡期　　　(d) 坏死溃疡期

图 10-11　压疮的分期

第一期：淤血红润期。此期为压疮发生的初期。因局部软组织受压而出现暂时性血液循环障碍，表现为红、肿、热、麻木或有触痛感。撤去压力 30 分钟后，症状仍存在，肤色无法恢复正常。此时皮肤表面无缺损，仅出现暂时性血液循环障碍，为可逆性改变，如及时去除致病原因，可阻止压疮进一步发展。

第二期：炎性浸润期。红肿部位如继续受压，血液循环得不到改善，表现为局部红肿向外浸润、扩大、变硬，皮肤表面由红变成紫红色，压之不褪色，表皮有小水疱形成，表皮松懈，剥落后露出红润的创面，病人有疼痛感，但仅限于表皮或真皮层破损。此期若及时解除受压因素，改善血液循环并清洁创面，仍可防止压疮进一步发展。

第三期：浅度溃疡期。表现为表皮水疱扩大、破溃，真皮疮面有黄色渗出液。感染后表面有脓液覆盖，致使浅层组织坏死、疼痛加剧。

第四期：坏死溃疡期。此期为压疮严重期。坏死组织侵入真皮下层和肌肉层，脓液较多，坏死组织边缘呈黑色，有臭味。如果感染得不到控制，可继续向周围和深部组织扩展，可深达骨骼。严重者可引起脓毒败血症，直至危及病人生命。

（七）压疮的治疗

压疮的治疗采取以局部治疗为主、全身治疗为辅的综合性治疗措施。

1. 全身治疗

积极治疗原发病，采取补充营养和全身抗感染治疗。良好的营养是创面愈合的重要条件。

给予平衡饮食，增加蛋白质摄入，维持机体处于正氮平衡状态，有助于组织复原，同时还应增加维生素和微量元素的摄入。例如，维生素C可促进胶原蛋白的合成，有利于伤口愈合。锌可参与许多重要酶的构成，如口服硫酸锌有利于伤口愈合。另外，应用抗生素进行抗感染治疗，可防止感染发生，预防败血症。

2. 局部治疗

（1）淤血红润期：此期的护理原则是及时解除危险因素，保护皮肤，避免压疮继续发展。主要的护理措施为增加翻身次数，避免皮肤受摩擦、潮湿和排泄物的刺激，保持床铺平整、干燥、无碎屑，采用湿热敷、红外线照射，加强营养。

（2）炎性浸润期：此期的护理原则是保护皮肤，预防感染。除继续加强上述护理措施，未破的小水疱不要刺破，消毒后可直接粘贴透气性薄膜敷料或透水性敷料进行保护，让水疱自行吸收。大水疱可用无菌注射器抽出疱内液体，再消毒局部皮肤，用无菌敷料包扎。

（3）浅度溃疡期：此期护理的重点为清洁伤口，清除坏死组织，处理伤口渗出液，促进肉芽组织生长并预防和控制感染。可根据伤口类型选择伤口清洗液。创面无感染时，多采用对健康组织无刺激的生理盐水进行冲洗；创面有感染时，需根据创面细菌培养及药物敏感试验结果选择消毒液或抗菌液，以达到抑菌或杀菌的目的。同时，可根据渗出液的特点选择适当的湿性敷料，根据伤口渗出情况确定换药频率。另外，还可对局部采用药物治疗，如碘伏、胰岛素、碱性成纤维因子等，或用具有清热解毒、活血化瘀、去腐生肌作用的中草药治疗。

（4）坏死溃疡期：轻者用0.9%氯化钠溶液、0.02%呋喃西林溶液、1∶5000高锰酸钾溶液冲洗，再用无菌凡士林纱布及敷料包扎，还可用甲硝唑溶液湿敷创面；感染严重者要清除坏死组织，用3%过氧化氢溶液冲洗，再用氧气疗法、中药膏剂、散剂等药物治疗，必要时可用手术治疗。

🔗 知识链接

2016年NPUAP对压力性损伤的分期进行了重新界定，将压力性损伤分为6期。①1期压力性损伤：指压时红斑不会消失，局部组织表皮完整，出现非苍白发红，深肤色人群可能会出现不同的表现。局部呈现出的红斑以及感觉、温度和硬度变化可能会先于颜色变化。颜色变化不包括紫色或褐红色变色。②2期压力性损伤：部分真皮层缺损，伤口床有活力，基底面呈粉红色或红色，潮湿，可能呈现完整或破裂的血清性水疱，但不暴露脂肪层和更深的组织，不存在肉芽组织、腐肉和焦痂。③3期压力性损伤：皮肤全层缺损，溃疡面可呈现皮下脂肪组织和肉芽组织伤口边缘卷边（上皮内卷）现象，可能存在腐肉和（或）焦痂。深度因解剖位置而异：皮下脂肪较多的部位可能呈现较深的创面，在无皮下脂肪组织的部位（包括鼻梁、耳廓、枕部和踝部）则呈现为表浅的创面。潜行和窦道也可能存在。不暴露筋膜、肌肉、肌腱、韧带、软骨和骨。④4期压力性损伤：全层皮肤和组织损失，溃疡面暴露筋膜、肌肉、肌腱、韧带、软骨或骨溃疡。伤口床可见腐肉或焦痂。上皮内卷，潜行，窦道经常可见。深度因解剖位置而异。⑤不明确分期的压力性损伤：全层组织被掩盖和组织缺损。全层皮肤和组织缺损，其表面的腐肉或焦痂掩盖了组织损伤的程度，一旦去除腐肉和坏死组织，将会呈现3期或4期压力性损伤。在缺血性肢体或足跟存在不明确分期的压力性损伤。⑥深部组织压力性损伤：皮肤局部出现持久性非苍白发红，褐红色或紫色，或表皮分离后出现暗

红色伤口床或充血性水疱，颜色发生改变前往往有疼痛和温度变化。深肤色人群中变色可能
会有所不同。在骨隆突处强烈的压力和（或）持续的压力和剪切力会致使该损伤出现。伤口
可能会迅速发展，呈现真正的组织损伤。如果出现坏死组织、皮下组织、肉芽组织、筋膜、
肌肉或其他潜在结构，表明全层组织损伤（不明确分期，3期或4期压力性损伤）。

四 会阴部的清洁护理

【目的】

（1）保持会阴部清洁，消除异味，预防和减少感染。

（2）防止会阴部皮肤破损，促进伤口愈合。

（3）增进病人的舒适感，指导病人改进会阴部清洁卫生的方法。

【评估】

（1）病人的一般情况，如年龄、病情、治疗情况、意识状态、自理能力等。

（2）病人会阴部清洁状况，有无分泌物、异味、伤口，皮肤有无破损、炎症、肿胀及触痛等。

（3）病人和家属的认知及配合操作的情况，如病人的清洁习惯、病人及家属对会阴部清洁
卫生知识的了解程度和要求及配合操作的程度等。

【计划】

（1）护士准备：着装整洁，洗手，戴口罩。

（2）病人准备：

· 了解会阴部清洁护理的目的、操作过程及方法等，予以配合。

· 病人取仰卧位。

（3）用物准备：

· 治疗盘内置治疗碗1个（内盛棉球数个、镊子1把）、大量杯1个、弯盘1个、手套1副、
治疗巾1张、橡胶单1张、中单1张、浴巾1条、毛巾1张，必要时备消毒液。

· 治疗盘外置水壶1个（内盛40～45℃的温开水）、便盆、屏风。

（4）环境准备：安静、安全、整洁、舒适，关好门窗，拉上窗帘或用屏风遮挡。

【实施】

会阴部的清洁护理见表10-11。

表10-11 会阴部的清洁护理

操作流程	操作步骤	操作要点与说明
1. 核对、解释	（1）核对床头卡、医嘱 （2）向病人解释操作的目的、过程及方法	（1）确认病人 （2）消除病人的紧张情绪，使病人有安全感，取得合作
2. 安置体位	（1）协助病人取仰卧位，脱裤至大腿，暴露出会阴部，铺治疗巾于病人臀下，女病人屈膝，两腿略外展（男病人两腿平放） （2）置便盆于病人臀下，将弯盘置于两腿间，用浴巾或绒毯遮挡双腿以保暖	（1）必要时，先协助病人排便 （2）防止受凉

续表10-11

操作流程	操作步骤	操作要点与说明
3. 清洗会阴	戴手套，依次擦（冲）洗会阴部 ▲女病人：①护士一手持装有温水的大量杯，另一手持镊子夹取棉球，边冲水边擦洗，从会阴部冲洗至肛门，依次擦洗阴唇外部、尿道口、阴道口，最后擦干会阴部；②也可用温湿毛巾帮助病人擦洗会阴部（图10-12）	（1）动作轻柔 （2）一处只能用一个棉球，一个棉球只能用一次 （3）从前向后，由外到内 （4）注意保暖，保护病人隐私 （5）观察病人的情况，并询问病人的感受
	▲男病人：①护士一手轻轻提起阴茎，另一手持镊子夹消毒液棉球后依次擦洗尿道口、阴茎头部、阴茎体部、阴囊，采用环行擦洗法，由尿道口向外擦拭（图10-13）；②擦洗肛门时，病人取侧卧位，护士一手分开病人臀部，另一手用毛巾擦洗肛门	（1）注意擦净冠状沟 （2）确保病人安全 （3）注意保暖，保护病人隐私
4. 整理用物	（1）撤去便盆及治疗巾，脱下手套，协助病人穿好裤子并取舒适卧位 （2）整理床单位，清理用物	（1）注意询问病人的感受 （2）防止受凉 （3）按规范处置用后物品
5. 洗手、记录	洗手，记录护理的效果及时间等	—

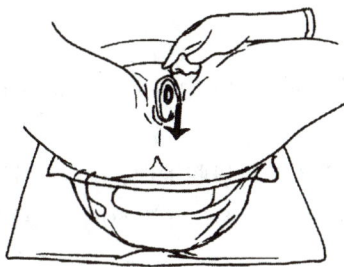
图10-12 女病人会阴部清洁

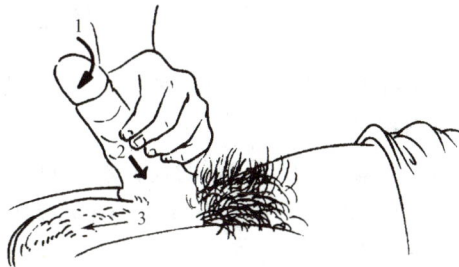
图10-13 男病人会阴部清洁

【注意事项】
（1）会阴部清洁护理时，首先应清洗尿道口周围，最后擦洗肛门。
（2）会阴部或直肠手术后病人，须按无菌操作进行，并按换药法处理伤口。
（3）留置导尿管的病人，会阴部清洁护理后，再用消毒液棉球擦拭尿道口及其周围和导尿管，以防逆行感染。

【评价】
（1）病人会阴部无异味及其他异常情况，感觉清洁、舒适。
（2）操作正确，动作轻柔。
（3）护患沟通有效，注意保暖，并保护病人隐私。

第四节 晨晚间护理

一 晨间护理

晨间护理（morning care）是基础护理的一项重要内容。经过一整夜的睡眠，病人往往需要通过清洁护理使其身心舒适，并预防压疮等并发症的发生。护士通过晨间护理可以观察和了解病情，为诊断治疗和调整护理计划提供依据。晨间护理一般于清晨诊疗工作前完成。晨间护理包括以下内容。

（一）对于能离床活动的、病情较轻的病人

应鼓励其自行洗漱，包括刷牙、漱口、洗脸、梳头。通过完成这些活动，一方面可促使其离床活动，活动全身的肌肉、关节，另一方面可使其增强疾病康复的自信心。护士可用消毒毛巾进行湿式扫床，根据清洁程度更换床单，并整理好床单位。

（二）对于病情较重、不能离床活动的病人

对于危重、高热、昏迷、瘫痪、大手术后的病人或年老体弱者，护士应协助其完成晨间护理，其内容包括：

（1）协助病人排便，帮助其刷牙、漱口。病情严重者应由护士进行口腔护理、洗脸、洗手、梳头，协助其翻身，检查全身皮肤有无受压变红，用湿热毛巾擦洗背部，并用50%乙醇按摩骨隆突处皮肤。

（2）按需要更换衣服床单，整理好床铺。

（3）与病人交谈，了解整晚的睡眠情况及有无病情变化，鼓励病人早日康复，给予必要的心理护理。

（4）根据室温适当开窗通风，保持病房内空气新鲜。

二 卧床病人床单位的整理与更换

【目的】

（1）保持病床清洁，使病人感觉舒适。

（2）预防压疮等并发症的发生。

（3）保持环境整洁、美观。

【评估】

（1）病人的病情、合作程度、身上有无各种导管及伤口、肢体活动度。

（2）床单位的清洁程度。

【计划】

（1）护士准备：着装整齐，修剪指甲，洗手，戴口罩，取下手表。

（2）病人准备：了解更换床单的目的、方法、配合要点等。

（3）用物准备：大单、中单、被套、枕套、床刷、床刷套、污物袋、手消毒剂，需要时备清洁衣裤。将用物按使用顺序叠放整齐并放于护理车上。

（4）环境准备：同病室内无病人进行治疗或进餐，按季节调节室内温度，必要时遮挡病人。

【实施】

（1）卧有病人床整理法见表10-12。

表10-12 卧有病人床整理法

操作流程	操作步骤	操作要点与说明
1.核对、解释	携用物至床旁，核对病人的姓名、床号，并解释操作的目的、程序及方法	—
2.移开床旁桌、椅	移开床旁桌距床20cm，移床尾椅至床尾，如病情允许，放平床头及床尾支架	便于操作
3.协助病人移至对侧	松开被尾，将病人枕头移向对侧，协助病人翻身，取侧卧位，背向护士	病人卧位安全，防止坠床，必要时加床档
4.清扫各单	松开近侧各单，用床刷扫净中单、橡胶单后搭于病人身上，再从床头至床尾扫净大单上的渣屑	注意扫净枕头下及病人身下渣屑
5.铺各单	依次将大单、橡胶单、中单逐层拉平铺好	注意中线对齐
6.整理对侧	协助病人翻身侧卧于铺好的一侧，转至对侧同法整理，协助病人平卧	安置好各种导管，观察皮肤
7.整理盖被、枕头	整理好盖被，被尾内折后与床尾齐，取出枕头，拍松后放入病人头下	—
8.移回床旁桌、椅	根据需要支起床头、床尾支架、床档，移回床旁桌、椅	—
9.清理	清理用物，洗手	床刷清洗、消毒

（2）卧床病人更换床单法见表10-13。

表10-13 卧床病人更换床单法

操作流程	操作步骤	操作要点与说明
1.核对、解释	携用物至床旁，核对病人的姓名、床号等，并解释操作的目的、过程及方法	必要时关门窗，询问有何需要
2.移开床旁桌、椅	移开床旁桌离床20cm，移床尾椅至床尾，将清洁用物放于椅上。如病情许可，放平床头及床尾支架	便于操作
3.协助病人移至对侧	松被尾，将病人枕头移向对侧，协助病人翻身，侧卧，背向护士	病人卧位安全，防止坠床，必要时加床档

操作流程	操作步骤	操作要点与说明
4. 扫床	（1）松开近侧各单，将中单向上内卷，塞于病人身下 （2）清扫橡胶单，搭于病人身上 （3）大单向上内卷，塞于病人身下 （4）清扫床褥	（1）污染面向上内卷 （2）清扫原则：自床头至床尾，自床中线至床外缘
5. 铺近侧各单	（1）大单中线与床中线对齐打开，近侧大单向下拉平散开，对侧大单内折后卷至床中线处，塞于病人身下 （2）铺近侧大单 （3）铺平橡胶单 （4）中单中线与床中线对齐打开，近侧中单向下拉平散开，塞于床垫下。对侧中单内折后卷至床中线处，塞于病人身下	（1）对侧大单清洁面向内翻卷 （2）同备用床铺大单的方法 （3）对侧中单清洁面向内翻卷
6. 移病人至近侧	协助病人平卧，将病人枕头移向近侧，并协助病人移向近侧。病人侧卧，面向护士，躺卧于已铺好床单的一侧	安置好各种导管，观察病人皮肤
7. 松、扫、撤、铺对侧各单	（1）松开对侧各单，向上卷中单至中线处，取出污染的中单，放于护理车中污衣袋内 （2）清扫橡胶单，将橡胶单搭于病人身上 （3）将大单自床头内卷至床尾处，取出污染的大单，并放于护理车中污衣袋内 （4）清扫床褥 （5）铺对侧清洁大单、近侧橡胶单和清洁中单，协助病人平卧，将病人枕头移向床中间	各层单应铺平、拉紧，无皱褶
8. 换被套	（1）将清洁被套铺于盖被上，打开尾端 （2）在污被套内将棉胎纵折三折，取出并拉成"S"形，置于清洁被套内 （3）撤出污被套 （4）将棉胎展平，系好被套尾端开口处系带，折被筒	（1）避免棉胎接触病人皮肤 （2）避免病人着凉 （3）清醒病人可配合抓住被头两角，协助操作
9. 换枕套	一手托起病人的头及颈部，另一手取出枕头，更换干净枕套后拍松，开口背门放于病人头下	—
10. 整理	（1）协助病人取舒适卧位 （2）移回床旁桌、床旁椅，污被单送洗 （3）洗手	—

【注意事项】

（1）动作敏捷、轻稳，不能过多翻动和暴露病人身体，以免病人疲劳及受凉。

（2）注意观察病人的病情及皮肤有无异常，带引流管的病人要防止引流管扭曲、受压或脱落。

（3）扫床时应一床一套（巾），床头桌应一桌一抹布，用后消毒。

（4）病人的床单、被套应每周更换一次。被血液、尿液等污染时，应立即更换。

【评价】

（1）病人清洁、舒适、安全，无并发症发生。

（2）操作轻、稳、节力，床单位整洁、美观。

三 晚间护理

通过必要的晚间护理（evening care），可为病人提供良好的夜间睡眠条件，保持病房内安静、清洁，使病人能舒适入睡。同时，还能了解病人的病情变化，使其树立战胜疾病的信心。

（一）晚间护理的目的

（1）确保病室安静、清洁，为病人创造良好的夜间睡眠条件，促进病人入睡。

（2）观察和了解病情变化，满足病人身心需要，促进护患沟通。

（3）预防压疮的发生。

（二）晚间护理的内容

（1）协助病人刷牙、漱口。严重病人应由护士进行口腔护理，洗脸、洗手，擦洗背部、臀部，用热水泡脚。女病人给予会阴冲洗。检查病人全身皮肤的受压情况，观察有无压疮早期现象，按摩背部及骨隆突部位。根据情况更换衣服和床单，整理好床铺，协助病人排便。

（2）保持病室安静，减少噪声，调节光亮及室温。根据情况增减盖被，创造良好的睡眠环境。

（3）夜班护士在执行各种护理操作时，动作应轻柔。巡视病房时，开关门要轻。了解病人的睡眠情况，对于睡眠不佳的病人应按失眠病人给予护理。

讨论与思考

1. 李某，男，70岁，脑梗，昏迷，T 36.5℃，P 85次/分钟，R 16次/分钟，BP 140/100mmHg。请问：

（1）护士在为该病人做口腔护理时需评估哪些内容？

（2）护士为该病人进行口腔护理时应注意什么问题？

2. 某病人，女性，82岁，因脑出血卧床1个月，大小便失禁，不能自行翻身。近期发现其骶尾部皮肤呈紫色，皮下有硬结，表皮出现水疱。请问：

（1）该病人骶尾部出现了什么并发症？

（2）导致该病人出现此并发症的原因是什么？

（3）如何预防此并发症的发生？

（4）针对目前该病人的症状，应采取哪些护理措施？

第十一章

饮食与营养护理

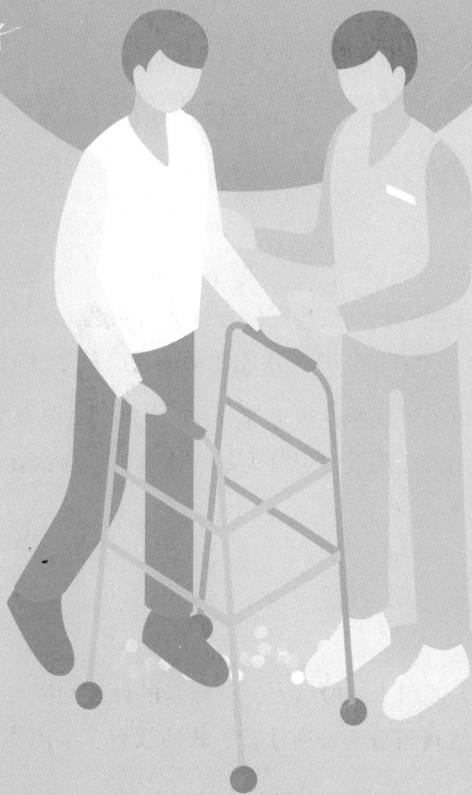

🕐 学习目标

1. 知识目标：掌握医院饮食的种类及基本饮食、治疗饮食和试验饮食的特点、适用范围及鼻饲的适应证、禁忌证和注意事项，熟悉病人的一般饮食护理及完全胃肠外营养的概念、适应证、禁忌证和注意事项。

2. 技能目标：能够正确进行鼻饲操作。

3. 情感目标：能够设身处地地为鼻饲病人着想；在操作中，动作轻柔，不给病人造成损伤或并发症，与病人建立良好的关系。

在日常生活中，人们从摄入的食物中获取营养，以保证机体的正常生长发育，维持机体日常活动，促进新陈代谢，提高机体的免疫力。不良的饮食与营养不仅不利于人的健康，还容易导致各种疾病的发生。饮食与营养对人的健康起着非常重要的作用。需根据不同的疾病和病人的身体状况，选择不同的进食方式。同时，调整病人摄入营养的种类及量是促进其康复的有效手段。护士应当掌握饮食和营养的相关知识，以促进病人尽快康复。

第一节　医院饮食

📋 案例分析

李先生，35岁，体温38℃，口腔糜烂，自诉疼痛难忍。

任务：请你以责任护士的身份，根据李先生的病情，给予适当的饮食护理。

饮食治疗是疾病治疗中不可缺少的组成部分，对康复有重要意义。为适应不同病情的需要，达到辅助诊断和治疗的目的，医院饮食可分为基本饮食、治疗饮食、试验饮食三大类。

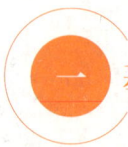

一　基本饮食

基本饮食（basic diet）适用于一般病人，营养素的种类和摄入量未做限定性调整，但食物的质地不同。医院的基本饮食可分为普通饮食、软质饮食、半流质饮食和流质饮食四种，见表11-1。

表 11-1　医院的基本饮食

饮食种类	适用范围	饮食原则	用　法
普通饮食	病情较轻或疾病恢复期病人，消化功能正常者	易消化，无刺激性食物	（1）每日进餐3次 （2）蛋白质为70～90g/d （3）总热能为9.5～11MJ/d（2200～2600kcal/d）

续表11-1

饮食种类	适用范围	饮食原则	用 法
软质饮食	老、幼病人，口腔疾病或手术后恢复期病人，消化功能差、咀嚼不便者	以软烂、无刺激性、易消化食物为主，如软饭、面条。菜和肉应切碎、煮烂	（1）每日进餐3～4次 （2）蛋白质为60～80g/d （3）总热能为8.5～9.5MJ/d（2200～2400kcal/d）
半流质饮食	发热、体弱、消化道疾患、咀嚼不便、手术后的病人	少食多餐，食物无刺激性，易于咀嚼及吞咽；膳食纤维少，营养丰富；食物呈半流质状，如鸡蛋羹、米粥、面条、肉末、菜末、豆腐等	（1）每日进餐5～6次 （2）每次300mL （3）蛋白质为50～70g/d （4）总热能为6.5～8.5MJ/d（1500～2000kcal/d）
流质饮食	高热、口腔疾病、各种大手术后、急性消化道疾病、病情危重或全身衰竭的病人	食物呈液体状，如乳类、豆浆、米汤、藕粉、肉汁、菜汁、果汁等，因所含热量及营养素不足，故只能短期使用	（1）每日进餐6～7次 （2）每次200～300mL （3）蛋白质40～50g/d （4）总热能为3.5～5.0MJ/d（836～1195kcal/d）

二 治疗饮食

治疗饮食（therapeutic diets）是指在基本饮食的基础上，根据病情的需要，适当调整总热量和某些营养素，以达到辅助治疗目的的一类饮食，见表11-2。

表11-2 医院的治疗饮食

饮食种类	适用范围	饮食原则及用法
高热量饮食	用于热能消耗较高的病人，如甲状腺功能亢进症、高热、大面积烧伤的病人以及产妇等	在基本饮食的基础上加餐2次，可进食牛奶、豆浆、鸡蛋、蛋糕、奶油、巧克力等。总热量约为12.5MJ/d（3000kcal/d）
高蛋白饮食	长期消耗性疾病，如结核病、严重贫血、烧伤，肾病综合征、大手术后及癌症晚期的病人	增加蛋白质含量丰富的食物，如肉、鱼、蛋、豆制品等动植物蛋白。蛋白质供给量为1.5～2g/d，成人蛋白质摄入总量为90～120g/d，总热量为10.5～12.5MJ/d（2500～3000kcal/d）
低蛋白饮食	限制蛋白质摄入者，如急性肾炎、尿毒症、肝性昏迷的病人	为维持正常热能供给，可多补充蔬菜和含糖量高的食物。成人蛋白质总量低于40g/d，视病情需要也可为20～30g/d。肾功能不全者应多摄入动物性蛋白，忌用豆制品。肝性昏迷者应以植物性蛋白为主
低脂肪饮食	肝、胆、胰疾病，高脂血症、动脉硬化，冠心病，肥胖症及腹泻的病人	食物清淡、少油，禁食肥肉、蛋黄、动物脑。高脂血症及动脉硬化病人不必限制植物油（椰子油除外）。成人脂肪总量低于50g/d，肝、胆、胰疾病病人低于40g/d，尤其限制动物脂肪的摄入
低胆固醇饮食	高胆固醇血症、高脂血症、动脉硬化、冠心病、高血压的病人	少用油，禁食胆固醇含量高的食物，食物中少用动物内脏、饱和脂肪酸、脑、鱼子、蛋黄等。成人胆固醇的摄入量低于300mg/d

续表11-2

饮食种类	适用范围	饮食原则及用法
低盐饮食	心脏病,急、慢性肾炎,肝硬化腹膜腔积液（腹水）,重度高血压但水肿较轻的病人	成人每日进食盐量低于2g（含钠0.8g）,但不包括食物内自然存在的含钠量。禁食腌制品,如香肠、咸肉、皮蛋等
无盐低钠饮食	按低盐饮食的适用范围,特别是水肿较重者	除食物内自然存在的钠量,烹调时不放食盐。除无盐,还需控制摄入食物中自然存在的钠量（低于0.5g/d）,并禁用含钠食物和药物,如馒头、油条、挂面、汽水等
高纤维素饮食	便秘、肥胖、高脂血症、糖尿病的病人	选择含纤维素多的食物,如韭菜、芹菜、粗粮、豆类。成人摄入食物纤维量高于30g/d
少渣饮食	伤寒、肠炎、腹泻、食管静脉曲张的病人	纤维素含量少且油少,如嫩豆腐等

三 试验饮食

试验饮食（test diet）是指在特定的时间内,通过调整饮食的内容,协助疾病的诊断和提高实验室检查结果正确性的一类饮食,亦称诊断饮食,见表11-3。

表11-3 医院的试验饮食

饮食种类	适用范围	饮食原则及用法
隐血试验饮食	用于大便隐血试验前,以协助诊断消化道有无出血,又称潜血试验饮食	试验前三天禁食绿色蔬菜、肉类、肝脏、血类食品、含铁丰富的食物和药物,以免造成假阳性反应,第四天开始留取粪便标本,做潜血检查
胆囊造影饮食	用于需要造影检查胆囊、胆管、肝胆管有无结石、慢性炎症及其他疾病的病人	检查前一天中午进食高脂肪食物,以刺激胆囊收缩和胆管排空,有助于显影剂进入胆囊。检查前一天晚餐进食无脂肪、高碳水化合物、低蛋白的清淡食物,晚餐后服造影剂,禁食禁烟。检查当日早晨禁食,一次摄片后,如胆囊显影良好,进食高脂肪餐30～60分钟后进行第二次摄片,观察胆囊收缩情况
肌酐试验饮食	用于协助检查、测定肾小球的过滤功能	试验期为三天,试验期间禁食肉类、禽类、鱼类,忌茶和咖啡,全日主食在300g以内,限制蛋白质的摄入,蛋白质供给量低于40g/d,以排除外源性肌酐的影响。蔬菜、水果、植物油不限,热量不足可辅以藕粉和含糖点心等。第三天测尿肌酐清除率及血浆肌酐含量
尿浓缩功能试验饮食	检查肾小管的浓缩功能、做尿浓缩功能试验的病人	试验期为一天,控制全天饮食中水分总量为500～600mL,进食含水少的食物,如米饭、馒头、面包、炒鸡蛋、土豆等烹调时尽量不加水或少加水。避免食用过甜或过咸的食物,蛋白质供给量为1g/（kg·d）。禁饮水及食用含水量高的食物,如汤类、粥、水果、白菜、冬瓜、豆腐等
甲状腺I^{131}试验饮食	用于协助检查甲状腺功能	试验期为两周,在试验期间禁用含碘食物及其他一切影响甲状腺功能的药物及食物,如海带、海蜇、紫菜、海参、虾、鱼、加碘食盐等。禁用碘剂做局部消毒。两周后做I^{131}功能测定

重点提示

医院饮食可分为基本饮食、治疗饮食、试验饮食三大类。基本饮食适用范围广泛，可分为普通饮食、软质饮食、半流质饮食和流质饮食。治疗饮食是在基本饮食的基础上，根据病情的需要，适当调整总热量和某些营养素，以达到辅助治疗目的的一类饮食，如高热量饮食、高蛋白饮食、低蛋白饮食、低脂肪饮食、低盐饮食、少渣饮食等。试验饮食是指在特定的时间内，通过调整饮食的内容来协助诊断疾病和提高实验室检查的正确性的一类饮食，如隐血试验饮食、胆囊造影饮食、甲状腺 I^{131} 试验饮食、肌酐试验饮食、尿浓缩功能试验饮食等。

第二节 病人一般饮食护理

对病人进行科学、合理的饮食护理，是满足病人的生理需要，实施整体护理的重要环节。护士应在全面评估病人的营养与饮食状况的基础上，确定存在的健康问题，制订护理计划并采取相应的护理措施，帮助维持或恢复病人良好的营养状态，以促进病人早日康复。

一 影响病人饮食与营养的因素

（一）影响饮食的因素

1. 生理因素

（1）年龄：在不同的年龄阶段，饮食自理能力不同。小儿和老年人的饮食自理能力较成人弱。不同的生长发育阶段，个体对热量及营养素的需要量也有所不同。小儿生长发育速度快，需要高蛋白质、高维生素、高矿物质及高热量的饮食；母乳喂养的小儿还需要补充维生素D、维生素K、铁等营养素。幼儿及学龄前儿童处于大脑和神经发育的旺盛时期，应摄入充足的脂肪酸。青少年处于身体发育的旺盛时期，需摄入充足的蛋白质、维生素及微量元素（如钙、铁、碘等）。老年人新陈代谢减慢，所需热量随之逐渐减少，但对钙等营养素的需求反而增加。不同年龄段的人，对食物的质地选择也不同。小儿、老年人咀嚼及消化功能较成人弱，应给予软质易消化的食物。

（2）活动量：活动量是能量代谢的主要因素。活动量大的个体所需要的热能、营养素多于活动量小的个体。

（3）特殊的生理时期：妊娠期女性对营养的需求增加，但摄入营养素的比例应均衡，需要增加蛋白质、铁、碘、叶酸的摄入量，尤其在孕期后三个月应增加钙的摄入量。哺乳期女性需摄入高热量饮食，每日增加约 500 kcal 热量，蛋白质的摄入量增加到 65 g/d，同时注意增加维生素的摄入量。

2. 病理因素

（1）疾病：很多疾病会影响病人对营养的摄入、消化、吸收。例如，口腔疾病、胃肠道疾病，以及味觉、嗅觉异常等可直接影响病人对食物的摄入、消化、吸收。高代谢性疾病如发热、烧伤、甲状腺功能亢进症等，以及慢性消耗性疾病的病人对热量的需求量增加。伤口愈合、感染后、肾病综合征的病人对蛋白质的需求量增加。从尿液或引流液流失大量蛋白质、体液和电解质的病人，则需要摄入足够量的相应营养素。

（2）药物：某些药物可以促进食欲，如盐酸赛庚啶、胰岛素、类固醇类药物等。某些药物可以降低食欲，如非肠溶性红霉素、氯贝丁酯等。某些药物可影响营养素的吸收，如长期服用苯妥英钠可干扰叶酸和维生素C的吸收，考来烯胺可影响胆固醇的吸收，利尿剂和抗酸剂可影响矿物质的吸收。某些药物会影响营养素的排泄，如异烟肼使维生素B_6排泄增加。某些药物可杀灭肠道内正常菌群，使维生素的吸收减少，如磺胺类药物可使B族维生素及维生素K在肠内的合成发生障碍。

（3）食物过敏：某些人对特定的食物如牛奶、海产品等过敏，出现腹泻、哮喘、荨麻疹等过敏反应，影响营养的摄入和吸收。

3. 心理因素

通常情况下，不良的情绪状态如焦虑、忧郁、恐惧、悲哀、烦躁等可使交感神经兴奋，抑制胃肠蠕动及消化液分泌，使人食欲降低，导致进食减少、偏食、厌食等。而兴奋、喜悦、愉快等情绪可以使副交感神经兴奋，增加胃肠蠕动和消化液分泌，增进食欲。

4. 社会因素

（1）经济状况：主要影响人们的购买力。经济状况好的人常出现营养过剩的情况，经济状况差的人容易产生营养不良。

（2）饮食习惯：受到家庭、文化、种族、宗教信仰、社会背景、文化习俗、地理位置、生活方式等因素的影响。不同民族及宗教的人可有不同的饮食禁忌。受地理位置、气候等因素的影响，我国南、北方饮食差异较大。长期大量饮酒易导致食欲减退、营养不良。

（3）营养知识：正确掌握营养知识有助于人们摄入均衡的营养。缺乏营养知识极易导致不同程度的营养失调。

5. 环境因素

进食环境整洁，空气新鲜，温度适宜，无异味，餐具清洁美观，食物的色、香、味等上佳都可促进人们的食欲。

（二）营养状况的评估

1. 一般饮食的评估

（1）病人食欲变化与进餐情况，包括每日进餐次数、用餐时间、进食方式、摄入食物与液体的种类及量等。

（2）热量及各种营养素是否满足机体的需要。

（3）有无特殊喜好与厌恶的食物，有无食物过敏及烟酒嗜好。

（4）病人有无咀嚼不便、口腔疾病等可影响其饮食状况的因素。

2.体格检查

通过对病人的外貌、皮肤、毛发、指甲、骨骼、肌肉等方面的评估，可了解病人的营养状况。

（1）营养良好者：表现为外表发育良好，有精神、活力，皮肤有光泽、弹性好，毛发浓密、有光泽，肌肉结实，皮下脂肪丰满，口唇红润。

（2）营养不良者：表现为体形消瘦，发育不良，缺乏兴趣，倦怠、疲劳、精神萎靡，皮肤无光泽且弹性差、暗淡，毛发干燥稀疏，肌肉松弛无力，皮下脂肪菲薄，肋间隙和锁骨上窝凹陷，肩胛骨和骨骼突出，口唇肿胀或者口角有裂痕。

（3）身高、体重：两者是综合反映生长发育及营养状况的重要指标。标准体重的计算公式：

$$男性：标准体重（kg）=身高（cm）-105$$

$$女性：标准体重（kg）=身高（cm）-105-2.5$$

实测体重占标准体重的百分数计算公式：

$$实测体重占标准体重=（实测体重-标准体重）÷标准体重×100\%$$

根据身高和体重计算体质指数（BMI）。其计算公式为：

$$BMI=体重（kg）÷[身高（m）]^2$$

根据我国标准，BMI大于或等于24为超重，大于或等于28为肥胖。

（4）皮褶厚度（皮下脂肪厚度）：反映体内脂肪积存量，对判断消瘦和肥胖有重要意义。WHO推荐的常用测量部位有：①肱三头肌部，即左上臂背侧中点上2cm处；②肩胛下部，即左侧肩胛下角下方2cm处；③腹部，即距脐左侧1cm处。测定3次后取平均值。最常测量肱三头肌部皮褶厚度，参考值为男性12.5mm、女性16.5mm。所测数值与同龄正常数值相比，较正常值少35%～40%为重度消耗，少25%～34%为中度消耗，在24%以下为轻度消耗。

（5）上臂围：上臂中点位置的周长。上臂围既可反映肌蛋白储存和消耗程度，也可反映热能代谢情况。测量值大于标准值的90%为营养正常，标准值80%～90%为轻度营养不良，标准值60%～80%为中度营养不良，小于标准值的60%为严重营养不良。

二　病人一般饮食的管理与护理措施

（一）病人一般饮食的管理

1.根据医嘱确定病人所需的饮食种类

病人入院后，医生根据病人的病情开出饮食医嘱来确定病人所需的饮食种类。护士根据医嘱填写饮食通知单，送交营养科配餐，并填写在病区的饮食单上，同时在病人的床尾或床头注上相应标记。如因病情需要更改饮食，也须由医生开出医嘱，护士按医嘱填写饮食更改通知单或饮食停止通知单，送交订餐人员或营养室。

2. 制订饮食计划

护士还可以通过对病人饮食与营养的全面评估，结合疾病的特点，为病人制订有针对性的营养计划，并根据营养计划对病人进行相应的饮食护理。制订饮食计划可帮助病人建立良好的饮食习惯，保证病人摄入足量、合理的营养素，促进病人尽快康复。

（二）病人一般饮食的护理措施

1. 病人进餐前的护理措施

（1）进餐环境：为病人提供清洁、整齐、空气新鲜、气氛轻松愉快的进餐环境。若条件允许，还可鼓励病人在病区餐厅集体进餐，或同病室病人共同进餐。病室内如有危重或呻吟的病人，应以屏风遮挡。开餐前帮助病人整理床单位，餐前半小时开窗通风，并移去便器，以去除室内不良气味。餐前暂停非急需的治疗和检查。

（2）病人准备：协助病人洗手、漱口，必要时进行口腔护理。对于不能自理的病人，可在用餐前半小时给予病人便器，用后及时撤除便器。疼痛病人可在进餐前半小时给予止痛治疗。高热病人可给予降温。对于心理状态不好的病人，如焦虑、忧郁者可给予心理指导。协助病人采取舒适的进餐姿势，如病情允许，可协助病人下床进食。对不方便下床的病人，可安排其采取坐位或半坐位，支起跨床小桌。卧床病人可采取侧卧位或仰卧位（头偏向一侧），并给予适当支撑。

（3）护士准备：衣帽整洁，戴好帽子、口罩，洗手，做好查对工作。

2. 病人进餐中的护理措施

（1）根据饮食要求，协助配餐员将热饭、热菜准确无误地分发给每位病人，并将食物放置在病人方便拿取的位置。

（2）巡视、观察病人的进餐情况，检查治疗饮食、试验饮食的实施情况，鼓励病人进餐。

（3）对访客带来的食物，护士应检查是否适合病人食用，必要时协助加热。

（4）对不能自行进食者，护士可以根据病人的进食习惯耐心喂食，每次喂食的量及速度按病人的情况和要求而定，不要催促病人，以便其咀嚼和吞咽。喂食时，注意食物的温度适宜，液体和固体、饭和菜应轮流喂食。进流质饮食者，可用吸管吸吮。

（5）对双目失明或眼睛被遮盖的病人，喂食前，应告知病人食物的名称以增进食欲。对于要求自行进餐者，可按照时钟平面图放置食物，并告知方位、食品名称，方便病人自行取食。例如，6点钟的方向放饭，12点钟的方向放汤，3点钟和9点钟的方向各放一道菜等，或遵照病人的习惯。

（6）对于禁食或食用某种治疗饮食、试验饮食的病人，告知其原因，以取得配合，在床尾卡标注清楚，并做好交接班工作。

（7）病人进餐时，若出现恶心、呕吐、呛咳，应暂停进食，并给予相应的处理。尤其是呕吐的病人，应将病人头部偏向一侧，防止呕吐物进入气管内，注意观察呕吐物的性质、颜色、量和气味等并做好记录，必要时留取标本送检。

3. 病人进食后的护理措施

（1）及时撤去餐具，清理食物残渣，并整理床单位，督促和协助病人饭后漱口。必要时进行口腔护理。

（2）用餐后根据需要做好记录，如进食的种类、量，病人进食时和进食后的反应、出入液量等。

（3）对暂时需要禁食或延迟进食的病人应做好交接班工作。

第三节　病人特殊饮食护理

🔄 案例分析

　　某病人，男性，42岁，因受精神刺激后出现紧张性木僵状态，3天未进食，现遵医嘱给予鼻饲饮食。

　　任务：请根据医嘱给予病人鼻饲饮食。

　　对于病情危重、存在消化道功能障碍、不能经口进食的病人，为保证病人营养的摄取、吸收、消化，维持组织器官的结构与功能，调控免疫、内分泌等功能并修复组织、促进健康，临床上常根据病人的不同情况采取不同的特殊饮食护理，包括肠内营养和肠外营养。

　　管饲饮食（tube feeding）是指将营养丰富的流质饮食或营养液、水和药物，通过导管输入胃内或肠道，以满足病人对热能及营养素的需要。根据导管插入的途径，管饲饮食可分为口胃管（导管经口腔插入胃内）、鼻胃管（导管经鼻腔插入胃内）、鼻肠管（将导管由鼻腔置入小肠）、胃造瘘管（导管经胃造瘘口插入胃内）、空肠造瘘管（导管经空肠造瘘口插至空肠内）五种。其中鼻胃管最常用，因此本节以鼻胃管为例进行介绍。

一　鼻饲法

　　鼻饲法（nasogastric gavage）是指将导管经鼻腔插入胃内，从管内灌注流质食物、营养液、水分和药物的方法。鼻饲法主要适用于不能由口进食者，如昏迷、口腔疾病及口腔手术后的病人和肿瘤、食管狭窄、气管食管瘘的病人，以及不能张口的病人，如破伤风病人、早产儿、病情危重者、拒绝进食者等。食管及胃底静脉曲张、食管梗阻、严重鼻腔疾病（如鼻息肉、鼻出血、鼻咽癌、严重鼻腔炎症、鼻中隔偏曲等）的病人禁用鼻饲法。

【目的】

　　对不能自行经口进食的病人，用鼻胃管供给食物和药物，以满足病人营养和治疗的需要。

【评估】

　　（1）病人的一般情况，如年龄、病情、治疗情况、进食情况、意识状态、自理能力、合作程度等。

　　（2）病人的鼻腔情况，如鼻腔是否通畅，鼻腔黏膜有无肿胀、炎症，有无鼻中隔偏曲、鼻息肉等。

【计划】

（1）护士准备：着装整洁，洗手，戴口罩。

（2）病人准备：

· 了解鼻饲的目的、方法及配合要点，愿意合作。

· 取舒适卧位，可以取坐位，也可以取仰卧位，但头须偏向一侧。

· 取下义齿和眼镜并放置妥当。

（3）用物准备如下。

· 插管时需要准备：鼻饲包（内备治疗碗、镊子、止血钳、压舌板、纱布、胃管、50 mL 注射器）、治疗巾、液状石蜡、棉签、胶布、别针、夹子或橡胶圈、手电筒、听诊器、水温计、量杯、弯盘、鼻饲饮食（38～40℃）、温开水适量（也可取病人饮水壶内的水）。按需要准备漱口或口腔护理用物，必要时备手套。

· 拔管时准备：治疗盘内备有纱布、松节油、酒精、棉签、手套等。

（4）环境准备：安静、整洁、舒适、安全。

【实施】

鼻饲法见表 11-4。

表 11-4　鼻饲法

操作流程		操作步骤	操作要点与说明
	1. 核对、解释	（1）核对床号、姓名、医嘱 （2）向病人解释操作的目的、过程及方法	（1）确认病人 （2）消除病人的紧张情绪，取得合作
▲插管前	2. 病人准备	（1）选择合适的体位。不能坐起的病人可仰卧，头偏向护士，或取右侧卧位。昏迷者取去枕仰卧位，头向后仰 （2）将治疗巾铺于病人颌下及前胸，有义齿者取下义齿	（1）坐位有利于减轻病人咽反射和胃管的插入 （2）根据解剖原理，右侧卧位有利于胃管插入 （3）头向后仰有利于昏迷病人的胃管插入 （4）取下义齿防止脱落、误咽
	3. 清洁鼻腔	（1）观察鼻腔情况，选择健康的一侧鼻腔进行插管。根据需要准备胶布，置于易取之处 （2）用棉签蘸清水或生理盐水清洁鼻腔	鼻腔通畅便于插管
▲插管	4. 标记胃管	检查胃管是否通畅，测量胃管插入的长度，并标记	插管长度为鼻尖至耳垂再至胸骨剑突或前额发际至胸骨剑突距离，一般成人为 45～55 cm
	5. 润滑胃管	将少许液状石蜡倒在纱布上，润滑胃管前端	润滑胃管可减少插管时的阻力
	6. 轻稳插管	（1）一手持纱布托住胃管，另一手持镊子夹住胃管，然后沿一侧鼻孔缓缓插入 （2）胃管插至咽喉部（10～15 cm）时嘱病人做吞咽动作，随即迅速将管插入 （3）昏迷病人的吞咽及咳嗽反射消失，应使下颌靠近胸骨柄，以增大咽部通道的弧度，提高插管成功率（图 11-1）	（1）插管时动作轻柔，以免造成鼻腔损伤 （2）必要时可以让病人饮少量温开水 （3）出现恶心症状时，可暂停片刻，嘱病人做深呼吸，缓解后再插入 （4）发现呛咳、呼吸困难、发绀等情况，应立即拔管，休息片刻后重新插入 （5）插入不畅时，嘱病人张口，检查胃管是否盘在口中。注意不可强行插入，以免损伤黏膜

操作流程	操作步骤	操作要点与说明
7. 确认入胃	确认胃管插入胃内	（1）胃管末端接注射器以抽出胃液 （2）将听诊器放于胃区，用注射器注入10mL空气，在胃部能听到气过水声 （3）将胃管末端放入水中，无气体逸出
8. 固定胃管	确定胃管在胃内后，用胶布固定胃管于鼻翼及面颊部	防止胃管移动或滑出
9. 灌注食物	（1）胃管开口端连接注射器，先缓慢注入少量温开水（至少10mL） （2）缓慢注入鼻饲饮食或药液 （3）鼻饲完毕，再次注入少量温开水	（1）润滑管腔，避免鼻饲饮食黏附于管壁 （2）注入过程中，应询问病人的感受，以调整注入速度 （3）冲净胃管，避免鼻饲饮食黏附于管壁后发酵变质
▲灌注 10. 处理末端	将胃管末端用纱布包好并反折，再用橡皮圈或夹子夹紧以防空气进入及食物反流（图11-2），用安全别针固定于枕旁或病人衣领处	防止胃管脱落
11. 清洁、整理	（1）协助病人清洁口腔、鼻孔，整理床单位，嘱病人维持原卧位20～30分钟，以促进食物消化、吸收，防止呕吐 （2）清理用物，将注射器洗净，盖上纱布备用，鼻饲用物每日消毒一次	—
12. 洗手、记录	洗手，记录插胃管时间、病人反应和鼻饲量	—
▲拔管 13. 备齐用物	洗手、准备用物，携用物至病人床旁	—
14. 核对、解释	向病人解释拔管的目的及配合方法	—
15. 拔管前	将弯盘置于病人颌下，夹紧胃管末端，轻轻揭去固定的胶布	夹紧胃管，以免拔管时管内液体反流
16. 拔胃管	（1）用纱布包裹近鼻孔处的胃管，嘱病人深呼吸，边拔边用纱布擦胃管，到咽喉处时快速拔出 （2）将拔出的胃管放入弯盘，及时撤去	（1）到咽喉处快速拔出，以免管内残留液体浸入气管 （2）避免让病人感到不适
17. 清洁面部	（1）用松节油擦净胶布痕迹，再用乙醇将松节油擦去 （2）协助病人漱口或做口腔护理，擦净口鼻及面部	维持病人形象、个人卫生
18. 整理、记录	（1）整理床单位，协助病人取舒适卧位，撤去所有用物 （2）洗手，记录	记录拔管时间及病人反应

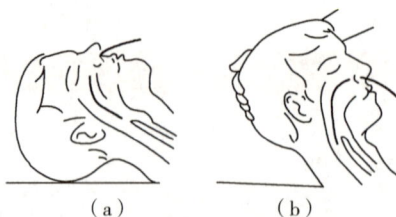

（a）　　　　　（b）

图 11-1　昏迷病人插管示意图

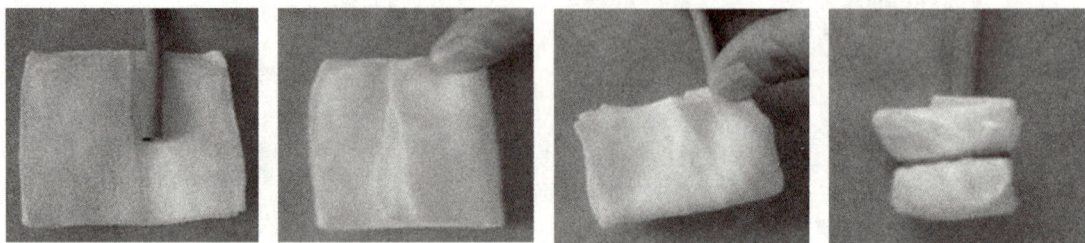

图 11-2　胃管末端包裹法

【注意事项】

（1）插胃管前，护患之间应进行有效沟通，向病人解释鼻饲的目的及配合方法，以取得病人及家属的理解与配合。

（2）插管时，动作应轻柔，避免损伤食管黏膜，尤其是通过食管三个狭窄部位（环状软骨水平处、平气管分叉处、食管通过膈肌处）时。

（3）插入胃管至 10 ~ 15 cm（咽喉部）时，对于清醒病人，则嘱其做吞咽动作；对于昏迷病人，用左手托起病人头部，使下颌靠近胸骨柄，以利于插管。

（4）插管过程中，如病人出现剧烈恶心、呕吐，可暂停插入，嘱病人做深呼吸，以分散病人的注意力，缓解紧张情绪。若病人出现呛咳、呼吸困难、发绀等，表示胃管误入气管，应立即拔出，休息片刻后再重新插入。插管不畅时，应检查口腔，了解胃管是否盘在口咽部，如盘在口腔中，拔出后，休息片刻再重新插入。

（5）每次灌注鼻饲饮食前都要确定胃管是否在胃内及胃管是否通畅。

（6）鼻饲液温度应保持在 38 ~ 40℃，避免过冷或过热。新鲜果汁与奶液应分别注入，防止产生凝块。药片应研碎溶解后注入。

（7）每次鼻饲的量不应超过 200 mL，间隔时间不少于 2 小时。

（8）灌注食物后不要立即翻动病人，以免引起呕吐及呕吐物逆流入气管，然后记录饮食量。

（9）长期鼻饲者应每天进行两次口腔护理，并定期更换胃管。普通胃管应每周更换一次，于晚间末次喂食后拔出，翌晨从另外一侧的鼻腔重新插入。硅胶胃管每月更换一次。

【评价】

（1）操作方法正确，动作轻稳，无黏膜损伤出血及其他并发症。

（2）病人理解插管的意义并能主动配合。

（3）确保插管于胃内，无脱出。

（4）保证病人的基本营养、药物及水分的摄取。

（5）拔管后病人无不适反应。

（6）整个操作过程中护患沟通良好。

重点提示

　　鼻饲法插管长度为鼻尖至耳垂再至胸骨剑突或前额发际至胸骨剑突距离，成人为45～55 cm。每次灌注鼻饲饮食前都要确定胃管是否在胃内及胃管是否通畅。每次鼻饲的量不应超过200 mL，间隔时间不少于2小时。长期鼻饲者应每天进行两次口腔护理。

二　完全胃肠外营养

（一）概念

　　完全胃肠外营养（total parenteral nutrition，TPN）是指根据病人的需要，通过周围静脉或中心静脉输入病人所需的全部能量及营养素，包括氨基酸、脂肪、各种维生素、电解质和微量元素的一种营养支持方法。

（二）输注方法

　　完全胃肠外营养输注方法主要有全营养混合液输注和单瓶输注两种。全营养混合液输注是将每天所需要的营养物质，在无菌条件下按次序混合输入输液袋或玻璃容器后再输注的方法。这种方法可减少污染和代谢性并发症的发生。单瓶输注是在无条件进行全营养混合液输注时采用的方法。这种方法可增加由各种营养素非同步进入机体而造成的营养素浪费，且极易发生代谢性并发症。

（三）禁忌证

　　（1）胃肠功能正常，能获得足够的营养。
　　（2）估计应用时间不超过5天。
　　（3）病人伴有严重水电解质紊乱、酸碱失衡、出凝血功能紊乱或休克时应暂缓使用，待内环境稳定后再考虑。
　　（4）已进入临终期、不可逆昏迷的病人不宜使用胃肠外营养。

（四）具体内容

【目的】
　　用于各种原因引起的不能从胃肠道摄入营养、胃肠道需要充分休息、消化吸收障碍以及存在超高代谢的病人，以保证其热量及营养素的摄入，从而维持机体的新陈代谢，促进病人康复。
【评估】
　　（1）病人的一般情况，如病人的病情、生命体征、意识状态及配合能力。
　　（2）病人的身体情况，如有无慢性消耗性疾病和高代谢疾病病史。
【计划】
　　（1）护士准备：着装整洁，洗手，戴口罩。

（2）病人准备：

·了解胃肠外营养的目的、方法及配合要点，愿意合作。

·取适宜卧位，既可以取坐位，也可以取仰卧位或侧卧位。

（3）用物准备：

·治疗盘内放静脉输液的用物、电动输液灌流器。

·根据医嘱准备 TPN 溶液。

（4）环境准备：安静、整洁、舒适、安全。

【实施】

完全胃肠外营养见表 11-5。

表 11-5　完全胃肠外营养

操作流程	操作步骤	操作要点与说明
1. 核对、解释	（1）核对床号、姓名、医嘱 （2）向病人解释操作的目的、过程及方法	（1）确认病人 （2）取得病人合作
2. 病人准备	选择合适的体位	—
3. 准备液体	将配制好的溶液接上静脉输液管后，挂在输液架上并排气，连接中央静脉导管并固定，或进行周围静脉穿刺	避免空气进入静脉
4. 调节滴速	根据医嘱调节滴速，最好固定滴速，每 30 分钟观察一次输入速度	滴速过快易导致高血糖，速度太慢易导致低血糖。另外，滴速过快还会造成高渗性利尿，严重者还会导致死亡
5. 整理、记录	（1）滴注完毕，拔除输液管，协助病人取舒适的卧位，整理床单位，询问病人有无其他需要 （2）清理用物，洗手，必要时做好记录	记录输注数量及病人的反应

【注意事项】

（1）加强营养液配制过程及静脉穿刺过程中的无菌操作。

（2）配好的营养液应存于 4℃ 冰箱内备用，存放时间不宜超过 24 小时。

（3）输液导管及输液袋每 12～24 小时更换一次，静脉插管处的敷料 24 小时应更换一次。更换时应严格执行无菌操作，还要注意局部皮肤有无异常。

（4）输液开始时应缓慢输注，营养液的浓度也应从低浓度逐渐增加。

（5）静脉营养导管严禁输入其他液体、药物及血液，也不可在此处采集血标本或测量中心静脉压。

（6）使用过程中，应密切观察病人的临床表现并对其进行严密的实验室监测，根据病人体内代谢的动态变化及时调整营养液配方。注意有无并发症的发生，若发现异常情况应及时处理。

（7）停用胃肠外营养时，应逐渐减量，切忌不可骤停。

（8）避免各种并发症的发生。机械性并发症：气胸、皮下气肿、血肿、神经损伤、空气栓塞，甚至死亡。感染性并发症：肠源性感染。代谢性并发症：糖代谢紊乱、肝功能损害。长期肠外营养也可引起肠黏膜萎缩、胆汁淤积等并发症。

知识链接

1. 橡胶胃管：由橡胶制成，管壁厚，管腔小，质量重，对鼻咽黏膜的刺激性强，可重复灭菌使用，价格便宜。橡胶胃管可用于留置时间短于7天、经济困难的一般胃肠道手术病人。

2. 硅胶胃管：由硅胶制成，质量轻，弹性好，无异味，与组织相容性好；管壁柔软，刺激性小；管壁透明，便于观察管道内情况；管道前端侧孔较大；价格较低廉。硅胶胃管可用于留置胃管时间较长的病人。

3. DRW胃管：由无毒医用高分子材料精制而成，前端钝化，经硅化处理，表明光滑，无异味，易顺利插入，不易损伤食管及胃黏膜；管壁显影、透明，刻度明显，易于掌握插入深度。尾端有多用接头，可与注射器、吸引器等紧密连接，置管时间可达15天。

讨论与思考

1. 吴某，男，45岁，因肝硬化腹水入院，入院后给予利尿剂治疗，腹水减少，但病人出现沉默少语、反应迟钝、言语不清等症状，考虑可能出现了肝性脑病。请问：

该病人的饮食应注意哪些情况？应给予哪种治疗饮食？

2. 某病人，男性，35岁，胃十二指肠溃疡10年。近期自感上腹不适，疼痛规律与既往不同。医师查体后，安排其进行粪便隐血试验。请问：

（1）护士应安排该病人在何时食用隐血试验饮食？

（2）该病人可以食用哪些类型的食物？

3. 某病人，女性，40岁，因不完全肠梗阻入院。医嘱：禁食、胃肠减压、防止感染、解痉止痛。护士准备插胃管预进行胃肠减压。请问：

（1）护士应如何为此病人实施胃肠减压？

（2）护士携用物至床旁，该病人因害怕不愿意插管，这时护士应该怎么办？

（3）在插管的过程中，该病人出现恶心，护士应该怎么办？应采取何种护理措施？

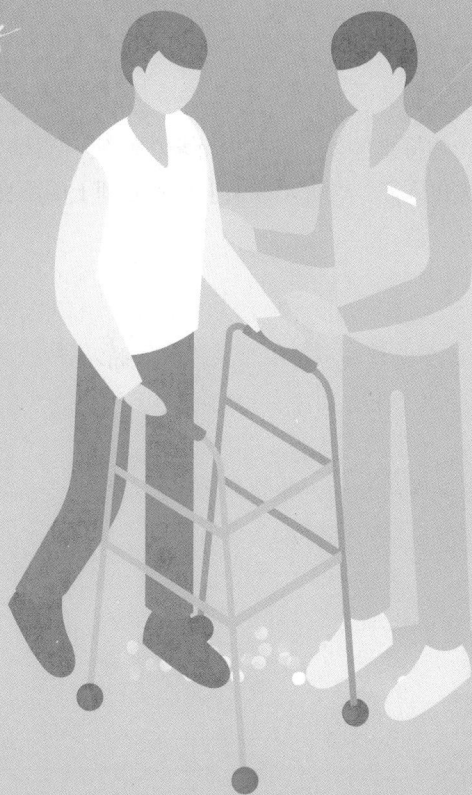

第十二章

排泄护理

1. 知识目标：掌握正常排尿和排便的情况、排尿异常和排便异常的护理措施，熟悉排尿异常和排便异常的评估方法。

2. 技能目标：能够正确完成男女病人的导尿术及各种灌肠术操作。

3. 情感目标：关爱病人，保护病人隐私，培养良好的职业素养。

排泄（excrete）是人体将新陈代谢的产物排出体外的生理过程，是机体的基本生理需要之一，也是人体维持生命的必要条件。机体排泄的途径有消化道、泌尿道、呼吸道及皮肤，其中消化道和泌尿道是主要的排泄途径。病人常因缺乏相关保健知识或因疾病丧失自理能力而不能正常进行排泄活动，导致出现健康问题。护士应掌握并应用相关的护理知识和技能，帮助病人维持或恢复正常的排泄功能，满足病人的基本生理需要，使其身心健康和舒适。

第一节　排尿护理

机体通过排尿将代谢产物排出体外，维持内环境的稳定。当排尿异常时，代谢产物在体内堆积，会引发一系列的症状和体征，给病人带来生理和心理上的不良反应，甚至产生严重后果，从而影响病人的身心健康。

◎ 案例分析

王某，女，30岁，自然分娩后数小时未排尿。病人精神紧张、烦躁不安，主诉下腹胀痛，无法自行排尿。查体：耻骨联合上方膨隆，扪及一囊性包块，叩诊实音。

任务：

1. 请判断此病人排尿异常的症状，并分析影响病人排尿活动的因素。

2. 请采用合适的方法解除病人的排尿异常问题。

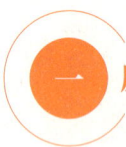

一　尿液的观察

（一）正常尿液及排尿

1. 尿量及次数

尿量是反映肾脏功能的重要指标之一。正常成人一般白天排尿 3～5 次，夜间 0～1 次，每次尿量 200～400 mL。每小时尿量 25～30 mL，24 小时尿量 1000～2000 mL。当膀胱内尿液充盈达到 400 mL 左右时，机体便会产生尿意。机体的尿量和排尿次数受多方面因素的影响。

2.颜色

正常的新鲜尿液呈淡黄色或深黄色，因为尿液中含有尿胆原和尿色素。当尿液浓缩或人体进食某些食物或药物时，如进食大量胡萝卜或口服维生素B_2时，尿液呈深黄色。

3.气味

正常的新鲜尿液没有明显的氨臭味，其气味来自其中的挥发性酸。当尿液久置后，因尿素分解产生氨，故出现氨臭味。

4.透明度

正常的新鲜尿液澄清透明，放置后可受温度及pH值变化影响，引起核蛋白、黏蛋白、上皮细胞及盐类凝结而产生沉淀，从而出现混浊。

5.酸碱度

正常尿液呈弱酸性，pH值为4.5～7.5，平均为6。人体的进食情况可影响尿液的pH值。如进食大量蔬菜时，尿液可呈碱性，而进食大量肉类时，尿液可呈酸性。

6.比重

尿液比重主要取决于肾脏的浓缩功能。正常情况下，尿液比重波动于1.015～1.025，一般尿液比重和尿量成反比。

（二）异常尿液及排尿

1.尿量及次数异常

（1）多尿（polyuria）：是指24小时尿量超过2500mL。正常情况下，饮用大量液体、使用利尿剂及妊娠时可出现尿量增多的现象。病理情况下，由机体内分泌代谢障碍或肾小管浓缩功能不全引起尿量增多。多尿常见于尿崩症、糖尿病、急性肾功能不全多尿期的病人。

（2）少尿（oliguria）：是指24小时尿量少于400mL或每小时尿量少于17mL，常见于摄入液体过少、发热、休克时机体血容量不足，以及心、肝、肾功能衰竭的病人。

（3）无尿（anuria）：又称尿闭，是指24小时尿量少于100mL或12小时内没有尿液产生，常见于严重休克、急性肾衰竭、药物中毒的病人。其发生机制是循环血容量严重不足，肾小球滤过率明显降低。

2.颜色异常

（1）血尿：是指尿液中含有红细胞。红细胞含量的多少影响血尿颜色的深浅，当尿液中红细胞含量超过1mL时，肉眼可见尿液呈淡红色，称为肉眼血尿。当红细胞含量较多时，尿液呈洗肉水色。血尿常见于急性肾小球肾炎、泌尿系统感染、结核、肿瘤及输尿管结石的病人。

（2）血红蛋白尿：是指尿液中含有血红蛋白，尿液呈浓茶色或酱油色，常见于溶血性贫血、血型不合引起的溶血、恶性疟疾和阵发性睡眠性血红蛋白尿的病人。其发生机制是各种原因导致大量红细胞在血管内被破坏，使血红蛋白经肾脏排出。

（3）胆红素尿：是指尿液中含有胆红素。尿液呈深黄色或黄褐色，振荡尿液后其泡沫也呈黄色。胆红素尿常见于肝细胞性黄疸或阻塞性黄疸的病人。

（4）乳糜尿：是指尿液中含有淋巴液，尿液呈乳白色。乳糜尿常见于丝虫病或由其他原因引起的肾周围淋巴管阻塞的病人。

（5）脓尿和菌尿：是指尿液中含有脓细胞、细菌或炎性渗出物时，排出的新鲜尿液即可出现混浊。脓尿放置后可出现白色絮状沉淀。菌尿呈云雾状，静置后也不下沉，加热或加酸后其混浊也不消失。

3. 气味异常

新鲜尿液有氨臭味说明泌尿系统已感染。糖尿病酮症酸中毒时，尿液中含有丙酮，且呈烂苹果气味。

4. 透明度异常

泌尿系统感染时，因尿液中含有大量脓细胞、红细胞、上皮细胞、黏液、细菌或炎性渗出物等，可使新鲜尿液呈白色絮状且出现混浊。

5. 酸碱度异常

酸中毒病人的尿液可呈强酸性，严重呕吐的病人其尿液可呈强碱性。

6. 比重异常

若尿的比重经常固定于 1.010 左右，则提示肾功能严重障碍。

7. 膀胱刺激征

膀胱刺激征表现为尿频、尿急、尿痛。尿频是指单位时间内排尿次数增多，由膀胱炎症或机械性刺激引起；尿急是指突然有强烈尿意，不能控制，需立即排尿，这是由膀胱三角或后尿道的刺激造成排尿反射活动特别强烈而引起的；尿痛是指排尿时，膀胱区及尿道有疼痛感，由病损处受到刺激而引起。患有膀胱刺激征时，常伴有血尿。膀胱刺激征主要由膀胱及尿道感染和机械性刺激所致。

8. 尿潴留

尿潴留是指大量尿液存留于膀胱内而不能自主排出。尿潴留时，膀胱容积可增至3000～4000 mL，膀胱高度膨胀可达脐部。病人主诉排尿困难，下腹胀痛。查体可见耻骨联合上方膨隆，扪及囊样包块，叩诊实音，有压痛。常见原因有以下几种。

（1）机械性梗阻：膀胱颈部或尿道有梗阻性病变，导致排尿受阻。常见于前列腺肥大、膀胱或尿道结石、尿道狭窄、肿瘤压迫的病人。

（2）动力性梗阻：膀胱及尿道并没有器质性梗阻病变，而是由排尿功能障碍所致。常见于脑肿瘤、脊髓肿瘤、脑外伤、脊髓损伤、周围神经疾病的病人，以及使用麻醉剂或手术后所致脊髓初级排尿中枢活动障碍或抑制，不能形成排尿反射的病人。

（3）其他原因：不能用力排尿或不习惯卧床排尿，包括某些心理因素，如窘迫、焦虑等情绪使排尿不能及时进行。由于尿液存留过多，膀胱过度充盈，导致膀胱肌肉收缩无力，造成尿潴留。

9. 尿失禁

尿失禁是指排尿时失去意识控制或不受意识控制，尿液不自主地流出。2 岁以下的小儿由于控制尿道外括约肌的神经元尚未发育完全，可出现尿失禁现象。成人尿失禁可分为以下几种。

（1）真性尿失禁（完全性尿失禁）：是指膀胱不能储存尿液，稍有尿液便会不自主地流出，膀胱处于空虚状态。其表现为持续滴尿。产生真性尿失禁的原因：脊髓初级排尿中枢与大脑皮质之间联系受损，排尿时失去大脑皮质的控制，如昏迷、瘫痪、外伤、手术或先天原因引起膀胱或支配膀胱的神经受损，膀胱和阴道之间有瘘管。

（2）假性尿失禁（充溢性尿失禁）：是指膀胱内的尿液充盈且达到一定的压力时，出现少量尿液不自主地排出的现象。当膀胱内压力降低时，排尿停止，但膀胱仍处于胀满状态，尿液不能排空。产生假性尿失禁的原因：脊髓初级排尿中枢活动受到抑制，膀胱内充满尿液，内压增高，迫使少量尿液排出；由于下尿路有机械性（如前列腺增生）或功能性梗阻，当膀胱内压上升超过尿道阻力时，少量尿液自尿道中排出。

（3）压力性尿失禁（不完全性尿失禁）：是指当腹压增大，如咳嗽、打喷嚏、跳跃时，尿液不自主地排出。产生压力性尿失禁的原因：膀胱括约肌张力降低、骨盆底部肌肉及韧带松弛。常见于中老年女性、多产及产伤者。

二 影响排尿的因素

（一）心理因素及文化

心理因素对机体排尿影响较大，压力会影响会阴部肌肉和膀胱括约肌的收缩或放松，当过度焦虑和紧张时，可出现尿频、尿急或因抑制排尿而出现尿潴留。排尿还受各种暗示因素的影响，听觉、视觉和其他身体感觉的刺激都可诱发排尿，如听流水声可诱发尿意。另外，在隐蔽场所排尿是通过文化教育形成的一种社会规范，当个体排尿缺乏隐蔽的环境时，会产生压力，从而影响正常排尿。

（二）个人习惯

大多数人在成长的过程中会形成一些排尿习惯，如早晨起床后首先排尿，晚上睡前排尿。有些人习惯下蹲姿势排尿，有些人习惯坐在马桶上排尿等。儿童时期的排尿方式会影响成年后的排尿习惯，如儿童期排尿方式不当，会造成成年后因心理问题发生夜尿。

（三）液体和饮食的摄入

如果其他影响体液的因素不变，液体的摄入量与排尿次数和排尿量成正比，液体摄入量多，排尿量和排尿次数就多，反之亦然。摄入液体的种类也会影响排尿。茶、咖啡、酒类等饮料有利尿作用，含水量多的蔬菜、水果可使尿量增多，而摄入含盐较多的饮料或食物会造成机体水钠潴留，使尿量减少。

（四）气候变化

夏季炎热，身体出汗使体液减少，造成血浆晶体渗透压升高，引起机体抗利尿激素分泌增多，促进肾脏重吸收，使尿液浓缩和尿量减少；冬季寒冷，身体外周血管收缩，使循环血量增加，体内水分增多，促进反射性抑制抗利尿激素的分泌，从而使尿量增加。

（五）疾病

肾脏病变可导致尿液生成障碍，出现多尿、少尿、无尿；神经系统病变和损伤可使排尿反射的意识控制和神经传导产生障碍，出现尿失禁；泌尿系统狭窄、结石或肿瘤可导致排尿障碍，出现尿潴留；循环系统障碍，如休克、心排血量减少等会影响肾血流量而出现少尿或无尿。

（六）医疗因素

药物的使用会影响排尿，如利尿剂可使尿量增加，而镇痛、镇静剂及手术中的麻醉剂可抑制排尿，导致尿潴留。外伤及外科手术引起体液减少、泌尿系统损伤等可导致尿潴留或尿失禁。某些检查要求禁饮、禁食使体液减少而影响尿量；某些检查对泌尿系统造成损伤，也会影响排尿活动。

（七）其他因素

2岁以下的婴儿大脑发育不完善，排尿时不受意识控制。老年人的膀胱肌张力减弱，出现尿频或尿失禁。女性妊娠早期和分娩前因子宫压迫膀胱使排尿次数增加。

三 排尿异常的护理

（一）尿潴留病人的护理

1. 心理护理

针对病人的心理状态给予安慰和解释，缓解病人的紧张和焦虑，减轻心理压力，鼓励病人积极配合治疗及护理。

2. 提供隐蔽的环境

为病人创造一个隐蔽的排尿环境，利用屏风、窗帘等遮挡。合理安排治疗及护理时间，请无关人员回避，使病人不受影响，身心放松，安心排尿。

3. 调整姿势

协助病人取适当体位，如支起床头支架，扶助病人坐起，尽可能地使病人以习惯、舒适的姿势排尿。对需绝对卧床休息或某些手术的病人，应事先有计划地训练其床上排尿，以免因不适应排尿姿势的改变而导致尿潴留的发生。

4. 诱导排尿

让病人听流水声或用温水冲洗会阴部可引起排尿反射，也可针刺曲骨、中极、三阴交穴或艾灸中极、关元穴等，以刺激排尿。

5. 按摩、热敷

按摩、热敷可放松肌肉，促进排尿。如病情允许，可按摩膀胱以促进排尿。护士位于病人一侧，一手放于病人下腹部，轻轻地左右推揉膀胱 10～20 次，然后自膀胱向尿道方向推移按压，另一手按压中极和关元穴。注意操作时切忌用力过猛，以防膀胱破裂。

6. 药物治疗

必要时，遵医嘱使用卡巴胆碱等药物，以松弛尿道括约肌，促进排尿。

7. 导尿术

经上述措施无效时，遵医嘱给予导尿术引流出尿液，减轻病人痛苦。

8. 健康教育

指导病人养成定时排尿的习惯，教会病人正确的自我放松方法。

（二）尿失禁病人的护理

1. 心理护理

尿失禁可给病人的生活带来很大影响，造成病人的心理压力较大，表现为自卑、抑郁，渴望得到他人的理解和帮助。护士应主动关心、理解和尊重病人，给予安慰和鼓励，消除病人的不良情绪，并提供必要的帮助，使其树立起战胜疾病的信心，积极配合治疗及护理。

2. 皮肤护理

保持病人皮肤及床单清洁干燥。用温水擦洗病人的会阴部皮肤，勤换床单、衣裤、尿垫。床上铺橡胶单和中单，给病人使用尿垫及一次性纸尿裤等。根据病人的皮肤情况，定时翻身、按摩受压部位，预防压疮发生。

3. 外部引流

女性病人用女式尿壶紧贴外阴接取尿液；男性病人可用尿壶接取尿液，也可用阴茎套连接引流袋接尿。使用尿壶时，注意保护尿壶与病人的接触部位，防止摩擦或损伤局部。阴茎套只宜短期使用，每天需定时取下，同时要清洗会阴部及阴茎。

4. 重建正常的排尿功能

（1）如病情允许，指导病人白天摄入液体 2000～3000mL，告知病人多饮水可促进排尿反射，并可增加尿量冲洗尿道，预防泌尿系统感染。但入睡前应限制饮水，减少夜间尿量，以免影响病人休息。

（2）膀胱训练：观察病人排尿反应，定时使用便器，养成规律的排尿习惯。开始时白天间隔 1～2 小时使用便盆一次，以后间隔时间逐渐延长，以促进排尿功能的恢复。使用便盆时，可用手按压膀胱，协助排尿，但需注意用力适度。向病人解释膀胱训练的原理及治疗目的，指导其配合方法，取得理解与合作。

（3）盆底肌肉锻炼：指导病人取立位、坐位或卧位，试做排尿动作，先慢慢收紧肛门、阴道（此项专指女性）及尿道，同时大腿和腹部肌肉放松，每次缩紧尽量不少于 3 秒，然后缓慢放松，每次 10 秒左右，连续 10 次，每日进行数次，以不感觉疲劳为宜。同时，训练病人间断排尿，即在每次排尿时停顿或减缓尿流，从而抑制不稳定的膀胱收缩，减轻排尿紧迫程度。如病情允许，应鼓励病人做抬腿运动或下床走动，增强腹部肌肉的力量。

5. 留置导尿管

长期尿失禁的病人，可给予导尿术留置导尿管，避免尿液浸渍皮肤而引起破溃。但需定时夹闭和引流尿液，锻炼膀胱肌张力，重建膀胱功能。

四 协助排尿的护理技术

（一）导尿术

导尿术（catheterization）是指在严格无菌条件下，将导尿管经病人的尿道插入膀胱引流出尿液的方法。导尿术是解除病人排尿困难的重要措施，同时也是协助临床诊断和治疗的必要手段。

【目的】

（1）解除痛苦：为尿潴留的病人引流出尿液，解除病人痛苦。

（2）治疗疾病：为膀胱肿瘤病人进行膀胱内化疗，起治疗疾病作用。

（3）协助诊断：留取尿标本做细菌培养，测量膀胱容积、压力及检查残余尿液，进行膀胱或尿道造影等。

（4）术前准备：病人进行盆腔器官手术前排空膀胱，以避免手术中误伤。

【评估】

（1）病人的一般情况，如年龄、病情、临床诊断、治疗情况、意识状态、生命体征、自理能力、合作程度、心理状况及对疾病的认知情况等。

（2）病人的膀胱充盈度及会阴部皮肤黏膜的完整性等。

【计划】

（1）护士准备：着装整洁，剪指甲，洗手，戴口罩。

（2）病人准备：

·了解导尿的目的、意义、过程、注意事项及配合要点，愿意合作。

·根据能力清洁会阴，做好导尿准备。

（3）用物准备如下。

·无菌导尿包：弯盘2个，10号、12号尿管各1根，镊子2把，小药杯1个（内盛棉球至少4个），润滑油棉签或棉球瓶1个，标本瓶1个，洞巾1块，治疗巾1块，包布1块，纱布2块。如果使用一次性导尿包，则里面应为生产厂商直接准备好的已消毒灭菌的用物，包括初步消毒、再次消毒和导尿用物。

·外阴初步消毒用物：治疗碗1个（内盛消毒液棉球若干、血管钳或镊子1把）、弯盘1个、一次性手套1只或指套2只。

·其他：消毒溶液、手消毒剂、无菌持物钳和容器1套、无菌手套1副、小橡胶单和治疗巾1套、浴巾1条、便盆及便盆巾、治疗车1辆、屏风。男性病人还需准备无菌纱布罐。

（4）环境准备：清洁、宽敞、明亮、温度适宜，关闭门窗，用屏风遮挡。

【实施】

导尿术见表12-1。

表12-1 导尿术

操作流程		操作步骤	操作要点与说明
核对、解释		（1）携用物至病人床旁，核对病人床号、姓名、医嘱 （2）向病人及家属解释导尿的目的、操作程序及配合方法	（1）确认病人 （2）消除病人的紧张情绪，取得合作
女病人导尿术	1. 病人准备	（1）将床旁椅移至床尾同侧，放便盆于椅上，打开便盆巾 （2）松开床尾盖被，脱去病人对侧裤腿，盖于近侧腿上，并盖上浴巾，将对侧腿用棉被遮盖 （3）病人取仰卧屈膝位，双腿略外展，暴露会阴，臀下垫小橡胶单和治疗巾	（1）便于操作 （2）防止病人受凉 （3）尽量减少暴露，保护病人自尊，减轻其窘迫感 （4）保护床单不被污染
	2. 初步消毒	（1）将弯盘置于靠近会阴处，治疗碗置于弯盘后 （2）左手戴手套或指套，右手持弯血管钳或镊子夹取消毒棉球，依次消毒阴阜、对侧大阴唇、近侧大阴唇、对侧小阴唇、近侧小阴唇、尿道口经阴道口至肛门 （3）污棉球置于弯盘内，消毒完毕，脱下手套或指套置于弯盘中，将治疗碗和弯盘移置床尾远端	（1）弯血管钳要夹在棉球中间，避免损伤消毒部位 （2）消毒顺序自上而下、由外向内 （3）每个棉球限用一次 （4）消毒尿道口时稍作停顿，充分发挥消毒效果 （5）护士双手勿触及污染物，若触及，应消毒双手
	3. 开包倒液	（1）检查无菌导尿包的灭菌日期及质量，并放于病人两腿之间，按照无菌操作逐层打开导尿包 （2）用无菌持物钳将小药杯移至无菌区域边缘，倒消毒液浸湿棉球	（1）嘱病人肢体勿动，保持安置体位，避免污染无菌区域 （2）减少跨越无菌区域 （3）消毒液勿溅湿无菌区域
	4. 铺巾润管	（1）戴无菌手套，铺洞巾，按操作顺序合理排列用物 （2）润滑导尿管前端	（1）洞巾与包布内层形成连续完整的无菌区域，铺好的洞巾不能暴露病人的肛门 （2）成人用10～12号尿管，婴幼儿用8～10号尿管
	5. 再次消毒	（1）将一弯盘置于会阴处，小药杯置于弯盘后 （2）左手分开并固定小阴唇，右手持弯血管钳夹取消毒液棉球，依次消毒尿道口、对侧小阴唇、近侧小阴唇、尿道口 （3）污棉球、小药杯、弯血管钳置于弯盘内，将弯盘妥善置于无菌区域远端	（1）消毒顺序自上而下、由内向外 （2）每个棉球限用一次 （3）消毒尿道口时稍作停顿，加强消毒效果 （4）左手继续固定小阴唇
	6. 插管导尿	（1）将另一无菌弯盘移至会阴处，右手持血管钳夹导尿管，嘱病人张口呼吸、松弛尿道，将尿管前端轻轻插入尿道4～6cm，见尿后再插入1cm［图12-1（a）］ （2）左手下移固定尿管，将尿液引流入弯盘［图12-1（b）］。如需留取尿培养标本，用无菌标本瓶接取5mL中段尿，盖好瓶盖	（1）插管时动作应轻柔，避免损伤尿道 （2）仔细观察，避免导尿管误入阴道 （3）观察病人反应，询问其感受 （4）首次放尿量不超过1000mL （5）标本避免碰洒或污染

操作流程	操作步骤	操作要点与说明
男病人导尿术 1. 病人准备	（1）床旁椅移至床尾同侧，放便盆于椅上，打开便盆巾 （2）松开床尾盖被，脱去病人对侧裤腿，盖于近侧腿上，并盖上浴巾，将对侧腿用棉被遮盖 （3）病人取仰卧位，双腿略外展，暴露会阴，臀下垫小橡胶单和治疗巾	（1）便于操作 （2）防止病人受凉 （3）尽量减少暴露，保护病人自尊，减轻其窘迫感 （4）保护床单不被污染
2. 初步消毒	（1）将弯盘置于近会阴处，治疗碗置于弯盘后 （2）左手戴手套，用无菌纱布裹住阴茎并提起，右手持弯血管钳或镊子夹取消毒棉球，依次消毒阴阜、阴茎、阴囊。再用另一无菌纱布裹住阴茎后将包皮向后推，暴露尿道口，自尿道口向外螺旋擦拭尿道口、阴茎头及冠状沟 （3）将污棉球置于弯盘内，消毒完毕，脱下手套置于弯盘内，将治疗碗和弯盘移置床尾远端	（1）弯血管钳要夹在棉球中间，避免损伤消毒部位 （2）每个棉球限用一次 （3）消毒尿道口时稍作停顿，充分发挥消毒效果 （4）护士双手勿触及污染物，若触及，应消毒双手
3. 开包倒液	（1）检查无菌导尿包的灭菌日期及质量，置于病人两腿之间，按照无菌操作逐层打开导尿包 （2）用无菌持物钳将小药杯移至无菌区域边缘，倒消毒液浸湿棉球	（1）嘱病人肢体勿动，保持安置体位，避免污染无菌区域 （2）减少跨越无菌区域 （3）消毒液勿溅湿无菌区域
4. 铺巾润管	（1）戴无菌手套，铺洞巾，按操作顺序合理排列用物 （2）润滑导尿管前端	（1）洞巾与包布内层形成连续完整的无菌区域 （2）成人用10～12号尿管，婴幼儿用8～10号尿管
5. 再次消毒	（1）将一弯盘置于会阴处，小药杯置于弯盘后 （2）左手用无菌纱布包裹阴茎后将包皮向后推，露出尿道口。夹取消毒液棉球自尿道口向外螺旋擦拭尿道口、阴茎头及冠状沟 （3）将污棉球、小药杯、弯血管钳置于弯盘内，将弯盘妥善置于无菌区域远端	（1）消毒顺序由内向外 （2）每个棉球限用一次 （3）消毒尿道口时稍作停顿，加强消毒效果 （4）左手继续固定阴茎
6. 插管导尿	（1）将另一无菌弯盘移至会阴处，左手将阴茎提起与腹壁成60°（图12-2），使耻骨前弯消失，尿道伸直，右手持弯血管钳夹取尿管，嘱病人张口呼吸、松弛尿道，将尿管前端轻轻插入尿道20～22cm，见尿后再插入1～2cm （2）左手下移固定导尿管，将尿液引流入弯盘内。如需留取尿培养标本，用无菌标本瓶接取5mL中段尿，盖好瓶盖	（1）插管时动作应轻柔，避免损伤尿道 （2）观察病人反应，询问其感受 （3）首次放尿量不超过1000mL （4）标本避免碰洒或污染
7. 拔管、整理	（1）导尿完毕，嘱病人张口呼吸、放松，夹闭导尿管尾端，拔管置于弯盘内 （2）撤洞巾，擦净外阴，脱手套，撤导尿包和橡胶单、治疗巾，置于治疗车下层 （3）协助病人穿好裤子，整理床单位	（1）动作应轻柔，避免损伤 （2）保护隐私，避免不适
8. 洗手、记录	（1）尿标本贴标签送检 （2）洗手，记录导尿时间、引流尿量、尿液性状及病人反应	及时送检，避免污染

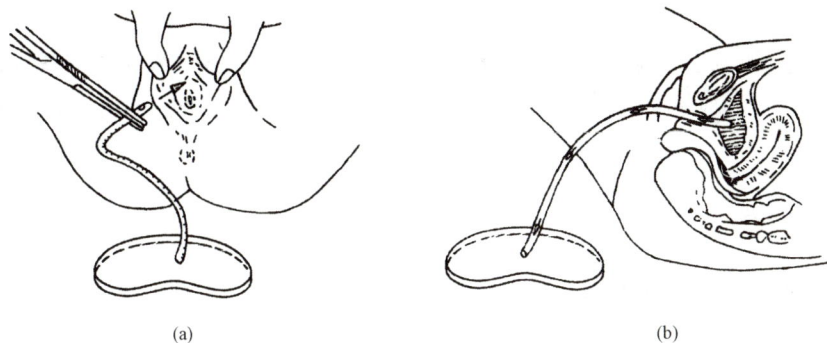

(a)　　　　　　　　　　　　　　　(b)

图 12-1　女病人导尿术

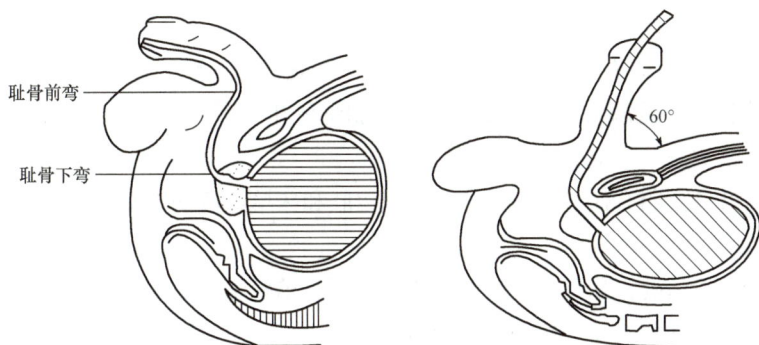

图 12-2　男病人导尿术的插管角度

【注意事项】

（1）操作过程中应严格执行查对制度和遵循无菌操作原则。

（2）及时遮挡，保护病人隐私，防止受凉。

（3）因老年女性尿道口回缩，操作时应仔细观察，避免误入阴道。

（4）女性病人插管时如误入阴道，应更换无菌导尿管并重新插管。

（5）女性尿道短、粗、直，长 4～5 cm，富扩张性，尿道外口位于阴蒂下方、阴道口上方，与肛门距离接近。男性尿道长 18～20 cm，有两个弯曲（耻骨前弯和耻骨下弯）、三个狭窄（尿道内口、膜部、尿道外口）。操作时，需掌握男、女病人尿道的解剖特点，以避免损伤和感染，提高插管成功率。

（6）膀胱高度膨胀且极度虚弱的病人，首次放尿量不超过 1000 mL，以免腹腔内压急剧下降，使大量血液滞留在腹腔内，导致血压下降而虚脱。另外，膀胱内压突然降低，可导致膀胱黏膜急剧充血，出现血尿。

【评价】

（1）护士无菌观念强，严格查对，操作过程无污染、无差错。

（2）护患沟通有效，病人和家属理解导尿的目的及过程，能主动配合，顺利完成操作。

（3）病人身心痛苦减轻，感觉舒适、安全。

　　膀胱高度膨胀时，大量放尿使腹腔内压力突然降低，可导致病人血压下降而虚脱，亦可导致膀胱黏膜急剧充血而发生血尿。因此，对膀胱高度膨胀者，首次放尿量不能超过1000 mL。

（二）留置导尿术

　　留置导尿术（retention catheterization）是指在导尿后，将导尿管存留在膀胱内引流出尿液的方法。

【目的】

（1）为尿失禁的病人进行膀胱功能训练。

（2）进行膀胱冲洗或膀胱内药物治疗。

（3）腹腔及盆腔手术前、中、后排空膀胱，避免膀胱损伤及减轻膨胀的膀胱对伤口的牵拉。

（4）抢救休克、危重病人时准确记录尿量，测量尿相对密度，密切观察病人的病情变化，为病情评估提供依据。

（5）对尿失禁和会阴有伤口的病人，保持其皮肤和床单位清洁干燥，预防压疮的发生。

【评估】

（1）病人的一般情况，如年龄、病情、临床诊断、治疗情况、意识状态、生命体征、自理能力、合作程度、心理状况及对疾病的认知情况等。

（2）病人的膀胱充盈度及会阴部皮肤黏膜的完整性等。

【计划】

（1）护士准备：着装整洁，剪指甲，洗手，戴口罩。

（2）病人准备：

　· 了解留置导尿术的目的、意义、过程、注意事项及配合要点，愿意合作。

　· 根据自理能力清洁会阴，做好导尿准备。

（3）用物准备如下。

　· 无菌导尿包：弯盘2个、气囊尿管1根、集尿袋1个、抽好无菌生理盐水的注射器1支、弯血管钳2把、小药杯1个（内盛棉球至少4个）、润滑油棉签或棉球瓶1个、标本瓶1个、洞巾1块、治疗巾1块、包布1块、纱布2块。如果使用一次性导尿包，则其里面应为生产厂商直接准备好的已消毒灭菌的用物，包括初步消毒、再次消毒和导尿用物。

　· 外阴初步消毒用物：治疗碗1个（内盛消毒液棉球若干、弯血管钳或镊子1把）、弯盘1个、一次性手套1只或指套2只。

　· 其他：消毒溶液、手消毒剂、无菌持物钳和容器1套、无菌手套1副、小橡胶单和治疗巾1套、浴巾1条、便盆及便盆巾、治疗车1辆、屏风。男性病人还需准备无菌纱布罐。

（4）环境准备：清洁、宽敞、明亮，温度适宜，关闭门窗，用屏风遮挡。

【实施】

留置导尿术见表12-2。

表 12-2 留置导尿术

操作流程	操作步骤	操作要点与说明
1. 核对、解释	（1）携用物至床旁，核对病人床号、姓名、医嘱 （2）向病人及家属解释导尿的目的、操作程序及配合方法	（1）确认病人 （2）消除病人的紧张情绪，取得合作
2. 病人准备	（1）将床旁椅移至床尾同侧，放便盆于床椅上，打开便盆巾 （2）松开床尾盖被，脱去病人对侧裤腿，盖于近侧腿上，并盖上浴巾，将对侧腿用棉被遮盖 （3）病人体位同男、女病人导尿体位，暴露会阴，臀下垫小橡胶单和治疗巾	（1）便于操作 （2）防止病人受凉 （3）尽量减少暴露，保护病人自尊，减轻其窘迫感 （4）保护床单不被污染
3. 剃去阴毛	如采用普通导尿管胶布固定法，需结合肥皂液剃除阴毛	便于固定
4. 消毒插管	同男、女病人导尿术操作，插管见尿液后再插入 5～7cm，引流出尿液	—
5. 固定导尿管	气囊尿管：根据尿管上注明的气囊容积向气囊内注入等量的无菌生理盐水（图 12-3），目前临床上常采用气囊尿管固定法	（1）将气囊导尿管向内伸入少许，然后向外牵拉有阻力，证实导尿管固定于膀胱内；再将导尿管向内推少许，避免气囊压迫 （2）女性尿道短、粗、直，尿管易滑脱，需妥善固定 （3）胶布不能直接贴于龟头上，避免损伤
6. 接集尿袋	导尿管末端与集尿袋的引流管接头连接（图 12-4）	（1）引流管应有足够长度，防止翻身时牵拉导尿管，致其滑脱 （2）集尿袋妥善固定于低于膀胱水平的位置，防止尿液逆流引起感染
7. 整理、记录	（1）病人取舒适卧位，整理床单位，询问病人感受，交代注意事项 （2）清理用物，洗手，记录	记录引流量、尿液性状及病人反应

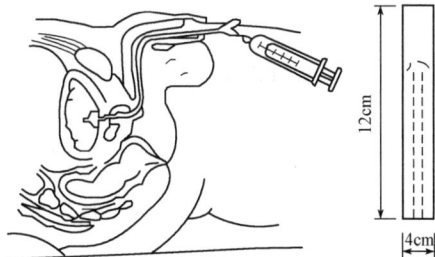

图 12-3 双腔气囊导尿管固定法　　　　图 12-4 固定集尿袋

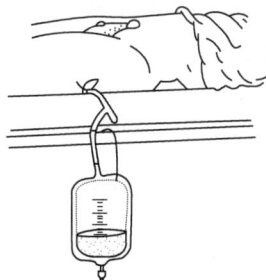

🔗 **知识链接**

　　硅胶导尿管与机体组织相容性较好，刺激性小，其前端有一个长约 3cm 的气囊，当注入等量的空气或注射用水后，充盈的气囊使导尿管固定于膀胱内，不易滑脱。膨胀的气囊不宜卡在尿道内口处，以免气囊压迫造成黏膜损伤和不适。插管时见尿液后应将气囊导尿管再插入 5～7cm，使气囊全部进入膀胱内。拔管时须先抽尽空气或注射用水，以避免损伤尿道。美国疾病预防控制中心推荐的实践原则：尽量减少导尿管的更换次数，以避免尿路感染的发生；尿液 pH 值大于 6.8 的病人其导尿管发生堵塞的概率比 pH 值小于 6.7 者高 10 倍。因此，临床上应用硅胶导尿管时应监测尿液的 pH 值。

【注意事项】

（1）女病人如用普通尿管固定，应在操作前剃去阴毛，便于固定。男病人不能用胶布直接贴在龟头上，以免损伤；使用蝶形胶布时需注意阴茎血液循环，避免血液循环障碍而导致组织缺血、坏死。

（2）使用气囊尿管时，需注意气囊不能压在尿道内口，以免造成黏膜损伤。

（3）其余同导尿术注意事项。

【留置导尿管病人的护理】

（1）听取病人主诉并仔细观察尿液情况，发现尿液混浊、沉淀、结晶时及时处理，每周检查尿常规一次。如病人出现发热、畏寒、尿频、尿急、尿痛、血尿等感染情况，及时报告医生处理。

（2）防止泌尿系统逆行感染的措施：

·鼓励病人多饮水，摄入含维生素 C 丰富的水果、饮料等，以增加尿量，达到自然冲洗尿路的目的，减少泌尿系统感染的发生。

·保持尿液引流通畅，避免尿管扭曲、折叠、受压、堵塞。病人离床活动时，集尿袋不能超过膀胱高度并避免挤压，防止尿液逆流。

·保持尿道口清洁，女病人用消毒液棉球擦拭外阴及尿道口，男病人用消毒液棉球擦拭尿道口、龟头及包皮，每日两次。

·每日更换集尿袋，及时排空集尿袋，并记录尿量。

·每周更换尿管一次，硅胶尿管可酌情延长更换时间。

（3）训练膀胱反射功能，采用间隙夹管方式。夹闭导尿管，每 3～4 小时开放一次，使膀胱定时充盈和排空，以促进膀胱功能的恢复。

（4）健康教育：

·向病人及家属解释留置导尿术的目的及护理方法，使他们认识到预防泌尿系统感染的重要性，鼓励他们主动参与护理。

·在病情允许的情况下，鼓励病人每天多饮水、适当活动，每天尿量维持在 2000 mL 以上。

·嘱病人保持引流通畅，防止尿管折叠、扭曲、受压及堵塞。集尿袋应妥善安置，其位置应低于膀胱位置，防止尿液逆流。

【评价】

（1）护士无菌观念强，严格查对，操作过程中无污染、无差错。

（2）护患沟通有效，病人和家属能理解留置导尿术的目的及过程，能主动配合，顺利完成操作。

（3）病人身心痛苦减轻，感觉舒适、安全。

（4）留置导尿术后护理及时、有效，病人无并发症发生。

（三）膀胱冲洗

膀胱冲洗（bladder irrigation）是指使用三通导尿管，将无菌溶液或药物注入膀胱内，进行冲洗或治疗，再利用虹吸原理将注入的溶液或药物引流出来的方法。

【目的】

（1）防止留置导尿管的病人管路堵塞，保持引流通畅。

（2）清洁膀胱，预防感染。通过冲洗可以清除膀胱内的血凝块、黏液及细菌等。

（3）协助药物治疗膀胱疾病，如膀胱炎、膀胱肿瘤等。

【评估】

（1）病人的一般情况，如年龄、临床诊断、治疗情况、意识状态、生命体征、自理能力、合作程度、心理状况及对疾病的认知情况等。

（2）病室环境是否适合膀胱冲洗。

【计划】

（1）护士准备：着装整洁，剪指甲，洗手，戴口罩。

（2）病人准备：了解膀胱冲洗的目的、过程、注意事项及配合要点，愿意合作。

（3）用物准备如下。

·开放式膀胱冲洗术：无菌治疗盘内置治疗碗 2 个（其中一个盛无菌冲洗液）、无菌膀胱冲洗器或 50 mL 注射器、纱布、手套、止血钳。另备 75% 乙醇棉球、棉签、便盆及便盆巾。

·密闭式膀胱冲洗术：无菌治疗盘内置无菌膀胱冲洗装置 1 套、止血钳，另备 75% 乙醇棉球、棉签、手套、开瓶器、输液调节器、输液架、输液管、便盆及便盆巾。

·常用冲洗液：0.9% 氯化钠溶液、0.02% 呋喃西林溶液、3% 硼酸溶液、0.1% 新霉素溶液等。溶液温度为 38～40℃。如前列腺肥大摘除术后病人用 4℃ 左右的生理盐水冲洗。

（4）环境准备：病室清洁、宽敞、明亮、温度适宜，关闭门窗，用屏风遮挡。

【实施】

膀胱冲洗见表 12-3。

表 12-3　膀胱冲洗

操作流程	操作步骤	操作要点与说明
1. 核对、解释	（1）携用物至床旁，核对病人床号、姓名、医嘱 （2）向病人及家属解释膀胱冲洗的目的、操作程序及配合方法	（1）确认病人 （2）消除病人的紧张情绪，取得合作
2. 固定导尿管	按留置导尿术插管并固定好导尿管	便于冲洗液顺利滴入膀胱
3. 排空膀胱	打开引流管开关，引流出尿液，排空膀胱	有利于药液与膀胱壁充分接触，并保持有效浓度，达到冲洗目的

操作流程	操作步骤	操作要点与说明
4. 准备冲洗	▲开放式膀胱冲洗 分离导尿管与集尿袋引流管连接处，消毒导尿管口和引流管接头，分别用无菌纱布包裹	避免污染，防止感染
	▲密闭式膀胱冲洗 （1）去掉冲洗液瓶铝盖中心部分并常规消毒瓶塞，将膀胱冲洗装置插入瓶塞，将冲洗液瓶倒挂于输液架上，排气夹闭 （2）分离导尿管与集尿袋引流管连接处，消毒导尿管口和引流管接头，将导尿管和引流管与Y形管的两个分管分别连接	（1）冲洗液液面距床面约60 cm （2）Y形管须低于耻骨联合，以便引流彻底。如使用三腔导尿管，则可不用Y形管
5. 冲洗膀胱	▲开放式膀胱冲洗 取膀胱冲洗器或注射器吸取冲洗液，接导尿管口后缓缓注入膀胱；取下冲洗器，让冲洗液自行流出，或轻轻抽吸，如此反复冲洗，直至流出液澄清为止	每次注入200～300 mL液体
	▲密闭式膀胱冲洗 （1）夹闭引流管，开放冲洗管，使溶液流入膀胱；待病人有尿意或滴入200～300 mL后，夹闭冲洗管，开放引流管，待冲洗液全部引流出，再夹闭引流管 （2）按需要反复冲洗	（1）调节滴速60～80滴/分钟，速度过快易引起病人强烈尿意，迫使冲洗液从导尿管侧溢出 （2）冲洗过程中询问病人感受，观察病人反应及引流液性状。若病人出现不适或有出血情况，应立即停止冲洗，及时报告医生处理
6. 接集尿袋	（1）冲洗完毕，取下冲洗管，消毒导尿管口和引流管接头并连接 （2）清洁外阴部，妥善固定好导尿管	（1）引流管应有足够长度，防止翻身时牵拉导尿管滑脱 （2）集尿袋妥善固定于低于膀胱水平的位置，防止尿液逆流而引起感染
7. 整理、记录	（1）病人取舒适卧位，整理床单位，询问其感受，交代注意事项 （2）清理用物，洗手，记录	记录冲洗液名称、冲洗量、引流量、引流液性状及冲洗过程中病人反应等

【注意事项】

（1）严格执行无菌操作，防止感染。

（2）冲洗时嘱病人深呼吸，尽量放松，减轻疼痛；避免用力回抽而导致膀胱黏膜损伤。

（3）若滴入治疗性药物，需在膀胱内保留30分钟后再引流出体外，以保证疗效。

（4）冲洗过程中应密切观察，若引流量少于灌入液体量，应考虑是否有堵塞，可酌情增加冲洗次数或更换导尿管；若病人感到腹痛、腹胀、膀胱剧烈收缩等不适，应暂停冲洗，通知医生处理；冲洗后若出血较多或血压下降，应立即通知医生处理。

（5）每日冲洗3～4次，每次冲洗量为500～1000 mL。若需持续冲洗，冲洗管和引流管需24小时更换一次。

（6）冲洗后必须记录溶液入量、引流量、引流液性状、冲洗过程中病人反应及效果。

【评价】

（1）护士无菌观念强，严格查对，操作过程中无污染、无差错，动作轻柔。

（2）护患沟通有效，病人和家属理解膀胱冲洗的目的及过程，能主动配合，顺利完成操作。病人感觉舒适、安全。

（3）病人膀胱炎等症状减轻。

第二节　排便护理

食物进入消化道再经过胃和小肠的消化吸收，使残渣存于大肠内，其中部分水分、维生素、电解质被吸收，其余经细菌发酵形成粪便。一般情况下，粪便的性质与性状可以反映整个消化系统的功能状况。因此，对病人排便及粪便情况进行观察，可以及时发现和鉴别消化道疾病，有助于诊断、治疗及护理，帮助病人恢复健康。

案例分析

李先生，65岁，近日排便次数减少，粪便干硬，排便不畅、困难。自觉腹胀、腹痛、消化不良、食欲不振。

任务：

1. 请判断此病人排便异常的症状，并分析影响病人排便的因素。
2. 请采用合适的方法解除病人的排便异常问题。

一　观察粪便

（一）正常粪便及排便

1. 量与次数

每日排便量与次数的多少根据摄入食物的量、种类和消化器官的功能状态以及生活习惯不同而不同。一般成人每日排便 1 ~ 3 次（小儿 3 ~ 5 次），每日排便量为 100 ~ 300g。进食大量水果、蔬菜等粗纤维者，粪便量大；进食高蛋白、低纤维等精细食物及以肉食为主者，粪便量少。

2. 形状与颜色

正常成人的粪便柔软、成形，呈黄褐色或棕黄色；婴儿粪便呈黄色或金黄色。粪便颜色会因摄入食物或药物的种类不同而有不同的变化。如摄入大量绿色蔬菜，粪便会呈现暗绿色；摄入动物血、肝脏或服用铁剂，粪便呈无光样黑色等。

3. 气味与混合物

粪便的气味是蛋白质经细菌分解发酵而产生的，因摄入食物的种类不同而异。一般情况下，肉食者味重，素食者味轻。粪便中含有少量黏液，肉眼不易查见，可伴有未消化的食物残渣。

（二）异常粪便及排便

1. 次数

成人排便每日超过 3 次或每周少于 3 次，应视为排便异常，如腹泻、便秘。

2. 形状

粪便呈糊状或水样状，见于消化不良或急性肠炎；粪便干结坚硬，有时呈栗子样，见于便秘；粪便呈扁条状或带状，见于直肠、肛门狭窄或肠道部分梗阻，如直肠癌、肠息肉。

3. 颜色

柏油样便提示上消化道出血；暗红色便提示下消化道出血；果酱样便见于阿米巴痢疾或肠套叠；陶土色便提示胆道梗阻；粪便表面有鲜血附着或便后有鲜血滴出，见于肛裂、直肠息肉或痔疮；白色"米泔水"样便见于霍乱或副霍乱。

4. 气味

消化不良者粪便呈酸臭味，上消化道出血者粪便呈腥臭味，下消化道恶性肿瘤、溃疡者粪便呈腐臭味，严重腹泻者粪便呈恶臭味。

5. 混合物

粪便中混有大量肉眼可见黏液，见于肠炎；粪便中混有脓血，常见于直肠癌、痢疾；肠道寄生虫病人粪便中可查见蛔虫、蛲虫等虫体或虫体碎片、虫卵。

6. 便秘

便秘是指排便次数减少，粪便过于干硬，且排便困难、不畅，常伴有腹胀、腹痛、乏力、消化不良、食欲不佳等症状，触诊腹部较硬且紧张，有时可触及包块，肛诊可触及粪块。便秘常由于排便习惯不良，饮食结构不合理，运动不足，中枢神经系统功能障碍，肠道器质性病变，不合理使用药物，直肠、肛门手术，以及强烈的情绪反应及排便时间、活动受限制等引起。

7. 粪便嵌塞

粪便嵌塞是指粪便持久滞留堆积在直肠内，因坚硬不能排出，常见于慢性便秘的病人。因便秘未能及时解除，粪便滞留于直肠内，水分被持续吸收，使粪块变得又大又硬而不能排出。

8. 腹泻

腹泻是指肠蠕动增快导致排便次数增多，粪便稀薄不成形，甚至呈水样状。常伴有肠痉挛、腹痛、恶心、呕吐、疲乏、肛门疼痛、有急于排便的需要和难以控制的感觉等。腹泻常由饮食不当、使用缓泻剂不当、消化道功能紊乱、紧张焦虑等引起。

9. 排便失禁

排便失禁是指肛门括约肌不受意识控制而不自主地排便，常见于神经肌肉系统的病变或损伤，如瘫痪、胃肠道疾病、情绪异常、精神障碍等。

10. 排便改道

排便改道是指因为疾病治疗的需要，将肠道的一部分外置于腹部表面，在腹壁建立暂时性或永久性的人工肠造口，以排泄粪便（也称人造肛门），常见于急性肠梗阻的结肠癌或晚期直肠癌。

11. 肠胀气

肠胀气是指肠道内有过量气体积聚，不能排出，常伴有腹胀、腹痛、呃逆等，严重时因压迫膈肌和胸腔而出现气急和呼吸困难。体检可见腹部膨隆，叩诊呈鼓音。肠胀气常见于摄入产气食物过多、吞入大量空气、肠蠕动减弱、肠道梗阻及肠道手术后等。

二 影响排便的因素

（一）心理因素及文化

心理因素是影响排便的重要因素。精神抑郁、活动减少使肠蠕动减少，可导致便秘；而情绪焦虑、紧张可导致迷走神经兴奋，使肠蠕动增加而引起腹泻。在隐蔽场所排便是通过文化教育形成的一种社会规范，当个体排便缺乏隐蔽的环境时，会产生压力，从而影响正常排便。如病人病情严重需要护士帮助完成排便，可用屏风遮挡。

（二）排便习惯

在生活中，人们逐渐形成个人的排便习惯，当自己习惯的排便时间、地点、所用便器、姿势、环境等改变时会影响正常排便。

（三）饮食

食物是影响排便的重要因素。富含纤维素的食物和每日摄入足量的水分可使粪便柔软而易于排出。当摄入食量过少、食物缺乏纤维素或水分不足时，可导致排便困难或便秘。

（四）活动

长期卧床、缺乏活动或神经系统受损的病人，肌张力减弱，肠蠕动减弱，引起排便困难或便秘。

（五）年龄

老年人因腹壁肌张力减弱、胃肠蠕动减慢，发生便秘；2～3岁以下的小儿因神经肌肉系统发育不完善，所以不能控制排便；儿童可以通过排便训练逐渐控制排便，养成定时排便的习惯。

（六）疾病

肠道本身的疾病或身体其他系统的病变均可影响正常排便，如肠道感染可使肠蠕动增加而导致腹泻，脊髓损伤、脑卒中等可导致大便失禁，腹部、肛门部位伤口疼痛可抑制便意。

（七）治疗

长期服用抗生素，可抑制肠道正常菌群而导致腹泻；麻醉剂或止痛剂的使用，可使肠蠕动减弱而导致便秘；胃肠检查时，灌肠和服用钡剂，以及胃肠手术都可影响正常排便。

三 排便异常的护理

（一）便秘病人的护理

1．心理护理

了解病人的心理状态，针对其紧张、焦虑的不良情绪给予解释和指导，消除病人的思想顾虑，使其放松身心，积极配合治疗及护理。

2．提供适当的排便环境

为病人提供隐蔽安全的排便环境及充裕的时间，让病人安心排便，如拉上围帘或屏风，避开治疗、查房时间等。

3．采取适宜的排便姿势

对于床上使用便器者，在没有禁忌的情况下，协助病人取坐位或抬高床头；病情允许时，尽量让病人下床如厕排便；对于手术病人，应在手术前有计划地训练其在床上使用便器。

4．腹部环行按摩

病人排便时，用手沿结肠解剖位置自右向左进行环行按摩，并在左下腹乙状结肠部位适当加压，刺激肠蠕动，促进排便。

5．遵医嘱口服缓泻剂

缓泻剂如番泻叶、蓖麻油、液状石蜡等，可刺激肠蠕动，增加粪便中的水分。老年人、儿童可选择作用缓和的泻剂，慢性便秘者可选用番泻叶、蓖麻油等接触性泻剂。使用时告知病人：缓泻剂只能暂时解除便秘，不能解除病因，长期使用易导致习惯性依赖而造成慢性便秘。

6．正确使用简易通便剂

开塞露、甘油栓、肥皂栓等，可以润滑肠壁，软化粪便，刺激肠蠕动。

7．针刺穴位

针刺大肠俞、关元、天枢、足三里等穴位，可促进肠蠕动。

8．灌肠

上述方法无效时，遵医嘱行灌肠。

9．健康教育

（1）向病人及家属讲解有关排便的知识，使其养成定时排便的习惯。

（2）建立合理的饮食习惯：多食蔬菜、粗粮、水果等富含膳食纤维的食物，多饮水，病情允许时每日摄入液体量不少于 2000 mL，同时还要适当摄入油脂类食物。

（3）进行适当活动，如体操、散步、打太极拳等，根据病人的实际情况制订合理的活动计划并协助实施；卧床病人可进行床上活动；指导病人进行增强腹肌和盆底肌肉的运动，增加肠蠕动和肌张力，促进排便。

重点提示

1. 心脏病病人便秘时，用力排便会增加心脏的负担，诱发心绞痛和心肌梗死。
2. 长期使用缓泻剂或灌肠的病人，肠道失去正常的排便功能，造成慢性便秘。

（二）粪便嵌塞病人的护理

（1）早期可使用栓剂或口服缓泻剂润肠通便。

（2）必要时先用油剂保留灌肠，2～3小时后再进行清洁灌肠。

（3）人工取便（图 12-5）：清洁灌肠无效者，遵医嘱进行人工取便。方法：手术者戴上手套，将已涂润滑剂的食指缓慢插入病人直肠内后机械地破碎粪块，再一块一块地取出。操作时，注意动作轻柔，避免损伤直肠黏膜。心脏病病人、脊椎受损者用人工取便法易刺激迷走神经，故须特别留意。若病人出现心悸、头晕，应立刻停止操作。

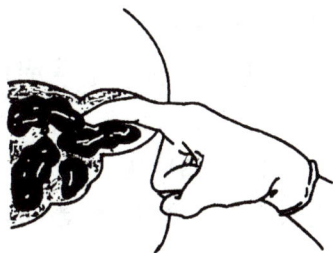

图 12-5 人工取便

（4）健康教育：向病人及家属讲解有关排便的知识，协助病人养成并维持正常的排便习惯，防止便秘的发生。

（三）腹泻病人的护理

1. 心理护理

耐心解释和安慰，做好清洁护理，维护病人的自尊，提高病人的自信心。

2. 除去病因

立即停止食用可能被污染的食物、饮料等。

3. 卧床休息

减少肠蠕动和体力消耗，注意腹部保暖。对不能自理的病人及时给予便器。

4. 调整饮食

鼓励病人多饮水，酌情给予低脂、少渣、清淡的流质或半流质食物，忌油腻、辛辣和多纤维食物。腹泻严重者可暂禁食。

5. 遵医嘱用药

遵医嘱给予止泻剂、抗感染药物、口服补液盐或静脉输液等，防止水电解质紊乱。

6. 肛周皮肤护理

便后用软纸擦净肛门，用温水清洗，并在肛门周围涂油膏，以保护局部皮肤，特别是小儿、老年人、身体衰弱者。

7. 观察病情

观察并记录排便次数和粪便性质，需要时留取标本送检。对于病情危重者，注意观察其生命体征的变化。对于疑为传染病的病人，按肠道隔离原则护理。

8. 健康教育

向病人及家属讲解腹泻的相关知识，指导其注意饮食卫生，合理选择饮食，养成良好的饮食卫生习惯。

（四）排便失禁病人的护理

1. 心理护理

排便失禁病人常感觉窘迫、苦闷、自卑、抑郁，希望得到理解和帮助。护士应给予病人理解、安慰和鼓励，帮助其树立信心，使其能积极配合治疗和护理。

2. 环境舒适

及时开窗通风，去除异味，更换污染的被单、衣裤，增加病人的舒适感。

3. 皮肤护理

床上垫橡胶单和中单或一次性尿布，并及时更换、整理；保持肛周皮肤清洁，便后及时用温水洗净，必要时涂润滑剂保护，避免皮肤损伤感染；定时翻身、按摩受压部位，预防压疮的发生。

4. 帮助重建控制排便的能力

（1）观察病人排便的规律及排便前表现，及时给予便器，让病人自行排便。

（2）指导病人进行肛门括约肌及盆底肌的收缩锻炼，恢复肛门括约肌的控制能力。

5. 健康教育

教会病人及家属大便失禁的护理方法，并指导其饮食卫生知识。

（五）肠胀气病人的护理

1. 心理护理

向病人讲解肠胀气的相关知识，消除其紧张情绪。

2. 去除原因

避免进食产气食物，如豆类、糖类、碳酸饮料等，养成细嚼慢咽的进食习惯；积极治疗肠道疾病等。

3. 适当活动

病情允许者，鼓励或协助其下床活动；卧床病人可变换卧位或做床上运动，以促进肠蠕动，减轻腹胀。

4. 促进排气

可给予病人腹部按摩、热敷、针刺穴位等；必要时，遵医嘱给予病人药物治疗或肛管排气。

5. 健康教育

指导病人合理饮食，少食豆类、糖类等产气食物，养成细嚼慢咽的良好饮食习惯。

四 协助排便的护理技术

（一）灌肠法

灌肠法（enema）是指将一定量的溶液通过肛管由肛门经直肠灌入结肠，帮助病人排便、排气以清洁肠道，或由肠道供给药物，达到协助诊断和治疗目的的方法。根据灌肠的目的，灌肠法可分为不保留灌肠和保留灌肠。根据灌入液体的量，不保留灌肠又分为大量不保留灌肠和小量不保留灌肠。反复使用大量不保留灌肠为清洁灌肠，目的是清洁肠道。

1. 大量不保留灌肠

【目的】

（1）解除肠胀气和便秘。

（2）清洁肠道，为肠道检查、手术或分娩做准备。

（3）稀释并清除肠道内的有害物质，减轻中毒。

（4）灌入低温液体，为高热病人降温。

【评估】

（1）病人的病情、临床诊断、意识状态、心理反应及合作程度。

（2）病人的排便情况。

【计划】

（1）病人准备：了解操作的目的、方法、注意事项，愿意配合操作；护士协助病人排尿。

（2）护士准备：衣帽整洁，洗手，戴口罩。

（3）用物准备：治疗盘内备灌肠筒1套或灌肠袋（筒内盛灌肠溶液）、肛管1根（22～24号）、一次性手套、弯盘1个、血管钳1把、橡胶单及治疗巾1套、水温计1支、润滑剂、棉签、卫生纸适量。灌肠溶液：常用0.1%～0.2%肥皂液或生理盐水。一般成人每次用量500～1000 mL，婴幼儿每次用量200～500 mL。温度为39～41℃，降温用28～32℃，中暑用4℃的生理盐水。其他：输液架、屏风、便盆及便盆巾。

（4）环境准备：清洁、宽敞、明亮、温度适宜，关闭门窗，屏风遮挡。

【实施】

大量不保留灌肠见表12-4。

表 12-4 大量不保留灌肠

操作流程	操作步骤	操作要点与说明
1. 核对、解释	（1）核对床号、姓名及医嘱 （2）向病人解释操作的目的、过程、配合方法及注意事项 （3）核对灌肠溶液的种类、量、温度	（1）再次确认病人 （2）消除病人的紧张情绪，使病人有安全感，取得合作 （3）确认正确执行医嘱
2. 病人准备	（1）协助病人取左侧卧位，双膝屈曲，臀部移至床沿（不能自控排便者可取仰卧位，臀下放便盆），脱裤至膝部，盖好被子，露出臀部 （2）臀下垫橡胶单和治疗巾，置弯盘于臀边	（1）使降结肠、乙状结肠处于下方，借重力作用使灌肠液顺利流入降结肠和乙状结肠 （2）注意保暖，保护病人隐私 （3）保护床单
3. 挂筒（袋）排气	挂灌肠筒或灌肠袋于输液架上，筒内液面距肛门40～60cm，戴手套连接肛管并润滑前端，排尽管内气体，夹管	（1）维持一定的灌注压力和速度，以利于液体保留 （2）防止气体进入肠道而引起腹胀
4. 插管灌液	（1）左手垫卫生纸分开臀裂，显露肛门，嘱病人深呼吸，右手持肛管轻轻插入直肠7～10cm（婴幼儿为4～7cm）（图12-6） （2）一手固定肛管，另一手开放管夹，使溶液缓缓流入 （3）密切观察筒内液面下降情况及病人反应。若溶液流入受阻，可挤捏或移动肛管；若感觉腹胀或有便意，可嘱其深呼吸，并降低灌肠筒的高度；若病人出现面色苍白、脉速、出冷汗、剧烈腹痛、心慌气促，应立即停止灌肠，及时报告医生并给予处理	（1）病人放松，以利于插入肛管 （2）防止肛管脱出 （3）挤捏可使阻塞管腔的粪便脱落 （4）放松腹部肌肉，减轻腹压，并降低灌注溶液的压力 （5）病人可能发生肠道剧烈痉挛出血
5. 拔出肛管	（1）待溶液即将灌完时夹管，用卫生纸包裹肛管并轻轻拔出，放入弯盘内，擦净肛门 （2）嘱病人尽量保留5～10分钟后再排便（对不能下床的病人，将便器、卫生纸置于易取处）	（1）避免灌肠液和粪便随肛管流出 （2）使粪便充分软化，易于排便 （3）降温灌肠者，液体保留30分钟，排便后30分钟测量体温并记录
6. 整理、记录	（1）撤去橡胶单和治疗巾，协助病人穿裤，取舒适卧位，整理床单位，清理用物，开窗通风 （2）观察排便情况 （3）洗手，记录灌肠结果于体温单上	（1）保持病室整洁，去除病室异味 （2）对床上使用便器者，应在其排便后再撤去橡胶单和治疗巾 （3）观察粪便性状，必要时留标本送检 （4）灌肠后未排便记为0/E，灌肠后排便一次记为1/E，依此类推

【注意事项】

（1）准确掌握灌肠溶液的种类、浓度、温度、液量、压力和流速。

（2）妊娠、急腹症、消化道出血、严重心血管疾病的病人禁止灌肠。

（3）肝昏迷病人禁用肥皂水灌肠，减少氨的产生和吸收；充血性心力衰竭和水钠潴留的病人禁用生理盐水灌肠。

（4）伤寒病人灌肠液量不得超过500mL，压力要低（液面距肛门少于30cm）。

（5）灌肠过程中密切观察病人的反应。如病人出现面色苍白、脉速、冷汗、剧烈腹痛、心慌气急，应立即停止灌肠并报告医生处理；如病人感觉腹胀或有便意，嘱其做深呼吸以放松腹肌或降低灌肠筒高度以减慢流速或暂停片刻，以减轻不适。

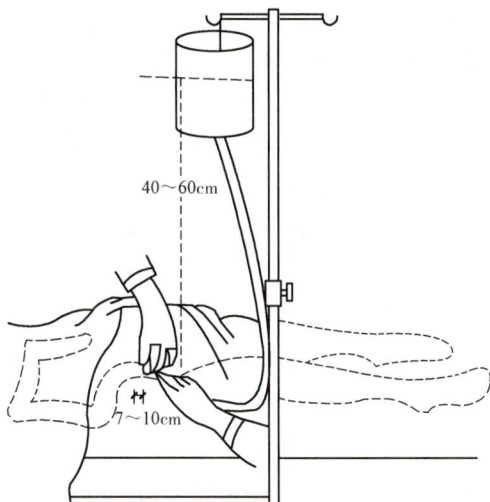

图 12-6　大量不保留灌肠

重点提示

1. 常用 0.1%～0.2% 肥皂液或等渗盐水为灌肠液；成人每次使用灌肠液量为 500～1000mL，婴幼儿为 200～500mL；灌肠液温度为 39～41℃；液面距肛门 40～60cm；成人肛管插入 7～10cm（婴幼儿为 4～7cm）；灌肠液保留 5～10 分钟后排便。

2. 降温灌肠，灌肠液温度为 28～32℃，中暑时为 4℃；灌肠液保留 30 分钟后排便；排便后 30 分钟测量体温并记录。

3. 肝昏迷病人为防止加重病情，禁用肥皂水灌肠，可用醋酸溶液灌肠。

4. 充血性心力衰竭、水钠潴留的病人，为减少体液潴留，禁用等渗盐水灌肠。

5. 为防止肠出血、肠穿孔等并发症，伤寒病人灌肠液量不得超过 500mL，液面距肛门不得超过 30cm。

【评价】

（1）护患沟通有效，病人和家属理解灌肠的目的及过程，能主动配合，顺利完成操作。

（2）护士操作规范、熟练，关心、体贴和保护病人。

（3）病人身心痛苦减轻，感觉舒适、安全。

2. 小量不保留灌肠

小量不保留灌肠适用于危重病人、年老体弱者、婴幼儿、孕妇及腹部或盆腔手术后的病人。

【目的】

（1）使粪便软化，解除便秘。

（2）排出肠道内的积气，减轻腹胀。

【评估】

（1）病人的病情、临床诊断、灌肠目的。

（2）病人的意识状态、心理反应及合作程度。

【计划】

（1）病人准备：同大量不保留灌肠。

（2）护士准备：衣帽整洁，洗手，戴口罩。

（3）用物准备：治疗盘内备注射器1支、量杯1个或小灌肠筒1套、肛管1根（20～22号）、一次性手套、温开水5～10mL、弯盘1个、血管钳1把、橡胶单及治疗巾1套、润滑剂、棉签、卫生纸适量；灌肠溶液："1、2、3"溶液（50%硫酸镁30mL、甘油60mL、温开水90mL）或油剂（甘油50mL加等量温开水，各种植物油120～180mL），溶液温度为38℃。其他：同大量不保留灌肠。

（4）环境准备：同大量不保留灌肠。

【实施】

小量不保留灌肠见表12-5。

表12-5　小量不保留灌肠

操作流程	操作步骤	操作要点与说明
1. 核对、解释	同大量不保留灌肠	同大量不保留灌肠
2. 病人准备	同大量不保留灌肠	同大量不保留灌肠
3. 抽液排气	戴手套，用注射器抽吸灌肠液，连接肛管并润滑前端，排气，夹管	可用小灌肠筒盛装灌肠液
4. 插管灌液	（1）左手垫卫生纸分开臀裂，显露肛门，嘱病人深呼吸，右手持肛管轻轻插入直肠7～10cm［图12-7（a）］ （2）一手固定肛管，另一手松开血管钳，并缓缓注入溶液，注毕夹管，取下注射器再抽溶液，松开夹管后再灌注，如此反复直至溶液注完 （3）再注入温开水5～10mL，抬高肛管末端	（1）病人放松，以利于插入肛管 （2）注入速度不可过快，以免刺激肠道而引起排便反射，使溶液难以保留 （3）如用小灌肠筒，液面距肛门应低于30cm［图12-7（b）］ （4）使管内溶液全部灌入
5. 拔出肛管	（1）夹管后，用卫生纸包住肛管轻轻拔出并置于弯盘内，擦净肛门，脱下手套 （2）嘱病人尽量保留溶液10～20分钟后再排便；对不能下床的病人，将便器、卫生纸、呼叫器置于易取处	（1）避免灌肠液和粪便随肛管流出 （2）使粪便充分软化，易于排便
6. 整理、记录	（1）撤去橡胶单和治疗巾，协助病人穿裤，取舒适卧位，整理床单位，清理用物，开窗通风 （2）洗手，观察病人反应并记录	同大量不保留灌肠

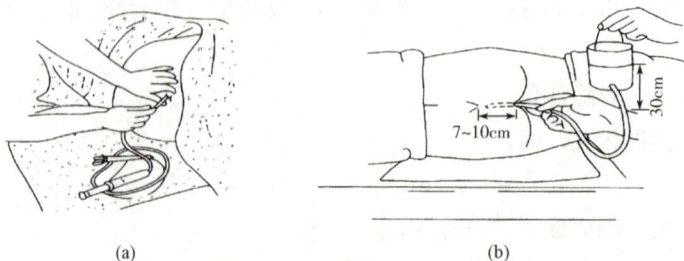

(a)　　　　　　　(b)

图12-7　小量不保留灌肠

【注意事项】

（1）灌肠时压力宜低，灌入液体速度宜慢，插管深度为 7 ～ 10 cm。

（2）每次取下注射器抽吸灌肠液时，应夹住肛管末端，防止空气进入肠道引起腹胀。

重点提示

为年老体弱、婴幼儿、孕妇、腹部或盆腔手术后的病人解除便秘，可选用小量不保留灌肠，而不宜选用大量不保留灌肠；灌肠液面距肛门低于 30 cm；肛管插入长度为 7 ～ 10 cm；灌肠液尽量保留 10 ～ 20 分钟后再排便。

【评价】

同大量不保留灌肠。

3. 保留灌肠

【目的】

灌肠液保留在肠道内，通过肠黏膜吸收，达到治疗疾病的目的，常用于镇静、催眠和治疗肠道感染。

【评估】

（1）病人的病情、临床诊断、肠道病变部位、灌肠目的。

（2）病人的意识状态、心理反应及合作程度。

【计划】

（1）病人准备：了解保留灌肠的目的、过程和注意事项，并排尽大小便。

（2）护士准备：衣帽整洁，洗手，戴口罩。

（3）用物准备：治疗盘内备肛管 1 根（20 号以下）、小垫枕，其他同小量不保留灌肠；灌肠溶液（药物及剂量按医嘱准备，一般不超过 200 mL，温度为 38℃）：镇静催眠用 10% 水合氯醛，肠道抗感染用 2% 黄连素、0.5% ～ 1% 新霉素或其他抗生素溶液。

（4）环境准备：同大量不保留灌肠。

【实施】

保留灌肠见表 12-6。

表 12-6　保留灌肠

操作流程	操作步骤	操作要点与说明
1. 核对、解释	（1）核对床号、姓名及医嘱 （2）向病人解释操作的目的、过程、配合方法及注意事项 （3）核对灌肠溶液的种类、量、温度	（1）再次确认病人 （2）消除病人的紧张情绪，使病人有安全感，取得合作 （3）确认正确执行医嘱
2. 病人准备	（1）病人根据病情选择卧位，双膝屈曲，臀部移至床沿，脱裤至膝部，盖好被子，显露臀部 （2）垫小枕、橡胶单、治疗巾于臀下，垫高臀部约 10 cm，将弯盘置于臀边	（1）慢性细菌性痢疾病人取左侧卧位，阿米巴痢疾病人取右侧卧位 （2）注意保暖，保护病人隐私 （3）保护床单 （4）抬高臀部，防止药液以溢出
3. 抽液排气	戴手套，用注射器抽吸药液，连接肛管并润滑前端，排气，夹管	可用小灌肠筒盛装药液

操作流程	操作步骤	操作要点与说明
4. 插管灌液	（1）左手垫卫生纸分开肛门，嘱病人深呼吸，右手持肛管轻轻插入肛门15～20cm （2）一手固定肛管，另一手松开血管钳，缓慢注入药液，注毕夹管，取下注射器再抽吸药液，松开夹管后再灌注，如此反复直至药液注完 （3）再注入温开水5～10mL，抬高肛管末端	（1）病人放松，以利于插入肛管 （2）注入速度不可过快，以免引起排便反射，使药液难以保留 （3）如用小容量灌肠筒，液面距肛门不超过30cm （4）使管内药液全部灌入
5. 拔出肛管	夹管后，用卫生纸包裹肛管轻轻拔出并放入弯盘内，擦净肛门，取下手套，嘱病人尽量忍耐，保留药液1小时以上	有利于药液被充分吸收
6. 整理、记录	同大量不保留灌肠	同大量不保留灌肠

【注意事项】

（1）肛门、直肠、结肠等部位手术后及大便失禁的病人，不宜保留灌肠。

（2）根据病人肠道病变部位选择卧位，并垫高臀部。

（3）灌肠前嘱病人排尽大小便，以利于药物吸收。

（4）选用稍细的肛管，插管宜深，液量宜少，压力宜低，灌入速度宜慢，以减小刺激，使药液能保留较长时间，有利于肠黏膜吸收。

（5）保留灌肠以晚上睡眠前灌肠为宜。

重点提示

　　保留灌肠卧位根据病变部位确定（慢性细菌性痢疾病人病变多在直肠或乙状结肠部位，宜取左侧卧位；阿米巴痢疾病人病变多在回盲部位，宜取右侧卧位），垫高臀部10cm；肛管插入15～20cm的长度；灌肠液量不得超过200mL；灌肠液面距肛门不得超过30cm；保留灌肠药液1小时以上。

【评价】

（1）关心、体贴和保护病人。护患沟通有效，病人积极配合。

（2）护士操作规范、熟练，灌肠药液保留在肠道的时间超过1小时。

（二）口服高渗溶液清洁肠道

　　通过口服高渗溶液，在肠道内形成高渗环境，使肠腔内水分大量增加，从而软化粪便，刺激肠蠕动，促进排便，以达到清洁肠道的目的。此法简便易行，清洁效果理想，适用于直肠、结肠检查和手术前肠道准备。常见溶液有甘露醇和硫酸镁。

1.甘露醇法

　　病人术前三天进半流质饮食，术前一天进流质饮食，术前一天下午14～16小时服用甘露醇溶液1500mL（20%甘露醇500mL与5%葡萄糖1000mL混匀）。一般服后15～20分钟即反复自行排便，1～3小时内可排便2～5次。

2.硫酸镁法

　　病人术前三天进半流质饮食，每晚服用50%硫酸镁10～30mL。术前一天进流质饮食，术前一天下午 14～16 小时服用 25％ 硫酸镁 200mL（50％ 硫酸镁 100mL 与 5％ 葡萄糖盐水100mL），然后服温开水 1000mL。一般服后 15～30 分钟即可反复自行排便，2～3 小时内可排便 2～5 次。

护士在操作过程中应注意观察病人的一般情况和有无不适反应，以及病人的排便次数和粪便性质，确定是否达到清洁肠道的目的，做好记录。

（三）简易通便术

采用通便剂帮助病人解除便秘的简便易行、经济有效的方法，称为简易通便术。简易通便术适用于年老体弱及久病卧床的便秘病人。常用的简易通便术有开塞露法和甘油栓法。

1. 开塞露法

使用时将塑料囊管部顶端封口处剪去［图 12-8（a）］，先挤出少许液体润滑开口处及管部。病人取左侧卧位，放松肛门外括约肌。护士将塑料囊管部轻轻地全部插入肛门，将药液全部挤入直肠内［图 12-8（b）］，取出塑料囊，嘱病人保留 5～10 分钟后再排便。

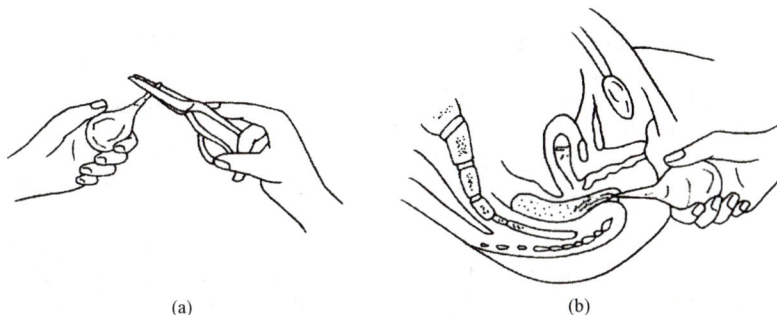

(a)	(b)

图 12-8 开塞露法

2. 甘油栓法

使用时，嘱病人张口呼吸并放松，护士用戴手套的手指捏住甘油栓底部并轻轻插入肛门至直肠内，并用纱布抵住肛门处轻轻按揉，嘱病人保留 5～10 分钟后再排便。

护士在操作过程中应注意动作轻柔，防止损伤肛门及直肠黏膜。使用开塞露取出塑料囊时，应捏紧塑料囊膨大部位，防止药液回吸到囊内。栓剂应靠在直肠黏膜上，若插入粪块内，则不起作用。

（四）肛管排气法

将肛管从肛门插入直肠排出肠腔内积气的方法，称为肛管排气法。

【目的】

排出肠腔内的积气，减轻病人腹胀。

【评估】

（1）病人的病情、临床诊断、腹胀情况。

（2）病人的意识状态、心理反应及理解与合作程度。

【计划】

（1）病人准备：了解操作的目的、过程和注意事项，愿意配合操作。

（2）护士准备：衣帽整洁，洗手，戴口罩。

（3）用物准备：治疗盘内置肛管1根（26号）、玻璃接头1个、橡胶管1根、玻璃瓶1个（内盛水3/4满）、瓶口系带1根、胶布1条、橡皮圈及别针1套、弯盘，以及润滑油、棉签、卫生纸适量。

（4）环境准备：酌情关闭门窗，用屏风遮挡病人。

【实施】

肛管排气法见表12-7。

表12-7　肛管排气法

操作流程	操作步骤	操作要点与说明
1.核对、解释	（1）核对床号、姓名及医嘱 （2）向病人解释操作的目的、过程及方法	（1）确认病人 （2）消除病人的紧张情绪，使病人有安全感，取得合作
2.系瓶连管	将玻璃瓶系于床边，橡胶管一端与肛管相连，另一端插入瓶内液面下	防止空气进入直肠加重腹胀，观察气体排出情况
3.安置卧位	协助病人取左侧卧位或仰卧位，暴露肛门	注意遮盖、保暖并维护病人自尊
4.插管固定	戴手套，润滑肛管前端，左手分开臀裂，暴露肛门，嘱病人深呼吸，右手持肛管轻轻插入直肠15～18cm，用胶布固定肛管于臀部，用橡皮圈及别针固定橡胶管于床单上，橡胶管留出足够长度（图12-9）	（1）橡胶管要留出足够的长度，便于翻身，防止脱落 （2）保留肛管时间不超过20分钟
5.观察	观察排气情况，若排气不畅，应协助病人更换卧位或按摩腹部	（1）变换卧位可促进排气 （2）若瓶内液面下有气泡逸出，表明排气畅通
6.拔管	用卫生纸包裹肛管并轻轻拔出后置于弯盘内，擦净肛门，取下手套	防止污染床单
7.整理、记录	（1）协助病人穿好裤子，取舒适体位，询问腹胀情况有无减轻，整理床单位，清理用物 （2）洗手，记录	（1）保护病人自尊，保持病室整洁 （2）观察腹胀有无减轻，必要时，间隔2～3小时后再进行肛管排气

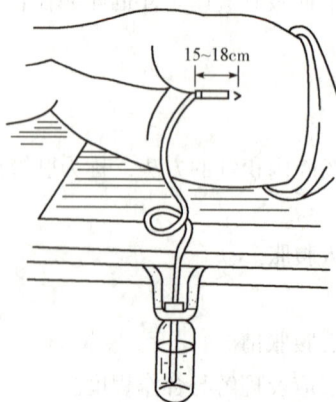

图12-9　肛管排气法

【注意事项】

长时间留置肛管会降低肛门括约肌的反应，甚至导致肛门括约肌永久性松弛，所以保留肛管的时间不宜过长，必要时间隔 2 ～ 3 小时后重新插管排气。

重点提示

进行肛管排气时，橡胶管一端与肛管相连，另一端应插入玻璃瓶液面下；肛管插入 15 ～ 18 cm；保留肛管不超过 20 分钟。

【评价】

（1）护患沟通有效，病人配合良好。

（2）护士操作熟练、规范，病人腹胀减轻或消失。

讨论与思考

1．病人，张女士，30 岁，自然分娩后 6 小时未排尿，紧张、烦躁，主诉下腹胀痛，排尿困难。体检：耻骨联合上膨隆，触及囊性包块，叩诊实音，有压痛。请问：

（1）该病人发生了什么情况？为什么会发生这种情况？

（2）你作为值班护士，针对该病人应采取哪些护理措施？

2．病人，王某，男，46 岁，因车祸伤昏迷不醒，大小便失禁，遵医嘱行留置导尿术。请问：

（1）插导尿管时有哪些注意事项？

（2）在导尿管留置期间应怎样对病人进行护理？

3．大量不保留灌肠法、小量不保留灌肠法及保留灌肠法有哪些不同？请列表进行分析。

4．病人，王某，男性，45 岁，电焊工，于高温环境下连续工作 3 小时后自觉头晕、头痛、全身乏力。体检：T 40.2℃，P 118 次／分钟，R 24 次／分钟。现遵医嘱给予大量不保留灌肠。请问：

（1）灌肠的目的是什么？

（2）该病人应选择何种灌肠液？

（3）灌肠时有哪些注意事项？

5．病人，张某，35 岁，慢性痢疾，遵医嘱给予药物保留灌肠。请问：

在灌肠时，如何保证药物被更好地保留和吸收？

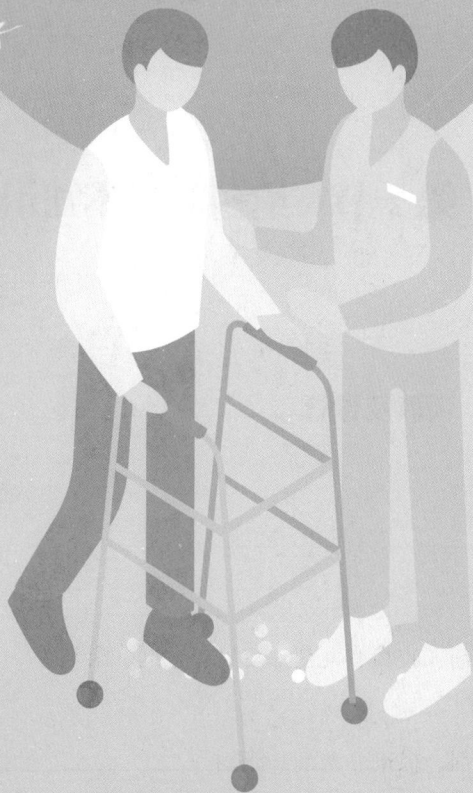

第十三章

药物疗法

1. 知识目标：掌握药物的保管原则和治疗原则，口服给药的目的、方法，注射原则及各种注射方法，常用过敏试验液的配制及试验结果判断方法，过敏反应的预防与临床表现，过敏性休克的抢救；熟悉常用的给药途径及影响药物作用的因素，药物的种类和领取方法，雾化吸入的目的、常用药物及作用，以及局部给药法。

2. 技能目标：能够正确实施口服给药，指导病人服药，实施吸入疗法及各项护理技术，如抽吸药液、皮内注射、皮下注射、肌内注射及静脉注射，以及配制各种药物皮试液，进行伤风抗毒素脱敏注射并及时评价病人用药后的疗效及反应。

3. 情感目标：关爱病人，具有爱伤观念，做到安全注射、正确给药。

药物疗法是临床上最常用的一种治疗方法，其目的包括预防疾病、治疗疾病、减轻症状、协助诊断以及维持正常的生理功能。临床护理工作中，护士既是药物疗法的执行者，又是病人安全用药的监护者。护士必须了解相关的药理知识，运用护理程序的工作方法，熟练正确地给药，并指导病人合理用药，及时评价病人用药后的疗效及反应，使病人得到最佳的药物治疗效果。

第一节　给药的基本知识

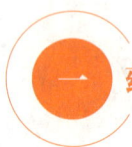

一　药物的种类、领取及保管

（一）药物的种类

1. 内服药
内服药包括片剂、散剂、胶囊、丸剂、溶液、合剂、酊剂等。

2. 外用药
外用药包括软膏、粉剂、搽剂、洗剂、滴剂等。

3. 注射药
注射药包括溶液、油剂、混悬液、结晶和粉剂等。

4. 其他
其他包括中草药、中成药、粘贴敷片、植入慢溶药片等。

（二）药物的领取

对于药物的领取，各医院规定不一。

1. 病区药柜

病区药柜备有一定数量的常用药品，由专人负责，定期清点药品存量，根据消耗量到医院中心药房领取和补充。病人使用的贵重药、特殊药须凭医生处方领取。对于剧毒药、麻醉药，病区内有固定数量，凭医生处方领取。

2. 中心药房

医院内中心药房的护士负责病区病人的日间用药。

3. 联网管理

病人用药从医生给出医嘱到医嘱处理、药物计价、药品消耗、结算等均由专人负责，用计算机处理。这样既方便了病人，减少了护士的工作量，也提高了管理效率。

（三）药物的保管

1. 药柜整洁

药柜应置于通风、干燥处，光线明亮，避免阳光直射，保持整洁；同时应由专人负责，定期检查药品质量，以确保安全。

2. 分类放置

药柜内的药物应按内服、外用、注射等分类放置，并按药物有效期的先后顺序有计划地使用，以免失效。剧毒药、麻醉药、贵重药应有明显标记，加锁保管、专人负责、专用处方、专本登记，列入交班内容。

3. 标签明确

所有的药品都应有明显的标签，内服药标签为蓝色边，外用药标签为红色边，剧毒药标签为黑色边。标签上标明药品名称（中英文对照）、剂量、浓度、用法、有效期。

4. 定期检查药物的质量

定期检查药物的质量和有效期，发现药物标签脱落难以辨认或药物有沉淀、混浊、潮解、异味、霉变等，应立即停止使用。

5. 妥善保存

各类药物根据性质，采取相应的保存方法，以避免药物变质，影响疗效或增加毒副作用。

（1）易挥发、潮解或风化的药物：应密闭保存，用后应盖紧瓶盖。如乙醇、碘酊、甘草、过氧乙酸、糖衣片、酵母片等，应置于密封瓶内保存。

（2）易受热破坏的药物：应放入冰箱内冷藏（2～10℃）保存，如疫苗、胎盘球蛋白、抗毒血清等。

（3）易燃易爆的药物：如乙醚、环氧乙烷，应单独存放，远离火源，密闭置于阴凉处等。

（4）易氧化、遇光变质的药物：应装入有色密盖瓶中。针剂应放在黑纸避光的纸盒内，置于阴凉处保存，如维生素C、盐酸肾上腺素、氨茶碱等。

（5）中药：各类中药应存放在干燥、阴凉、防虫处。芳香性药物应置于密盖的器皿中保存。

6.专用药物

病人个人专用药物应注明病室、床号、姓名，单独存放。

二 安全给药的原则

给药原则是一切用药的总则，护士在执行药疗工作中必须严格遵守。

（一）按医嘱要求准确给药

给药须有医嘱作为法律依据，医嘱应清楚、明确，护士必须严格按照医嘱执行。同时，护士对医嘱有监督作用，对于有疑问的医嘱或错误的医嘱要及时与医生核对清楚，千万不可盲目执行，更不可擅自改动医嘱。

（二）严格执行"三查八对"制度

（1）三查：服药、处置、操作前查；服药、处置、操作中查；服药、处置、操作后查。

（2）八对：查对床号、姓名、药名、浓度、剂量、用法、时间、有效期。

此外，还应检查药物的有效期和质量，已过有效期、变质或疑有变质的药物，应禁止使用。

（三）安全正确给药

1.做到"五个准确"

"五个准确"即准确的药物、准确的剂量、准确的方法、准确的时间、准确的病人。

2.熟练掌握给药方法

掌握正确的给药方法和技术。熟练掌握给药技术是护士胜任药疗工作的必备条件。

3.按需要进行药物过敏试验

使用易致过敏反应的药物，用药前应先了解病人的用药史、过敏史及家族史，并按要求做过敏试验，结果为阴性者方可使用，且在使用过程中加强观察。

4.临床试验用药

应了解试验用药物的作用及不良反应，征得病人同意后方可应用。用药过程中，必须密切观察疗效及不良反应，同时做好有关记录。

5.有效沟通

给药前应向病人解释，并进行有效的沟通，以取得合作；同时还要给予病人相应的用药指导，提高病人自己合理用药的能力。

（四）密切观察反应

给药后应密切观察药物的疗效和不良反应，尤其对易引起过敏反应或毒副作用较大的药物，更应注意观察，必要时做好记录。发现给药错误，应及时报告并及时处理。

在给药过程中，护士还应观察病人对药物治疗的信赖程度、情绪反应以及有无药物依赖、滥用或不遵医嘱等，然后根据病人具体的心理、行为反应采取相应的心理护理和行为指导。

若发生给药错误，护士应立即报告护士长、医师，协助医师做紧急处理，密切观察病情变化，以减少或消除由给药差错造成的不良后果，并向病人及家属解释、道歉。填写的意外事件报告应作为该事件的法律证明，并检讨造成错误的原因。

（五）指导病人合理用药

合理用药可使药物治疗达到安全性、有效性、经济性、适当性的标准。合理用药是指充分发挥药物的治疗作用，尽量减少药物的毒副作用，达到迅速、有效地治疗疾病，控制疾病，减轻症状，恢复健康的目的。

三 医院常用药物外文缩写与中文译意

医院常用药物外文缩写与中文译意见表 13-1。

表 13-1 医院常用药物外文缩写与中文译意

外文缩写	中　文	外文缩写	中　文
qd	每日一次	ac	饭前
bid	每日两次	pc	饭后
tid	每日三次	po	口服
qid	每日四次	inj	注射
qh	每小时一次	H	皮下注射
q2h	每 2 小时一次	ID 或 id	皮内注射
q4h	每 4 小时一次	IM 或 im	肌内注射
q6h	每 6 小时一次	IV 或 iv	静脉注射
qm	每晨一次	ivgtt	静脉滴注
qn	每晚一次	st	立即
qod	隔日一次	DC	停止
am	上午	sos	需要时（限用 1 次，12 小时内有效）
pm	下午	prn	需要时（长期）
12n	中午 12 点	U	单位
12mn	午夜 12 点	IU	国际单位
hs	睡前	CO	复方

四 影响药物疗效的因素

药物疗效不仅与药物本身的性质与质量有关，而且受机体内外许多因素的影响。护士了解并掌握这些影响因素的作用规律，有助于防止或减少不良反应的发生，使药物更好地发挥作用，使病人获得药物的最佳疗效。

（一）药物因素

1. 药物在体内的过程

药效产生的快慢与药物吸收情况有关，而药物的分布、代谢与排泄情况可决定药物在体内作用时间的长短。

2. 药物剂量

药物必须达到一定的剂量才能产生效应。临床上所指的药物治疗量或有效量，是指能对机体产生明显效应而不引起毒性反应的剂量。若药物超过有效量，则易引起毒性反应。

3. 药物剂型

药物的剂型不同，吸收的量与速度不同，药物作用的强弱和快慢也不同。如在注射剂中，水溶液比油剂、混悬液吸收快；在口服制剂中，溶液比片剂、胶囊吸收快。

4. 给药途径

给药途径可直接影响药物作用的快慢与强弱。常用给药途径中，吸收速度由快至慢依次为：静脉、吸入、舌下、直肠、肌内注射、皮下、口服、皮肤。另外，对于相同的药物，不同的给药途径也会产生不同的药物效应，如硫酸镁，口服时有导泻与利胆作用，而注射时会产生镇静和降压作用。

5. 给药时间

为了提高疗效和减轻毒副作用，不同药物有不同的给药时间，因此合理安排给药时间对药效有重要的影响。如口服药物，在饭前空腹服用，吸收较容易，药效较迅速，但如果是对胃黏膜有刺激性的药物，则必须于饭后服用；抗生素药物给药的次数和时间取决于药物的半衰期；对肝肾功能有损害的药物，应适当调整给药间隔时间。

6. 联合用药

联合用药指两种或两种以上的药物同时或先后应用，其目的是增强疗效，减少不良反应。合理的联合用药不仅可使药效提高，减少不良反应，还可避免耐药性的产生，如异烟肼和乙胺丁醇合用能增强抗结核作用，同时乙胺丁醇还可以延缓异烟肼耐药性的产生。而不合理的联合用药则会使药效下降，毒性增加，如静脉滴注青霉素与维生素C一同使用，则维生素C可使青霉素的药效降低。有配伍禁忌的药物相互作用不仅使药物失效、变质，甚至还会产生有毒物质，如阿米卡星和链霉素配伍可导致肾功能损害。因此，护士应根据病人的用药情况，判断联合用药是否合理，并指导病人安全用药。

（二）机体因素

1. 生理因素

（1）年龄与体重：一般情况下，药物用量与体重成正比。《中华人民共和国药典》规定，14岁以下为儿童用药剂量，14～60岁为成人剂量，60岁以上为老年人剂量。儿童剂量和老年人剂量应以成人剂量为参考酌情减量，这与儿童和老年人的生理功能与成人存在较大的差异有关。

（2）性别：性别不同，对药物的反应一般无明显的差异，但女性在用药时应注意"三期"，即月经期、妊娠期、哺乳期。如子宫对泻药、子宫收缩药及刺激性较强的药物等较敏感，易引起痛经、月经量过多、流产或早产；某些药物可通过胎盘进入胎儿体内，对胎儿生长发育造成影响，严重的可导致畸形；某些药物可经乳汁进入婴儿体内而引起不良反应，或经乳腺排泌进入婴儿体内引起中毒。所以，女性在月经期、妊娠期和哺乳期用药要慎重。

2. 病理因素

疾病可影响机体对药物的敏感性，也可改变药物在体内的代谢过程，因而影响药物疗效。肝、肾是药物代谢、消除的重要器官。当肝细胞受损时，某些主要在肝脏代谢的药物，如吗啡、苯巴比妥等必须减量、慎用或禁用；当肾功能受损时，某些主要经肾脏消除的药物，如呋塞米、氨基糖苷类抗生素等因半衰期延长，可在体内蓄积而引起中毒，故应减量或禁用。

3. 心理因素

心理因素在一定程度上可影响药物疗效，如病人情绪的变化、对药物的信赖程度、是否配合治疗、医护人员的语言或暗示作用等，均能影响药物的治疗作用。因此，护士在给药过程中应充分调动病人的主观能动性，以更好地发挥药效。

（三）饮食因素

1. 促进药物吸收，增强药效

酸性食物可增加铁剂的溶解度，促进铁的吸收，增强疗效；高脂饮食可促进脂溶性维生素A、维生素D、维生素E的吸收；粗纤维食物可促进肠蠕动，增强驱虫剂的疗效等。

2. 干扰药物吸收，降低药效

补充钙剂时不宜同吃菠菜，因菠菜中含大量草酸，后者与钙结合形成草酸钙，可影响钙的吸收，降低疗效；铁剂不能与茶水、高脂食物同时服用，因茶叶中的鞣酸与铁形成铁盐，可影响铁的吸收；脂肪既可抑制胃酸分泌，也可影响铁的吸收。

3. 改变尿液pH值可影响药效

氨苄西林、呋喃妥因等在酸性尿液中杀菌力强，因此使用此类药物治疗泌尿系统感染时宜多吃荤食，如鱼、肉、蛋等，在体内代谢时能产生酸性物质，可酸化尿液，增强抗菌作用；若应用头孢菌素类、氨基糖苷类、磺胺类药物，可多吃素食，如蔬菜、豆制品、牛奶等，以碱化尿液，增强疗效。

第二节　口服给药法

口服给药（administering oral medication）法是指药物经口服后，通过胃肠道黏膜吸收而进入血液循环，达到局部或全身治疗疾病目的的一种方法。口服给药是临床上最常用的给药方法，既方便经济又比较安全。但口服药物吸收较慢，故不适用于急救、意识不清、呕吐频繁、吞咽困难及禁食的病人。

案例分析

　　责任护士李玉，负责管理心血管内科1、2病室和抢救室共12名病人，其中70岁以上的危重病人2人，冠心病合并肺气肿1人，心肌梗死合并高血压性左心衰竭1人，高血压心脏病病人3人，冠心病病人2人，风湿性心脏病病人2人，心脏介入手术病人1人。这12名病人的医嘱均开有口服药物。

　　任务：正确为病人准备、分发药物，并实施给药。

【目的】

减轻症状、治疗疾病、维持正常生理功能、协助诊断、预防疾病。

【评估】

（1）病人的年龄、病情，有无恶心、呕吐，意识状态，吞咽能力，有无口腔、食管疾病，是否留置鼻饲管，有无肝肾功能不良等。

（2）病人的用药史、过敏史，对所服药物的了解程度，能否自理服药。

（3）病人对服药的心理反应及合作程度。

【计划】

（1）护士准备：着装整洁，洗手，戴口罩，向病人解释用药的目的及相应的注意事项。

（2）病人准备：了解用药的目的、方法、时间及注意事项，做好服药配合准备。

（3）用物准备：药物（遵医嘱）、治疗车、药盘、服药本、药匙、药杯、量杯、滴管、饮水管、研钵、治疗巾、小毛巾或纸巾、包药纸、小水壶（内盛开水）等。

（4）环境准备：备药的环境安静、整洁、光线适宜。

【实施】

口服给药法见表13-2。

表 13-2　口服给药法

操作流程	操作步骤	操作要点与说明
1. 核对、备药	（1）洗手，戴口罩 （2）填写小药卡，放好药杯 （3）对照服药本上的床号、姓名、药名、浓度、剂量、时间进行配药	（1）严格执行"三查八对"制度 （2）如药卡字迹不清，需重写 （3）通常由中心药房根据医生处方配备，护士负责核对

操作流程	操作步骤	操作要点与说明
2. 分类取药	▲根据不同药物剂型采取相应的取药方法 （1）固体药：用药匙取药 一手拿药瓶，瓶签朝向自己，另一手用药匙取出所需药量，放入药杯	（1）粉剂、含化片用纸包好，放入药杯 （2）药物需碾碎时，将药在研钵内碾碎，用药匙刮出，用包药纸包好
	（2）液体药：用量杯量取 ①摇匀药液。②打开瓶盖，使其内面向上放置。③一手持量杯，拇指置于所需刻度处，并使刻度与视线齐平；另一手将药瓶有瓶签的一面朝向手心，倒药液至所需刻度处（图13-1）。④将药液倒入药杯。⑤用湿纱布擦净瓶口，将药瓶放回原处。⑥更换药液品种时，洗净量杯或滴管。⑦油剂、按滴计算的药液或药量不足1mL时，用滴管吸取药液。盛药前，药杯内应倒入少许温开水 ▲备药完毕，整理药柜，将物品归还原处，并根据服药本重新核对一遍，盖上治疗巾	（1）避免药液内溶质沉淀而影响药物浓度 （2）使药液水平并与量杯刻度同高，保证剂量准确 （3）防止倒药时污染瓶签 （4）不同的药液应分别倒入不同的药杯内，以免药液之间发生化学变化 （5）1mL以15滴计算，滴药时滴管稍稍倾斜，使药量准确，以免药液附着杯壁，影响剂量
3. 发放药物	（1）洗手，再次核对 （2）携带服药本，备温开水，按床号顺序送药至病人床前 （3）核对床号、姓名、药名、剂量、浓度、时间、方法 （4）协助病人取舒适位置服药。能自理者，帮助其倒水，确认服下后方可离开；自理有困难者（如危重者及不能自行服药者）应喂服；鼻饲者须将药物碾碎，用水溶解后从胃管注入，再以少量温开水冲净胃管	（1）确认无误后发药 （2）同一病人的药物应一次取出药盘；不同病人的药物不可同时取出，避免发错药物
4. 整理用物	（1）再次查对 （2）服药后，收回药杯，按要求做相应处理 （3）清洁药盘 （4）观察病人服药后的反应，若有异常，及时与医生联系，必要时记录	药杯先浸泡消毒，后冲洗清洁（盛油剂的药杯，先用纸擦净再进行初步消毒），再消毒备用；一次性药杯经集中消毒后按规定处理

【注意事项】

（1）发药前，详细评估病人的有关情况。如遇病人因特殊检查或手术而禁食，应暂不发药，将药带回保管，并做好交班工作；如病人不在，应将药带回，适时再发；如病人病情有变化，应暂不发药，并及时报告医生进行处理。

（2）严格执行查对制度。发药时，一次不能同时取出两位病人的药物，避免发错。

（3）发药时若病人提出疑问，应耐心听取。必要时重新核查医嘱，确认无误后，需对病人耐心解释，再给病人服药。

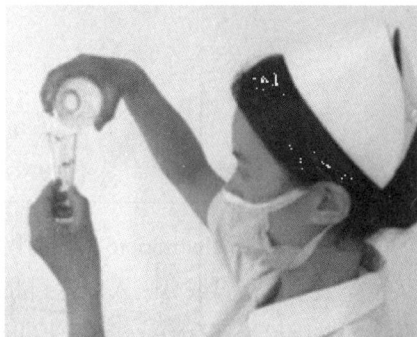

图13-1　液体取药方法

（4）密切观察病人服药后的疗效及不良反应，发现异常，及时通知医生进行处理。

【服药指导】

（1）健胃及增进食欲的药物，宜饭前服；对胃黏膜有刺激的药物及有助于消化的药物宜饭后服，使药物与食物混合，减少对胃黏膜的刺激，以利于食物消化。

（2）对牙齿有腐蚀作用或使牙齿染色的药物，如酸剂、铁剂，服用时应避免与牙齿接触，可用吸水管吸入，服用后及时漱口。

（3）止咳糖浆对呼吸道黏膜起安抚作用，服后不宜立即饮水，以免冲淡药液，降低疗效；服用多种药物时，应最后服用止咳糖浆。

（4）磺胺类药物由肾脏排出，尿少时可析出结晶，故应鼓励病人多饮水，以免因尿液不足而致磺胺结晶析出，堵塞肾小管。

（5）抗生素和磺胺类药物要严格按规定的时间准时给药，以维持血药的有效浓度。

（6）服用强心苷类药物前应先测脉率（心率）及心律，脉率（心率）低于60次/分钟或节律不齐者应停服，并报告医生进行处理。

（7）某些有相互作用的药物不能同时服用，如胃蛋白酶在碱性环境里能迅速失去活性，忌与碳酸氢钠、复方氢氧化铝等碱性药物同时服用。

【评价】

（1）护士操作熟练，护患沟通有效，病人能主动配合。

（2）病人安全、正确地服药，达到治疗效果。

（3）病人能叙述所服药物的有关知识及注意要点。

🔗 知识链接

小儿喂药技巧：①婴儿用塑胶滴管或塑胶注射器给药，给药时抬高婴儿头及肩，用拇指压下颌以使其口张开，将滴管或注射器置于舌中央，轻滴药物至舌上，给药速度宜慢，避免呛咽。婴儿哭闹时不可喂药，以免呛入气管及引起呕吐。注意不可将药物与乳汁混合哺喂。②幼儿直接用药杯或汤匙喂药，从病儿的口角顺口颊方向慢慢倒入，也可鼓励病儿自行服药。对不合作的幼儿，不可捏住双侧鼻孔喂药。③学龄前儿童应耐心说服，训练其自行服药。

第三节　雾化吸入给药法

雾化吸入（nebulization）是指用雾化装置将水分或药液分散成较小的雾滴，使其悬浮于吸入的空气中，经口或鼻吸入以达到湿化呼吸道黏膜、祛痰、解痉、消炎等目的。雾化吸入药物除了对呼吸道局部有治疗作用，还可通过肺组织吸收，对全身产生疗效。由于雾化吸入见效快，药物用量小，不良反应较轻，临床应用日渐广泛。

王某，男，41 岁。因横穿马路，被出租车从右侧偏后位置撞击，当场昏迷。急救检查结果：右锁骨骨折，双肺挫伤，呕吐大量咖啡色物。急诊行开颅探查术、气管切开术。

任务：请你以护士的身份，正确指导该病人进行雾化吸入，以预防病人术后发生肺部感染。

一 超声波雾化吸入

超声波雾化吸入（ultrasonic nebulization）是指利用超声波声产生高频震荡，使药液变成细微的雾滴，随着吸入的空气散布在气管、支气管、细支气管等深部呼吸道而发挥疗效的方法。

【目的】

（1）湿化呼吸道，稀释和松解黏稠的分泌物。

（2）改善通气功能，解除支气管痉挛，保持呼吸道通畅。

（3）预防和治疗胸部手术后、咽喉炎及肺炎的病人的呼吸道感染。

（4）间歇吸入抗癌药物，以治疗肺癌。

【评估】

（1）病人的病情及治疗情况，尤其是呼吸系统的情况，如呼吸道是否通畅，有无感染、支气管痉挛、黏膜水肿、痰液等。

（2）病人的意识状态、自理能力、心理状态及对超声波雾化吸入的认知及合作程度。

【计划】

（1）护士准备：洗手，戴口罩，着装整洁。

（2）病人准备：体位舒适安全，理解超声波雾化吸入疗法的目的，愿意配合。

（3）用物准备：超声波雾化吸入器、按医嘱所备药物、弯盘、治疗巾、纸巾、冷蒸馏水、水温计、电源插座。下面着重介绍一下超声波雾化吸入器（图 13-2）。

·构造：①超声波发生器，通电后输出高频电能，其面板上设有电源和雾量调节开关、指示灯及定时器。②水槽与晶体换能器，水槽内盛冷蒸馏水，其底部有一晶体换能器，接收发生器输出的高频电能，将其转化为超声波声能。③雾化罐（杯）与透声膜，雾化罐内盛药液，声能可透过其底部的透声膜与罐内药液作用，产生雾滴喷出。④螺纹管和口含嘴（或面罩）。

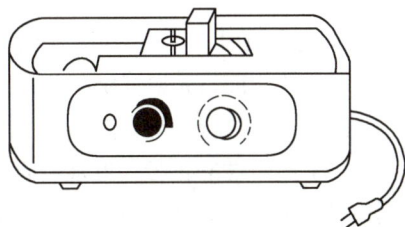

图 13-2　超声波雾化吸入器

·原理：超声波发生器通电后输出高频电能，使水槽底部的晶体换能器发生超声波声能，声能振动并透过雾化罐底部的透声膜，作用于罐内的液体，从而破坏药液的表面张力，使药液变成细微的雾滴喷出，通过导管随着病人吸气而进入呼吸道。

·特点：雾量大小可以调节；雾滴小而均匀，直径小于 5 μm；药液随深而慢的吸气到达终末细支气管和肺泡；通过雾化器电子部件产热可对药液加温，使病人吸入舒适、温暖的气雾，治疗效果好。

·常用药物：①抗生素，如庆大霉素、卡那霉素等，用于控制呼吸道感染，消除炎症。②祛痰药，如α-糜蛋白酶、乙酰半胱氨酸溶液（痰咳净）等，用于稀释痰液，帮助祛痰。③平喘药，如氨茶碱、沙丁胺醇等，用于解除支气管痉挛。④糖皮质激素，如地塞米松等，与抗生素同时使用，可增加抗炎效果，减轻呼吸道黏膜水肿。

（4）环境准备：整洁、安静，光线、温湿度适宜。

【实施】

超声波雾化吸入见表13-3。

表13-3 超声波雾化吸入

操作流程	操作步骤	操作要点与说明
1. 检查、连接	检查雾化器是否完好，是否安全可用，是否连接超声波雾化器	—
2. 加蒸馏水	在水槽内加蒸馏水250mL，水量要求浸没雾化罐底部的透声膜	不可加入温水或者热水，水槽内水温不超过50℃
3. 加入药物	将药液用生理盐水稀释至30～50mL放于雾化罐内，检查无漏水后，将雾化罐放入水槽内并盖好	液面浸没透声膜
4. 核对、解释	携用物至床旁，核对病人床号、姓名、医嘱并解释超声波雾化吸入的方法、目的、注意事项	严格执行查对制度
5. 取舒适体位	协助病人取舒适卧位，颌下铺治疗巾	—
6. 调节雾量	接通电源，预热3～5分钟，根据病情需要调节雾量大小，调节定时开关至所需时间，并指导病人将口含嘴放入口中或者用面罩，同时密切观察病人反应	一般每次吸入时间为15～20分钟
7. 关雾化器	治疗完毕，取下口含嘴结束雾化，先关雾化开关，再关电源开关	以防损坏电子管
8. 清洁、整理	擦净病人面部，帮助病人取舒适卧位	—
9. 消毒、记录	（1）将水槽内水倒掉。将雾化罐、螺纹管及口含嘴浸泡于消毒液中消毒后备用 （2）记录雾化开始、结束时间，病人的反应及效果	以防交叉感染

【注意事项】

（1）使用前，先检查仪器各部件有无松动、脱落等异常情况。

（2）严格执行查对、消毒制度，以防差错、事故及交叉感染的发生。

（3）超声波雾化吸入器水槽底部的晶体换能器和雾化罐底部的透声膜薄而质脆，易破碎，操作过程中动作应轻、稳，以免损坏。

（4）水槽和雾化罐内切忌加温水或热水。水槽中应有足够的蒸馏水，槽内水温不能超过50℃，必要时关机调换蒸馏水，以免损坏电晶片。

（5）连续使用超声波雾化器时，中间应间隔30分钟。

（6）加强健康教育（根据病人的实际需要进行），重点指导病人如何配合操作以及预防呼吸道疾病。

【评价】

（1）病人了解超声波雾化吸入的目的及注意事项，护患沟通有效，病人能主动配合。

（2）吸入过程安全，病人感觉舒适，痰液易咳出，无不良反应，无意外发生。

二　氧气雾化吸入

氧气雾化吸入（oxygen nebulization）是指利用一定压力的氧气或空气产生的高速气流，使药液为雾状，随吸气进入呼吸道产生疗效的方法。

【目的】

（1）协助消炎、镇咳、祛痰。

（2）稀释和松解黏稠的分泌物。

（3）解除支气管痉挛，改善通气功能。

（4）预防和治疗呼吸道感染。

【评估】

（1）病人病情及治疗情况。

（2）病人呼吸道通畅情况、面部及口腔黏膜状况。

（3）病人自理能力及合作程度。

【计划】

（1）护士准备：洗手，戴口罩，着装整洁。

（2）病人准备：了解氧气雾化吸入的目的及注意事项，并能积极配合。

（3）用物准备：氧气装置1套（湿化瓶内不装水）、氧气雾化吸入器、按医嘱所备药物、5 mL注射器、生理盐水、弯盘、治疗巾、纸巾。

·作用原理：氧气雾化器（又称射流式雾化器）是借助高速气流通过毛细管并在管口产生负压，将药液由邻近的小管吸出，所吸出的药液又被毛细管口高速的气流撞击成细小的雾滴，形成气雾喷出。

·常用药物：同超声波雾化吸入法。

（4）环境准备：整洁、安静，光线、温湿度适宜，远离火源。

【实施】

氧气雾化吸入见表13-4。

表 13-4　氧气雾化吸入

操作流程	操作步骤	操作要点与说明
1. 检查、备药	检查氧气雾化吸入器是否完好，并将药液稀释至5 mL，再注入雾化器的药杯内	—
2. 连雾化器	连接雾化器的接气口与氧气装置的橡皮管	氧气湿化瓶内勿放水，以免液体进入雾化吸入器内使药液稀释
3. 核对、解释	认真核对病人的床号、姓名等，并解释氧气雾化的目的、配合方法及注意事项	严格执行查对制度
4. 调氧流量	氧气流量一般为 6～8L/ 分钟	—

操作流程	操作步骤	操作要点与说明
5. 舒适体位	协助病人取舒适卧位，颌下铺治疗巾	—
6. 指导病人	指导病人，嘱病人手持雾化器，将口含嘴放入口中，紧闭口唇，用鼻吸气、呼气，如此反复，直至药液吸完为止	（1）一般每次吸入时间为15～20分钟 （2）嘱病人深吸气使药液充分进入细支气管及肺内
7. 停氧结束	治疗结束，取出雾化器，关闭氧气开关，结束雾化	将雾化罐消毒备用
8. 整理、记录	（1）整理用物及床单位，协助病人漱口，给予病人舒适体位 （2）记录雾化开始、结束的时间，病人的反应及效果	—

【注意事项】

（1）使用前，先检查雾化吸入器各部件是否完好，有无松动、脱落等异常情况。

（2）严格执行查对、消毒制度，以防差错、事故及交叉感染的发生。

（3）雾化吸入时，严禁接触烟、火和易燃品。氧流量不可过大，以免损坏雾化器颈部。

（4）氧气湿化瓶内不装水，以免药液稀释。

【评价】

（1）护士操作熟练，护患沟通有效，病人能主动配合。

（2）病人症状减轻，感觉舒适，达到治疗目的。

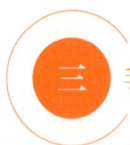

三 手压式雾化吸入

手压式雾化吸入（hand pressure nebulization）是指将药液置于送雾器内，并将送雾器倒置，用拇指按压顶部时，其内阀门即打开，药液便从喷嘴喷出的方法。雾滴的平均直径为2.8～4.3μm，由于其喷出速度极快，80%的雾滴会直接喷到口腔及咽部黏膜。临床上多用于哮喘病人，以减轻支气管痉挛。该操作比较简单，可教会病人自行使用。

【操作要点】

取下保护盖，充分摇匀药液，倒置药瓶，将喷嘴放入口中，先平静呼气，然后深吸气。在吸气开始时，按压气雾瓶顶部，使药液喷出，随着深吸气的动作，药物经口缓慢地吸入，尽可能屏住呼吸（10秒左右）后再呼气。可连续喷1～2次，间隔时间为3～4小时。用后将药瓶置于阴凉处保存。

【注意事项】

（1）观察、记录疗效和不良反应。如拟肾上腺素类药物使用后，在短时间内应见呼吸困难有所缓解。常见的不良反应有心动过速、头痛、头晕等。

（2）切勿随意增加药量，可遵医嘱适当增加用量或缩短使用间隔时间。

（3）喷嘴及塑料壳应用温水清洁，待完全干燥后再将气雾剂铝瓶放入。

第四节 注 射

注射（injection）是指将一定量的无菌药液或生物制剂注入体内的方法。常用注射包括皮内注射、皮下注射、肌内注射、静脉注射。注射给药吸收快，血药浓度迅速升高，吸收的量较准确，适用于因各种原因不宜口服给药或需要药物迅速产生疗效的病人。因此，护士必须熟练掌握各种注射的操作规程，确保安全、有效，防止感染及并发症的发生。

一 注射原则

（一）严格执行查对制度

（1）严格执行"三查八对"制度，确保用药安全。

（2）认真检查药物质量，发现药液混浊、变色、沉淀，药物已过有效期，安瓿有裂痕，密封瓶盖松动等情况均不能使用。

（3）注意药物的配伍禁忌，若几种药物同时注射，在确认无配伍禁忌后方可进行。

（二）严格遵守无菌操作原则

（1）环境清洁，符合无菌操作基本要求。注射前，操作者应衣帽整洁，洗手，戴口罩。

（2）注射器空筒内壁、活塞、乳头、针梗与针头必须保持无菌。

（3）注射部位皮肤常规消毒，用蘸过2%碘酊的棉签以注射点为中心，由内向外螺旋式旋转涂擦，消毒范围直径应在5cm以上，待干后，用蘸过70%乙醇的棉签以同样方式脱碘后注射；或用安尔碘涂擦，消毒1～2遍，待干后即可注射。

（三）选择合适的注射器与针头

根据药液量、黏稠度、刺激性强弱、注射方法及病人情况，选择合适的注射器和针头。注射器要无裂缝、完整、不漏气。针头要锐利、无钩、无弯曲、型号合适。注射器与针头紧密衔接。一次性注射器的包装应密封，且在有效期内。

（四）注射药液应现用现配

注射药液应现用现配，即时注射，以免放置时间过久，药物疗效降低或被污染。

（五）选择合适的注射部位

选择注射部位应避开血管、神经，不可在局部有硬结、损伤、炎症、瘢痕处进针。对需长期注射的病人，应经常更换注射部位。静脉注射时选择的血管应由远心端到近心端。

（六）注射前排尽空气

注射前必须排尽注射器内空气，以免空气进入血管而形成空气栓塞。

（七）掌握合适的进针深度

（1）各种注射法分别有不同的进针深度要求。

（2）进针时不可将针梗全部刺入皮肤内，防止不慎发生断针时处理困难。

（八）推药前检查回血

进针后、注射药液前应抽动活塞，检查有无回血。动、静脉注射必须有回血后方可注入药液。皮下注射、肌内注射，抽吸无回血，方可注入药液。如有回血，应拔出针头重新进针，不可将药液注入血管内。

（九）掌握无痛注射技术

（1）消除病人的思想顾虑，分散其注意力；指导病人做深呼吸，尽可能地放松身心。

（2）指导并协助病人采取舒适体位，以利于肌肉放松，易于进针。

（3）注射时做到"二快一慢"，即进针与拔针要快，推注药液速度要慢、均匀。

（4）对刺激性强的药物或油剂，应选择长针头，进针要深，以免引起疼痛和硬结。注射完毕拔针时，适当延长按压穿刺点的时间。如需同时注射几种药物，一般先注射刺激性较弱的药物，然后注射刺激性较强的药物。

（十）严格执行消毒隔离制度，防止交叉感染

注射时，要做到一人一针一管、一人一根止血带、一人一个垫枕。所用过的一次性物品按医疗垃圾处理原则，统一进行处理。

二　注射用物

（一）注射盘

（1）皮肤消毒液：2%碘酊、70%乙醇或安尔碘。

（2）无菌持物钳或镊：浸泡在盛有消毒液的罐内。

（3）其他：消毒棉签、无菌治疗巾、砂轮、开瓶器（如为静脉注射，加放止血带、塑料小枕、胶布）、弯盘、免洗手消毒液等。

（二）注射器和针头

注射器和针头构造见图13-3。

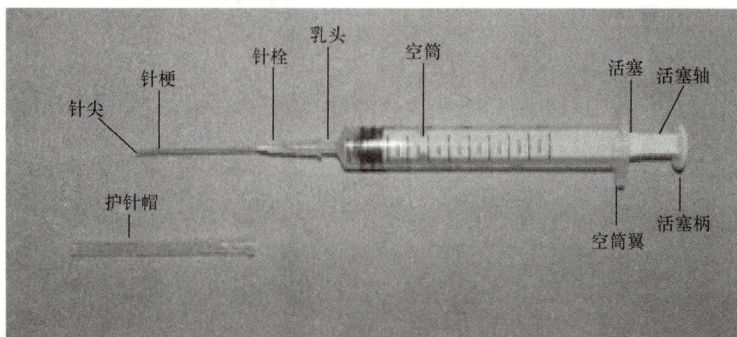

图 13-3 注射器和针头构造

（1）注射器：注射器由空筒、活塞两部分组成。空筒前端为乳头，空筒上标有容量刻度。活塞包括活塞体、活塞轴、活塞柄。其中乳头、空筒内壁、活塞体应保持不被污染，不得用手触摸。

（2）针头：分为针尖、针梗、针栓三个部分。除针栓外壁，其余部分不得用手指触摸，以防污染。注射器规格、针头型号及主要用途见表13-5。

表 13-5 注射器规格、针头型号及主要用途

注射器规格	针头型号	主要用途
1mL	4～5号	皮内注射、注射小剂量药液
2mL、5mL	6～7号	皮下注射、肌内注射、静脉采血
10mL、20mL、30mL、50mL、100mL	7～12号	静脉注射、静脉输血、采血、各种穿刺

（三）注射药物及其他

遵医嘱准备，常用的有溶液、油剂、混悬剂、结晶、粉剂等。

（四）注射依据

注射单或医嘱单。

三 药液抽吸

【目的】
准确吸取药液，为各种注射做准备。

【评估】
（1）药物的名称、剂量、给药途径、有效期。
（2）药物的颜色、有无絮状物、有无颗粒状漂浮物等，确保药物未被污染。
（3）保存药物的容器以及抽吸药物的注射器是否完整。
（4）给药目的、药物性能及给药方法。

【计划】

（1）护士准备：洗手，戴口罩。

（2）用物准备：常规注射盘、注射卡，按医嘱准备药物及溶媒、相应规格的注射器及针头。

（3）环境准备：按无菌操作要求，环境安静、整洁、光线适宜。

【实施】

药液抽吸见表13-6。

表13-6 药液抽吸

操作流程	操作步骤	操作要点与说明
1. 查对药物	（1）核对医嘱 （2）核对药名、剂量、浓度，检查质量、有效期	按查对无菌溶液的要求查对药物
2. 吸取药液	▲自安瓿内吸取药液（图13-4） （1）再次查对药名后将安瓿顶端药液弹至体部，用75%乙醇消毒颈部，并用砂轮在安瓿颈部划一锯痕，再重新消毒安瓿 （2）折断安瓿：从敷料缸内取一纱布裹住安瓿并折断，检查药液内有无玻璃碎屑 （3）抽吸药液：备注射器及针头，持注射器时刻度朝上，针尖斜面向下放入安瓿内的液面下，抽动活塞，吸取药液	（1）安瓿颈部有蓝色标记的无需划痕，用75%乙醇消毒后用纱布包裹可直接折断 （2）针尖不能触及安瓿外口，不能将针栓置于安瓿内 （3）抽药时手不可触及活塞体部，以免污染药液
	▲自密封瓶内吸取药液（图13-5） （1）消毒瓶塞：用启瓶器除去铝盖中心部分，常规消毒瓶盖顶部及其周围 （2）抽吸药液：备注射器及针头，注射器内吸入与所需药液等量的空气后将针头插入瓶塞内并注入空气，倒转药瓶，使针头在液面以下，吸取药液至所需量后，以食指固定针栓，拔出针头	（1）使密封瓶内压力增加，以利于吸药 （2）吸取结晶和粉剂药物时，先抽吸无菌生理盐水或专用溶媒注入瓶中，并抽出空气，待药物充分溶解后吸取 （3）混悬液摇匀后立即抽取 （4）油剂用粗针头吸取
3. 排尽空气	将针头垂直向上，先回抽活塞使针头内的药液流入注射器内，并使气泡聚集在乳头处，再轻推活塞，排出空气	若注射器乳头偏向一侧，排气时可让注射器倾斜，使乳头朝上，以利于气泡集中于乳头根部，再排出气体
4. 保持无菌	将空安瓿或密封瓶套在针头上，核对无误后放于无菌盘内备用	也可将针头护套套在针头上，但安瓿或密封瓶不可丢弃，以便查对
5. 清理用物	再次查对，清理用物并正确处理	—

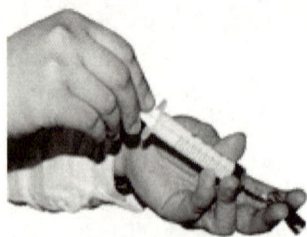

（a）自小安瓿内吸取药液　　　（b）自大安瓿内吸取药液

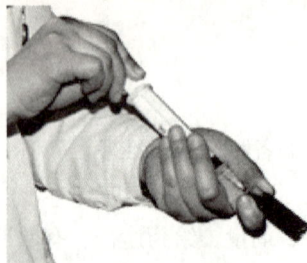

图13-4 自安瓿内吸取药液

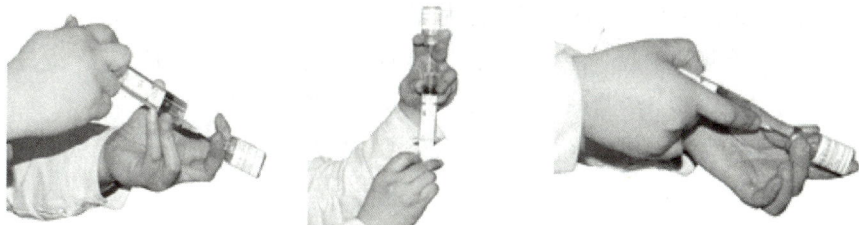

图 13-5 自密封瓶内吸取药液

【注意事项】

（1）严格执行查对制度及无菌操作原则。

（2）针头进、出安瓿时，不可触及安瓿外口。

（3）吸药时，手只能触及活塞柄和针栓，不能触及活塞、针梗和针尖，不可将针栓插入安瓿内，以防止药液被污染。

（4）从大安瓿内抽吸药液时，安瓿的倾斜度不可过大，以免药液浪费。

（5）注射器乳头部位如偏向一侧，则应将乳头向上倾斜，以利于排尽空气。

【评价】

（1）严格按照操作程序抽吸药液，手法正确，药量准确。

（2）吸药过程中药液和针头无污染。

四 常用注射法

（一）皮内注射

皮内注射（intradermic injection）是指将少量药液注射于表皮与真皮之间的方法。

【目的】

（1）观察病人对各种药物过敏试验有无过敏反应。

（2）预防接种。

（3）为局部麻醉做准备。

【部位】

（1）皮内试验：常选用前臂掌侧下段处，因该处皮肤较薄，易于注射，且此处肤色较淡，易于辨认局部反应。

（2）预防接种：常选用上臂三角肌下缘。

（3）局部麻醉：实施局部麻醉处的局部皮肤。

【评估】

（1）病人的病情、用药史或过敏史。

（2）病人的心理状态及合作程度。

（3）病人注射部位的皮肤情况，有无瘢痕或溃疡等。

【计划】

（1）护士准备：洗手，戴口罩，询问病人药物过敏史并解释皮内注射的目的及注意事项。

（2）病人准备：取舒适卧位并暴露局部注射部位。

（3）用物准备：常规注射盘、注射卡、按医嘱准备药物、1mL注射器及4～5号针头。如做药物过敏试验，需另备0.1%盐酸肾上腺素和2mL注射器。

（4）环境准备：按无菌操作要求，注射环境安静、整洁、光线适宜。

【实施】

皮内注射见表13-7。

表13-7 皮内注射

操作流程	操作步骤	操作要点与说明
1. 执行医嘱	按医嘱准备药液	严格执行查对制度和无菌操作原则
2. 查对、解释	携用物到病人处，核对床号、姓名、医嘱，向病人解释操作的目的、过程及方法	详细询问用药史、过敏史
3. 消毒排气	选择注射部位，以70%乙醇消毒皮肤，待干后抽吸药液，再次检查并排尽空气	忌用碘酊消毒，避免影响观察结果
4. 进针推药	一手绷紧注射部位皮肤，另一手持注射器，针头斜面向上，与皮肤成5°刺入皮内（图13-6）；待针头斜面完全进入皮内后，放平注射器，固定针栓，注入药液，见局部出现一圆形隆起的皮丘	（1）加强与病人的沟通 （2）皮内注射注入的剂量为0.1mL （3）进针角度过大会将药物注入皮下，影响局部反应的观察和判断
5. 拔针观察	注射完毕，迅速拔出针头，观察病人反应	若为药物过敏试验，15～20分钟后观察局部反应并做出判断
6. 查对指导	再次查对，安置病人，告知病人注意事项	切勿按揉，并嘱咐病人勿揉擦局部
7. 整理、记录	协助病人取舒适卧位，整理床单位，清理用物，洗手并记录	注射器按要求分类后集中处理

【注意事项】

（1）严格执行查对制度和无菌操作原则。

（2）做药物过敏试验时，应仔细询问用药史、过敏史、家族史，并嘱病人不可随意离开病室，便于观察用药后的反应及结果。

（3）忌用碘类消毒剂，以免影响局部反应的观察与判断，并避免与碘过敏反应相混淆。

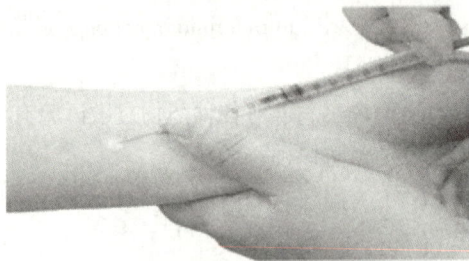

图13-6 皮内注射

【评价】

（1）操作方法正确，用药安全、有效。

（2）病人理解皮内注射的目的，能主动配合。

（3）病人获得预防药物过敏的一般知识。

（二）皮下注射

皮下注射（hypodermic injection）是指将少量药液或生物制剂注入皮下组织的方法。

【目的】

（1）预防接种。

（2）局部麻醉用药。

（3）不宜口服给药且需要在一定时间内产生药效者，如胰岛素、阿托品、肾上腺素等药物的注射。

【部位】

常选用上臂三角肌下缘、腹壁、后背、大腿前侧和外侧（图13-7）。

【评估】

（1）病人的病情及治疗情况。

（2）病人注射部位的皮肤情况，有无溃疡、硬结、瘢痕等。

（3）病人肢体活动能力、心理状态及合作程度。

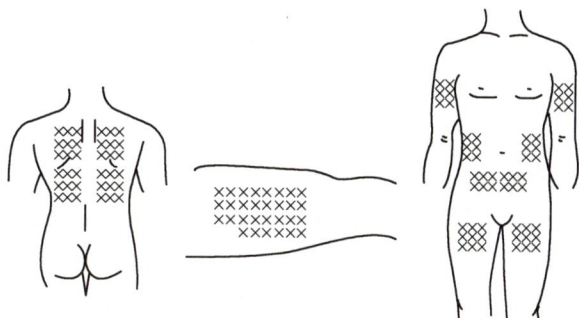

图13-7　皮下注射部位

【计划】

（1）护士准备：洗手，戴口罩，询问病人用药史并解释皮下注射的目的及注意事项。

（2）病人准备：了解皮下注射的目的及注意事项，并能积极配合。

（3）用物准备：常规注射盘1套、注射卡、按医嘱准备药液、1～2mL注射器及5～6号针头。

（4）环境准备：按无菌操作要求，环境安静、整洁、光线适宜，必要时遮挡病人。

【实施】

皮下注射见表13-8。

表13-8　皮下注射

操作流程	操作步骤	操作要点与说明
1. 执行医嘱	洗手，戴口罩，按医嘱准备药液	严格执行查对制度和无菌操作原则
2. 核对、解释	携用物至病人处，查对病人的床号、姓名、医嘱，并解释操作的目的、过程及方法	—
3. 消毒排气	选择注射部位，常规消毒皮肤，待干后抽吸药液再次查对并排尽空气	对皮肤有刺激的药物一般不做皮下注射
4. 快速进针	一手绷紧局部皮肤，另一手持注射器，食指固定针头斜面向上，与皮肤成30°～40°角，快速将针梗1/2～2/3刺入皮下（图13-8）	（1）注射少于1mL的药液时，用1mL注射器，以保证注入的药物剂量准确无误 （2）加强与病人的沟通 （3）进针不宜过深，以免刺入肌层
5. 推注药物	松开绷紧皮肤的手，抽动活塞，如无回血，缓慢推注药液	确认针头未刺入血管内
6. 拔针、按压	注射完毕，用干棉签轻压进针处，快速拔针后按压片刻	按压至不出血为止
7. 查对、安置	再次查对，安置病人	
8. 整理、记录	整理床单位，清理用物，洗手并记录	用物严格按消毒隔离原则处理

【注意事项】

（1）针头刺入角度不应超过 45°，对于过瘦者须捏起局部组织或适当减小进针角度，以免针头刺入肌层。

（2）注射药液不足 1 mL 时，必须用 1 mL 注射器，以保证注入药液量准确。

（3）长期皮下注射的病人，应有计划地更换注射部位，避免局部出现硬结，影响药物吸收。

（4）剂量过大或刺激性较强的药物不宜做皮下注射。

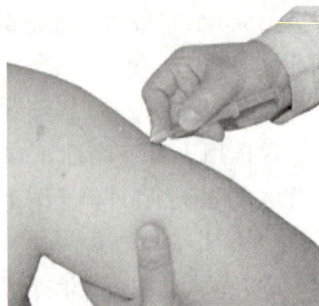

图 13-8　皮下注射

【评价】

（1）病人理解皮下注射的目的，能主动配合。

（2）病人注射部位未发生硬结、感染。

（三）肌内注射

肌内注射（intramuscular injection）是指将少量药液注入肌肉组织内的方法。人体肌肉组织有丰富的毛细血管网，由于毛细血管壁是多孔的类脂质膜，药物透过的速度比透过其他生物膜快。因此，药物注入肌肉组织后，吸收迅速而完全。

【目的】

（1）注射不宜采用口服或静脉注射且要求比皮下注射更快获得疗效的药物。

（2）注射刺激性较强或剂量较大的药物。

【部位】

多选择肌肉较丰厚、远离大血管及神经的部位。最常用的部位是臀大肌，其次为臀中肌、臀小肌、股外侧肌、上臂三角肌。

（1）定位方法。

·臀大肌注射定位法：臀大肌起自髂骨翼外面和骶骨背面，肌纤维束斜向外下，止于髂胫束和股骨的臀肌粗隆。坐骨神经起自骶丛神经，自梨状肌下孔出骨盆至臀部，在臀大肌深处，约在坐骨结节与大转子之间中点处下降至股部，其体表投影：自大转子尖至坐骨结节中点向下至腘窝。注射时，为避免损伤坐骨神经，定位方法有两种。

十字法［图 13-9（a）］：从臀裂顶点向右或向左做一水平线，然后从髂嵴最高点做一垂直平分线，将臀部分为四个象限，其外上象限避开内下角（髂后上棘至股骨大转子连线），即为注射区。

连线法［图 13-9（b）］：取髂前上棘与尾骨连线的外上 1/3 处为注射部位。

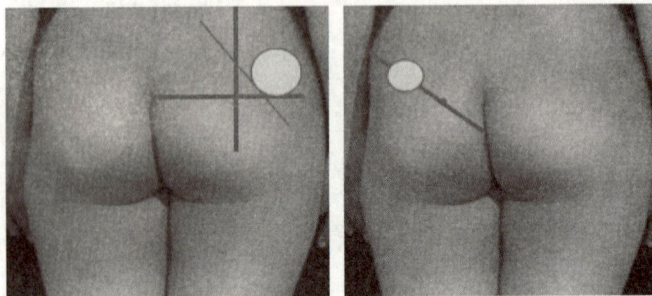

(a) 十字法　　　　(b) 连线法

图 13-9　臀大肌注射定位法

·臀中肌、臀小肌注射定位法（图13-10）：臀中肌、臀小肌处血管、神经分布较少，且脂肪组织较薄，目前已广泛使用。其定位方法有两种：①构角法，以食指尖、中指尖分别置于髂前上棘和髂嵴下缘处，这样髂嵴、食指、中指之间便构成一个三角形区域，即为注射部位。②三指法，髂前上棘外侧三横指处（以病人的手指宽度为标准）。

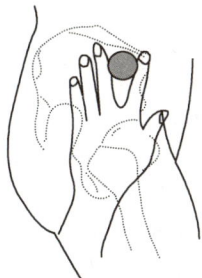

图 13-10　臀中肌、臀小肌注射定位法

·股外侧肌注射定位法（图13-11）：大腿中段外侧，一般成人以髋关节下10cm至膝上10cm、宽约7.5cm的范围为注射部位。此处大血管、神经干很少通过，适用于多次注射。

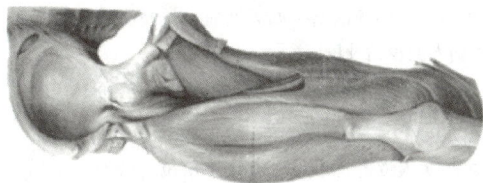

图 13-11　股外侧肌注射定位法

·上臂三角肌注射定位法（图13-12）：上臂外侧，肩峰下2～3横指处为三角肌注射部位。此处肌肉不如臀部肌肉丰厚，只能做小剂量注射。

（2）常用体位：为了使臀部肌肉松弛，减少疼痛，注射时常取下列各种体位。

·侧卧位：上腿伸直放松，下腿稍弯曲。

·俯卧位：足尖相对，足跟分开，头偏向一侧。

·仰卧位：常用于危重或不能翻身的病人，宜选用臀中肌、臀小肌做肌内注射，嘱病人肌肉放松，勿紧张。

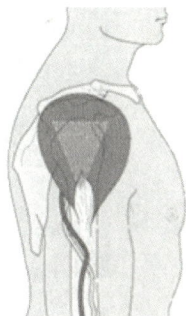

图 13-12　上臂三角肌注射定位法

·坐位：凳子宜稍高，嘱病人坐稳，放松局部肌肉。

【评估】

（1）病人病情及治疗情况。

（2）病人对注射给药的认识与合作程度。

（3）病人注射部位皮肤、肌肉组织情况及肢体活动能力。

【计划】

（1）护士准备：洗手，戴口罩，解释肌内注射的目的及注意事项。

（2）病人准备：了解肌内注射的目的及注意事项并能积极配合。

（3）用物准备：常规注射盘1套、注射卡、按医嘱准备药液、2～5mL注射器及6～7号针头。

（4）环境准备：符合无菌操作要求，注射环境安静、整洁、光线适宜，必要时遮挡病人。

【实施】

肌内注射见表13-9。

表13-9 肌内注射

操作流程	操作步骤	操作要点与说明
1. 医嘱备药	洗手、戴口罩，按医嘱准备药液	严格执行查对制度和无菌操作原则
2. 核对、解释	携用物至病人处，查对病人的床号、姓名、医嘱并向病人及家属解释操作的目的和方法	—
3. 选择定位	协助病人取合适体位，选择注射定位法	嘱病人放松，勿紧张
4. 消毒排气	常规消毒皮肤，待干后抽吸药液再次核对，并排尽空气	—
5. 进针穿刺	一手拇指、食指绷紧局部皮肤，另一手持注射器，中指固定针栓，将针头迅速地垂直刺入针梗的2/3（图13-13）	（1）切勿将针梗全部刺入，以防针梗从根部衔接处折断，难以取出 （2）消瘦者及患儿的进针深度酌减
6. 推药观察	松开绷紧皮肤的手，抽动活塞，如无回血，缓慢注入药液，同时观察病人的表情及反应	确认针头未刺入血管内
7. 拔针、按压	注射完毕，快速拔针，用干棉签轻压进针处（按压片刻）	（1）体现"两快一慢" （2）按压至不出血为止
8. 整理、记录	再次核对，协助病人取舒适卧位，整理床单位，清理用物，洗手，做好记录	严格按消毒隔离原则进行分类处理

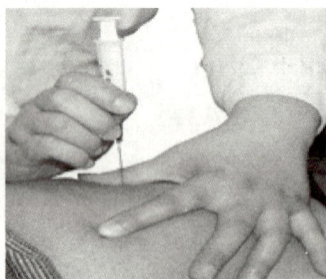

(a) 进针

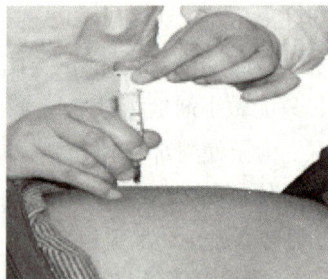

(b) 回抽

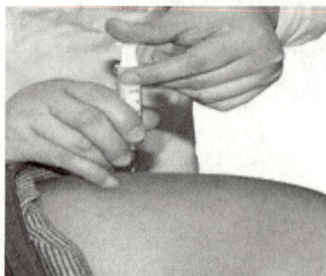

(c) 推药

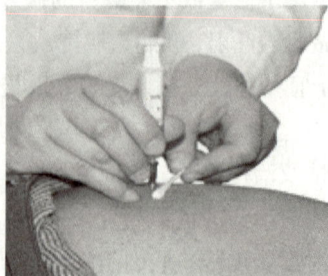

(d) 拔针

图13-13 肌内注射

【注意事项】

（1）严格执行查对制度和无菌操作原则。

（2）注射时，切勿将针梗全部刺入，以防针梗从根部衔接处折断，无法取出。若针头折断，应嘱病人保持原位不动，用止血钳夹住断端后取出。如全部刺入肌肉组织，立即请外科医生行手术取出。消瘦者或小儿的进针深度应酌减。

（3）2岁以内小儿不宜选择臀大肌注射，因幼儿臀大肌发育不完善，有损伤坐骨神经的危险，可选用臀中、小肌或股外侧肌注射。

（4）需长期肌内注射的病人，应经常更换注射部位，以利于药物的充分吸收，防止组织损伤或皮下硬结。

【评价】

（1）病人理解肌内注射的目的，能主动配合。

（2）病人注射部位未发生硬结、感染，达到治疗目的。

🔗 知识链接

皮下硬结的临床表现为局部肿胀、瘙痒，局部可扪及硬结。严重者可导致皮下纤维组织变性、增生，形成肿块或出现脂肪萎缩，甚至坏死。出现皮下硬结时可用50%硫酸镁进行湿热敷，或用云南白药和食醋调成糊状，涂于局部，以促进炎症消退和药物吸收。

（四）静脉注射

静脉注射（intravenous injection）是由静脉注入无菌药液的方法。药液可直接进入血液循环而达全身，是作用最快的给药方法。

【目的】

（1）注入药物：注入不宜口服、皮下注射或肌内注射又需迅速产生药效的药物。

（2）输液输血：常用于急危重症病人的治疗，为静脉输注液体、药物、血液提供通道。

（3）诊断性检查：注入药物以协助临床诊断，如胆囊X线摄片、肾功能检查前注入药物等。

（4）静脉营养治疗。

【部位】

（1）四肢浅静脉（图13-14）：上肢常用贵要静脉、肘正中静脉、头静脉、腕部及手背静脉，下肢常用大隐静脉、小隐静脉、足背静脉。

（2）股静脉（图13-15）：位于股三角区，在股动脉和股神经的内侧。

（3）小儿头皮静脉（图13-16）：小儿头皮静脉极为丰富，分支甚多，互相沟通交错成网，

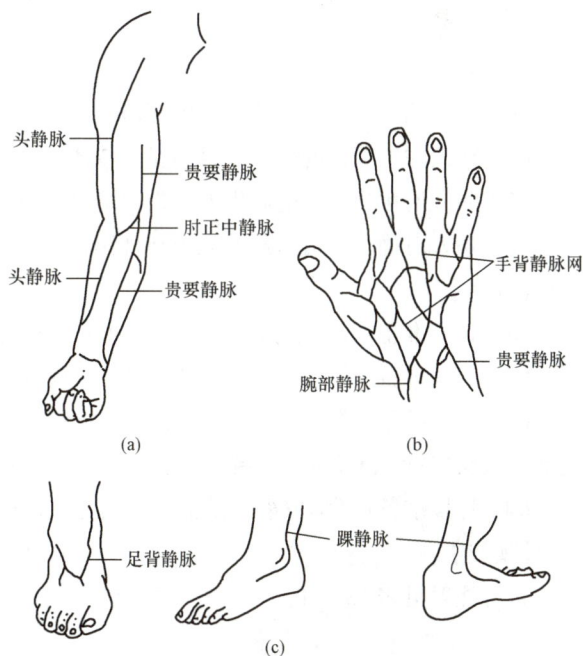

图13-14　四肢浅静脉分布图

且静脉表浅易见，易于固定，方便患儿肢体活动。常用的头皮静脉有额静脉、颞浅静脉、耳后静脉、枕静脉等。进行穿刺时，应注意区分头皮动脉和静脉（表 13-10）。

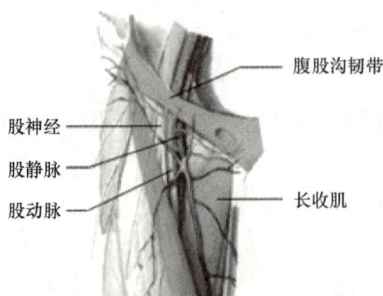

图 13-15　股静脉的解剖位置

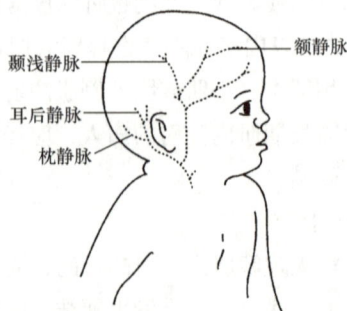

图 13-16　小儿头皮静脉分布

表 13-10　头皮静脉与头皮动脉的鉴别

特　征	头皮静脉	头皮动脉
颜色	微蓝	深红或与皮肤同色
搏动	无	有
管壁	薄、易压瘪	厚、不易压瘪
血流方向	向心	离心
血液颜色	暗红	鲜红
注药反应	阻力小	阻力大，局部血管树枝状突起，患儿疼痛，面色苍白，尖叫

【评估】

（1）病人的病情、意识状态及治疗情况。

（2）病人注射部位的静脉是否明显、肢体的血液循环情况。

（3）病人所用药物可能产生的效果及不良反应。

（4）病人对静脉注射给药的认识与合作程度。

【计划】

（1）护士准备：洗手，戴口罩，询问病人用药史并解释静脉注射的目的及注意事项。

（2）病人准备：了解静脉注射的目的及注意事项，并能积极配合。

（3）用物准备：常规注射盘 1 套、注射卡、按医嘱准备药液、根据药量选定注射器及 7～9 号针头或头皮针、止血带、小垫枕、胶贴。

（4）环境准备：环境安静、整洁、光线适宜，符合无菌操作要求；必要时遮挡病人。

【实施】

静脉注射见表 13-11。

表 13-11 静脉注射

操作流程	操作步骤	操作要点与说明
1. 准备药液	洗手，戴口罩，按医嘱准备药液	（1）严格执行查对制度和无菌操作原则 （2）确认病人，取得合作
2. 核对、解释	携用物至病人处，查对病人的床号、姓名、医嘱，并解释操作的目的、方法	—
3. 选择静脉	▲四肢浅静脉注射 （1）选择合适静脉，在穿刺部位的下方垫一小枕。戴手套，在穿刺部位上方（近心端）约6cm处扎紧止血带，常规消毒皮肤，待干 （2）抽吸药液，再次查对，排尽空气。以一手拇指绷紧静脉下端皮肤，使其固定；另一手持注射器，食指固定针栓，针头斜面向上，与皮肤成15°～30°角自静脉上方或侧方刺入皮下再刺入静脉（图13-17） （3）见回血后，再沿静脉推进少许，松开止血带，固定针头	（1）选择粗直、弹性好、易于固定的静脉，避开关节和静脉瓣 （2）止血带末端向上 （3）使静脉充盈、显露，便于穿刺
	▲股静脉注射 （1）协助病人取仰卧位，穿刺侧下肢伸直并略外展、外旋，常规消毒局部皮肤 （2）抽吸药液，再次查对，排尽空气 （3）手术者按无菌操作原则戴上无菌手套，一手食指和中指于腹股沟处扪及股动脉搏动最明显部位并固定，另一手持注射器，针头与皮肤成90°或45°角，在股动脉内侧0.5cm处刺入，抽动活塞见有暗红色血后，固定针头	（1）穿刺时应沉着，一旦出现局部血肿，立即拔出针头，按压局部，另选其他部位静脉穿刺 （2）见暗红色血液回流，提示针头进入静脉 （3）抽出暗红色血液，提示针头已进入股静脉 （4）有出血倾向者不宜采用股静脉注射 （5）必要时，穿刺侧股下可垫一小枕以显露注射部位
	▲小儿头皮静脉注射 （1）协助患儿取仰卧或侧卧位 （2）选择静脉，注射部位备皮 （3）常规消毒局部皮肤，待干 （4）选用头皮针，再次核对、检查并排尽空气 （5）由助手固定患儿头部，操作者一手拇指、食指固定静脉两端皮肤，另一手持头皮针针柄沿静脉向心方向，使针头与皮肤成15°～20°角，由静脉上方刺入皮下，再沿静脉方向潜行刺入静脉 （6）见回血后推药少许，如无异常，用胶布固定针头	见回血，证明针头已刺入血管内
4. 推注药液	缓慢推注药液	注药过程中要缓慢地试抽回血，以检查针头是否仍在静脉内。如有局部疼痛或肿胀隆起，且抽无回血，应拔出针头，更换部位，重新注射
5. 拔针、按压	注射完毕，将干棉签放于穿刺点上方，快速拔出针头，按压片刻	股静脉注射，拔针后加压止血3～5分钟，以免引起出血或形成血肿
6. 整理、记录	再次核对，协助病人取舒适卧位，整理床单位，清理用物，洗手，做好记录	严格按消毒隔离原则进行

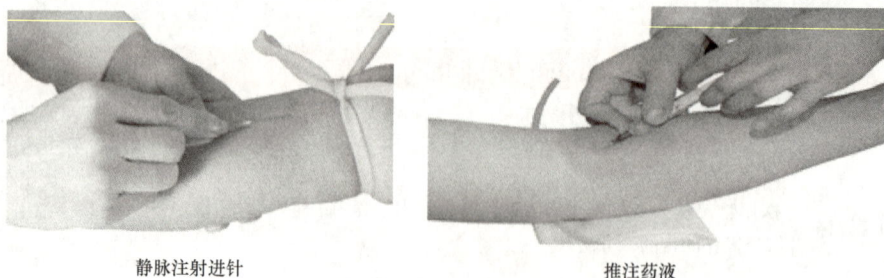

静脉注射进针　　　　　　　　　　　　推注药液

图 13-17　静脉注射

【注意事项】

（1）一般选择弹性好、粗直、相对固定、避开关节部位的静脉。为保护血管，应有计划地自远心端至近心端选择血管。

（2）根据病情及药物性质调整注入药物的速度，并注意观察病人局部皮肤及病情变化。

（3）注射对组织刺激性强的药物时，应采用引导注射法。另备0.9%氯化钠注射液（生理盐水）穿刺，证实针头在血管内后，再换上所需药液推注，以防药液外渗于皮下而发生组织坏死。

（4）如静脉出现烧灼感、触痛或其他异常感觉，用50%硫酸镁湿敷或报告医生进行处理。保持皮肤清洁，以防发生感染。

（5）股静脉穿刺中，若回血呈鲜红色，表示误刺入股动脉，应立即拔出针头，并用无菌纱布压迫穿刺处5～10分钟，直至无出血为止，再改用另一侧股静脉重新穿刺。有出血倾向的病人禁忌股静脉穿刺。

（6）小儿头皮静脉注射时，应与家属进行沟通，注意约束患儿，防止其抓捏注射部位。穿刺时注意动脉和静脉的鉴别。

【评价】

（1）病人理解注射目的，能够接受并配合操作。

（2）病人注射部位无渗出、肿胀，未发生感染，无损伤。

【常见静脉穿刺失败的原因】

（1）针头未刺入静脉内：穿刺时，因进针角度过小或静脉滑动，针头刺入皮下组织，抽吸无回血，推注药液可见局部皮肤隆起并有疼痛。

（2）针头斜面一部分在血管内：穿刺时，见回血后未平行进针或推进针尖斜面不完全；或在穿刺成功后，因固定不当或松解止血带方法欠妥，导致针头移位，使针尖斜面部分在血管外，抽吸可见回血，推药时部分药液渗出至皮下组织，局部皮肤隆起并伴有疼痛。

（3）针头刺破对侧血管壁：针头刺入略深，即针头斜面部分穿破对侧静脉管壁，抽吸有回血，推注时部分药液溢至深部组织，虽局部皮肤暂无明显隆起，但病人有明显疼痛感。

（4）针头刺入深层组织：针头刺入过深，即针头穿透对侧静脉管壁后进入深层组织，抽吸无回血，推注药液时局部皮肤无隆起，但有疼痛感。

第五节　药物过敏试验

临床上使用某些药物时，常可引起不同程度的过敏反应，甚至发生过敏性休克，如不及时抢救，可危及生命。为了合理使用药物，充分发挥药物疗效，防止过敏反应的发生，在使用某些药物前除须详细询问病人的过敏史、用药史、家族史，还须做药物过敏试验。在做药物过敏试验过程中，应熟练掌握操作方法和抢救技术，要准确配制药液，认真观察病人反应，正确判断结果，做好发生过敏反应时的抢救准备。

案例分析

李先生，男，23岁，化脓性扁桃体炎。医嘱：青霉素800万U qd ivgtt×5，皮试结果为阴性。在输注过程中病人突然感到胸闷、气促，且面色苍白、出冷汗、脉细弱，测血压为60/46mmHg。

任务：请判断该病人的情况，并采取合适的紧急护理措施。

一　药物过敏反应概述

（一）药物过敏反应发生的原因

药物过敏反应发生的根本原因是抗原和抗体的相互作用。大多数药物是小分子，是不完全抗原（半抗原）。当这些小分子药物进入机体后，药物和它的代谢物与体内大分子载体（如蛋白质、多肽及多糖等）发生不可逆结合而形成全抗原，使T淋巴细胞致敏，进而作用于B淋巴细胞，使B淋巴细胞转化为浆细胞并产生特异性抗体IgE。IgE黏附于某些组织如皮肤、鼻咽部、支气管黏膜下微血管壁周围的肥大细胞上或血液中的嗜碱性粒细胞表面，使机体呈致敏状态。当过敏体质的人再次接触该抗原时，抗原即和抗体在致敏细胞上相互作用，导致肥大细胞破裂，释放出生物活性物质，如组胺、缓激肽、5-羟色胺等，引起平滑肌痉挛，腺体分泌增多，毛细血管扩张及通透性增强，从而产生一系列过敏反应。

（二）药物过敏反应的特点

（1）仅发生在少数人身上，不具有普遍性。

（2）微量药物即可发生过敏反应。此特点可作为与药物中毒反应相鉴别的重要依据。

（3）药物过敏反应的临床表现与正常药理反应或毒性无关，是在用法、用量都正常的情况下产生的不正常反应。

（4）一般均发生在再次用药时。首次用药很少发生药物过敏反应，但也有少数人在皮肤试验期间即可发生严重的过敏反应。

（5）药物过敏反应的发生多与体质因素有关。

（三）药物过敏反应的预防

（1）用药前必须详细询问病人的用药史、过敏史和家族史，已知有过敏史者，应禁止做过敏试验。

（2）对致敏性高的药物，必须做过敏试验。试验结果为阴性者方可用药。

（3）正确实施过敏试验，准确判断试验结果。试验过程中应严格遵守操作规程。

（4）做药物过敏试验时，药液必须现配现用，以减少过敏反应的发生。

（5）用药过程中，应严密观察病人的反应，并备好急救药品与抢救物品，注射后留观30分钟，以防发生意外。

（四）药物过敏反应的临床表现

1. 过敏性休克

过敏性休克是过敏反应中最严重的一种反应。过敏性休克的发生率为 5 ～ 10 人 / 万人，多在用药后 5 ～ 20 分钟发生，反应迅速的甚至在用药后数秒内发生，也有极少数病人发生于连续用药的过程中。过敏性休克的主要临床表现如下。

（1）呼吸系统症状：喉头水肿、支气管痉挛和肺水肿引起胸闷、气促、哮喘、呼吸困难等，并伴有濒死感。

（2）循环系统症状：周围血管扩张导致有效循环血量不足而引起面色苍白、冷汗、发绀、脉细弱、血压下降等。

（3）中枢神经系统症状：脑组织缺氧引起头晕眼花、四肢麻木、意识丧失、抽搐、大小便失禁等。

2. 血清病型反应

血清病型反应也称免疫复合物型变态反应，一般于用药后 7 ～ 12 天发生，临床表现有发热、关节肿痛、皮肤瘙痒、荨麻疹、全身淋巴结肿大、腹痛等。

3. 器官或组织的过敏反应

（1）皮肤过敏反应：瘙痒、荨麻疹，严重者发生剥脱性皮炎。

（2）呼吸道过敏反应：可引起哮喘或促使原有的哮喘发作。

（3）消化系统过敏反应：恶心、呕吐、腹痛、腹泻、便血等。

上述症状可单独出现也可同时存在，临床上最早出现的是呼吸道过敏症状或皮肤瘙痒。因此，护士必须观察病人用药后的反应，认真倾听病人的主诉。

（五）过敏性休克的急救措施

1. 就地抢救

立即停药，进行抢救，使病人平卧，注意保暖。

2. 首选肾上腺素注射

立即皮下注射 0.1% 盐酸肾上腺素 0.5 ～ 1mL，小儿酌减。如症状不缓解，可每隔 30 分钟皮下或静脉注射 0.1% 盐酸肾上腺素 0.5mL，直至脱离危险期。此药是抢救过敏性休克的首选药物，它具有收缩血管、增加外周阻力、增加心排血量及松弛支气管平滑肌等作用。

3. 纠正缺氧，改善呼吸

给予氧气吸入，当呼吸受抑制时，应立即进行口对口呼吸，并肌内注射尼可刹米或洛贝林等呼吸兴奋剂。因喉头水肿影响呼吸时，应立即准备气管插管或配合施行气管切开术。

4. 抗过敏治疗

根据医嘱立即给予地塞米松 $5 \sim 10$ mg 静脉注射或用氢化可的松 $200 \sim 400$ mg 加入 $5\% \sim 10\%$ 葡萄糖液 500 mL 内，静脉滴注。及时纠正酸中毒，按医嘱应用抗组织胺类药物，如肌内注射异丙嗪 $25 \sim 40$ mg 或苯海拉明 $20 \sim 40$ mg。

5. 补充血容量

给予 10% 葡萄糖溶液或平衡液静脉滴注，以扩充血容量，如血压下降不回升，可根据医嘱给予多巴胺、间羟胺等升压药物。如病人心搏骤停，应立即进行胸外心脏按压。

6. 密切观察病情

密切观察病人的体温、脉搏、呼吸、血压、尿量及其他临床变化，对病情动态变化做好护理记录。病人未脱离危险期时，不宜搬动。

二 常用药物过敏试验

（一）青霉素过敏试验

【目的】
预防过敏反应。

【部位】
常选用前臂掌侧下段处，因该处皮肤较薄，易于进针且肤色较淡，易于辨认皮试结果。

【评估】
（1）病人病情、用药史、过敏史、家族史，以及是否用过此药或停药时间、是否更换批号。

（2）病人对药物过敏试验的认识、试验部位皮肤情况、病人的心理反应及合作程度。

【计划】
（1）护士准备：衣帽整洁，清洗双手，戴口罩。掌握青霉素皮试结果的观察方法，熟悉青霉素过敏反应的处理措施。

（2）病人准备：了解药物过敏试验的目的、过程及注意事项，情绪稳定，积极配合。病人空腹时不宜做过敏试验，以防发生晕针、低血糖晕厥等反应，与过敏反应相混淆。

（3）用物准备：同皮内注射，另备 5 mL 注射器、0.9% 氯化钠注射液、试验药液、0.1% 盐酸肾上腺素、地塞米松、氧气及急救用物等。

（4）环境准备：整洁、安静、舒适、安全、光线充足。

【实施】

青霉素过敏试验见表13-12。

表13-12 青霉素过敏试验

操作流程		操作步骤	操作要点与说明
试验液配制	1. 核对、检查	（1）检查药物，查看所需用物是否齐全 （2）撬开铝盖中心部分并消毒，待干	核对药名、浓度、剂量、有效期，检查质量
	2. 准备试验液	（1）用5mL注射器抽取0.9%氯化钠注射液4mL，注入并溶解青霉素。含青霉素20万U/mL （2）再次消毒瓶塞中心部分，待干。取上液0.1mL，加0.9%氯化钠注射液稀释至1mL，混匀。含青霉素2万U/mL （3）弃去上液0.9mL，剩0.1mL，加0.9%氯化钠注射液稀释至1mL，混匀。含青霉素2000U/mL （4）弃去上液0.9mL或0.75mL，余0.1mL或0.25mL，加0.9%氯化钠注射液稀释至1mL，混匀，排气，配成含青霉素200~500U/mL的皮试液，将针头保护套或原空安瓿套在针头上，贴好标记，放入注射盘内备用	（1）注入氯化钠溶液后回抽等量空气，保证密封瓶内外压力一致 （2）取0.1mL原液时不能混有气体 （3）每次抽吸氯化钠溶液过程中勿使气体进入注射器内 （4）注明试验液名称、配制时间
皮内试验法	1. 核对、解释	将用物携至床旁，核对病人的床号、姓名、医嘱，并解释操作的目的、过程及方法	—
	2. 皮肤试验	协助病人取合适卧位，穿刺部位用70%乙醇消毒，遵照皮内注射要点在病人前臂掌侧下段注射0.1mL青霉素皮肤试验液，20分钟后观察并判断、记录皮肤试验结果	—
	3. 整理用物	再次核对，协助病人取舒适体位，整理床单位及用物，正确处理注射用物	—
	4. 结果判断	阴性（-）：皮丘无改变，周围无红肿、无红晕，病人无自觉症状、无不适表现（阴性）。阳性（+）：皮丘隆起增大，出现红晕、硬结，直径大于1cm或周围出现伪足，伴有痒感。可有头晕、心悸、恶心，严重者可出现过敏性休克	观察局部情况，同时询问病人全身情况及自觉症状
	5. 判断后处理	（1）试验结果为阴性者遵医嘱应用药物 （2）试验结果为阳性者禁用青霉素，并在医嘱单、体温单、病历卡、床头卡、注射卡、门诊卡上标明"青霉素阳性"，同时告知病人及其家属	告知医生更换药物

【注意事项】

（1）用药前必须详细询问病人的用药史、过敏史和家族史。已知过敏史者禁做过敏试验，对有其他药物过敏或变态反应病史者应慎用。

（2）严格执行"三查八对"制度。首次用药、已接受青霉素治疗者停药3天以上，或用药过程中更换药物批号时，必须做过敏试验，结果为阴性者方可用药。使用任何剂型的青霉素前都应做过敏试验。

（3）严格遵守操作规程。准确配制皮试液浓度，注入药物剂量，判断试验结果。

（4）青霉素应现配现用。青霉素水溶液极不稳定，若放置时间过长，除药物被污染或药物效价降低，还可分解产生各种致敏物质而引起过敏反应。配制试验液和稀释青霉素的等渗盐水应专用。

（5）试验结果为阳性者禁用青霉素，并在医嘱单、体温单、病历卡、床头卡、注射卡、门诊卡上标明"青霉素阳性"，同时告知病人及其家属。

（6）不宜空腹进行皮肤试验和药物注射。有的病人因空腹用药会出现晕针、疼痛刺激等，并产生头晕眼花、出冷汗、面色苍白、恶心等反应，易于与过敏反应相混淆，应注意区分。

（7）严密观察过敏反应。皮试后及首次注射青霉素者需就地观察30分钟，并备好急救药品及抢救设备，如备好盐酸肾上腺素、氧气等。

（二）氨苄西林、苯唑西林过敏试验

1. 皮内试验药液的配制

试验药液以1mL含0.5mg的氨苄西林或苯唑西林等渗盐水溶液为标准。配制方法见表13-13。

表13-13 氨苄西林、苯唑西林皮内试验药液的配制方法（0.5mg/mL）

氨苄西林、苯唑西林	0.9%氯化钠注射液	药液含量	要 求
0.5g/支	2.0mL	0.25g/mL	充分溶解
取上液0.2mL	0.8mL	50.00mg/mL	摇匀
取上液0.1mL	0.9mL	5.00mg/mL	摇匀
取上液0.1mL	0.9mL	0.50mg/mL	摇匀后贴好标记备用

2. 试验方法

皮内注射氨苄西林或苯唑西林皮试溶液0.1mL（0.05mg）。

3. 试验结果

判断、记录试验结果，同青霉素过敏试验。

（三）头孢菌素（先锋霉素）过敏试验

头孢菌素类过敏反应的机制与青霉素相似，主要由抗原和抗体相互作用引起。此外，头孢菌素类与青霉素之间呈现不完全的交叉过敏反应，对青霉素过敏的病人中，有10%～30%对头孢菌素类过敏，而对头孢菌素类过敏者绝大多数对青霉素过敏。

1. 皮内试验药液的配制

试验药液以1mL含60μg头孢菌素等渗盐水溶液为标准。配制方法见表13-14。

表13-14 头孢菌素（头孢唑林、头孢拉定）皮内试验药液的配制方法（60μg/mL）

头孢菌素	0.9%氯化钠注射液	药液含量	要 求
0.5g	5.0mL	0.1g/mL	充分溶解
取上液0.1mL	0.9mL	10.0mg/mL	摇匀
取上液0.1mL	0.9mL	1.0mg/mL	摇匀
取上液0.1mL	0.9mL	100.0μg/mL	摇匀
取上液0.6mL	0.4mL	60.0μg/mL	摇匀后贴好标记备用

2.试验方法

皮内注射头孢菌素皮内试验药液 0.1mL（6μg）。

3.试验结果

判断、记录试验结果同青霉素过敏试验。

【注意事项】

（1）凡既往使用头孢菌素类药物发生过敏反应者，不得再做过敏试验。

（2）皮试结果阴性者，用药后仍有发生过敏反应的可能，故在用药期间应密切观察，如有过敏反应，应立即停药并通知医生，处理方法同青霉素过敏试验。

（四）破伤风抗毒素（TAT）过敏试验

破伤风抗毒素是从马的免疫血清中提取的，对人体来说是一种异种蛋白，具有抗原性，注射后容易出现过敏反应。因此，用药前须做过敏试验，曾用过破伤风抗毒素但停药超过一周者，如需再次使用，也应重新做过敏试验。

1.皮内试验药液的配制

试验药液以 1mL 含 150IU 破伤风抗毒素等渗盐水溶液为标准。配制方法见表 13-15。

表 13-15 破伤风抗毒素皮内试验药液的配制方法（150IU/mL）

破伤风抗毒素（1 支 1500 IU）	0.9%氯化钠注射液	药液含量	要　求
取上液 0.1mL	0.9mL	150IU/mL	摇匀后贴好标记备用

2.试验方法

皮内注射破伤风抗毒素皮内试验药液 0.1mL（15IU），注射后 20 分钟观察、判断试验结果。

3.试验结果

（1）阴性（-）：局部无红肿，无全身反应。

（2）阳性（+）：局部皮丘红肿、硬结，直径大于 1.5cm，红晕范围直径超过 4cm，有时出现伪足、痒感。全身反应同青霉素过敏试验。

（3）破伤风抗毒素脱敏注射法：对破伤风抗毒素过敏试验阳性病人，可采用小剂量多次脱敏注射疗法。破伤风抗毒素脱敏疗法的机制：小量抗原进入体内后同吸附于肥大细胞或嗜碱性粒细胞上的 IgE 结合，使其逐步释放出少量的组胺等活性物质。而机体本身有一种组胺酶，它可使组胺分解，不对机体产生严重损害，因此在临床上不出现症状。经过多次小量的反复注射后，可使细胞表面大部分甚至全部的 IgE 被结合而消耗掉，最后大量注射破伤风抗毒素便不会发生过敏反应。破伤风抗毒素脱敏注射方法见表 13-16。

表 13-16 破伤风抗毒素脱敏注射方法

注射次数	破伤风抗毒素	0.9%氯化钠注射液	注射方法	观察间隔时间
1	0.1mL	0.9mL	肌内注射	20 分钟
2	0.2mL	0.8mL	肌内注射	20 分钟
3	0.3mL	0.7mL	肌内注射	20 分钟
4	余量	稀释至 1.0mL	肌内注射	20 分钟

在脱敏注射过程中，应密切观察病人反应。若发现病人出现面色苍白、发绀、荨麻疹、头晕及心悸等不适或过敏性休克，应立即停止注射破伤风抗毒素，按青霉素过敏性休克的急救措施处理。若过敏反应轻微，可待症状消退后，酌情减少剂量，并增加注射次数，以达到顺利注入余量的目的。

🔖 知识链接

人体破伤风免疫球蛋白是一种血液制品抗感染药，由用乙型肝炎疫苗免疫后再经吸附破伤风疫苗免疫的健康人血浆，经提取、灭活病毒制成。它是针对破伤风杆菌的特异性免疫球蛋白，每支250IU，含有高效价的破伤风抗体，能中和破伤风毒素。它主要用于预防和治疗破伤风，尤其适用于对马血清破伤风抗毒素有过敏反应者。对人免疫球蛋白类制品有过敏史者禁用。人体破伤风免疫球蛋白需在2～8℃的暗处保存。其仅供臀部肌内注射，不需做皮试，不得静脉注射。

（五）普鲁卡因过敏试验

普鲁卡因为常用的局麻药，主要用于浸润麻醉、神经阻滞麻醉、蛛网膜下腔麻醉，偶发轻重不一的过敏反应。凡首次应用普鲁卡因或注射普鲁卡因青霉素者，均须做普鲁卡因过敏试验，试验结果阴性者方可用药。操作方法基本同青霉素过敏试验。

1. 皮内试验药液的配制

试验药液以0.25%普鲁卡因等渗盐水溶液为标准。配制方法见表13-17。

表13-17　普鲁卡因皮内试验药液的配制方法（0.25%）

1%普鲁卡因	0.9%氯化钠注射液	浓　度	要　求
取上液0.25mL	0.75mL	0.25%	摇匀后贴好标记备用

2. 试验方法

皮内注射0.25%普鲁卡因皮内试验药液0.1mL（0.25mg）。

3. 试验结果

判断、记录试验结果。过敏反应的急救措施同青霉素过敏试验。

（六）碘过敏试验

临床上常用碘化物造影剂做肾脏、胆囊、膀胱、支气管、脑血管等造影检查，此类药物也可发生过敏反应。凡首次应用此药者，应在碘造影前1～2天做碘过敏试验，结果为阴性者方可做碘造影检查。操作方法基本同青霉素过敏试验。

1. 试验方法

（1）口服试验法：口服5%～10%碘化钾5mL，3次/天，共3天，观察结果。

（2）皮内注射法：皮内注射碘造影剂0.1mL，注射后20分钟观察、判断试验结果。

（3）静脉注射法：在病人静脉内缓慢注入碘造影剂1mL（30%泛影葡胺1mL），注射后5～10分钟观察、判断试验结果。在静脉注射造影剂前，必须先做皮内注射，然后再行静脉注射，如为阴性方可进行碘造影检查。

2.试验结果

（1）口服试验法：服药后出现口麻、流泪、流涕、头晕、恶心、呕吐、荨麻疹等反应为阳性。

（2）皮内注射法：局部有红肿、硬结，直径大于1cm为阳性。

（3）静脉注射：观察病人有无全身反应，如血压、脉搏、呼吸、面色等改变为阳性。

3.过敏反应的救治措施

同青霉素过敏试验。

4.注意事项

（1）静脉注射造影剂前，必须先做皮内试验，阴性者做静脉注射试验，静脉注射试验阴性者方可进行碘造影检查。

（2）少数病人碘过敏试验为阴性，但在注射碘造影剂时仍可发生过敏反应，所以在造影时需备好急救药品。

（七）细胞色素C过敏试验

细胞色素C是一种细胞呼吸激活剂，常作为组织缺氧治疗的辅助用药，偶见过敏反应，用药前仍须做过敏试验，结果阴性者方可用药。操作方法基本同青霉素过敏试验。

1.试验方法

（1）皮内注射法：①试验药液的配制，试验药液以1mL含细胞色素C 0.75mg的等渗盐水溶液为标准。配制方法见表13-18。②试验方法，皮内注射细胞色素C试验药液0.1mL（0.075mg），注射后20分钟观察、判断试验结果。

表13-18 细胞色素C皮内试验药液的配制方法（0.75mg/mL）

细胞色素C（2mL含1.5mg）	0.9%氯化钠注射液	药液含量	要 求
取上液0.1mL	0.9mL	0.75mg/mL	摇匀后贴好标记备用

（2）划痕试验法：①在病人的前臂下段用70%乙醇常规消毒皮肤，待干。②取细胞色素C原液（每1mL含细胞色素C 7.5mg）1滴，滴于皮肤上。③用无菌针头在表皮上划痕两道，长约0.5cm，深度以微量渗血为度。

（3）试验结果判断：①阴性（-）：局部无红肿。②阳性（+）：局部红肿，直径大于1cm，有丘疹。

2.注意事项及急救措施

同青霉素过敏试验。

（八）链霉素过敏试验

链霉素对革兰阴性细菌及结核杆菌有较强的抗菌作用。链霉素本身的毒性作用及所含杂质（链霉素胍及二链霉胺）具有释放组胺的作用，可引起中毒反应和过敏反应。因此，使用链霉素时，必须做药物过敏试验。操作方法基本同青霉素过敏试验。

1.试验方法

（1）皮内注射试验药液的配制：试验药液以2500U/mL链霉素等渗盐水溶液为标准。配制方法见表 13-19。

表 13-19 链霉素过敏试验药液的配制方法（2500U/mL）

链霉素	0.9%氯化钠注射液	药液含量	要 求
100万U	3.5mL	25.0万U/mL	充分溶解
取上液0.1mL	0.9mL	2.5万U/mL	摇匀
取上液0.1mL	0.9mL	2500.0U/mL	摇匀后贴好标记备用

（2）试验方法：皮内注射 2500U/mL链霉素试验药液 0.1mL（250U）。

（3）试验结果：判断、记录试验结果同青霉素过敏试验。

2. 过敏反应的临床表现与急救措施

（1）链霉素过敏反应临床上较少见，其表现同青霉素过敏反应。但链霉素可同时伴有更严重的毒性反应，如全身麻木、肌肉无力、耳鸣、耳聋、眩晕等。

（2）急救措施同青霉素过敏反应。出现中毒反应时，可在急救措施中另加用 10% 葡萄糖酸钙或稀释 1 倍的 5% 氯化钙溶液进行静脉注射。另外，链霉素杂质可与钙离子结合，从而减轻毒性症状。

【评价】

（1）试验药液配制过程正确，保证剂量准确无误。

（2）注射部位准确，操作手法规范，试验结果判断正确。

第六节 局部给药法

一 滴药法

【目的】

将药液滴入眼、耳、鼻等处，以获得局部或全身治疗效果或做某些诊断检查。

【评估】

病人的自理能力、用药程度、用药目的及配合程度。

【计划】

（1）护士准备：洗手，戴口罩，向病人解释用药的目的及相应的注意事项。

（2）病人准备：取舒适卧位，积极配合操作。

（3）用物准备如下。滴眼药：遵医嘱备药（滴管或盛有药液的滴瓶）、注射盘内备弯盘1个、治疗单或医嘱单1本、治疗巾1张、消毒干棉球罐1个、按医嘱所备药液、治疗碗及浸有消毒液的小毛巾1套。滴耳药：遵医嘱备药（盛药液的滴瓶）、消毒棉签、小棉球、按需要所备3%过氧化氢溶液、吸引器、消毒吸引器头。滴鼻药：滴鼻药瓶（内含所需药物）、纸巾。

（4）环境准备：安静、整洁、光线适宜。

【实施】

滴药法见表13-20。

表13-20 滴药法

操作流程	操作步骤	操作要点与说明
1. 核对、解释	核对床号、姓名并向病人解释操作的目的及过程	—
2. 准备药液	（1）洗手，戴口罩，按医嘱准备药液 （2）将用物携至病人处，再次查对	—
3. 滴入药物	▲滴眼药 （1）协助病人取仰卧位，头略后仰，操作者站于病人身旁或身前 （2）用干棉球拭去眼部分泌物，嘱病人眼向上看，左手将下眼睑向下方牵引，右手持滴管（瓶），手掌根部轻置于病人前额上 （3）滴管距离眼睑1～2cm，将药液1～2滴滴入眼下部结膜囊内（图13-18） （4）轻提上眼睑，使药液均匀扩散于眼球表面，以干棉球拭干流出的药液，并嘱病人轻轻闭眼2～3分钟 （5）用棉球紧压泪囊部1～2分钟 （6）涂眼药膏者，应将眼药膏挤入下穹隆部约1cm长度，最后以旋转方式将药膏体折断 （7）轻提上眼睑，使药膏覆盖眼球，并嘱病人闭双眼，转动眼球 （8）以干棉球拭去外溢的药膏，并用棉球压泪囊区2～3分钟	（1）用滴管或眼药滴瓶将药液滴入结膜囊，以达到杀菌、收敛、消炎、麻醉、散瞳、缩瞳等治疗或诊断目的 （2）向下牵拉眼睑，以暴露结膜下穹隆部 （3）注意动作轻柔，滴入药量准确 （4）勿使滴管末端触及睫毛或眼睑缘，以防污染 （5）以利于药物充分发挥 （6）以免药液经泪道流入泪囊和鼻腔后由黏膜吸收而引起全身不良反应
	▲滴耳药 （1）指导或协助病人摆好体位 （2）用药之前再次严格查对 （3）吸净耳道内分泌物，必要时用3%过氧化氢溶液 （4）反复清洗至清洁，以棉签拭干 （5）用一手将耳廓向后上方轻轻牵拉，使耳道变直，另一手持滴瓶，掌根轻置于耳廓旁，将药液2～3滴滴入耳道轻压耳屏（图13-19），用小棉球塞入外耳道口 （6）嘱病人保持原体位1～2分钟，观察有无迷路反应，如眩晕、眼球震颤等	（1）便于药液流入耳内 （2）注意避免滴管触及外耳道，以防污染滴管及药物 （3）以免药液流出 （4）使药物充分发挥作用
	▲滴鼻药 （1）嘱病人先排出鼻腔内分泌物，清洁鼻腔 （2）协助病人取合适体位。①仰头位：取坐位，头向后仰或肩下垫枕。②垂头仰卧位：使头悬垂于床沿，前鼻孔向上。③侧头位：嘱病人侧卧，肩下垫枕，使头偏向患侧并下垂 （3）操作者手持一干棉球，以手指轻推鼻尖，使鼻孔扩张，另一手持滴瓶在距鼻孔约2cm处向鼻孔内滴入药液3～5滴（图13-20）。轻捏鼻翼，使药液均匀分布鼻腔黏膜或将棉球轻轻塞于前鼻孔 （4）嘱病人头部略向两侧轻轻摇动后，保持原位3～5分钟，然后捏鼻坐起	（1）侧卧位应将药液滴入下方鼻孔，用于治疗或协助诊断鼻腔、鼻窦、中耳的疾病 （2）滴管不可触及鼻孔，以免被污染 （3）使药液分布均匀并达到所有鼻窦的窦口 （4）操作完毕，注意观察有无反射性黏膜充血加剧，其原因与血管收缩剂连续使用时间过长（超过3天）有关

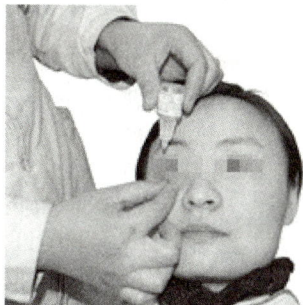

图 13-18　滴眼方法　　　　图 13-19　滴耳方法　　　　图 13-20　滴鼻方法

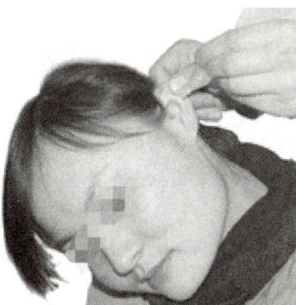

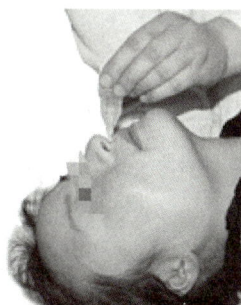

【注意事项】

（1）滴药时动作应轻柔、准确并选择正确的姿势。

（2）观察治疗效果，注意有无不良反应出现，如滴耳药后有无迷路反应、滴鼻药后有无反射性黏膜充血加剧等。

二　插入给药法

　　插入给药法的常用药物为栓剂，包括直肠栓剂和阴道栓剂。栓剂是由药物与适宜基质制成供腔道给药的固体制剂。其熔点为37℃左右，插入体腔后缓慢融化而产生药效。

【目的】

（1）直肠栓剂插入法：

　·直肠插入甘油栓，可软化粪便，以利于排出。

　·栓剂中有效成分被直肠黏膜吸收，以产生全身治疗作用，如小儿用的解热镇痛药栓剂。

（2）阴道栓剂插入法：自阴道插入栓剂，以起到局部治疗的作用。

【评估】

病人的自理能力、用药程度、用药目的及配合程度。

【计划】

（1）护士准备：洗手，戴口罩，向病人解释用药的目的及注意事项。

（2）病人准备：取合适体位，积极配合操作。

（3）用物准备如下。

　·直肠栓剂插入法：直肠栓剂、指套或手套、卫生纸。

　·阴道栓剂插入法：阴道栓剂、栓剂置入器或手套、卫生棉垫。

（4）环境准备：安静、整洁、光线适宜。

【实施】

插入给药法见表13-21。

表13-21 插入给药法

操作流程	操作步骤	操作要点与说明
1. 核对、解释	核对床号、姓名并向病人解释操作的目的及过程	严格执行"三查八对"制度
2. 准备药液	（1）洗手，戴口罩，按医嘱准备药物 （2）将用物备齐，携至病人处，再次查对	—
3. 插入药物	▲直肠栓剂插入法 （1）协助病人取侧卧位，膝部弯曲并暴露肛门 （2）戴上指套或手套 （3）让病人张口深呼吸，尽量放松。将栓剂插入肛门并用食指将栓剂沿直肠壁朝脐部方向送入6～7cm （4）置入栓剂后保持侧卧位15分钟，若栓剂滑脱出肛门外，应重新插入	（1）避免污染手指 （2）使肛门括约肌松弛 （3）必须插至肛门内括约肌以上并确定栓剂靠在直肠黏膜上，若插入粪块则不起作用 （4）防止栓剂滑脱或溶化后渗出肛门外 （5）确保用药效果 （6）不能下床者将便器、卫生纸、呼叫器放于病人易取处
	▲阴道栓剂插入法 （1）协助病人取屈膝仰卧位，双腿外展并暴露会阴部，铺橡胶单及治疗巾于会阴下 （2）戴上指套或手套取出栓剂，嘱病人张口深呼吸，尽量放松 （3）利用置入器或戴上指套将栓剂沿阴道下后方轻轻送入5cm达阴道穹隆 （4）嘱咐病人至少平卧15分钟，以利于药物扩散至整个阴道组织并利于药物吸收 （5）取出治疗巾及橡胶单，为避免药物或阴道渗出物污染内裤，可使用卫生棉垫	（1）避免污染手指 （2）必须确定阴道口后才能置药，避免误入尿道 （3）确保用药效果 （4）如病人愿意自己操作，可教其方法
4. 整理、记录	（1）协助病人穿裤子并取舒适体位，整理床单位和用物 （2）清洗双手并做好记录	—

【注意事项】

（1）应观察疗效及病人的主观感觉。

（2）成年女性阴道长约10cm，故阴道栓剂插入给药时必须置入5cm以上深度，以防滑出。

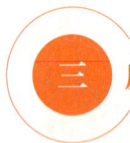

三 皮肤给药法

皮肤给药的剂型有多种，如溶液、油剂、粉剂、糊剂等。护士要掌握有关用药原则，以便取得最佳疗效。

【目的】

将药液直接涂于皮肤，以起到治疗的作用。

【评估】

病人的皮肤情况、自理能力、合作程度。

【计划】

（1）护士准备：洗手，戴口罩，向病人解释用药的目的及注意事项。

（2）用物准备：遵医嘱备药、棉签、弯盘，必要时备清洁皮肤用物。

（3）病人准备：取合适体位，积极配合操作。

（4）环境准备：安静、整洁、光线适宜。

【实施】

皮肤给药法见表13-22。

表 13-22 皮肤给药法

操作流程	操作步骤	操作要点与说明
1. 核对、解释	核对床号、姓名并向病人解释操作的目的及过程	严格执行"三查八对"制度
2. 准备药液	（1）洗手、戴口罩，按医嘱准备药物 （2）将用物备齐，携至病人处，再次查对	—
3. 涂擦药物	涂擦药物前先用温水与中性肥皂清洁皮肤	如患有皮炎则只用清水清洁即可，如无皮肤破损可指导病人自理
	根据药物的不同剂型采用不同方法	—
	溶液剂：将治疗巾及橡胶单垫于患处，用钳子夹持蘸湿药液的棉球后洗抹患部，至清洁后用干棉球抹干即可	（1）一般为非挥发性药物的水溶液，如3%硼酸溶液、利凡诺溶液 （2）主要用于皮炎并伴有大量渗液或脓液者 （3）溶液也可用于湿敷
	糊剂：用棉签将药糊直接涂于患处	（1）含有多量粉末的半固体制剂，如氧化锌糊、甲紫糊 （2）有保护皮损、吸收渗液和消炎等作用 （3）适用于亚急性皮炎。有少量渗液或轻度糜烂者，药糊不宜涂得太厚 （4）如皮损有糜烂面或少量溶液时，应先将糊剂涂在纱布上，然后贴在皮损处，外加包扎
	软膏：用擦药棒或棉签将软膏涂于患处	（1）由药物与适宜基质制成的有适当稠度的膏状制剂，如硼酸软膏、硫黄软膏 （2）有保护、润滑和软化痂皮等作用 （3）不必过厚，有溃疡或大片糜烂皮损处需包扎
	膏剂：用棉签将乳膏涂于患处	（1）由药物与乳剂型基质制成的软膏，如樟脑霜 （2）具有杀菌、止痒、消毒等作用 （3）禁用于渗出物较多的皮炎
	酊剂和醑剂：用棉签蘸药涂于患处	（1）药物用规定浓度的乙醇浸出或溶解而制成的澄清液体制剂为酊剂，挥发性有机药物的乙醇溶液为醑剂 （2）适用于慢性皮肤病病人的苔藓样变 （3）因药物有刺激，不宜用于有糜烂面的急性皮炎、黏膜以及眼、口周围
	粉剂：扑撒于皮肤表面	一种或数种药物的极细粉末均匀混合，如滑石粉、痱子粉等

【注意事项】

（1）观察用药后的皮肤反应。

（2）了解病人的主观感觉。

四 舌下给药法

舌下给药法多用于急症病人，以及经胃肠道给药后药效降低甚至失效，而舌下给药疗效较好的情况。临床上常用的舌下给药法有以下几种：

（1）心脑血管意外是内科的危重病症，处理不及时常危及生命。舌下给药可以迅速控制病情，争取抢救时间。用于舌下给药的药物有硝苯地平、尼群地平、尼卡地平、维拉帕米、哌唑嗪、地尔硫䓬、卡托普利等。在应用这些药物时，一般治疗可以采用口服给药，危重时应舌下含服（素片），包衣片应嚼碎后含服，胶囊需含服其囊内颗粒，注意不可将包衣片或胶囊直接用于舌下含服。

（2）治疗心绞痛药如硝酸甘油、速效救心丸，镇痛药如二氢埃托啡，只限于舌下含服，口服无效。

（3）当唾液分泌减少时，可直接影响药效的发挥。因此，当口干时，可饮用温水湿润口腔片刻，这样有利于药物的崩解和吸收。

【目的】

药物通过舌下口腔黏膜丰富的毛细血管吸收，可避免胃肠刺激，同时避免了口服途径的肝脏首过效应，达到吸收迅速、不良反应少、应用剂量比口服小的目的。

【注意事项】

（1）教会病人自行用药，将药片放入舌下，让其自然溶解。

（2）应用舌下含服类药物时，应预先咨询医师或药师，确保用药疗效。

（3）保存药品时，应注意按药品说明书要求的条件妥善储存，并注意药物的有效期，保证用药安全有效。

讨论与思考

1. 简述注射原则。

2. 肌内注射时，减轻疼痛的护理措施有哪些？

3. 分别描述臀大肌、臀中肌、臀小肌注射的定位方法。

4. 李某，男，52岁。静脉注射50%葡萄糖，推注过程中病人主诉疼痛，局部肿胀，抽吸无回血。请问：

（1）静脉注射过程中发生了什么情况？如何处理？

（2）还有哪些原因可引起静脉注射失败？

5. 李某，男，40岁，体温39℃，诊断为急性肺炎。医嘱给予注射青霉素80万U，im，bid。如果该病人在做青霉素皮试后5分钟，突然感到胸闷、气促、面色苍白、出冷汗、脉细弱，血压为70/50mmHg，呼之不应。请问：

（1）看到上述医嘱后，护士应做哪些工作？

（2）病人发生了什么情况？应采取哪些急救措施？

6.张某，男，34岁，因前一天晚上不小心被锈钉刺伤右脚，第二天到门诊就诊，遵医嘱给予肌内注射破伤风抗毒素1500U，皮试结果呈阳性。请问如何处理？

7.王某，男，50岁，患慢性支气管炎。近日继发感染，咳嗽、咳痰且痰液黏稠不易咳出。医嘱：超声波雾化吸入。请问：

（1）应如何配制药物？

（2）在操作过程中应注意哪些问题？

第十四章

静脉输液与静脉输血

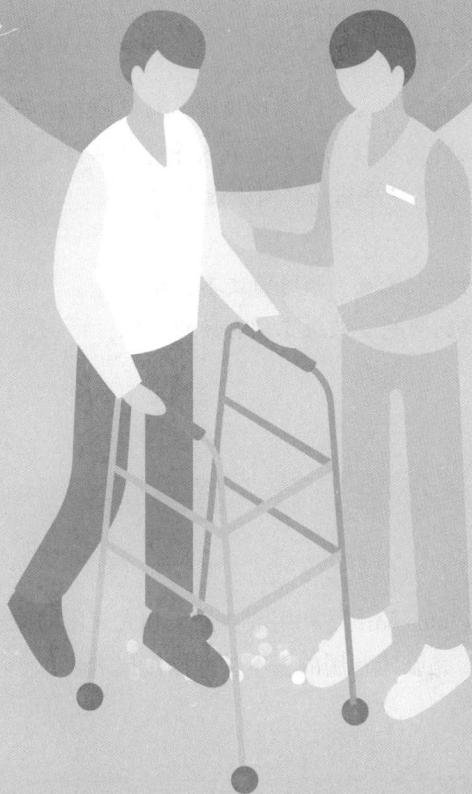

1. 知识目标：掌握静脉输液、输血的概念及目的，常见输液、输血反应的处理及防护，输液故障及处理，输液时间和速度的计算；熟悉静脉输液的常用溶液、部位，常用血制品的种类、适应证。

2. 技能目标：能够正确、熟练地进行密闭式静脉输液，会使用静脉留置针，能为病人正确输血。

3. 情感目标：在工作过程中能与病人沟通交流，体现爱伤观念及人文关怀，培养良好的职业素养。

疾病和创伤等导致机体的水电解质紊乱及酸碱平衡失调，通过静脉输液和输血可以及时、快速地补充丧失的体液、电解质，增加血容量，还可通过静脉输注药物，达到治疗疾病的目的。因此，静脉输液与输血成为临床治疗和抢救的重要措施之一。护士要全面掌握静脉输液、输血的基本理论知识和操作技能；在输液、输血的过程中，严格执行查对制度和操作规范，以确保治疗的安全性和有效性。

案例分析

张某，男，35 岁，颅脑损伤入院，意识模糊，双侧瞳孔不等大，对光反应迟钝。医嘱：20％甘露醇 125 mL ivgtt q 4 h。输注两天后，病人手背静脉出现红肿、疼痛，不能继续输液。更换部位、方法后重新穿刺，保证药物顺利输注。

任务：

1. 选用合适的方法为病人输液，预防输液不良反应。
2. 判断该病人手背静脉问题，做出正确有效的护理。

第一节　静脉输液

静脉输液（intravenous infusion）是利用液体静压和大气压的原理，将一定量的无菌溶液由静脉输入体内的治疗方法，是临床常用的基本护理操作技术。

一　静脉输液的目的

（1）补充水分和电解质，预防和纠正水电解质紊乱和酸碱平衡失调。
（2）补充营养，供给热能，促进组织修复。
（3）输入药物，达到治疗疾病的目的，如输入抗生素控制感染。
（4）补充血容量，改善微循环，维持血压。

（5）输入脱水剂降低颅内压，达到利尿消肿的目的。

二　静脉输液常用溶液及其作用

（一）晶体溶液

晶体溶液的分子量小，在血管内停留时间短，对于维持细胞内外水分的相对平衡起着重要作用。其可用于纠正体内水电解质紊乱等。

1. 5%或10%葡萄糖溶液

5%或10%葡萄糖溶液供给机体水分和热量。

2. 等渗电解质溶液

等渗电解质溶液供给机体水分和电解质。常用溶液有0.9%氯化钠溶液、复方氯化钠溶液、5%葡萄糖氯化钠溶液等。

3. 碱性溶液

碱性溶液用于调节机体酸碱平衡。常用溶液有5%碳酸氢钠溶液和11.2%乳酸钠溶液。

4. 高渗溶液

高渗溶液利尿脱水。常用溶液有20%甘露醇、25%山梨醇、25%～50%葡萄糖溶液等。

（二）胶体溶液

胶体溶液的分子量大，在血管内停留时间长，能有效维持血浆胶体渗透压，并增加血容量、改善微循环、提升血压。

1. 右旋糖酐

中分子右旋糖酐可扩充血容量。低分子右旋糖酐可降低血液的黏滞性、改善微循环和抗血栓。

2. 代血浆

代血浆增加血浆胶体渗透压及循环血量，急性大出血时可与全血共用。常用溶液有羟乙基淀粉（706代血浆）、氧化聚明胶、聚维酮等。

3. 血液制品

血液制品可提高胶体渗透压，减轻水肿；增加循环血量；补充蛋白质和抗体，有助于组织修复和增强机体免疫力。常用的血液制品有5%白蛋白、血浆蛋白等。

（三）静脉营养液

静脉营养液可供给热量，维持正氮平衡，补充各种维生素和矿物质，多用于不能进食的重症病人。常用的静脉营养液有脂肪乳剂等。

静脉输入溶液的种类和量要根据病人体内水电解质及酸碱平衡的情况来确定，一般应遵照"先晶后胶、先盐后糖、先快后慢、补钾四不宜"原则。"补钾四不宜"：①不宜过早，见尿补钾。②不宜过浓，浓度不超过0.3%。③不宜过快，不超过40滴/分钟。④不宜过多，成人每日摄入钾量不超过5g，小儿摄入钾量不超过0.1～0.3g/kg体重。

三 常用静脉输液技术

（一）密闭式周围静脉输液

【目的】

同静脉输液。

【评估】

（1）输液目的、液体种类、输液疗程、输入顺序、时间安排及输注速度。

（2）输入药物的性质、目的、稀释要求、配伍禁忌、不良反应等。

（3）病人的年龄、病情、诊断、体液平衡状态，以及心、肺、肾脏功能等。

（4）病人对输液的认知、合作程度和心理反应。

（5）穿刺部位的局部皮肤状态与静脉条件，如血管粗细、走行、位置、充盈度等。

依据评估资料，选择合适的静脉输液方式、穿刺部位和穿刺针具等。

【计划】

（1）护士准备：衣帽整洁，清洗双手，戴口罩。

（2）用物准备：

·皮肤消毒液、棉签、止血带、小垫枕、治疗巾、输液卡、瓶贴、药液、弯盘、密闭式一次性输液器（图14-1）1套、胶布或输液贴、快速手消毒液、输液架。必要时备夹板及绷带。治疗车下备垃圾桶、利器盒。

·静脉留置针（图14-2）输液时另备：①型号合适的套管针。②无菌敷贴。③封管液，用于套管针的冲管和封管，以保持畅通的静脉通路，避免药物刺激局部血管。临床上常用的封管液有两种：一种是10～100U/mL肝素盐水，一次用量为2～5mL，停止输液后间隔12小时封管一次；另一种是0.9%氯化钠溶液，一次用量为5～10mL，停止输液后间隔8小时封管一次。

（3）病人准备：了解静脉输液的目的、方法、注意事项及配合要点，输液前排尿、排便，取舒适卧位。

（4）环境准备：整洁、安静、舒适、安全、光线充足。

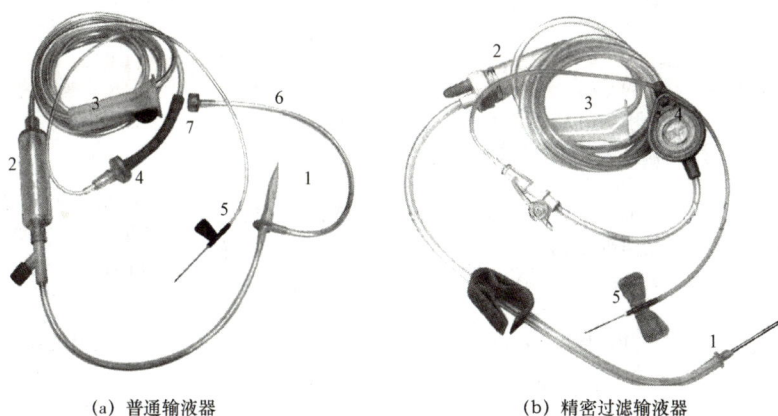

(a) 普通输液器　　　　　　　　(b) 精密过滤输液器

图 14-1　密闭式一次性输液器

注：1.输液瓶针；2.滴管；3.调节器（止水阀）；4.过滤器；5.头皮针（单翼和双翼）；6.进气管；7.空气过滤器。

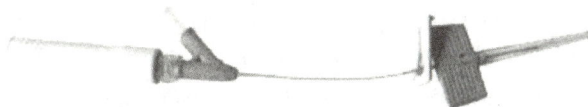

图 14-2　静脉留置针

【实施】

密闭式周围静脉输液见表 14-1。

表 14-1　密闭式周围静脉输液

操作流程		操作步骤	操作要点与说明
密闭式静脉输液	1. 药液准备	（1）核对检查：备齐用物，在治疗室内先擦去药瓶上的尘土，认真核对药液和检查药液质量 （2）填写、粘贴输液卡：根据医嘱填写输液卡，并倒贴于输液瓶上 （3）加药：套上瓶套，打开瓶盖中心部分，常规消毒瓶塞，按医嘱加入药物	核对药名、浓度、剂量和有效期；检查瓶口有无松动、瓶体有无裂痕；对光检查药液有无絮状物、沉淀、混浊，以及颜色变化等
	2. 核对、解释	将用物携至床旁，核对病人的床号、姓名、医嘱，并解释操作的目的、过程及方法	—
	3. 插输液器	（1）常规消毒瓶塞及瓶颈 （2）检查一次性输液器并打开，把瓶针插入瓶塞至根部，关闭调节阀	检查输液器的有效期及密闭性
	4. 排除空气	挂输液瓶于输液架上，一手打开调节阀，另一手倒置滴管，待液体流入滴管的 1/3～1/2 时，折叠滴管下端输液管，迅速转正滴管并松手，同时上提输液管，再慢慢放下，排尽空气	输液前排尽输液管及针头内空气，防止发生空气栓塞
	5. 消毒皮肤	协助病人取合适卧位，在穿刺部位下铺橡胶单、治疗巾（或垫枕），扎止血带，选择静脉，松开止血带，用 2% 碘酊消毒，备输液贴，在穿刺点上方 6cm 处扎止血带，嘱病人握拳，再用 70% 乙醇脱碘	（1）避开关节和静脉瓣，有计划地选用静脉 （2）也可用碘伏消毒两次
	6. 核对、排气	再次核对及排气，关闭调节阀，对光检查，确定无气泡，取下针套	—
	7. 静脉穿刺	嘱病人握拳，穿刺时以左手固定静脉，行静脉穿刺，见回血后将针头再平行送入少许	穿刺时针尖斜面向上

343

操作流程	操作步骤	操作要点与说明
8. 固定针头	松开止血带，嘱病人松拳，松开调节阀。待液体滴入畅通后，用胶布或敷贴固定针头（图14-3）	—
9. 调节滴速	根据病人年龄、病情、药物性质调节输液速度。一般成人40～60滴/分钟，儿童20～40滴/分钟。在输液卡上签名，挂于输液架上。交代注意事项	对年老体弱者、小儿、心肺疾病病人输液速度宜慢，严重脱水或心肺功能良好者可稍快，高渗盐水、含钾药物、升压药等输液速度宜慢
10. 核对、撤物	再次核对，撤出小垫枕、治疗巾、止血带	再次核对床号、姓名、药物
11. 巡视、观察	在输液过程中应定时巡视病人，随时观察有无输液反应，查看滴速，遵医嘱及时更换液体	耐心听取病人主诉
12. 拔针、按压	输液完毕，除去胶布，关闭调节阀，用干棉签轻压穿刺点，迅速拔针。嘱病人按压片刻	拔针时，按压部位应压在静脉穿刺点，以防皮下出血
13. 整理用物	（1）协助病人取舒适卧位，整理床单位 （2）分类清理用物，洗手，摘口罩	—
静脉留置针输液（适用于长期输液、静脉穿刺困难及危重病人） 1. 液体准备	同密闭式静脉输液。核对药液并插好输液器，排尽空气	—
2. 备留置针	（1）检查透明敷贴的外包装并注明留置时间 （2）检查留置针的型号、有效期及包装是否完好后，取出留置针，旋转使其外套管松动	—
3. 连接针头	将输液器上的针头全部插入留置针的肝素帽内，打开输液器调节阀，排尽空气后放妥备用	—
4. 静脉消毒	协助病人取合适卧位，戴手套，选择静脉，在穿刺部位下铺小垫枕、治疗巾，在穿刺点上方10cm处扎止血带，常规消毒穿刺部位皮肤	选择弹性好、走向直、便于穿刺的血管。尽量避免在下肢留针。皮肤消毒直径为8cm以上
5. 排气、穿刺	再次核对、排气后取下留置针的针套，左手绷紧皮肤，固定静脉，右手持静脉留置针，使针尖斜面向上与皮肤成15°～30°角进针，见回血后，放平留置针继续推进少许。一手固定针芯，另一手将外套管送入静脉，随即退出针芯	—
6. 固定导管	松开止血带，嘱病人松拳，松开调节器。用透明敷贴做密闭式固定导管，并在透明膜上记录留置时间，再次核对，脱手套，调节滴速	输液过程中倾听病人主诉，注意观察局部静脉有无红、肿、热、痛等，如有异常反应及时处理
7. 正压封管	输液完毕，用封管液封管。核对后，关闭调节器，将抽有封管液的注射器连接头皮针拔出部分针头，仅剩下针尖斜面留在肝素帽内，缓慢推注封管液，边推注边退针，确保正压封管，直至针头完全退出	常用封管液：①无菌0.9%氯化钠溶液，每次用5～10mL，每隔6～8小时重复冲管一次。②稀释的肝素溶液，含肝素10～100U/mL，每次用量2～5mL
8. 再次输液	常规消毒肝素帽，使用注射器推注5～10mL 0.9%氯化钠溶液冲管，再将头皮针插入静脉帽内，开始输液，调节滴速	每次输液前后均检查局部静脉有无红、肿、热、痛及硬化，询问病人有无不适
9. 拔针、按压	停止输液时需拔管。先揭敷贴，取无菌棉签轻压穿刺点上方，快速拔针，按压至无出血	—
10. 整理、记录	整理床单位，询问病人需要，处理用物，洗手，摘口罩，做好记录	—

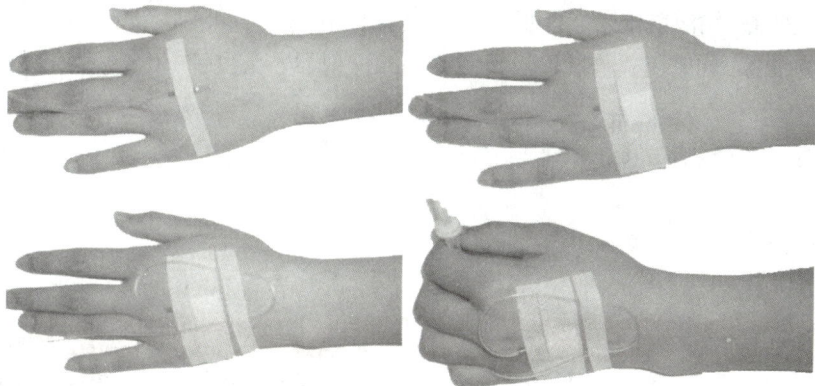

图 14-3 敷贴固定法

【注意事项】

（1）严格遵守无菌操作原则，预防并发症；严格执行查对制度，防止发生差错。

（2）对长期输液者注意合理使用并保护静脉。一般先从四肢远端小静脉开始，交替使用。

（3）根据病情、用药原则、药物性质有计划地安排输液顺序。如需加入药物，注意配伍禁忌。

（4）输液前必须排尽输液管及针头内的空气；输液过程中防止液体流空，需及时更换及添加药液；输液完毕，及时拔针，以防空气栓塞。

（5）确保针头在静脉内再输入药液，以免损伤组织。如需输入对血管刺激性大的药物，应按照要求充分稀释并穿刺成功后再加药，输完后，再输入一定量的 0.9% 氯化钠溶液，以保护静脉。

（6）加强输液过程的巡视，倾听病人主诉，并随时观察病人反应及滴速，及时处理输液故障。对 24 小时持续输液者，需每日更换输液器。

（7）防止交叉感染，做到"一人一巾一带"，即每人一块治疗巾和一条止血带。

（8）严禁在输液的肢体侧进行抽血化验或测量血压。

（9）留置针输液时注意保护肢体，不输液时避免肢体下垂。能够下床活动的病人，避免使用下肢静脉留置。静脉留置针一般可保留 3～5 天，最长可保留 7 天。一旦发现针管内有回血，应立即用肝素液冲洗，以免堵塞管腔。

【评价】

（1）正确执行无菌操作和查对制度，以保证无差错发生。操作程序规范，静脉穿刺一次成功，无局部、全身不适和不良反应。

（2）病人能理解输液目的，了解有关用药知识，愿意接受并积极配合。

（二）头皮静脉输液

【目的】

同静脉输液。

【评估】

（1）病人的年龄、病情、用药情况、心肺功能、意识状态、自理能力等。

（2）病人穿刺部位头发、皮肤及血管状况等。

【计划】

（1）护士准备：衣帽整洁，清洗双手，戴口罩。

（2）病人准备：输液前排尿、排便，病人家属积极配合。

（3）用物准备：同密闭式静脉输液，另备5 mL注射器、头皮针、0.9%氯化钠注射液、一次性备皮刀。

（4）环境准备：整洁、安静、舒适、安全、光线充足。

【实施】

头皮静脉输液见表14-2。

表14-2 头皮静脉输液

操作流程	操作步骤	操作要点与说明
1. 输前准备	同密闭式静脉输液的准备、检查，核对药液并插好输液器，排尽空气	向患儿家属解释输液目的，取得配合
2. 选择静脉	协助患儿横卧于床上或治疗床上，在头、肩下垫枕，选择静脉，必要时使用备皮刀剃去穿刺部位的头发，用70%乙醇消毒，备输液贴	用备皮刀时，注意不要伤及患儿
3. 核对、排气	再次核对，使用注射器抽取适量0.9%氯化钠注射液，连接头皮针，排尽空气	—
4. 穿刺静脉	左手拇指和食指固定静脉两端皮肤，右手持针柄，在静脉最清晰点后约0.1 cm处，沿血管走行以向心方向成5°～15°角刺入头皮，调整针头与静脉平行，见回血后，再进针少许	（1）由助手或家属固定患儿头部及身体 （2）进针须谨慎，以防刺穿血管 （3）注意观察患儿的呼吸、面色
5. 固定针头	推入少量0.9%氯化钠注射液，确定推注通畅、穿刺部位无渗出后，固定针头，分离注射器，连接输液器	—
6. 调节滴速	再次核对床号、姓名、药物，按计划调节点滴速度，在输液卡上签名，挂于输液架上	必要时约束患儿
7. 观察、整理	同密闭式静脉输液，在输液过程中定时巡视，输液完毕正确拔针，整理床单位，分类清理用物等	耐心听取病人家属主诉

【注意事项】

（1）输液前争取患儿合作，不合作者应给予适当约束，必要时使用镇静剂。

（2）严格执行查对制度和无菌操作原则，合理使用药物并注意配伍禁忌。

（3）穿刺前应仔细检查并排尽输液管内空气，穿刺中注意动脉和静脉的区别，注意患儿的面色、呼吸和一般情况。

（4）根据患儿的年龄、病情、药物性质调节输液速度，加强输液巡视，观察有无输液反应、输液速度是否合适、局部有无肿胀、针头有无移动或脱出、各连接处有无漏液、瓶内溶液是否滴完等。

【评价】

（1）家属了解静脉输液的目的及相关知识，主动配合。

（2）护士操作规范，患儿无局部、全身不适和不良反应。

（三）颈外静脉插管输液

颈外静脉是颈部最大的浅静脉，在下颌角后方垂直下降，越过胸锁乳突肌后缘，于锁骨上方穿过筋膜，最后汇入锁骨下静脉。其位置表浅，易于固定，适用于长期输液而周围静脉不易穿刺者、周围循环衰竭需测中心静脉压者、长期输入高浓度或刺激性较强的药物以及行静脉内高营养的病人。

【目的】

（1）同静脉输液。

（2）测量中心静脉压。

【评估】

（1）病人的年龄、病情、心肺功能、意识状态、自理能力等。

（2）病人的心理状态及合作程度。

（3）病人的肢体活动度、穿刺部位皮肤及血管状况等。

（4）普鲁卡因过敏史。

【计划】

（1）护士准备：衣帽整洁，清洗双手，戴口罩。

（2）病人准备：了解颈外静脉插管输液的目的、方法、注意事项及配合要点，做普鲁卡因过敏试验，输液前排尿、排便，取舒适卧位。

（3）用物准备：

· 同密闭式静脉输液。

· 无菌穿刺包：内装穿刺针2根（长6.5cm、内径2mm、外径2.6mm），硅胶管2条（长25～30cm、内径1.2mm、外径1.6mm），5mL、10mL注射器各1个，6号针头2枚，平针头1个，尖刀片1个，镊子1把，洞巾1块，纱布2～4块，弯盘1个。

· 另备0.9%氯化钠溶液、1%普鲁卡因注射液、无菌手套、无菌敷贴、0.4%枸橼酸钠生理盐水或肝素稀释液。

（4）环境准备：整洁、安静、舒适、安全、光线充足。

【实施】

颈外静脉插管输液见表14-3。

表14-3　颈外静脉插管输液

操作流程	操作步骤	操作要点与说明
1. 输前准备	同密闭式周围静脉输液技术的准备、检查，核对药液并插好输液器，排尽空气	—
2. 选择体位	协助病人去枕平卧，头偏向一侧，肩下垫一薄枕	使病人头低肩高，且颈部伸展平直，以充分暴露穿刺部位
3. 选穿刺点	手术者立于床头，选择穿刺点，常规消毒皮肤	取下颌角与锁骨上缘中点连线的上1/3处颈外静脉外缘为穿刺点（图14-4）
4. 开包、铺巾	打开无菌穿刺包，戴无菌手套，铺洞巾	布置一个无菌区，以便于操作
5. 局部麻醉	助手协助，手术者用5mL注射器抽吸1%普鲁卡因，在穿刺部位进行局部麻醉；用10mL注射器吸取0.9%无菌氯化钠溶液，以平针头连接硅胶管，排尽空气备用	以备插管时使用

操作流程	操作步骤	操作要点与说明
6. 静脉穿刺	先用刀片尖端在穿刺点上刺破皮肤做引导，手术者左手绷紧穿刺点上方皮肤，右手持穿刺针与皮肤成45°角进针，入皮后成25°角沿静脉方向穿刺	（1）减少进针时的皮肤阻力 （2）穿刺时助手用手指按压颈静脉三角处，以阻断血流使静脉充盈，便于穿刺
7. 插入导管	（1）见回血后，立即抽出穿刺针内芯，左手拇指用纱布堵住针栓孔，右手持备好的硅胶管送入针孔内10cm左右。插管时，由助手一边抽回血，一边缓慢注入0.9%氯化钠溶液 （2）确定硅胶管在血管内后，缓慢退出穿刺针 （3）再次抽回血，注入0.9%氯化钠溶液，检查导管是否在血管内	当插入过深，较难通过锁骨下静脉与颈外静脉汇合处的夹角时，可改变插管方向，再试通过。插管动作要轻柔，以防盲目插入使硅胶管在血管内打折或因硅胶管过硬刺破血管而发生意外
8. 连接、输液	确定无误后，移开洞巾，连接输液器后输入备用液体	如输液不畅，应观察硅胶管有无弯曲，是否滑出血管外
9. 固定导管	用无菌敷贴覆盖穿刺点，固定针栓及肝素帽；硅胶管与输液管接头处用无菌纱布包扎并用胶布固定在颌下	固定要牢固，防止硅胶管脱出
10. 调速观察	同密闭式静脉输液，调好滴速，再次核对，输液过程中巡视观察	—
11. 暂停输液	（1）暂停颈外静脉输液时，可用0.4%枸橼酸钠生理盐水1～2mL或肝素稀释液2mL注入硅胶管进行封管；用无菌静脉帽塞住针栓孔；再用安全别针固定在敷料上 （2）每天更换穿刺点敷料，用碘伏或0.9%过氧乙酸溶液擦拭消毒硅胶管，常规消毒局部皮肤并注意观察局部有无红肿	（1）若硅胶管内已发生凝血，应用注射器抽出血块，再注入药液，或边抽边拔管。切忌将血凝块推入血管 （2）因乙醇可使硅胶管老化，故勿用乙醇擦拭
12. 再次输液	如需再次输液，取下静脉帽，消毒针栓孔，接上输液装置即可	每次输液前后均要先检查导管是否在静脉内，局部静脉有无红、肿、热、痛及硬化，询问病人有无不适
13. 输完处理	（1）停止输液时，硅胶管末端接上注射器，边抽吸边拔出硅胶管，局部加压数分钟，用70%乙醇消毒穿刺局部，用无菌纱布覆盖 （2）协助病人取舒适卧位	边抽吸边拔管可防止残留的小血块和空气进入血管，形成血栓
14. 整理、记录	整理床单位，询问病人需要，分类清理用物，洗手，摘口罩，做好记录	—

【注意事项】

（1）严格执行无菌操作及查对制度，预防感染及差错的发生。

（2）正确选择穿刺点及进针方向（图14-4）。穿刺点位置不可过高或过低，过高因近下颌角而妨碍操作，过低则易损伤锁骨下胸膜及肺尖而导

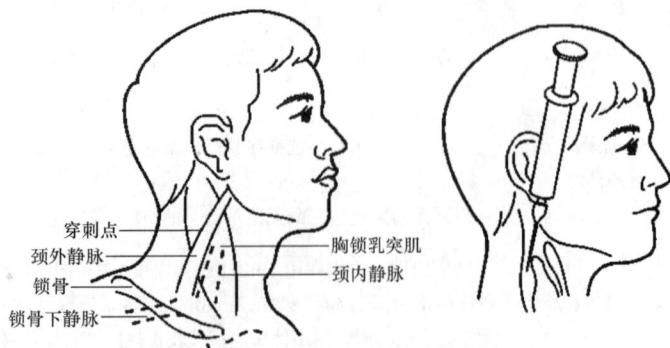

穿刺点
颈外静脉
锁骨
锁骨下静脉
胸锁乳突肌
颈内静脉

图14-4 颈外静脉穿刺点及进针方向

致气胸。

（3）输液过程中应加强巡视，如发现滴入不畅，应检查硅胶管是否弯曲或滑出血管外；如局部出现肿胀或漏水，可能硅胶管已脱出静脉，应立即拔管，剪下一段硅胶管送检并做过敏试验。

（4）暂停输液时，可用肝素稀释液封管，防止血液凝集在管腔内。如发现硅胶管内有回血，应立即用肝素溶液冲洗。若发现管内有凝血，应先用注射器抽出血凝块，再注入药液。当血块抽不出时，应边抽边拔管，切忌将凝血块推入血管内。

（5）每天更换穿刺点敷料，并用碘伏或过氧乙酸溶液消毒穿刺点及周围皮肤，同时观察局部皮肤有无红、肿、热、痛等炎症表现，并做相应的抗炎处理。

（6）加强健康教育，向病人及家属解释所用药物的主要治疗目的和观察要点，并说明药物的作用、可能出现的反应、处理办法及自我监护的内容等；向病人介绍颈外静脉穿刺置管的目的、如何保护穿刺部位及护理要点，避免感染的发生；做好病人的心理疏导工作，减轻病人焦虑、紧张的心理。

（7）拔管时动作要轻柔，以免硅胶管折断。

【评价】

（1）病人理解颈外静脉插管输液的目的，接受治疗并积极配合。

（2）插管顺利，无并发症发生。

（四）锁骨下静脉插管输液

锁骨下静脉较粗大，成人内径可达2cm，常处于充盈状态，静脉壁与筋膜附着，管腔不易塌陷，可重复使用。尤其是循环血量不足而静脉穿刺困难时，锁骨下静脉穿刺成功率高，硅胶管插入后可以保留较长时间。此外，锁骨下静脉距离右心房较近，且血量多，当输入大量高浓度或刺激性较强的药物时，注入的药物可以迅速被稀释，对血管壁的刺激性较小。

锁骨下静脉插管输液适用于下列病人：①长期不能进食或丢失大量液体，需补充大量高热量、高营养液体及电解质的病人；②各种原因所致的大出血，需迅速输入大量液体，以纠正血容量不足或提升血压的病人；③需较长时间接受化疗的病人（输入刺激性较强的抗癌药物）；④需测定中心静脉压或需要紧急放置心内起搏导管的病人。

【目的】

（1）同静脉输液。

（2）测量中心静脉压。

（3）紧急放置心内起搏导管。

【评估】

（1）病人的年龄、病情、营养状况及意识状态等。

（2）病人的心理状态及合作程度。

（3）病人的肢体活动度、穿刺部位皮肤及血管状况等。

（4）普鲁卡因过敏史。

（5）叩诊两侧背部肺下界，并听诊两侧呼吸音。

【计划】

（1）护士准备：衣帽整洁，清洗双手，戴口罩。

（2）病人准备：了解锁骨下静脉插管输液的目的、方法、注意事项及配合要点，做普鲁卡因过敏试验，输液前排尿、排便，取舒适卧位。

（3）用物准备：

·同密闭式静脉输液。

·无菌穿刺包：内备穿刺针（20号）2枚、硅胶管2条、射管水枪1个、平针头（8～9号）2个、5mL注射器各1具、镊子1把、无菌洞巾2块、纱布2块、弯盘1个、结扎线1卷。

·另备：1%普鲁卡因注射液、0.4%枸橼酸钠生理盐水、1%甲紫、无菌手套、无菌敷贴。

（4）环境准备：整洁、安静、舒适、安全、光线充足。

【实施】

锁骨下静脉插管输液见表14-4。

表14-4　锁骨下静脉插管输液

操作流程	操作步骤	操作要点与说明
1. 输前准备	同密闭式静脉输液的准备、检查，核对药液并插好输液器，排尽空气	—
2. 选择体位	协助病人去枕平卧，头偏向一侧，肩下垫一薄枕	使病人头低肩高，充分暴露穿刺部位
3. 穿刺点消毒	操作者立于床头，选择穿刺点，并用1%甲紫标记进针点及胸锁关节；常规消毒皮肤	穿刺点位于胸锁乳突肌的外侧缘与锁骨形成夹角的平分线上，距顶点0.5～1cm处（图14-5）
4. 开包、铺巾	打开无菌穿刺包，戴无菌手套，铺洞巾	布置一个无菌区，便于操作
5. 连接针头	准备好射管水枪（图14-6）及硅胶管，并抽吸0.4%枸橼酸钠生理盐水，连接穿刺针头	备穿刺射管用
6. 局部麻醉	助手协助操作者用5mL注射器抽吸1%普鲁卡因在预定穿刺部位进行局部麻醉	—
7. 静脉穿刺	将针头指向胸锁关节，与皮肤成30°～40°角进针，边进针边抽回血，直至穿刺成功	（1）试穿刺锁骨下静脉，以探测进针方向、角度和深度 （1）通过胸锁筋膜有落空感时，继续进针
8. 射入静脉	（1）操作者持射管水枪，按试穿方向刺入锁骨下静脉，同时抽回血，如抽出暗红色血液，表明进入锁骨下静脉 （2）嘱病人屏气，操作者一手按住水枪的圆孔及硅胶管末端，另一手快速推动活塞，硅胶管即随液体进入锁骨下静脉 （3）压住穿刺针顶端，将针退出。待针头退出皮肤后，将硅胶管轻轻地从水枪中抽出	（1）准确掌握进针方向，避免因过度向外偏移而刺破胸膜造成气胸 （2）射管时，推注水枪应迅速，使水枪内压力猛增，才能将管射出 （3）射管时应压住水枪圆孔及硅胶管末端，以免将硅胶管全部射入体内 （4）一般射入长度：左侧16～19cm，右侧12～15cm （5）退针时，切勿来回转动针头，以防针头斜面割断硅胶管。穿刺针未退出血管时，不可放开按压圆孔处的手指，防止硅胶管吸入

操作流程	操作步骤	操作要点与说明
9. 连接、输液	将已备好的输液导管连接平针头后插入硅胶管内，进行静脉输液	滴注中，注意巡视观察，若发现硅胶管内有回血，须及时用0.4％枸橼酸钠生理盐水冲注，以免血块阻塞硅胶管
10. 固定导管	常规消毒后用无菌敷贴覆盖穿刺点并固定硅胶管；在距离穿刺点约1cm处，将硅胶管缝合固定在皮肤上，覆盖无菌纱布并用胶布固定	（1）固定要牢固，防止硅胶管脱出 （2）缝合两针，两结间距为1cm
11. 调速、观察	（1）同密闭式静脉输液，调好滴速，再次核对，输液过程中巡视观察 （2）如输注不畅，可用急速负压抽吸，不能用力推注液体，以防将管内的凝血块冲入血管而形成血栓	输液不畅可能与下列情况有关：硅胶管弯曲受压或滑出血管外、头部体位不当、固定硅胶管的线结扎过紧。此时应紧急处理
12. 暂停输液	（1）暂停锁骨下静脉输液时，可用0.4％枸橼酸钠生理盐水1～2mL注入硅胶管内进行封管；用无菌静脉帽塞住针栓孔，并用无菌纱布覆盖固定 （2）每天更换穿刺点敷料，用0.9％过氧乙酸溶液擦拭消毒硅胶管，常规消毒局部皮肤	（1）防止血液凝聚在输液管内 （2）因乙醇可使硅胶管老化，故勿用乙醇擦拭
13. 再次输液	如需再次输液，取下静脉帽，消毒针栓孔，接上输液装置即可	每次输液前后均要先检查导管是否在静脉内，局部静脉有无红、肿、热、痛及硬化等症状，询问病人有无不适
14. 输完处理	（1）停止输液时，硅胶管末端接上注射器，边抽吸边拔出硅胶管。局部加压数分钟，用75％乙醇消毒穿刺局部皮肤，无菌纱布覆盖 （2）协助病人取舒适卧位	（1）边抽吸边拔管可防止残留的小血块和空气进入血管，形成血栓 （2）拔管动作轻柔，避免折断硅胶管
15. 整理、记录	整理床单位，询问病人需要，处理用物，洗手，取下口罩，记录	—

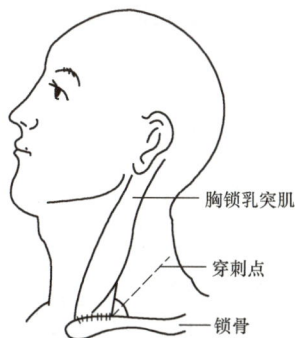

图 14-5 锁骨下静脉穿刺点定位法

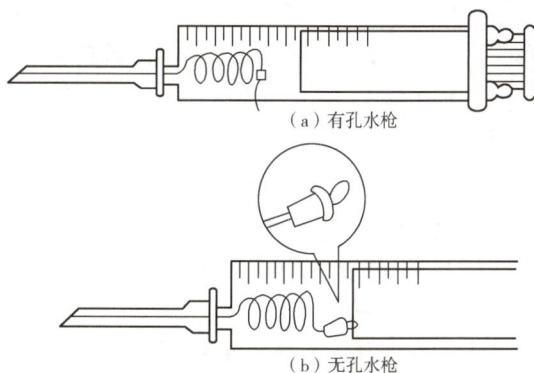

图 14-6 射管水枪

【注意事项】

（1）严格执行无菌操作及查对制度，预防感染及差错的发生。

（2）准确选择穿刺点。在铺洞巾前，将确定好的穿刺点及穿刺方向进行标记，避免因进针方向过度向外偏移而刺破胸膜发生气胸。

（3）射管时，一定要用手压住水枪圆孔处及硅胶管末端，以免硅胶管全部射入体内。射管时，推注水枪活塞应迅速，使水枪内压力猛增而射出硅胶管；若缓慢推注，即使水枪内的液体注完，也不能射出硅胶管。

（4）退针时，应先将针尖退出静脉，以防止硅胶管被吸入。

（5）输液过程中应加强巡视，如发现硅胶管内有回血，应及时用0.4%枸橼酸钠生理盐水冲注，以免血块阻塞硅胶管。

（6）每天暂停输液时可用0.4%枸橼酸钠生理盐水注入硅胶管进行封管，防止血液凝聚在管腔内。若发现管内有凝血，应先用注射器抽出血凝块再注入药液，切忌将凝血块推入血管内。

（7）每天更换穿刺点敷料，潮湿后要立即更换，并按正确的方法消毒；同时注意观察局部皮肤有无红、肿、热、痛等炎症，并做相应的抗炎处理。

（8）加强健康教育，向病人及家属解释所用药物的主要治疗目的和观察要点，并说明药物的作用、可能出现的反应、处理办法及自我监护的内容等；向病人介绍颈外静脉穿刺置管的目的，如何保护穿刺部位及护理要点，避免感染的发生；做好病人的心理疏导工作，减轻病人焦虑、紧张的心理。

【评价】

（1）病人理解锁骨下静脉插管输液的目的，接受治疗并积极配合。

（2）插管顺利，无并发症发生。

（3）护士操作规范，病人无局部、全身不适和不良反应。

（五）经外周中心静脉置管后的维护

经外周中心静脉置管输液（peripherally inserted central catheter，PICC）是从周围静脉导入且导管末端位于中心静脉的深静脉置管技术。此法具有适应证广、创伤小、操作简单、保留时间长、并发症少的优点，适用于中、长期静脉输液，全肠外营养（TPN），抗生素治疗，化疗，疼痛治疗等。深静脉留置导管一般可保留于血管7天至1年。

常选用的静脉有贵要静脉、肘正中静脉、头静脉等，以贵要静脉为最佳选择。贵要静脉粗、直，静脉瓣较少，当手臂与躯干垂直时，为最直和最直接的途径，经腋静脉、锁骨下静脉、无名静脉，到达上腔静脉。临床上绝大多数PICC放置于贵要静脉。

【目的】

（1）全胃肠外营养输注。

（2）输入高浓度或刺激性强的药物。

（3）血流动力学监测（CVP SWAN—GANZ）。

（4）短期血流净化（血透、血滤）。

（5）需要长期静脉治疗时解决外周静脉输液困难，抢救病人时可迅速输入大量液体，保证用药。

【置管后的维护】

（1）常规PICC导管不能用于高压注射泵推注造影剂。

（2）置管期间，注意观察密封情况，有无导管堵塞和导管破裂等异常情况；定期评估穿刺点局部情况、导管位置、导管内回血情况，测量双侧上臂臂围。禁止将导管体外部分人为移入体内。

（3）穿刺后第一个24小时更换敷料，以后每周按常规更换敷料2～3次，或根据使用敷料种类及贴膜使用情况决定更换频次。渗血、出汗等导致敷料潮湿、卷曲、松脱或破损时立即更换。揭去敷料时应顺管的方向往上撕，以免将导管拔出。戴无菌手套，以穿刺点为中心消毒，先用乙醇清洁，待干后，再用碘伏消毒3遍，消毒面积应大于敷料面积。记录穿刺部位情况及更换敷料的日期、时间。

（4）输液接头每周更换1次，如输注血液或胃肠外营养液，需24小时更换1次。

（5）冲、封管遵循SASH原则：S，生理盐水；A，药物注射；S，生理盐水；H，肝素盐水（对禁用肝素者，实施SAS原则）。根据药液选择适当的溶液脉冲式冲洗导管，每8小时冲管1次。禁止使用 < 10mL注射器给药及冲、封管，使用脉冲式方法冲管。输注化疗药物、氨基酸、脂肪乳等高渗、强刺激性药物或输血前后，用生理盐水10 ~ 20mL脉冲正压冲管后，再输其他液体。封管时使用10 ~ 100U/mL肝素盐水脉冲式正压封管，封管液量应2倍于导管+附加装置容积。

（6）健康教育：①穿刺后24小时内伤口停止渗血前，减少穿刺上肢的活动，可适当做握拳松指动作，穿刺侧上肢的日常活动如吃饭、洗漱、更衣等不受影响，但避免盆浴、泡浴。②置管后避免穿刺侧肢体剧烈运动及用力过度，避免提重物、拄拐杖或做剧烈运动，衣服袖口不可过紧，不可测血压及静脉穿刺。③睡眠时，注意不要压迫穿刺的血管。④不输液时，也尽量避免肢体下垂姿势，以免重力作用造成回血堵塞导管。⑤出现以下情况应及时通知护士：手臂出现红、肿、热、痛、活动障碍；伤口渗血、渗液较多，或有红肿、化脓；敷料污染潮湿或脱落；导管渗水、脱出或打折。⑥告知病人置管后如无输液每周到医院进行冲管、换贴膜、换肝素帽等维护，发现贴膜被污染、潮湿、脱落或危及导管时应随时更换。⑦如有胸闷、气促、心慌等症状，请及时通知医护人员。

四　输液速度与时间的调节

（一）输液速度与时间的计算

1. 滴系数

每毫升溶液的滴数为该输液器的滴系数。临床上使用的一次性输液器的滴系数为10、15、20等。控制输液时，应参考输液器外包装上标定的滴系数来调节输液速度。

2. 输液速度计算

（1）已知输入液体总量和计划输液所用时间，按下式计算每分钟滴数：

$$每分钟滴数 = \frac{液体总量（mL）\times 滴系数}{输液时间（min）}$$

（2）已知每分钟滴数和液体总量，按下式计算输液所用时间：

$$输液时间（h）= \frac{液体总量（mL）\times 滴系数}{每分钟滴数 \times 60（min）}$$

（二）输液泵的应用

电脑微量输液泵是一种电子输液控制装置，它可将药液精确、均匀、持续地输入血管内，达到控制输液速度的目的，临床上常用于需严格控制输入液量的病人，如危重病人、心血管疾病病人及患儿。输入药物多为升压药物、抗心律失常药物、麻醉药物等。

输液泵（图14-7）的种类很多，其主要组成与功能大体相同。

临床上常用的定容型输液泵只监测实际输入的液量，不受溶液的浓度、黏稠度、导管内径的影响，输液滴速可调节在4～88gtt/min之间，速率控制在1～90mL/h。使用时，只选择所需输液总量及每小时的速率，输液泵便自动按设定的方式工作，并自动进行参数监测。当输液遇到阻力，15秒内无药液滴注或电源被切断时即能自动报警。一旦输液发生故障，电磁开关即将输液管道紧闭，以保证病人安全。

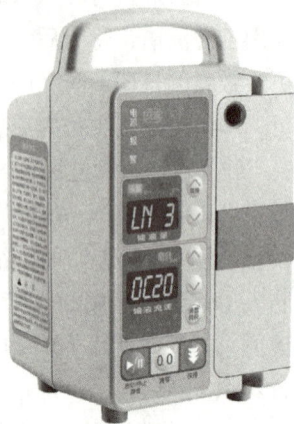

图14-7 输液泵

【操作要点】

（1）将输液泵通过托架固定于输液架上或放置在床旁桌上。接通电源，打开电源开关。

（2）按密闭式静脉输液准备液体，排尽输液管内的气体。

（3）打开输液泵门，将与之相配套的输液管放入输液泵的管道槽中，关闭泵门。

（4）遵医嘱设定每毫升滴数、每小时输入量及输液总量。

（5）按输液技术穿刺静脉，成功后将输液针与泵内的输液管连接。

（6）确认输液泵设置无误后，按"开始/停止"键，开始输液。

（7）当输液量接近预先设定值时，输液量显示键闪烁，提示输液即将结束。

（8）需终止输液时，再次按"开始/停止"键，停止输液。

（9）按电源开关键，关闭输液泵，打开泵门，取出输液管。

（10）输液泵消毒处理。

（三）微量注射泵的应用

微量注射泵（图14-8）是将小剂量药液持续、均匀、定量地注入人体静脉的注射装置。临床上常用于液体药剂连续低流量注射，如连续注射麻醉剂、抗凝剂、早产儿或新生儿的营养剂以及各种激素。微量注射泵是医院急救、治疗及护理的常用设备。

【操作要点】

（1）插好电源，打开电源开关，检查仪器性能。

（2）将已抽吸好药液的注射器稳妥地固定在注射泵上。

（3）设定注射速度。

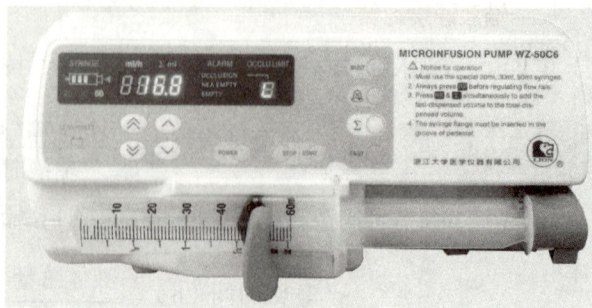

图14-8 微量注射泵

（4）将注射器与静脉穿刺针连接。

（5）常规消毒皮肤，穿刺成功后用胶布固定穿刺针，按"开始"键，开始注射。

（6）当药液即将注射完毕时，"即将结束"键闪烁并报警，这时注射继续进行。

（7）药液注射完毕，机器自动停止，"完毕"键闪烁并发出连续铃声。

（8）按"静音"键，停止铃声。

（9）再次按"静音"键，关闭"完毕"和"操作"灯。

（10）拔出针头，松开注射器与静脉穿刺针的连接。

（11）取出注射器，关闭微量注射泵，切断电源。

（12）在操作过程中，应密切注意病人的反应和药液输入情况，保证病人安全且治疗有效。

五　输液故障

（一）溶液不滴

1. 针尖斜面滑出血管外

液体注入皮下组织后，局部疼痛、肿胀。护理措施：更换针头，另选血管重新穿刺。

2. 针尖斜面紧贴血管壁

液体滴入不畅，挤压输液管时有回血。护理措施：调整针头位置或适当变换肢体位置。

3. 针头阻塞

挤压下端输液管时有阻力、无回血。护理措施：更换针头重新穿刺。切忌加压疏通，以免造成栓塞。

4. 压力过低

压力过低由输液瓶位置过低或病人肢体位置过高所致。护理措施：适当抬高输液瓶高度或降低肢体位置。

5. 静脉痉挛

静脉痉挛由穿刺肢体在寒冷环境中暴露时间过长或输入液体温度过低所致。护理措施：局部热敷、按摩以缓解静脉痉挛。

（二）滴管内液面过高

（1）滴管侧壁有调节孔时，可夹住滴管上端输液管，打开调节孔，待滴管内液面降至露出液面时，关闭调节孔，松开上端输液管即可。

（2）滴管侧壁无调节孔者，可将输液瓶取下，瓶身倾斜，使瓶内针头露出液面，待溶液缓缓流下至滴管内露出液面时，再挂回输液架上继续点滴。

（三）滴管内液面过低

（1）滴管侧壁有调节孔者，可夹住滴管下端输液管，打开调节孔，当液面升高至适当高度时关闭调节孔，松开下端输液管即可。

（2）滴管侧壁无调节孔者，可夹住滴管下端输液管，用手挤压滴管上端输液管，待滴管液面升至适当高度时，停止挤捏，松开下端输液管即可。

（四）滴管内液面自行下降

在输液过程中，如茂菲氏滴管内液面自行下降，应检查输液管有无漏气或衔接是否紧密，必要时更换输液器。

六 输液微粒污染

输液微粒指输入液体中含有的非代谢性颗粒杂质，其直径一般为 $1 \sim 15 \mu m$，大的直径可达 $50 \sim 300 \mu m$。输液微粒污染是指在输液过程中将输液微料带入。

（一）输液微粒污染的来源

（1）药物制作过程中混入异物与微粒，如水、空气、工艺过程中的污染。

（2）盛装药液的容器不洁净。

（3）输液容器与注射器不洁净。

（4）输液准备工作中的污染，如切割安瓿、开瓶塞、反复穿刺溶液瓶胶塞及输液环境不洁等。

（二）输液微粒污染的危害

输液微粒污染对机体的危害主要取决于微粒的大小、形状、化学性质，以及微粒堵塞血管的部位、血流阻断的程度及人体对微粒的反应等。肺、脑、肝及肾等是最容易被输液微粒损害的部位。输液微粒污染对机体的危害包括以下几点：

（1）直接阻塞血管，引起局部供血不足，使组织缺血、缺氧，甚至坏死。

（2）红细胞凝聚在微粒上，形成血栓，引起血管栓塞和静脉炎。

（3）微粒进入肺毛细血管，可引起巨噬细胞增殖，包围微粒形成肺内肉芽肿，影响肺功能。

（4）引起血小板减少症和过敏反应。

（5）因微粒刺激组织而产生炎症或形成肿块。

（三）预防输液微粒污染的措施

1. 制剂生产规范

生产药厂改善车间环境卫生条件，安装空气净化装置，防止空气中的悬浮尘粒与细菌污染；工作人员要穿工作服、工作鞋，戴口罩，必要时戴手套；选用优质溶剂与注射用水；采用先进技术，提高检验技术，确保药液质量。

2. 输液操作规范

（1）采用全密闭式输液输血系统，减少污染机会。

（2）注意输液过程中的空气净化。净化操作室空气，可在超净工作台进行输液前准备；在通气针头或通气管末端放置滤膜，阻止空气中的微粒进入液体中；对监护病房、手术室、产房、婴儿室定期进行空气消毒，或安装空气净化装置。有条件的医院在一般病室也应安装空气净化装置，减少病原微生物和尘埃的数量，使输液环境洁净。

（3）配液、输液过程中严格执行无菌操作，严格遵守液体配制的技术操作规范。

（4）输液前认真检查液体质量、透明度（微粒含量越少，液体透明度越好）等，使用合格的一次性输液器、注射器。

（5）输入药液最好现用现配，避免污染。

（6）需静脉推注药物时，应从注药管或加药孔注入，不可由针头处直接推入静脉，防止未经过滤而造成输液微粒污染。

七 常见输液反应与护理

（一）发热

1. 原因

发热由药液质量有问题、输液器具灭菌不彻底或再次被污染、未严格遵守无菌操作等所致。发热是最常见的输液反应。

2. 症状

病人表现为发冷、寒战、发热（轻者发热在 38℃ 左右，重者高热达 40～41℃），并伴有恶心、呕吐、头痛、脉速等症状，多发生于输液后数分钟至 1 小时。

3. 护理措施

（1）预防：严格遵守无菌操作原则及查对制度。操作前认真检查药液质量和输液器具的包装、灭菌日期、有效期等。

（2）减慢滴速或停止输液：轻者减慢滴速，注意保暖；重者须立即停止输液，通知医生。

（3）对症处理：寒战者注意保暖，高热者进行物理降温；按医嘱给予抗过敏或激素类药物。

（4）密切观察：观察病人的病情及生命体征的变化。

（5）保留余液并对输液器进行检测，查找原因。

（二）循环负荷过重（急性肺水肿）

1. 原因

循环负荷过重由输液速度过快，短期内输入过多液体，使循环血容量急剧增加，心脏负荷过重或病人心肺功能不良所致。

2. 症状

病人突然出现呼吸困难、胸闷、咳嗽、咯粉红色泡沫样痰；严重时，痰液由口鼻涌出，听诊双肺布满湿啰音。

3. 护理措施

（1）预防：在输液过程中，根据病人病情严格控制输液速度和量。对心肺功能不良病人、老年人和儿童更应慎重。

（2）停止输液：出现症状时，立即停止输液，通知医生进行抢救。

（3）减轻心脏负担：让病人取端坐位，两腿下垂，减少静脉回流。必要时进行四肢轮扎（每隔 5 ～ 10 分钟轮流放松肢体），以阻断静脉回流（保持动脉血流畅通），减少回心血量，减轻心脏负担。

（4）高流量吸氧：给予高流量氧气吸入并在湿化瓶内置 20% ～ 30% 乙醇湿化氧气，减弱肺泡内泡沫表面张力，使泡沫破裂消散，并改善肺部气体交换，缓解缺氧症状。

（5）遵医嘱给药：按医嘱给镇静剂、利尿剂、强心剂和舒张血管药物等。

（6）心理护理：给予病人心理支持，缓解其紧张情绪，使其积极配合治疗。

（三）静脉炎

1. 原因

长期输注浓度高、刺激性强的药物或静脉内长时间放置刺激性强的输液导管，引起局部静脉壁化学炎性反应；输液中未严格执行无菌操作而引起局部静脉感染。

2. 症状

沿静脉走向出现条索状红线，局部组织红、肿、灼热、疼痛，有时伴有畏寒、发热等全身症状。

3. 护理措施

（1）预防：对血管有刺激性的药物应充分稀释后输入，防止药物溢出血管外，输液速度宜慢；静脉内置管时间不宜过长；有计划地更换穿刺部位；严格执行无菌操作。

（2）立即停止在炎症局部输液，抬高患肢并制动。

（3）局部用 95% 乙醇或 50% 硫酸镁行热湿敷，每日两次，每次 20 分钟。

（4）用中药外敷或超短波理疗，每日两次。

（5）合并感染者，按医嘱给予抗生素药物治疗。

（四）空气栓塞

1. 原因

空气栓塞与输液管内空气未排尽，导管连接不紧、有漏缝，加压输液、输血无人在旁看守，液体更换不及时等有关。

进入静脉的空气，随血液循环经右心房到右心室。如空气量少，则被右心室压入肺动脉，并分散到肺小动脉内，被毛细血管吸收，损害较小；如空气量大，则空气在右心室内阻塞肺动脉入口（图 14–9），使血液不能进入肺内，引起严重缺氧而危及生命。

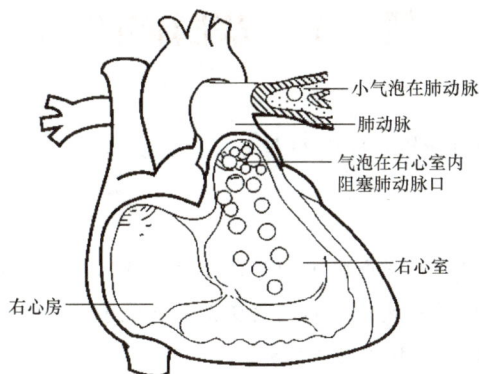

图 14-9　空气阻塞肺动脉口

2. 症状

病人感觉胸部异常不适，突发胸骨后疼痛，有濒死感，随即出现呼吸困难，严重者发绀，听诊心前区可闻及"水泡音"。

3. 护理措施

（1）预防：输液时必须排尽空气；输液前认真检查输液器质量及其各部件之间是否连接紧密；输液中加强巡视，及时添加药物，需加压输液时，要有专人守护。

（2）安置体位：立即安置病人取左侧卧位和头低足高位，使肺动脉的位置低于右心室，使气泡向上飘移至右心室尖部，避开肺动脉入口，气泡随心脏收缩混成泡沫，分次小量进入肺动脉内逐渐被吸收（图 14-10）。

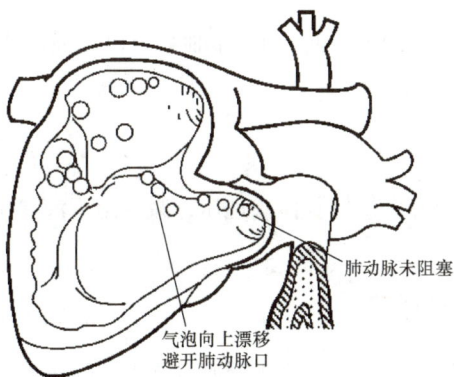

图 14-10　左侧头低足高位卧位肺动脉入口情况

（3）高流量氧气吸入：以提高病人血氧浓度，纠正缺氧状态。

（4）中心静脉导管抽气：有条件者可通过中心静脉导管抽出空气。

（5）密切观察病情变化，做好病情动态记录，并及时对症处理。

重点提示

空气栓塞产生的原因：空气进入静脉。症状：突发胸闷、呼吸困难、严重发绀，有濒死感，心前区有"水泡音"。预防：排尽输液器内的空气，加强巡视，加压输液，专人守护。护理：置头低足高位、高流量吸氧。

第二节 静脉输血

静脉输血是将血液通过静脉输入体内的方法，是急救和治疗病人的重要措施之一。

案例分析

病人刘某，在输血过程中先是出现了腰背部疼痛、肢体麻木、头胀痛，随着输血的进行症状不断加重，随后引流出的尿液呈酱油色改变，并出现了黄疸等症状。

任务：判断病人的情况，采取相应的措施。

一 静脉输血的目的

（一）补充血容量

增加有效血液循环量，提高血压，用于急性大出血、休克的病人等。

（二）增加血红蛋白

增加血红蛋白及携氧能力，改善全身状况，常用于纠正贫血和某些慢性消耗性疾病的病人。

（三）供给抗体、补体

新鲜血液含有多种抗体及白细胞、血小板，输血后可以增强机体免疫力，常用于严重感染、烧伤等。

（四）输入蛋白质

纠正低蛋白血症，改善营养，维持胶体渗透压，减少组织液渗出和水肿，常用于低蛋白血症的病人。

（五）补充血小板和凝血因子

改善凝血功能，预防和控制出血，常用于凝血机制障碍的病人。

二 血液及血液制品的种类

（一）全血

1. 新鲜血

新鲜血指在4℃冰箱内冷藏保存一周内的血，保留了血液中原有的各种成分，适用于血液病病人。

2. 库存血

库存血指在 4℃冰箱内保存 2～3 周的血，其成分以红细胞和血浆蛋白为主，钾离子含量较高，酸性较强。大量输血时要防止酸中毒和高血钾症。库存血适用于各种原因引起的大出血或手术病人。

（二）成分血

将血液中的各种有效成分加以分离提纯，根据病人的病情需要输入相应的血液成分。其优点是针对性强，治疗效果好，不良反应少，一血多用，节约血源。临床常用的成分血有以下几种：

1. 血浆

（1）新鲜血浆：含正常量的全部凝血因子，适用于凝血因子缺乏的病人。

（2）冰冻血浆：-30℃保存，有效期 1 年，使用时放在 37℃温水中融化，适用于血容量不足和血浆蛋白低的病人。

（3）干燥血浆：冰冻血浆放在真空装置下加以干燥而成，保存时间为 5 年，应用时可加适量等渗盐水或 0.1％枸橼酸钠溶液。

2. 红细胞制剂

（1）浓缩红细胞：新鲜全血经离心或沉淀分离血浆后的余下部分，适用于血容量正常的贫血、一氧化碳中毒的病人。

（2）红细胞悬液：提取血浆后的红细胞加入等量红细胞保养液制成，适用于战地急救和中小手术的病人。

（3）洗涤红细胞：红细胞经等渗盐水洗涤数次后，再加入适量的等渗盐水，适用于对血浆蛋白有过敏反应的贫血病人、免疫性溶血性贫血病人等。

3. 白细胞浓缩悬液

新鲜全血经离心后得到的白细胞，保存于 4℃环境中，有效期为 48 小时，适用于粒细胞缺乏症伴严重感染的病人。

4. 血小板浓缩悬液

22℃保存，24 小时内有效，适用于血小板减少或血小板功能障碍的出血病人。

5. 其他血液制品

其他血液制品包括纤维蛋白原、凝血因子、抗血友病球蛋白、白蛋白液。

三　静脉输血

（一）输血前准备

1. 备血

根据医嘱抽取血标本，送血标本和输血申请单至血库做血型鉴定及交叉配血试验。

2. 取血

凭取血单与血库人员共同做好"三查八对"。"三查"即查血制品有效期、血液的质量、输血装置是否完好，"八对"即对姓名、床号、住院号、血袋号、血型、交叉配血试验结果、血制品种类和剂量。查对准确无误后，在交叉配血试验单上签名，方可取血。

3. 取血后

勿振荡、勿加温，取回的血制品在室温中放置15～20分钟后再输入。血液取出后，一般应在4小时输完。

4. 输血前

应与另一护士再次核对，确定无误并检查血制品质量后方可输入。

（二）输血技术

目前临床上均采用密闭式静脉输血，依据输血途径，可分为间接静脉输血和直接静脉输血两种技术。

【目的】

见前述相关内容。

【评估】

（1）病人病情、治疗情况等。

（2）病人血型、输血史及过敏史。

（3）病人心理状态及对输血相关知识的了解程度。

（4）穿刺部位皮肤及血管状况，根据病情、输血量、年龄选择静脉，并避开破损、发红、皮疹等部位的血管。

【计划】

（1）护士准备：衣帽整洁，清洗双手，戴口罩。

（2）用物准备如下。

·间接静脉输血：同密闭式静脉输液，另备密闭式一次性输血器1套，按医嘱备血液制品。

·直接静脉输血：同静脉注射，另备50 mL注射器及针头数个、3.8%枸橼酸钠溶液、血压计袖带。

·另备：0.9%氯化钠溶液、1%甲紫、无菌手套、无菌敷贴。

（3）病人准备：了解静脉输血的目的、方法、注意事项及配合要点，签写知情同意书，排空大小便，取舒适卧位。

（4）环境准备：整洁、安静、舒适、安全、光线充足。

【实施】

静脉输血见表14-5。

表14-5 静脉输血

操作流程		操作步骤	操作要点与说明
间接静脉输血技术	1.准备血液	根据医嘱抽取病人血标本2mL，与填写完整的申请单和配血单一起送往血库，做血型鉴定和交叉相容配血试验	输入全血、红细胞、白细胞与血小板前均须做血型鉴定和交叉配血试验
	2.取回血液	凭提血单到血库，与血库人员共同做好"三查八对"工作。查对正确无误，护士在交叉配血单上签名后方可提血。血液从血库取出后勿震荡、勿加温、勿久置（库血可在室温下放置15～20分钟后再输入，血液取出后在4小时内输完）	"三查"为查血液的有效期（采血日期）、血液质量和输血装置是否完好；"八对"为核对住院号、姓名、床号、血袋号、血型、交叉相容配血试验结果、血液种类和剂量
	3.再次核对	血制品取回后，输血前须与另一名护士再次核对，确定无误后方可输入	血液内不得加入任何其他药品或溶液
	4.建立通道	按静脉输液建立静脉通道，输入少量0.9%氯化钠溶液	在输入血液前先输入少量0.9%氯化钠溶液，冲洗输血器管道
	5.摇匀血液	以手腕旋转动作将血袋内的血液轻轻摇匀	避免剧烈震荡，以防止红细胞被破坏
	6.连接血袋	戴手套，打开储血袋封口，消毒开口处塑料管，将输血器针头从0.9%氯化钠溶液瓶上拔下，插入输血器的输血接口，缓慢将储血袋倒挂于输液架上	加强职业防护
	7.调节滴速	开始输入时速度宜慢，应少于20滴/分钟，然后观察10～15分钟，无不良反应后再根据病情及年龄调节滴速	成人一般40～60滴/分钟，老年人及儿童酌减
	8.整理、记录	（1）撤去治疗巾，取出止血带和小垫枕，整理床单位，协助病人取舒适卧位 （2）整理用物，洗手，记录	告知病人如有不适及时呼叫护士
	9.续血处理	需输两袋以上的血液时，应在上一袋血即将滴尽时，消毒0.9%氯化钠溶液瓶塞，然后将针头从储血袋中拔出，插入0.9%氯化钠溶液瓶中，输入少量0.9%氯化钠溶液，然后再按与第一袋血相同的方法连接血袋继续输血	（1）两袋血之间用0.9%氯化钠溶液冲洗可避免两袋血之间发生反应 （2）输完血的血袋要保留，以备出现输血反应时查找原因
	10.拔针、记录	（1）用上述方法继续滴入0.9%氯化钠溶液，直到将输血器内的血液全部输入人体内再拔针 （2）按密闭式静脉输液的方法进行技术整理并做好记录	（1）最后滴入0.9%氯化钠溶液是为了保证输血器内的血液全部输入体内，确保输血量准确 （2）记录内容：输血时间、种类、血量、血型、血袋号（储血号），以及有无输血反应
直接静脉输血（适用于无库血而病人急需输血时，也适用于小儿的少量输血）	1.准备卧位	请供血者和病人分别卧于相邻的两张床上，露出各自供血或受血的一侧肢体	方便操作
	2.核对信息	认真核对供血者和病人的姓名、血型及交叉配血结果	严格执行查对制度，避免差错发生
	3.抽抗凝剂	用备好的注射器抽取一定量的抗凝剂	（1）避免抽出的血液凝固 （2）一般50mL血中需加入3.8%枸橼酸钠溶液5mL

续表14－5

操作流程	操作步骤	操作要点与说明
4. 抽、输血液	（1）将血压计袖带缠于供血者上臂并充气 （2）选择穿刺静脉 （3）用加入抗凝剂的注射器抽取供血者的血液，然后立即行静脉注射将抽出的血液输给病人 （4）抽、输血液时需三人配合：一人抽血，一人传递，另一人输注，连续进行。连续抽血时，不必拔出针头，只需更换注射器，在抽血间期放松袖带，以手指压迫穿刺部位前端静脉，以减少出血	（1）使静脉充盈，易于操作 （2）压力维持在100mmHg左右 （3）一般选择粗大静脉，常用肘正中静脉 （4）从供血者血管内抽血时不可过急过快，向病人静脉内的推注速度也不可过快，并随时观察供、受血双方情况，倾听其主诉
5. 整理、记录	输血完毕，拔出针头，用无菌纱布块按压穿刺点至无出血；整理、记录	记录内容：输血时间、血量、血型，以及有无输血反应

【注意事项】

（1）在取血和输血过程中，要严格执行无菌操作及查对制度。在输血前，一定要由两名护士根据需查对的项目再次进行查对，避免差错导致事故的发生。

（2）采集血标本时，严禁同时采集两个病人的血标本。采集后应由采集者和其他医护人员立即送达血库，禁止非医务人员送验标本。

（3）取血时、输血前严格执行两人查对制度。必须认真检查血液的质量。正常的血液分为两层，上层血浆呈淡黄色，下层血细胞呈暗红色，界限清楚，无凝块。如血浆变红，血细胞呈暗紫色，界限不清，提示有溶血，不能使用。

（4）输血前后需用0.9%氯化钠溶液冲洗输血管道。连续输用血液制品时，两袋血之间必须输入少量0.9%氯化钠溶液。

（5）血液制品内不得加入除0.9%氯化钠溶液以外的任何药物，以防血液凝集或溶解。血液从血库取出后应在半小时内输入，不宜久置，避免溶血。冷藏血液不能加温，以免血浆蛋白凝固变性而引起反应。

（6）输血过程中应加强巡视，注意倾听病人主诉，观察有无输血反应。如有严重反应，应立即通知医生，停止输血，并保留余血以备检查分析原因。

（7）加压输血时必须有专人守护，以防发生空气栓塞等不良反应。

（8）输完的血袋送回输血科保留24小时，以备病人在输血后发生输血反应时检查、分析原因。

【评价】

（1）病人理解输血目的，有安全感，愿意接受。

（2）正确执行无菌操作和查对制度，操作规范，静脉穿刺一次成功。

（3）护士操作规范，输血过程中无血制品浪费现象。

四　常见输血反应与护理

（一）发热

1. 原因

（1）血液保养液、输血用具被致热原污染。

（2）违反无菌操作原则，造成输血过程污染。

（3）多次输血后，受血者血液中产生一种白细胞抗体和血小板抗体，供血者血液中产生一种白细胞抗体和血小板抗体，这两种不完全抗体发生反应易引起发热。

2. 症状

通常发生在输血过程中或输血后 1 ～ 2 小时，病人首先表现为发冷或寒战，继而发热，体温可达 38 ～ 41℃，持续时间不等，重者持续数小时，可伴有皮肤潮红、头痛、恶心、呕吐等症状。

3. 护理措施

（1）预防：严格管理血液保养液和输血用具；严格执行无菌操作，防止污染。

（2）密切观察病情变化：反应轻者减慢输血速度；严重者应立即停止输血，但要保留余血，以便查明原因。

（3）对症处理：寒战时注意保暖，给热饮料，加盖被；高热时给予物理降温。

（4）按医嘱给药：如解热镇痛药、抗过敏药或激素类药。

（二）溶血反应

1. 原因

（1）输入异型血：多由 A、B、O 血型不相容而引起血管内溶血。反应发生快，后果严重。

（2）输入变质血：输血前红细胞已变质溶解、血液保存不当、温度过高或过低、输血时血液被加热、震荡过剧、加入其他药物、受到细菌污染等因素致使血液中红细胞大量被破坏溶解。

（3）Rh 系统不符：Rh 阴性者首次输入 Rh 阳性血液后，不发生反应，血清中产生抗 Rh 阳性的抗体，当再次接受 Rh 阳性血液时即可发生溶血反应。此种类型反应发生较慢，一般在输血后几小时至几天才发生。

2. 症状

受血者的红细胞和供血者的红细胞发生异常破坏或溶解而导致机体发生一系列临床反应。通常输入 10 ～ 15mL 血后即可出现反应。溶血反应是输血中最严重的一种反应。溶血反应的发生机制及临床表现见表 14-6。

表 14-6 溶血反应的发生机制及临床表现

阶段	发生机制	临床表现
开始阶段	红细胞凝聚成团，堵塞部分小血管	四肢麻木、面色潮红、头胀痛、胸闷、腰背剧痛、恶心、呕吐
中间阶段	红细胞发生溶解，释放大量血红蛋白进入血浆	黄疸和血红蛋白尿（酱油色），同时伴有寒战、发热、呼吸急促、血压下降等
最后阶段	肾小管因大量的血红蛋白遇酸性物质而变成结晶体阻塞肾小管，肾小管内皮细胞缺血、缺氧而坏死，加重了肾小管堵塞	少尿、无尿、氮质血症等急性肾衰竭症状，严重者可致死亡

3.护理措施

（1）预防：严格执行查对制度，严守操作规程，认真做好血型鉴定、交叉相容配血试验，避免发生差错。严格按要求保存血液。

（2）一旦发生溶血反应立即停止输血，并保留输液管道，以备抢救，同时通知医生。保留余血并抽取病人血标本一同送检，重做血型鉴定、交叉相容配血试验。

（3）保护肾脏：可行双侧腰封或肾区热敷，解除肾血管痉挛。

（4）碱化尿液：按医嘱口服或静脉滴注 5% 碳酸氢钠碱化尿液，以增加血红蛋白在尿液中的溶解度，防止肾小管阻塞。

（5）密切观察病情变化：及时观察皮肤、尿色及量的变化，定时测量生命体征并做好记录。一旦出现尿少、尿闭，按急性肾衰竭处理。

（6）心理护理：关心安慰病人，缓解病人的焦虑和恐惧心理。

重点提示

溶血反应是输血中最严重的一种反应。开始阶段的典型表现为腰背剧痛，中间阶段的典型表现为黄疸和血红蛋白尿，最后阶段的典型表现为少尿、无尿。

（三）过敏反应

1.原因

（1）受血者本身为过敏体质：血液中的异体蛋白质与过敏机体的组织细胞（蛋白质）结合而致敏。

（2）输入血液中含有致敏物质：如供血者在献血前摄入可致敏的药物或食物。

（3）多次输血：产生抗体，当再次输血时，这种抗体和抗原相互作用而发生过敏反应。

2.症状

过敏反应通常发生在输血后期或输血即将结束时，其表现轻重不一。轻者皮肤瘙痒，局部或全身出现荨麻疹、血管神经性水肿（多见于颜面，如眼睑、口唇高度水肿），重者可出现喉头水肿，呼吸困难，支气管痉挛，两肺闻及哮鸣音，甚至发生过敏性休克。

3.护理措施

（1）预防：勿选用有过敏史的献血者；献血者在采血前 4 小时内不宜吃富含蛋白质和脂肪

的食物，如虾、鸡蛋、鱼等，可饮糖水或仅摄入少量清淡饮食，以免血中含有致敏物质；输血前对有过敏史和需多次输血的病人按医嘱给予抗过敏药。

（2）密切观察反应并及时处理：轻者减慢滴速，按医嘱给予抗过敏药；重者应立即停止输血，根据医嘱皮下或静脉注射 0.1% 肾上腺素 0.5～1 mL。

（3）对症处理：对呼吸困难者给予氧气吸入，对严重喉头水肿者，护士应配合医生行气管切开术，对循环衰竭者立即进行抗休克治疗。

（4）按医嘱给药：按医嘱给予抗过敏药治疗，可选用苯海拉明、扑尔敏、氢化可的松和地塞米松等。

（四）大量输血后反应

大量输血是指在 24 小时内紧急输血，输血量大于或等于病人的总血容量。

1. 循环负荷过重

其原因、临床表现、预防护理措施同静脉输液反应。

2. 出血倾向

（1）原因：输入的库血中缺乏血小板及凝血因子，过量的枸橼酸钠引起凝血障碍。

（2）症状：输血过程中或输血后，皮肤、黏膜出现瘀点或瘀斑，穿刺部位可见大块淤血斑或手术伤口渗血，严重者出现血尿等。

（3）护理措施如下。

预防：在输入 3～5 个单位的库血时，按医嘱输入 1 个单位新鲜血，或补充血小板和凝血因子。

密切观察有无出血。

3. 枸橼酸钠中毒反应

（1）原因：枸橼酸钠是常用的抗凝剂，当大量输血时，进入体内的枸橼酸钠不能及时被氧化，因此与血中游离钙结合，导致血钙浓度下降。

（2）症状：病人手足抽搐，有出血倾向，血压下降，心率缓慢甚至心搏骤停。

（3）护理措施如下。

·预防：每输入库血 1000 mL，按医嘱静脉注射 10% 葡萄糖酸钙或氯化钙 10 mL，防止血钙浓度过低。

·严密观察病人病情变化及输血后反应。

（五）其他

输血不当还可引起空气栓塞、微血管栓塞、细菌污染反应及血液传播性疾病，如病毒性肝炎、疟疾、艾滋病及梅毒等。预防的主要措施是严格把握采血、储血和输血操作的各个环节。

🔗 知识链接

植入式静脉输液港（venous port acess，VPA）是一种较新的输液管路技术，简称输液港，是一种全植入的、埋植于人体内的闭合输液系统。该系统包括一条中央静脉导管，导管末端连接一种装置，称为穿刺座。利用小手术方法将导管经皮下穿刺置于人体大静脉中，如锁骨下静脉、上腔静脉，部分导管埋藏在皮下组织，将另一端的穿刺座留置在胸壁皮下组织中并缝合固定，伤口愈合拆线后病人体表可触摸到一突出圆球。治疗时从此定位下针，将针经皮穿刺垂直进入直至穿刺座的储液槽，方便进行注射、连续输液和采血，也适用于高浓度的化疗药物、完全胃肠外营养、血液制品的输注。输液港较一般静脉输液降低了血管硬化的概率，也减少了反复穿刺。输液港植入后病人的日常生活不受限制，接受药物治疗方便又轻松，可在人体内存留使用5年以上。

📝 讨论与思考

1. 刘护士在巡视病房时发现一病人的液体滴入不畅，仔细检查未见穿刺部位肿胀，病人也未诉疼痛，挤压下端输液管有阻力、无回血。请问：

该病人液体不滴的原因是什么？应该如何处理？

2. 某病人输液1小时后，出现寒战、发热、恶心、头痛。查：T 39.5℃，P 110次/分钟。请问：

（1）此病人出现了什么问题？

（2）正确合理的护理措施是什么？

3. 某病人因急性淋巴细胞白血病行静脉输血治疗，输血约15 mL后，主诉头部胀痛、四肢麻木、腰背部剧烈疼痛及胸闷，继而出现酱油色尿及黄疸，输血约20 mL时出现头部胀痛、恶心、腰背部疼痛、面色潮红等表现。请问：

（1）此病人出现了什么问题？这些问题可能由哪些因素引起？

（2）正确合理的护理措施是什么？

4. 某病人，男性，37岁，因车祸致右下肢外伤，伤口大量出血，被送入急诊室，在医生下达立即输血的医嘱后，请问：

（1）护士应做哪些输血前的准备工作？

（2）在静脉输血的过程中应注意哪些问题？

5. 病人，男性，78岁，因上呼吸道感染诱发慢性阻塞性肺疾病急性发作，入院后给予抗感染、平喘、祛痰治疗，输液总量为800 mL，计划5小时输完，输液器的滴系数为15，请你为该病人调节每分钟输液滴数。

6. 病人，男性，65岁，确诊肺心病二十余年，早晨因呼吸困难伴喘息加重急诊入院，输液过程中，突然出现胸闷、咳嗽、咯粉红色泡沫样痰，听诊两肺满布湿啰音，心率快且心律不齐。请问：

（1）该病人发生了什么问题？这些问题可能由哪些因素引起？

（2）应该如何处理？

7. 病人，女性，68岁，因乳腺癌住院化疗，为其输液过程中，病人出现呼吸困难，听诊心前区有响亮的"水泡音"。请问：

该病人发生了什么问题？应该让病人采取什么体位？为什么？

8. 病人，男性，30岁，在输液的第10天，手腕至肘上3处出现沿静脉走向的索状红线，感觉局部灼热且疼痛。请问：

此现象是什么反应？如何处理？

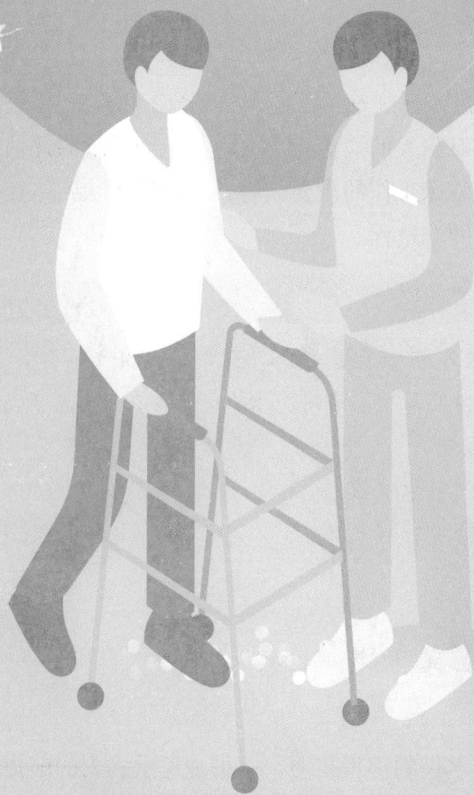

第十五章

抢救及护理

学习目标

1. 知识目标：掌握危重病人的支持性护理，熟悉病情观察的基本内容，了解常用急救设备及药物。
2. 技能目标：能够准确观察危重病人病情并能正确实施吸氧、吸痰、洗胃等抢救技术。
3. 情感目标：感受病人的疾苦，关爱病人，具有良好的护理职业素养。

危重病人是指病情严重、随时可能发生生命危险的病人。正确实施急救技术是成功抢救危重病人的关键，也直接关系到危重病人的生命质量。因此，在护理和抢救危重病人的过程中，护士必须准确掌握心肺复苏、吸氧、吸痰、洗胃等基本抢救技术，全面、准确地观察病人的病情变化，积极配合抢救和护理危重病人，做好抢救工作的组织管理，提高抢救的成功率。

第一节　病情观察

观察是对事物、现象进行仔细查看，是一项系统工程。病情观察是指护士运用视、触、嗅、听等感觉器官及辅助工具对病人的病史和现状进行全面系统的评估，对病情做出综合判断的过程。病情观察是医务人员临床工作的重要内容，包括从症状到体征、从生理到心理的全面细致的观察，应贯穿护理工作的全过程。

案例分析

张某，18岁，因脑外伤1天急诊入院。查：T 38℃，P 80次/分钟，R 18次/分钟，BP 120/80 mmHg，双侧瞳孔等大、等圆，对光反射存在，神志不清，压眶上神经有痛苦表情。

任务：
1. 请判断病人处于何种意识状态。
2. 请你以护士的身份观察病人病情。

一　病情观察的意义

病情观察是护士必须掌握的护理技巧，是护理危重病人的前提。病人的意识、瞳孔、精神状态、生命体征的改变以及分泌物、排泄物的异常等，都能提示危重病人的病情动态。临床护理工作中对病人及时准确地进行病情观察，可以为疾病的诊断、治疗、护理及预防并发症提供科学依据，有助于判断疾病的发生、发展与转归，进一步确定诊疗计划，及时了解治疗效果和用药反应，及时发现危重症病人病情变化的征象等，以便于采取及时有效的处理措施，防止病情恶化。护士应熟悉病情观察的内容，培养有目的、有意义地主动观察病情的能力。

二　病情观察的方法

（一）直接观察法

直接观察法指利用感觉器官或借助医疗仪器对病人进行观察。

（1）视诊：是最基本的检查方法。利用视觉，配合触觉、听觉、嗅觉以及使用辅助仪器，来观察病人的临床表现、病人分泌物和排泄物色质等的变化，以提高观察的准确性。检查时，光线需充足，应避开有色光线，要充分暴露受检部位，从病人入院至出院，持续、客观地进行观察。观察的内容包括病人的外观、行为、意识以及各系统的生理和病理变化。

（2）触诊：利用手直接触摸或按压病人某些部位，来了解所触及部位局部变化情况及其临床意义的观察方法，如体表的温度、湿度、弹性、光滑度及器官的外形、大小、软硬度、移动度和波动感等。

（3）叩诊：常用于对胸腹部的检查评估。利用手指叩击或手掌拍击被检查部位的体表，使之震动而产生声响，根据所感到的震动和听到的声响特点来了解被检查部位器官的状况，如器官的大小、形状、位置及密度，以及确定肺下界、心界大小、有无腹水及腹水的量等。

（4）听诊：利用耳直接或借助听诊器及其他仪器来分辨由病人身体各个部分发出的声音，分析和判断声音所代表的不同含义。如借助听诊器听病人的心率、心音、呼吸音和肠鸣音。听诊需在不受干扰的环境下进行，有时需要协助病人采取适当的体位。此外，也可以通过倾听来了解病人潜在的健康问题。

（5）嗅诊：利用嗅觉来辨别病人的各种气味，判断其健康状况的一种检查方法。病人的气味可以来自皮肤黏膜的伤口分泌物、呼吸气味、消化道分泌物、呕吐物、排泄物等。

（二）间接观察法

通过与医生、亲属的交流，阅读床头卡和书面交接记录等，了解病人病历、检验报告、会诊报告及其他相关资料，获取有关病情的信息，达到对病人疾病全面细致观察的目的。

病情观察是护理工作的基础，它要求护士具有广博的医学护理知识、高度的责任心、良好的耐心、敏锐的观察力，以及分析问题、解决问题的能力。这就要求护士必须做到"五勤"，即勤巡视、勤观察、勤询问、勤思考、勤记录，为抢救危重病人的生命赢得时间。

三　病情观察的内容

（一）一般情况的观察

（1）发育：发育是以身高、胸围、体型、身体各部分的对称性的年龄比较来估计。临床上病态发育与内分泌关系密切，如体格异常高大的巨人症，常见于垂体前叶功能亢进；若体格异常矮小，则称为侏儒症，见于垂体功能减退；甲状腺功能减低症可引起体格矮小、智力低下。

（2）饮食与营养：饮食在疾病治疗中占重要地位，并对疾病的诊断、治疗发挥一定作用。病人的食欲、食量、进食后反应、饮食习惯、有无特殊嗜好或偏食等情况往往可以反映病情的动态变化。营养状态与食物的摄入、消化、吸收和代谢等有关，是判断机体健康状况、疾病程度以及转归的重要指标之一。营养以皮肤、毛发、皮下脂肪和肌肉发育来判断，如皮肤的光泽度、弹性，毛发、指甲的润泽程度，皮下脂肪的丰满程度，肌肉的发育状况等。

（3）面容与表情：面容与表情可以反映病人的精神状态与病情的轻重缓急。健康的人表情自然大方，神态安逸。疾病及情绪变化可引起面容与表情的变化。如高热病人，表现为两颊潮红、呼吸急促、口唇干裂等急性病容；因肺结核而长期发热的病人，由于久病体虚及营养差，表现为面色苍白或灰暗、消瘦无力、精神萎靡、面容憔悴、双目无神等慢性病容；休克病人表现为面色苍白、出冷汗、口唇发绀等重病面容；破伤风病人呈苦笑面容；某些疾病引起疼痛时，病人常呈双眉紧皱、闭目呻吟、辗转不安等痛苦面容；风湿性心脏病病人表现为双颊紫红、口唇发绀的二尖瓣面容；各种类型的贫血病人表现为面色苍白、唇舌及结膜色淡、疲惫乏力的贫血面容。

（4）体位：体位是指身体在休息时所处的状态。病人的动静姿势和体位常与疾病有关，不同的病症可使病人采取不同的体位。临床常见的体位有自主体位、被动体位、强迫体位。多数病人一般安静平卧，活动自如，采取自主体位。极度衰竭或神志不清、意识丧失的病人，因不能随意移动其躯干和四肢，需由他人搬动，采取被动体位。胆石症、肠绞痛的病人，在腹痛发作时，辗转反侧，坐卧不宁，常常采取强迫体位。

（5）姿势与步态：姿势即举止状态。姿势依靠骨骼、肌肉的紧张度来保持，并受健康状态及精神状态的影响。健康成人躯干端正，肢体移动灵活自如。患病时可出现特殊的姿势，某些姿势是病症本身固有的症状，如脑膜炎、破伤风病人因背部肌肉痉挛而呈角弓反张，腹痛时病人常捧腹而行，腰部扭伤时身体的活动度受限，病人保持特定的姿势。步态是指病人走路时所表现的姿态。某些疾病可表现为特征性步态改变，突然出现步态改变，可能是病情变化的征兆之一。如醉酒步态，病人走路时躯干重心不稳，步态紊乱，常见于小脑疾病、乙醇中毒或巴比妥中毒；高血压病人突然出现跛行，则提示有发生脑血管意外、偏瘫的可能。

（6）皮肤与黏膜：某些疾病的病情变化可通过皮肤黏膜反映出来。对皮肤黏膜的观察主要包括其颜色、温度、湿度、弹性及有无出血、水肿、皮疹、皮下结节、囊肿等。如休克病人皮肤潮湿、四肢发冷、面色苍白；巩膜和皮肤黄染时表示有黄疸，常是肝胆疾病的症状；贫血病人皮肤、结膜苍白；脱水病人皮肤干燥且弹性减弱；肾性水肿病人多于晨起眼睑、颜面水肿；心性水肿病人可表现为下肢和全身水肿；对长期卧床病人，还应观察压疮好发部位的皮肤色泽及变化情况。

（7）睡眠：睡眠是休息的一种形式。对睡眠的深浅、时间长短以及有无失眠或嗜睡等现象均应仔细观察。对肝昏迷或脑溢血病人意识丧失后发出的鼾音要仔细辨别，如有怀疑，可观察病人能否唤醒，了解有无意识障碍。

（8）呕吐物：呕吐是胃内容物或一部分小肠内容物不自主地经口喷涌而出的一种现象，是许多疾病表现在胃肠系统的一种常见症状，常伴有恶心。呕吐可将胃内有害物质吐出，因而是一种具有保护意义的防御反射，但长期频繁呕吐，则会影响进食和营养物质的吸收，造成大量胃液丢失而引起水电解质紊乱及酸碱平衡失衡。剧烈呕吐还会损伤消化道甚至引起贲门撕裂。如呕吐物不慎吸入呼吸道，可造成窒息及吸入性肺炎。

护士应注意观察病人呕吐的次数、发生的时间及呕吐物的性质、量、色、味和伴随症状。①时间：妊娠呕吐多发生在清晨；幽门梗阻病人的呕吐常发生在夜间或清晨。②方式：中枢性呕吐的特点为不伴随恶心，呕吐为喷射状，常见于脑肿瘤、脑出血、脑膜炎、脑炎等颅内压增高的病人，不可忽视。消化道疾病所致的呕吐为反射性呕吐，多与进食有关，呕吐发生的时间比较规律。③性状：一般呕吐物含有消化液及食物，偶见寄生虫。幽门梗阻时，呕吐物常为宿食；高位小肠梗阻者，呕吐物常伴胆汁；霍乱、副霍乱病人的呕吐物为米泔水样。④量：正常成人胃容量为 300 mL，如呕吐量超过一般胃容量，应考虑有无幽门梗阻或其他异常情况。神经官能症病人呕吐量不多，吐后可再进食。⑤颜色：急性大出血时，血液在胃内时间较短，未来得及与胃内容物发生反应，呕吐物呈鲜红色。慢性出血时血液呈咖啡色，是由于血液在胃内滞留时间较长，与胃内容物发生反应。黄绿色提示胆汁反流。呕吐大量米泔水样者，应警惕霍乱、副霍乱等肠道传染病。胃内容物有腐败性改变且滞留在胃内时间较长时，呕吐物呈暗灰色。⑥气味：一般呕吐物呈酸味。苦味多由胆汁反流所致，腐败味多见于幽门梗阻，粪臭味见于肠梗阻，有机磷农药中毒者呕吐物常有大蒜味。⑦伴随症状：呕吐伴腹痛、腹泻，常见于急性胃肠炎、食物中毒；喷射状呕吐伴有剧烈头痛，常见于颅内高压；呕吐伴眩晕及眼球震颤，常提示前庭功能障碍。

（9）排泄物与引流物：排泄物有尿、粪、痰液、汗等。应观察排泄物的量、次数、颜色、气味及排泄时的伴随症状，必要时收集标本送检。引流液有胸腔引流液、腹腔引流液、肝胆引流液、胃肠减压吸出液等，应观察各种引流液的量、性质的变化以及引流管是否通畅。痰液多由肺、支气管病变或呼吸道黏膜受到刺激，分泌物增多而产生。痰液观察有重要临床意义。如肺炎双球菌性肺炎病人咳出铁锈色痰；肺水肿病人咳出粉红色泡沫痰；支气管扩张病人痰量多，每日可达数十至数百毫升，多为黄色脓性痰，静置后可分为三层。因此，观察痰液的性质、颜色、气味和量对疾病的诊断有一定帮助。

（二）生命体征

生命体征是衡量机体内在活动状况的客观指标。生命体征的观察贯穿于病人护理的全过程，在病人病情观察中占据重要的地位。体温、脉搏、呼吸、血压均受大脑皮质的控制和神经、体液的调节，保持相对恒定。

（1）体温：体温突然升高，多见于急性感染；体温过高（41.0℃以上）及持续高热，都提示病情严重；体温低于 35℃，多见于休克和极度衰竭的病人；体温持续不升，是病情凶险的征兆。

（2）脉搏和心率：脉搏的快慢、强弱和节律，可以反映病人的心血管功能。如脉搏少于 60 次／分钟或多于 140 次／分钟，出现间歇脉、脉搏短绌，说明病情有变化。当脉搏微弱甚至触不到桡动脉时，往往提示有效循环血量不足。监测心率可以及时发现心律失常，应立即采取急救措施。

（3）呼吸：主要观察病人呼吸的频率、深浅、节律、音调、气味及皮肤、肢端发绀情况。各种原因引起的肺内气体交换障碍，均可使病人发生呼吸改变。呼吸频率多于 40 次／分钟或少于 8 次/分钟，出现点头样呼吸或潮式呼吸，都是病情危重的征象。

（4）血压：血压是危重病人重要的病情参数。若血压时高时低，或舒张压持续高于 95mmHg、收缩压持续低于 90mmHg，均为异常血压。观察高血压和休克病人的血压有特殊意义。

（三）意识状态的观察

意识状态（consciousness）是大脑功能活动的综合表现，是对环境的知觉状态，可反映疾病对大脑的影响程度。意识障碍是指个体对外界环境刺激缺乏正常反应的一种精神状态。任何原因引起大脑高级神经中枢功能损害时，都可导致意识障碍。表现为对自身及外界环境的认识及记忆、思维、定向力、知觉、情感等的不同程度的异常改变。如肝昏迷、脑溢血、脑炎等均可引起不同程度的意识障碍。

（1）嗜睡：是最轻度的意识障碍，表现为病人处于持续昏睡状态，但能被言语或轻度刺激唤醒，醒后能正确、简单而缓慢地回答问题，但反应迟钝，刺激去除后又很快入睡。

（2）意识模糊：其程度较嗜睡深，表现为对自己和周围环境漠不关心，答话简短迟钝，表情淡漠，对时间、地点、人物的定向力完全或部分发生障碍。

（3）昏睡：是中度意识障碍，病人处于深睡状态，需强烈刺激或反复高声呼唤才能觉醒，醒后缺乏表情，答话含糊不清，答非所问，很快入睡。

（4）昏迷：是最严重的意识障碍，按其程度可分为：①浅昏迷，意识大部分丧失，对周围事物及声光刺激均无反应，但对强烈的刺激如压迫眶上切迹可出现痛苦表情。角膜、瞳孔、吞咽、咳嗽等反射均存在。呼吸、血压、脉搏等一般无明显改变。二便潴留或失禁。②深昏迷，意识完全丧失，对各种刺激均无反应。全身肌肉松弛，肢体呈弛缓状态，腱反射、咳嗽、吞咽、瞳孔等反射均消失，偶有深反射亢进及病理反射出现。机体仅能维持循环与呼吸的最基本功能，呼吸不规则，血压可下降，大小便失禁或尿潴留。

🔗 知识链接

格拉斯哥昏迷评分（GCS）

1. 睁眼反应：4，自发睁眼；3，语言吩咐睁眼；2，疼痛刺激睁眼；1，无睁眼。

2. 语言反应：5，正常交谈；4，言语错乱；3，只能说出（不适当）单词；2，只能发音；1，无发音。

3. 运动反应：6，按吩咐动作；5，对疼痛刺激定位反应；4，对疼痛刺激屈曲反应；3，异常屈曲（去皮层状态）；2，异常伸展（去脑状态）；1，无反应。

将三类得分相加，即得到 GCS 评分（最低 3 分，最高 15 分）。总分低于 7 者为浅昏迷，总分低于 3 者为深昏迷。

（四）瞳孔的观察

瞳孔变化是许多疾病病情变化的重要指征，特别是颅脑疾病、药物或食物中毒等。观察瞳孔时，主要注意两个方面的情况。

（1）瞳孔的形状、大小和对称性：在自然光线下瞳孔直径为 2～5mm，等大、等圆，边缘整齐，对光反射灵敏。当光线照射瞳孔时双侧瞳孔立即缩小，移去光源后又迅速恢复原态。当一侧瞳孔受到光线刺激后，对侧也立即缩小。瞳孔的形状改变常可由眼部疾病引起。如瞳孔呈椭圆形并伴散大，常见于青光眼等；瞳孔呈不规则形，常见于虹膜粘连。在病理情况下，瞳孔的大小可出现一些变化。①瞳孔缩小：瞳孔直径小于2mm，称为瞳孔缩小。瞳孔直径小于1mm称为针尖样瞳孔。双侧瞳孔缩小，常见于有机磷农药、吗啡、氯丙嗪等药物中毒；单侧瞳孔缩小，可提示同侧小脑幕裂孔疝早期。②瞳孔变大：瞳孔直径大于5mm称为瞳孔散大。双侧瞳孔扩大，常见于颅内压增高、颅内损伤、颠茄类药物中毒；一侧瞳孔扩大、固定，常提示同侧颅内血肿或脑肿瘤等颅内病变所致的小脑幕裂孔疝的发生；双侧瞳孔忽大忽小，可为脑疝的早期症状，颅内占位性病变对脑干的压迫引起瞳孔大小异常。危重病人瞳孔突然扩大，常是病情急剧变化的标志。

（2）对光反射：以拇指和食指分开上下眼睑，露出眼球，用电筒光直接照射瞳孔，以观察瞳孔对光线的反应是灵敏、迟钝还是消失。正常情况下，瞳孔对光反射灵敏，当光线照射瞳孔时，瞳孔立即收缩变小；移去光线又可增大。危重或昏迷病人的对光反射可以存在迟钝或消失。

（五）心理状态的观察

病人的心理状态与疾病的治疗及愈后有密切的关系。不良的心理状态会导致其他身心疾病的产生。护士可从病人的语言、表情、情绪、睡眠、饮食等方面的变化来推知病人的心理活动。对病人心理状态的观察应从病人对健康的理解、对疾病的认识、处理和解决问题的能力、对疾病和住院的反应、价值观、信念等方面来观察，包括其语言和非语言行为、思维能力、认知能力、情绪状态、感知情况等是否正常，是否出现记忆力减退、思维混乱、反应迟钝，语言、行为异常情况及有无焦虑、恐惧、绝望、抑郁等情绪反应。

（六）特殊情况的观察

（1）特殊检查后的观察：对一些特殊检查，护士应密切观察生命体征，倾听病人的主诉，重点掌握检查前后的注意事项，防止并发症的发生。如冠状动脉造影后，对病人局部止血情况进行观察；腰椎穿刺检查后，重点观察病人的生命体征、意识状态、瞳孔变化、颅内压及脑疝前驱症状。

（2）特殊药物治疗后的观察：药物治疗是临床常用的治疗方法之一。护士不仅要遵医嘱准确地发药、注射，还应注意观察药物的疗效及毒性反应。在使用一些特殊药物如利尿剂、强心剂、抗心律失常药、血管扩张剂等时，应对病人情况有全面了解，并熟悉各有关药物的药理学知识。用药时严格执行查对制度，准确掌握剂量，注意给药的浓度、速度和方法，用药过程中随时观察效果及反应，同时对病人的血压、心律、尿量等的变化及主诉和神志均应做细致观察。如服用降压药的病人应注意血压的变化情况；应用止痛药时应注意病人疼痛的规律和性质、用药后的止痛效果；使用某些化疗药物后既要注意观察病人的全身反应，又要注意观察局部反应。

（3）特殊技术操作后的观察：无论给予何种特殊技术治疗，都必须认真仔细观察。如吸氧后要观察病人缺氧程度有无改善，吸痰后要观察病人呼吸及缺氧的情况，放置引流管后观察病人引流液的性质、颜色、量及引流管是否通畅等情况，输血时要观察病人有无输血反应，手术后要注意观察病人的生命体征、伤口、出血及疼痛情况。

嗜睡：处于持续昏睡状态，能唤醒，醒后能正确、简单而缓慢地回答问题，刺激去除后又很快入睡，是最轻度的意识障碍。昏睡：处于深睡状态，强烈刺激才能觉醒，答非所问。浅昏迷：对声光刺激无反应，但对强烈的刺激可出现痛苦表情。深昏迷：意识完全丧失，对各种刺激均无反应。

第二节　危重病人的抢救及护理

抢救危重病人是医疗护理工作中的一项重要而紧急的任务。抢救工作应有严密的组织、合理的分工和必要而完善的设备。因此，护士应从组织上、物质上、技术上做好充分的准备，常备不懈，遇有危重病人要当机立断，全力以赴，争分夺秒配合抢救，挽救病人的生命。

案例分析

李某，男，70岁。患慢性支气管炎12年，肺心病4年，冬季加重。两天前因受凉，咳嗽、气喘症状加重来院就诊。查体：呼吸困难，口唇肢端发绀，意识模糊，血气分析PaO_2 30 mmHg，$PaCO_2$ 90 mmHg，诊断为慢性支气管炎、肺心病合并肺性脑病。

任务：

1. 正确对病人进行病情观察，配合医生抢救。

2. 正确为病人拟定合理的护理措施。

一　抢救工作的组织管理及设备管理

（一）抢救工作的组织管理

抢救工作是一项系统化的工作。抢救工作的组织管理是使抢救工作及时、准确、有效进行的保证。

1. 指定抢救负责人，组成抢救小组

一般分为全院性抢救和科室（病区）性抢救。在抢救过程中，抢救工作的负责人应为现场工作人员中职务最高者。全院性抢救一般用于大型灾难等突发情况，由院长组织实施，各科室均参与抢救工作。科室内的抢救一般由科主任、护士长负责组织实施，各级医务人员必须听从指挥。参加抢救的医务人员在抢救过程中态度要严肃、认真，动作迅速准确，既要分工明确，又要密切协作。在医生未到之前，护士可根据病情需要，予以适当、及时的紧急处理，如止血、吸氧、吸痰、人工呼吸、胸外心脏按压、建立静脉通道等。

2. 及时制订抢救方案

根据病人情况，医生、护士共同参与抢救方案的制订，使危重病人能及时、迅速地得到抢救。

3. 制订抢救护理计划

护士应根据病人情况和抢救方案制订出抢救护理计划，明确护理诊断与预期目标，确定护理措施，解决病人现存的或潜在的健康问题。

4. 做好查对和抢救记录

一切抢救工作均应做好记录，要求准确、清晰、完整、扼要，且注明执行时间。各种急救药物须经两人核对无误后方可使用。护士执行口头医嘱时，须向医生复述一遍，双方确认无误后方可执行，抢救完毕需由医生及时补写医嘱和处方。抢救中各种药物的空安瓿、输液空瓶、输血空瓶（袋）等应集中放置，以便统计和查对。

5. 安排护士随医生参加每次查房、会诊和病例讨论

熟悉危重病人的病情、重点监测项目及抢救过程，做到心中有数，及时准确地实施治疗和护理。

6. 做好抢救过程中抢救用物的管理

严格执行"五定"制度，即定数量品种、定点安置、定专人管理、定期消毒灭菌、定期检查维修，使急救物品的完好率达到100%。各类仪器保证性能良好，随时备用。室内物品一律不得外借，值班护士班班交接，并做记录。护士还应熟悉抢救器械的性能和使用方法，并能排除一般故障。

7. 做好交接班工作

认真做好危重病人的各项护理措施的交接工作，以保证抢救和护理措施的落实。抢救物品使用后，要及时清理和补充，归还原处，并保持清洁、整齐。

（二）抢救工作的设备管理

抢救室有专人负责，急诊室和病区均应设单独抢救室。病区抢救室宜设在靠近护士办公室的单独房间内，要求宽敞、整洁、安静、光线充足。室内应备有"五机"（心电图机、洗胃机、呼吸机、除颤仪、吸引器），在抢救室内应设计环形输液轨道及各种急救设备。

（1）抢救床：最好选用能升降的多功能床，必要时另备木板一块，以备在进行胸外心脏按压时使用。

（2）抢救车：应按照要求配置各种常用急救药品、急救用无菌物品以及其他急救用物。①常用急救药品见表15-1。②各种无菌急救包和无菌物品：无菌急救包有各种穿刺包、静脉切开包、气管插管包、气管切开包、吸痰包、开胸包、缝合包、导尿包。无菌物品有各种注射器及针头、输液器及输液针头、开口器、压舌板、舌钳、牙垫、各种型号的医用橡胶手套、各种型号及用途的橡胶或硅胶导管、无菌治疗巾、无菌敷料、皮肤消毒用物等。③一般物品：治疗盘、血压计、听诊器、手电筒、止血带、玻璃接头、夹板、宽胶布、火柴、酒精灯、多头电源插座等。

表15-1 常用急救药品

类 别	药 物
中枢兴奋药	尼可刹米（可拉明）、山梗菜碱（洛贝林）等
升压药	去甲肾上腺素、盐酸肾上腺素、异丙肾上腺素、间羟胺、多巴胺等
降压药	利舍平、肼屈嗪、硫酸镁注射液等
强心剂	去乙酰毛花苷C（西地兰）、毒毛花苷K等
抗心律失常药	利多卡因、维拉帕米（异搏定）、普鲁卡因酰胺等
血管扩张药	甲磺酸酚妥拉明、硝酸甘油、硝普钠等
止血药	安特诺新（安络血）、酚磺乙胺（止血敏）、维生素K、氨甲苯酸、垂体后叶素、鱼精蛋白等
止痛镇静药	哌替啶（杜冷丁）、苯巴比妥（鲁米钠）、氯丙嗪（冬眠灵）、吗啡等
解毒药	阿托品、解磷定、氯磷定、亚甲蓝（美蓝）、二巯基丙醇、硫代硫酸钠等
抗过敏药	异丙嗪（非那根）、苯海拉明、扑尔敏、息斯敏等
抗惊厥药	地西泮（安定）、异戊巴比妥钠、苯巴比妥钠、硫酸妥钠、苯妥英钠、硫酸镁等
脱水利尿药	20%甘露醇、25%山梨醇、尿素、呋塞米（速尿）、利尿酸钠等
碱性药	5%碳酸氢钠、11.2%乳酸钠
激素类药	氢化可的松、地塞米松
其他	生理盐水、葡萄糖溶液、右旋糖酐、平衡液、10%葡萄糖酸钙、氯化钾、羟乙基淀粉（羧甲淀粉）

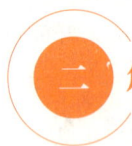

二 危重病人的支持性护理

（一）危重病人的病情监测

危重病人病情危重，病情变化快，随时可能有生命危险，因此对危重病人必须进行持续监测，动态了解病人的整体状态、疾病危险程度以及各系统器官的损害程度，以及时发现病情变化，及时诊断和抢救。危重病人机体极度衰弱，免疫力低，易引起并发症，需进行严密监测，最基本的是中枢神经系统、循环功能、呼吸功能和肾功能的监测。

1. 中枢神经系统监测

最重要的是意识水平监测，可采用GCS计分。其次还有电生理监测（如脑电图）、影像学监测（如CT与MRI）、颅内压测定和脑死亡的判定等。其中颅内压的测定可通过脑积液压力的动态变化，了解其对脑功能的影响。

2. 循环功能监测

监测心率、心律、无创和有创动脉血压、心电功能和血流动力功能，如中心静脉压、肺动脉压、肺动脉楔压、心排血量及心脏指数等。

3. 呼吸功能监测

呼吸功能监测包括呼吸运动、频率、节律、呼吸音、潮气量、无效腔量的监测，以及呼气压力测定、肺胸顺应性检测；痰液的性质、量，痰培养的结果；血气分析等。其中血气分析是较重要的监测手段之一，护士应了解其各项指标的正常值及意义。

4. 肾功能监测

肾是调节体液的重要器官，同时也是易受损的器官之一。它负责保留体内的所需物质、排泄代谢产物、维持水电解质平衡及细胞内外渗透压平衡，因而对其功能的监测有重要意义。肾功能监测主要包括尿量，血、尿钠浓度，血、尿的尿素氮，血、尿肌酐，血肌酐清除率的测定。

（二）危重病人的支持性护理

1. 密切观察病情变化，做好抢救准备

密切观察，及时发现病情变化并做出准确判断是护理危重病人的前提。护士应加强对生命体征、意识、瞳孔变化等内容的观察，随时了解病人心、肺、脑、肝、肾等重要器官的功能及治疗反应与效果，及时、正确地采取有效救治措施。

2. 保持呼吸道通畅

清醒病人应鼓励其定时做深呼吸或轻拍背部，以助分泌物咳出；昏迷病人常因咳嗽、吞咽反射减弱或消失、呼吸道分泌物及唾液等积聚喉头，引起呼吸困难甚至窒息，故应使病人头偏向一侧，及时吸出呼吸道分泌物，保持呼吸道通畅，并通过呼吸咳嗽训练、肺部物理治疗、吸痰等措施清除分泌物，预防坠积性肺炎及肺不张等。

3. 加强临床护理

（1）眼睛护理：眼睑不能自行闭合者由于眨眼少，角膜干燥，易发生溃疡，并发结膜炎，可涂抗生素眼膏或覆盖凡士林纱布，以保护眼角膜。

（2）口腔护理：保持口腔卫生，对不能由口腔进食者，每日口腔护理 2～3 次，防止发生口腔炎症、口腔溃疡、口臭等。

（3）皮肤护理：危重病人由于长期卧床、大小便失禁、大量出汗、营养不良等，有皮肤完整性受损的危险，故应认真做好皮肤清洁护理，预防压疮的发生。

4. 补充营养及水分

危重病人机体分解代谢增强，消耗大，对营养物质的需要增加，而病人多胃纳不佳，消化功能减退，为保证足够的营养、水分，维持体液平衡，应设法增进病人的饮食，并协助自理缺陷的病人进食。对不能进食者，可采用鼻饲或完全肠外营养。对大量引流或额外体液丧失等水分丢失较多的病人，应注意补充足够的水分。

5. 维持排泄功能

协助病人大小便，对尿潴留或尿失禁者，可采取相应的措施，必要时留置导尿管。便秘者酌情给予缓泻剂或灌肠。排便失禁的病人要做好皮肤护理，预防压疮。

6. 肢体被动运动，维护肢体功能

病情平稳时，应尽早协助病人进行被动肢体运动，轮流将病人的肢体进行伸屈、内收、外展、内旋、外旋等活动，并同时进行按摩，以促进血液循环，增加肌张力，帮助恢复功能，预

防肌腱韧带退化、肌肉萎缩、关节僵直、静脉血栓形成和足下垂的发生。

7. 保持各类导管通畅

危重病人身上常会有多种导管，如输液管、吸氧管、导尿管、引流管等，应保持其通畅，要注意妥善固定、安全放置，防止扭曲、受压、阻塞、脱落。

8. 确保病人安全

对意识丧失、谵妄或昏迷的病人要保证其安全，必要时可使用保护用具。对牙关紧闭、抽搐的病人，可用压舌板裹上数层纱布，放于上下臼齿之间，以免咬伤舌。室内光线宜柔和，医护人员动作要轻稳，避免引起病人抽搐。及时、准确执行医嘱，确保医疗安全。

9. 心理护理

危重病人常表现出各种各样的心理问题，如出现焦虑、恐惧、绝望等多种心理反应，因此，必须采取有效的心理护理措施进行疏导和安慰，使病人处于最佳心理状态。

第三节 常用抢救技术

急救的最基本目的是挽救生命，护士对临床常用急救技术的掌握程度可以直接影响危重病人抢救方案的实施以及抢救的成败。因此，护士必须掌握必要的急救知识与技能。

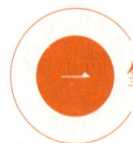

一 氧气吸入

氧气吸入（oxygen inhalation）是指通过给病人吸入高于空气中氧浓度的氧气，来提高病人肺泡内的氧分压，达到改善组织缺氧状况的一种治疗方法。

（一）缺氧的临床表现

1. 轻度缺氧的临床表现

无明显的呼吸困难，仅有轻度发绀，病人神志清楚。血气为动脉血氧分压（PaO_2）为 $6.6 \sim 9.3kPa$，二氧化碳分压（$PaCO_2$）大于 $6.6kPa$。

2. 中度缺氧的临床表现

发绀明显，呼吸困难，神志正常或烦躁不安。PaO_2 在 $4.6 \sim 6.6kPa$ 之间，$PaCO_2$ 大于 $9.3kPa$。

3. 重度缺氧的临床表现

显著发绀，三凹征明显（胸骨上、锁骨上和肋间隙凹陷），病人失去正常活动能力呈昏迷或半昏迷状态。PaO_2 在 $4.6kPa$ 以下，$PaCO_2$ 在 $11.9kPa$ 以上。

（二）氧气吸入的适用范围

当病人PaO_2低于6.6kPa时（正常值10.6～13.3kPa，6.6kPa为最低限值），应给予吸氧。吸氧常用于下列情况：

（1）因呼吸系统疾病影响肺活量者，如哮喘、支气管、肺气肿、肺不张等。

（2）心功能不全，使肺部充血而致呼吸困难者，如心力衰竭时出现的呼吸困难。

（3）各种中毒引起的呼吸困难，使氧不能由毛细血管渗入组织而产生缺氧，如巴比妥类药物中毒、一氧化碳中毒等。

（4）昏迷病人，如脑血管意外或颅脑损伤的病人。

（5）某些外科手术后的病人、大出血休克病人，以及分娩产程过长、胎心音异常者等。

（三）氧气筒和氧气压力表

氧气筒和氧气压力表装置是临床较常用的一种装置（图15–1）。

1. 氧气筒为柱形无缝筒，筒内可耐高压达15.5MPa，容纳氧约6000L

（1）总开关：在筒的顶部，可控制氧气的放出。使用时，将总开关向逆时针方向旋转1/4周，即可放出足够的氧气，不用时可顺时针方向将总开关旋紧。

（2）气门：在氧气筒颈部的侧面，有一气门与氧气表相连，是氧气自筒中输出的途径。

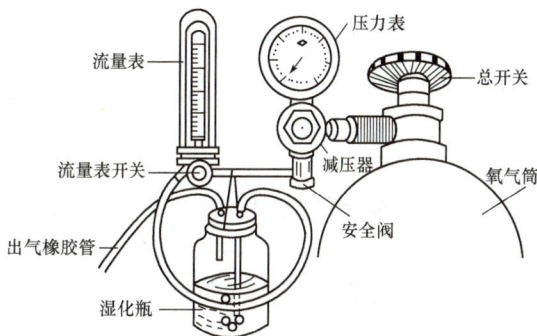

图 15–1 氧气筒和氧气压力表

2. 氧气压力表的组成

（1）压力表：从表上的指针能测知筒内氧气的压力，以MPa表示。如指针指在120刻度处，表示筒内压力为12.2MPa。压力越大，说明氧气贮存量越多。

（2）减压器：是一种弹簧自动减压装置，将来自氧气筒内的压力减低至0.2～0.3MPa，使流量平衡，保证安全，便于使用。

（3）流量表：用于测量每分钟氧气流出量。流量表内装有浮标，当氧气通过流量表时，即将浮标吹起，从浮标上端平面所指刻度，可以测知每分钟氧气的流出量。

（4）湿化瓶：用于湿润氧气，以免呼吸道黏膜被干燥氧气所刺激。瓶内装入1/3或1/2的无菌蒸馏水，通气管浸入水中，出气管和鼻导管相连。

（5）安全阀：由于氧气表的种类不同，安全阀有的在湿化瓶上端，有的在流量表的下端。当氧气流量过大、压力过高时，内部活塞即自行上推，使过多的氧气由四周小孔流出，以保证安全。

（四）装表法

1.打开总开关

将氧气筒置于架上，用扳手将总开关打开，使少量氧气从气门冲出，随即关好总开关，以达清洁该处的目的，避免灰尘吹入表内。

2.连接压力表

将压力表的旋紧螺帽与氧气筒的螺丝接头衔接，用手初步旋紧，然后将压力表稍向后倾，再用扳手旋紧，使氧气表直立，检查有无漏气。

3.检查氧气

旋开总开关，再开流量调节阀，检查氧气流出是否通畅，以及全套装置是否适用，最后关上流量调节阀，推至病室待用。

（五）供氧方法

1.鼻导管法

【方法】

（1）单侧鼻导管法：将一细导管插入一侧鼻孔，达鼻咽部。此法节省氧气，但可刺激鼻腔黏膜，长时间应用，病人会感觉不适。

（2）双侧导管法：擦净病人鼻腔，将特制双侧鼻导管连接橡胶管，调节氧流量，同上法将双侧鼻导管插入双鼻孔内，深约1cm，用松紧带固定。该法适用于长期用氧的病人。

【目的】

纠正各种原因造成的缺氧状态，促进组织新陈代谢，维持机体生命活动。

【评估】

（1）病人的一般情况，如年龄、病情、治疗情况、意识状态、合作程度等。

（2）病人呼吸状况、缺氧程度、血气分析结果。

（3）病人鼻腔有无分泌物堵塞，有无鼻息肉、鼻中隔偏曲等情况。

【计划】

（1）护士准备：着装整洁，洗手，戴口罩。

（2）病人准备：

·了解操作目的、方法，有安全感，愿意合作。

·根据病情取适宜卧位，病人情绪稳定。

·如有义齿，协助取下并妥善放置。

·告知病人安全用氧的注意事项，强调不能自行调节氧流量，并应注意用氧安全；根据用氧方式，指导有效呼吸。

（3）用物准备如下。

·供氧装置：氧气筒及氧气表或流量表（管道氧气装置）。

·治疗盘内备鼻导管、玻璃接管、橡胶管、胶布、棉签、纱布、治疗碗（内放冷开水）、弯盘、别针、扳手、用氧记录单、笔或一次性双侧鼻导管。

（4）环境准备：安静、整洁，温、湿度适宜，禁止明火，避开热源。

【实施】

鼻导管法见表 15-2。

表 15-2 鼻导管法

操作流程	操作步骤	操作要点与说明
1. 核对、解释	（1）核对床号、姓名、医嘱 （2）向病人解释操作目的、过程及方法 （3）备胶布两条	（1）确认病人 （2）消除病人的紧张情绪，取得合作 （3）检查氧气装置是否漏气、通畅 （4）常用湿化瓶内有蒸馏水 （5）固定鼻导管用
2. 病人准备	选择、清洁鼻腔	检查鼻腔有无分泌物堵塞及异常，用湿棉签清洁鼻腔
3. 装表	去尘→装表→接湿化瓶→检查是否漏气→连接橡胶管和鼻导管	鼻导管通过玻璃接管与流量表上橡胶管连接
4. 调节流量	根据缺氧程度调节氧流量	先调节好流量再插鼻导管，以免一旦出错，大量氧气进入呼吸道损伤肺部组织
5. 检查鼻导管	在治疗碗内湿润鼻导管，并检查鼻导管是否通畅	减轻对鼻黏膜的刺激，保证氧气供应
6. 插管固定	（1）单侧鼻导管：测量插入长度，插入鼻腔，如无呛咳，将鼻导管固定于鼻翼及面颊部 （2）双侧鼻导管：插入病人双侧鼻孔 1cm，环绕病人耳部向下放置，根据情况调整松紧度	（1）插入长度：鼻尖至耳垂距离的 2/3 （1）别针固定橡胶管于被单上
7. 观察、记录	记录给氧时间、流量，观察装置是否通畅、安全，缺氧状况是否改善	有无缺氧的不良反应出现
8. 停止用氧	拔出鼻导管→关总开关→放余气后再关流量表开关	防止操作不当，引起肺组织损伤
9. 整理、记录	（1）安置病人，体位舒适 （2）卸表 （3）洗手，记录，整理	（1）若有胶布痕迹，先用松节油，再用乙醇，最后用干棉签擦拭 （2）记录停氧时间，按规范分类处置用后物品

【注意事项】

（1）严格遵守操作规程，注意用氧安全，切实做好"四防"，即防震、防火、防热、防油。氧气筒内的氧气是以 15.15MPa 灌入的，筒内压力很高。因此，在搬运时避免倾倒撞击，防止爆炸。氧气助燃，氧气筒应放阴凉处，在筒的周围严禁烟火和易燃品，至少距明火 5m、暖气 1m。氧气表及螺旋口上勿涂油，也不可用带油的手拧螺旋，避免引起燃烧。

（2）供氧时应先调节好流量，而后连接鼻导管。停氧时，应先取下鼻导管或面罩，再关闭流量表，以免一旦关开倒置，大量气体冲入呼吸道而损伤肺组织。

（3）保持吸氧管路通畅，无打折、分泌物堵塞或扭曲。

（4）用氧过程中观察病人的脉搏、血压、精神状态、皮肤颜色、温度与呼吸方式等有无改善来衡量氧疗效果，还可通过动脉血气分析判断疗效，选择适当的用氧浓度。

（5）新生儿吸氧应严格控制用氧浓度和用氧时间。

（6）面罩吸氧时，检查面部、耳廓皮肤受压情况。

（7）氧气筒内氧气不可用尽，压力降至 0.5MPa 时，即不可再用，以防灰尘进入筒内，造成再次充气时发生爆炸的危险。

（8）对未用和已用完的氧气筒应分别注明"空"或"满"的字样，便于及时储备，以应急需。

【评价】

（1）病人愿意配合，有安全感。

（2）病人及家属了解用氧的相关知识，对治疗满意。

（3）病人缺氧状况改善。

（4）未见呼吸道损伤及其他意外发生。

2. 鼻塞法

鼻塞法指用塑料或有机玻璃制成带有管腔的球状物，塞于鼻孔，代替鼻导管用氧的方法。一次性鼻塞见图 15-2。鼻塞大小以恰能塞于鼻孔内为宜。此法可避免鼻导管对鼻黏膜的刺激，病人较为舒适。

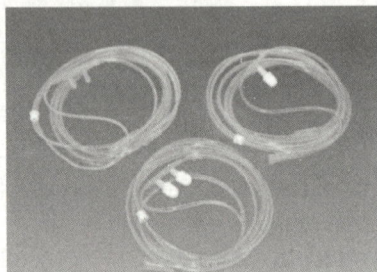

图 15-2　一次性鼻塞

3. 面罩法

将面罩置入病人口部，用松紧带固定，再将氧气接于氧气进孔上，调节流量。一次性面罩见图 15-3。氧流量为 6 ～ 8L/min。

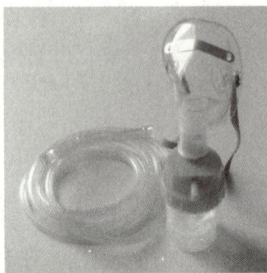

图 15-3　一次性面罩

4. 氧气枕法

抢救危重病人时，由于氧气筒准备不及或转移病人途中，可用氧气枕（图 15-4）代替氧气装置。氧气枕为一长方形橡胶枕，枕的一角有橡胶管，上有调节器以调节流量。使用前先将枕内灌满氧气，接上湿化瓶、导管或漏斗，调节流量即可给氧。

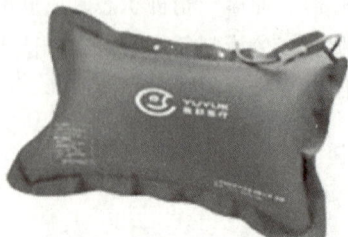

图 15-4　氧气枕

5.氧气帐法

一般应用于儿科抢救。无氧气帐时，可用塑料薄膜制成帐篷，其大小约为病床的一半，氧气经过湿化瓶，由橡皮管通入帐内。氧流量为 10～12L/min，吸入的氧浓度才能达到60%～70%。每次打开帐幕后，应将氧流量加大至 12～14L/min，持续 3 分钟，以恢复帐内原来氧浓度。

6.氧气管道化装置（图15-5）

医院的氧气可集中由供应站供给，设管道通至各病区、门诊和急诊室。供应站有总开关进行管理。各用氧单位配有氧气表。当停用时，先拔出鼻导管，再旋紧氧气开关。

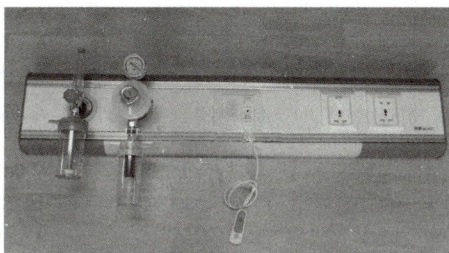

图 15-5　氧气管道化装置

（六）氧气筒内的氧气可供应时数

氧气筒内的氧气可供应时数按下式计算：

$$氧气筒内的氧气可供应时数 = \frac{氧气筒内氧气量（L）－氧气筒容积（L）}{每分钟用量（L）} \times 60\,min$$

（七）氧气成分、吸入浓度及氧浓度和氧流量换算法

1.氧气成分

根据条件和病人的需要，一般常用 99% 氧气或 5% 二氧化碳与纯氧混合的气体。

2.氧气吸入浓度

空气中氧气占 20.93%，二氧化碳占 0.03%，其余 79.04% 为氮气、氢气和微量的惰性气体。掌握吸氧浓度对纠正缺氧起着重要的作用，低于 25% 的氧浓度无治疗价值；高于 70% 的浓度，持续时间超过 1～2 天，则发生氧中毒。对缺氧和二氧化碳滞留并存者，应以低流量、低浓度持续给氧为宜。慢性缺氧病人长期二氧化碳分压高，其呼吸主要靠缺氧刺激颈动脉体和主动脉弓化学感受器，沿神经上传至呼吸中枢，反射性地引起呼吸。若高浓度给氧，则缺氧反射性刺激呼吸的作用消失，导致呼吸抑制，二氧化碳滞留更严重，可发生二氧化碳麻醉，甚至呼吸停止。

3.氧浓度和氧流量换算法

$$吸氧浓度（\%）＝ 21 ＋ 4 \times 氧流量（L/min）$$

高压氧疗法是指在高于一个绝对大气压的密闭环境下，利用吸氧进行治疗的方法。具体做法是在特殊的加压舱内，将纯氧在 2～3 个大气压下供给病人，主要用于治疗一氧化碳中毒、休克、复苏、脑血管阻塞性疾病。高压氧舱主要是通过增加血液中的物理溶解氧的含量和提高血氧分压，来提高血氧向组织弥散的量，改善病变组织的氧供应，促进有氧代谢使病变组织恢复功能。

（八）氧疗的副作用

1.氧中毒

长时间吸高浓度氧，可产生氧的毒性作用，影响到肺、中枢神经系统、红细胞生成系统、内分泌系统及视网膜，其中最重要的是氧对呼吸器官的副作用。一般情况下连续吸纯氧 6 小时后，可出现恶心、烦躁不安、面色苍白、咳嗽、胸痛；吸氧 24 小时后，肺活量可减少；吸纯氧 1～4 天后可发生进行性呼吸困难。氧中毒的程度主要取决于吸入气的氧分压及吸入时间。

2.吸收性肺不张

呼吸空气时，肺内含有大量不被血液吸收的氮气，构成肺内气体的主要成分，当进行高浓度氧疗时，肺泡气中的氮逐渐为氧所取代，PaO_2 升高，PO_2 增大，肺泡内的气体易被血液吸收而发生肺泡萎缩。这种现象在通气少、血流多的肺局部表现得更为明显，故进行高浓度氧疗时可产生吸收性肺不张。

二 吸痰

吸痰（sputum suctioning）是指利用机械吸引的方法，经口、鼻腔、人工气道将呼吸道分泌物吸出，以保持呼吸道通畅的一种方法，适用于危重、年老、昏迷及麻醉后咳嗽无力、反射迟钝或会厌功能不全而不能将痰液咳出者以及误吸呕吐物的病人。吸痰是一项重要的急救护理技术，操作时动作应准确、轻柔、敏捷。

临床上最常用的吸痰装置有中心负压吸引装置、电动吸引器（图 15-6）两种，利用负压吸引原理，连接导管吸出痰液。中心负压吸引装置：吸引管道连接到病床单位，使用时只要接上吸痰导管吸痰瓶装置，开启开关，即可吸取，十分方便。电动吸引器主要由马达、偏心轮、气体过滤器、压力表及安全瓶和储液瓶组成。安全瓶和储液瓶是两个容量为 1000 mL 的容器，有 2 支玻璃管，并有橡胶管相互连接。

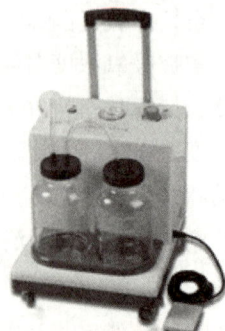

图 15-6　电动吸引器

在无吸引器的情况下，可用 20 mL 或 100 mL 注射器，接头处连一橡皮导管，其尖端放入口腔、鼻腔或气管套管内，边抽动注射器活塞边使导管后退，吸出痰液或呕吐物。

【目的】

清除呼吸道分泌物，保持呼吸道通畅，预防并发症的发生。

【评估】

（1）病人的一般情况，如年龄、病情、呼吸、治疗情况、意识状态等。

（2）病人的痰量、颜色、气味、痰液黏稠度、咳痰能力及影响咳痰的因素。

（3）病人心理状态、合作程度等。

【计划】

（1）护士准备：着装整洁，洗手，戴口罩，熟悉吸痰的操作方法，向病人及家属解释吸痰的目的及注意事项。

（2）病人准备：

·了解吸痰的目的、方法及配合要点，愿意合作，有安全感。

·根据病情取适宜卧位。

（3）用物准备如下。

·吸痰装置：中心负压吸引装置或电动吸引器。

·治疗盘内置有盖罐2个（1个盛无菌生理盐水，1个盛12～14号消毒吸痰管数根）、弯盘、无菌纱布、无菌血管钳及镊子、手套，必要时备压舌板、开口器、舌钳、电插板等。

（4）环境准备：安静、整洁、舒适、安全。

【实施】

吸痰见表15-3。

表15-3　吸痰

操作流程	操作步骤	操作要点与说明
1. 核对、解释	（1）核对床号、姓名、医嘱 （2）向病人解释操作目的、过程及方法	（1）确认病人 （2）消除病人的紧张情绪，取得合作
2. 检查、调压	接通电源，打开开关，检查吸引器性能并连接，调节负压，戴手套	调节负压吸引压力在 0.02～0.04 MPa
3. 病人准备	（1）检查病人口鼻腔，取下活动义齿 （2）病人头部转向操作者	（1）若口腔吸痰有困难，可鼻腔吸引 （2）昏迷病人可用压舌板或开口器帮助张口
4. 试吸通畅	连接吸痰管，试吸少量生理盐水	检查吸痰管是否通畅，同时润滑导管前端
5. 抽吸痰液	（1）一手反折吸痰管末端，另一手用无菌血管钳（镊）持吸痰管前端插入口咽部，然后放松导管末端，先吸口咽部分泌物，再吸气管内分泌物 （2）导管左右旋转，边吸边退，吸净痰液 （3）吸痰管退出时，用生理盐水抽吸冲洗	（1）若气管切开吸痰，注意无菌操作，先吸气管切开处，再吸口（鼻）部 （2）动作轻柔，每次吸痰时间<15秒 （3）避免分泌物堵塞吸痰管
6. 观察	观察病人情况及痰液性状	—
7. 消毒、处理	消毒或统一处理后丢弃，玻璃接管插入消毒液中浸泡	储液瓶内吸出液<2/3时应及时倾倒
8. 整理、记录	（1）协助病人取舒适卧位，整理床单位 （2）清理用物，洗手，记录	（1）注意询问病人的感受 （2）按规范分类处置用后物品

【注意事项】

（1）吸引器所用电压与电源电压要相符，否则易损坏电动机和影响吸力。

（2）吸痰动作要轻、稳。一次吸痰时间不应超过15秒，吸引器连续使用时间不超过3分钟。

（3）遵循无菌原则，每次吸痰时均须更换吸痰管，应先吸气管内，再吸口鼻处，治疗罐、治疗巾每日更换消毒一次。

（4）注意吸痰管插入是否顺利，遇有阻力时，应分析原因，不得粗暴操作。

（5）选择型号适宜的吸痰管，吸痰管外径应不大于气管插管内径的1/2。

（6）储液瓶内的吸出液应及时倾倒，不应超过瓶的2/3，以免痰液吸入马达，损坏机器。储液瓶洗净后，应盛少量水，以防痰液黏附于瓶底，妨碍清洗。

（7）专人保管，定期检修与保养，保持其良好效能。

【评价】

（1）病人愿意配合，有安全感。

（2）病人的痰液及时吸出，呼吸道通畅，呼吸功能改善，呼吸道黏膜未发生机械性损伤。

（3）操作规范、安全、有效。

三　洗胃

洗胃（gastric lavage）是指由口腔或鼻腔将胃管插入病人胃内，经胃管反复注入洗胃溶液和排出胃内容物，以减轻或避免吸收中毒的胃灌洗操作技术。

【目的】

（1）解毒：清除胃内毒物或刺激物，减少毒物吸收，还可利用不同灌洗液进行中和解毒，用于急性食物或药物中毒（服毒后6小时内洗胃效果最佳，如在口服毒物前胃内容物过多，毒物量大，超过6小时也不要放弃洗胃）。

（2）减轻胃黏膜水肿：幽门梗阻病人饭后常有滞留现象，引起上腹胀满、不适，恶心，呕吐等症状，通过洗胃，减轻潴留物对胃黏膜的刺激，减轻胃黏膜水肿、炎症。

（3）为手术或某些检查做准备：如胃部、食管下段、十二指肠手术前，可洗胃为手术做好准备。

【评估】

（1）病人中毒情况，如摄入毒物的种类、剂型、浓度、量、中毒时间、途径，来院前的处理措施，是否曾经呕吐及有无洗胃禁忌。病情危重者，应首先进行维持呼吸循环的抢救，然后再洗胃。

（2）病人的年龄、病情、医疗诊断、意识状态、生命体征，以及有无口鼻黏膜损伤、有无活动义齿，并询问既往是否有胃部疾病史及心脏病史。

（3）病人的心理状态以及对洗胃的耐受能力、合作程度、知识水平。

【计划】

（1）护士准备：着装整洁，洗手，戴口罩。

（2）病人准备：

· 了解洗胃的目的、方法、注意事项及配合要点。

· 取舒适体位。

（3）用物准备：根据不同的洗胃方法进行用物准备。

· 口服催吐应准备以下物品：①治疗盘，内置：量杯（或水杯）、压舌板、水温计、弯盘、塑料围裙或橡胶单（防水布）。②水桶2只：分别盛洗胃液、污水。③洗胃溶液：按医嘱根据毒物性质准备洗胃溶液，一般用量为10000～20000mL，将洗胃溶液温度调节到25～38℃，常用洗胃溶液见表15-4。④为病人准备的洗漱用物（可取自病人）。

表15-4　常用洗胃溶液

毒物种类	常用溶液	禁忌药物
酸性物	镁乳、蛋清水、牛奶	—
碱性物	5%醋酸、白醋、蛋清水、牛奶	—
氰化物	3%过氧化氢溶液引吐后，1：15000～1：20000高锰酸钾	—
敌敌畏	2%～4%碳酸氢钠，1%盐水，1：15000～1：20000高锰酸钾	—
1605、1059、4049（乐果）	2%～4%碳酸氢钠	高锰酸钾
敌百虫	1%盐水或清水，1：15000～1：20000高锰酸钾	碱性药物
DDT（灭害灵）、666	温开水或生理盐水，50%硫酸镁导泻	油性药物
酚类、煤酚类	用温开水、植物油洗胃至无酚味为止，洗胃后多次服用牛奶、蛋清保护胃黏膜	液状石蜡
苯酚（石炭酸）	1：15000～1：20000高锰酸钾	—
巴比妥类（安眠药）	1：15000～1：20000高锰酸钾，硫酸钠导泻	硫酸镁
异烟肼	1：15000～1：20000高锰酸钾，硫酸镁导泻	—
灭鼠药（抗凝血类）	催吐、温水洗胃、硫酸钠导泻	碳酸氢钠溶液

注：①蛋清水可黏附于黏膜表面或创面上，从而起到保护作用，并可减轻疼痛。②氧化剂可将化学性毒物氧化，改变其性能，从而减轻或去除其毒性。③1605、1059、4049（乐果）等禁用高锰酸钾洗胃，否则可氧化成毒性更强的物质。④敌百虫遇碱性药物可分解出毒性更强的敌敌畏，其分解过程随碱性的增强和温度的升高而加速。⑤巴比妥类药物采用硫酸钠导泻，是利用其在肠道内形成的高渗透压，阻止肠道水分和残存的巴比妥类药物的吸收，促其尽早排出体外。⑥磷化锌中毒时，口服硫酸铜使其成为无毒的磷化铜沉淀，阻止吸收，并促进其排出体外。磷化锌易溶于油类物质，忌用脂肪性食物，以免促进磷的溶解吸收。

· 胃管洗胃法应准备以下物品：①治疗盘，内置：无菌洗胃包（内有胃管、镊子、纱布或使用一次性胃管）、塑料围裙或橡胶单、治疗巾、检验标本容器或试管、量杯、水温计、压舌板、弯盘、棉签、50mL注射器、听诊器、手电筒、液状石蜡、胶布，必要时备张口器和牙垫、舌钳，放于治疗碗内。②水桶2只，分别盛洗胃液、污水。③洗胃溶液：同口服催吐。④洗胃设备：电动吸引器洗胃法备电动吸引器、Y形三通管、调节夹或止血钳、输液架、输液器、输液导管。漏斗胃管洗胃法备漏斗洗胃管。全自动洗胃机洗胃法另备全自动洗胃机。

（4）环境准备：安静、整洁、舒适、安全。

【实施】

洗胃见表15-5。

表 15-5　洗胃

操作流程	操作步骤	操作要点与说明
1. 核对、解释	（1）核对床号、姓名、医嘱 （2）向病人解释操作目的、过程及方法	（1）确认病人 （2）消除病人的紧张情绪，取得合作
2. 洗胃	▲口服催吐 （1）体位：协助病人取坐位 （2）准备：围好围裙，取下义齿，置污桶于病人坐位前或床旁 （3）用压舌板刺激病人咽后壁或者舌根诱发呕吐，遵医嘱留取毒物标本送检，嘱病人自饮灌洗液，每次饮液量为 300～500mL （4）催吐：自呕或用压舌板刺激舌根催吐，反复自饮→催吐，直至吐出的灌洗液澄清无味	（1）常用于病情较轻、能主动配合的病人 （2）防止洗胃液浸湿床单位 （3）昏迷病人除外 （4）吐出的灌洗液澄清无味表示毒物基本洗干净
	▲漏斗胃管洗胃法（图 15-7） （1）体位：取左侧卧位；昏迷病人可取平卧位，头偏向一侧并用压舌板、开口器撑开口腔，置牙垫于上、下磨牙之间，如有舌后坠，可用舌钳将舌拉出 （2）插胃管：用液状石蜡润滑胃管前端，润滑插入长度的前 1/3；由口腔插入 55～60cm，插入长度为前额发际至剑突的距离 （3）检测胃管的位置：通过三种检测方法确定胃管确实在胃内 （4）固定胃管：用胶布固定 （5）灌洗 ·置漏斗低于胃部水平位置，挤压橡胶球，抽尽胃内容物 ·举漏斗高过头部 30～50cm，将洗胃液缓缓倒入漏斗内 300～500mL，当漏斗内尚余少量溶液时，迅速将漏斗降低至胃部位置以下，并倒向污水桶内 ·如此反复灌洗，直至洗出液澄清无味为止	（1）因左侧卧位可减慢胃排空，延缓毒物进入十二指肠的速度 （2）不合作者由鼻腔插入 （3）插管动作轻、稳、准，尽量减少对病人的刺激与不适 （4）抽吸胃液，听气过水声，清水检验是否有气泡 （5）证实胃管在胃内后再固定 （6）利用虹吸原理，抽出胃内容物；留取第一次标本送检 （7）一次灌入量过多则胃容积增大，胃内压明显大于十二指肠内压，促进胃内容物进入十二指肠，加速毒物吸收，同时灌入量过多也可引起液体反流，导致呛咳、误吸或窒息。灌入量过少则洗胃液无法与胃内容物充分混合，不利于彻底洗胃，延长洗胃时间。如引流不畅可挤压橡胶球吸引。每次灌入量和洗出量应基本相等，否则可导致胃潴留
	▲电动吸引器洗胃法（图 15-8） （1）接通电源，检查吸引器功能 （2）安装灌洗装置：输液管与 Y 形管主管相连，洗胃管末端及吸引器贮液瓶的引流管分别与 Y 形管两分支相连，夹紧输液管，检查各连接处有无漏气。将灌洗液倒入输液瓶内，挂于输液架上 （3）插管：同漏斗胃管洗胃法 （4）开电动吸引器，负压宜保持在 13.3kPa 左右，吸出胃内容物 （5）留取第一次标本送检 （6）关闭吸引器，夹紧贮液瓶上的引流管，开放输液管，使溶液流入胃内 300～500mL （7）夹紧输液管，开放贮液瓶上的引流管，开动吸引器，吸出灌入的液体 （8）反复灌洗，直至洗出液澄清无味为止	（1）利用负压吸引作用，吸出胃内容物 （2）避免压力过高引起胃黏膜损伤 （3）一次灌洗量不得超过 500mL，否则易出现危险

操作流程	操作步骤	操作要点与说明
	▲自动洗胃机洗胃法（图15-9） （1）操作前检查：通电，检查机器功能完好，并连接各种管道，将3根橡胶管分别与机器的药管（进液管）、胃管、污水管（出液管）相连 （2）插胃管：同漏斗胃管洗胃法 （3）准备洗胃液，将胃管与病人连接，将已配好的洗胃液倒入水桶内，药管的另一端放入洗胃液桶内，污水管的另一端放入空桶内，胃管的另一端与已插好的病人胃管相连，调节药量流速 （4）按"手吸"键，吸出胃内容物，吸出物送检，再按"自动"键，机器即开始对胃进行自动冲洗 （5）自动洗胃，直至洗出液澄清无味为止	（1）能自动、迅速、彻底清除胃内毒物；通过自控电路的控制使电磁阀自动转换动作，分别完成向胃内冲洗药液和吸出胃内容物的过程 （2）药管管口必须始终浸没在洗胃液的液面下 （3）冲洗时"冲"灯亮，吸引时"吸"灯亮 （4）如病人出现腹痛、休克，洗出液呈血性，应立即停止洗胃，采取相应的急救措施
3. 观察	洗胃过程中，随时注意洗出液的性质、颜色、气味、量及病人面色、脉搏、呼吸和血压的变化	（1）防止管内液体误入气管 （2）促进病人舒适
4. 拔管	洗毕，反折胃管，拔出	—
5. 整理	协助病人漱口、洗脸，帮助病人取舒适卧位，整理床单位，清理用物	—
6. 清洁	自动洗胃机三管（药管、胃管、污水管）同时放入清水中，按"清洗"键，清洗各管腔后，将各管同时取出，待机器内水完全排尽后，按"停机"键关机	以免各管道被污物堵塞或腐蚀
7. 记录	灌洗液名称、量，洗出液的颜色、气味、性质、量，病人的全身反应	幽门梗阻病人洗胃可在饭后4～6小时或空腹进行。记录胃内潴留量，便于了解梗阻程度（胃内潴留量=洗出量-灌入量）

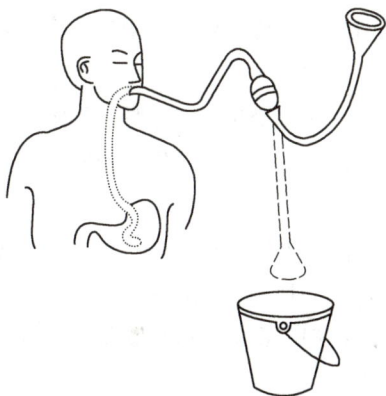

图 15-7 漏斗胃管洗胃法

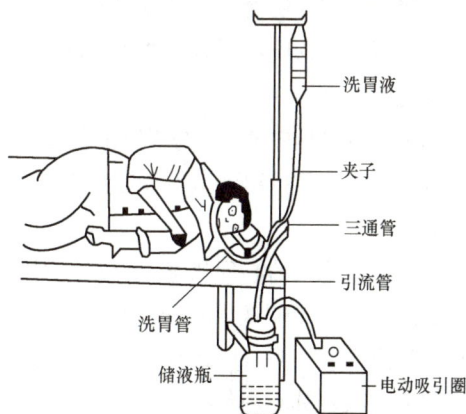

洗胃液
夹子
三通管
引流管
洗胃管
储液瓶
电动吸引圈

图 15-8 电动吸引器洗胃法

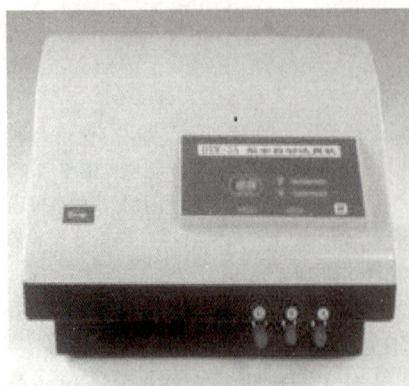

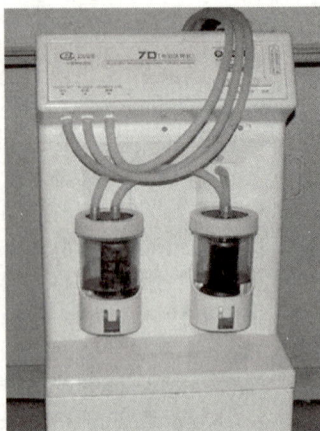

图 15-9 自动洗胃机

【注意事项】

（1）呼吸心搏骤停者，应先复苏，后洗胃。注意了解病人中毒情况，如病人中毒的时间、途径以及毒物种类、性质、量等，来院前是否已有呕吐。

（2）准确掌握洗胃适应证和禁忌证。①适应证：非腐蚀性毒物中毒，如有机磷、安眠药、重金属类、生物碱及食物中毒等。②禁忌证：强腐蚀性毒物（如强酸、强碱）中毒、肝硬化伴食管胃底静脉曲张、胸主动脉瘤、近期有上消化道出血及穿孔、胃癌等。病人吞服强酸、强碱等腐蚀性药物，禁止洗胃，以免造成穿孔。可按医嘱给予药物或迅速给予物理性对抗剂，如牛奶、豆浆、蛋清、米汤等以保护胃黏膜。上消化道溃疡、食管静脉曲张、胃癌的病人一般不洗胃。昏迷病人洗胃应谨慎。

（3）急性中毒者应紧急采用口服催吐，必要时洗胃，以减少中毒物的吸收。插管时，动作要轻、快，切勿损伤食管黏膜或误入气管。

（4）当中毒物质不明时，洗胃溶液可选用温开水或生理盐水。待毒物性质明确后，再采用对抗剂洗胃。

（5）洗胃过程中随时观察病人的面色，生命体征，意识，瞳孔变化，口、鼻腔黏膜情况及口中气味等。一旦排出液呈血性或病人感觉腹痛，血压下降，应立即停止洗胃，及时通知医生予以处理。

（6）注意病人的心理状态、合作程度及对康复的信心。向病人讲述操作过程中可能出现不适，如恶心等，希望病人合作；告知病人和家属有误吸的可能与风险，取得理解；向其介绍洗胃后的注意事项，对自服毒物者，耐心劝导，做针对性心理护理，帮助其改变认知，要为病人保守秘密，减轻其心理负担。

（7）洗胃后注意病人胃内毒物清除状况、中毒症状是否得到缓解或控制。洗胃完毕，胃管宜保留一定时间，以便于再次洗胃，尤其是有机磷中毒者，胃管应保留 24 小时以上，便于反复洗胃。

【评价】

（1）病人胃内容物被最大限度地清除。

（2）病人无误吸及急性胃扩张发生。

（3）对服毒自杀拒绝洗胃者应给予耐心劝导、安慰、关心和鼓励，让病人减轻心理负担，重新树立生活的信心。

四 心肺复苏

心肺复苏（cardiopulmonary resuscitation，CPR）是指对由外伤、疾病、中毒、意外低温、淹溺和电击等各种原因导致的呼吸、心跳停止，必须紧急采取一系列措施来重建和促进心脏、呼吸有效功能恢复。

五 简易人工呼吸器的使用

人工呼吸器（the use of artificial respirator）是进行人工呼吸的有效工具之一，可通过人工或机械装置产生通气。人工呼吸器见图15-10。人工呼吸器对无呼吸病人进行强迫通气，对通气障碍的病人进行辅助呼吸，达到增加通气量、改善换气功能、减轻呼吸肌做功的目的，常用于各种原因所致的呼吸停止或呼吸衰竭的抢救及麻醉期间的呼吸管理。

【目的】

（1）维持和增加机体通气量。

（2）纠正威胁生命的低氧血症。

【评估】

（1）病人的一般情况，如年龄、病情、体重、体位、意识状态等。

（2）病人的呼吸状况（频率、节律、深浅度）、呼吸道是否通畅、有无活动义齿等。

（3）病人心理状况及配合程度。

【计划】

（1）护士准备：着装整洁，洗手，戴口罩；向病人解释人工呼吸器使用的目的、方法、注意事项及配合要点。

（2）病人准备：

· 了解人工呼吸器的使用目的、方法、注意事项及配合要点。

· 病人取仰卧位，去枕，头后仰，如有活动义齿应取下，解开领扣、领带及腰带，清除呼吸道分泌物或呕吐物，保持呼吸道通畅。

（3）用物准备：

· 简易呼吸器（图15-11）由呼吸囊、呼吸活瓣、面罩及衔接管组成。

· 成人使用1～2L的简易呼吸器，如气道开放，无漏气，1L简易呼吸器挤压1/2～2/3，2L简易呼吸器挤压1/3。

· 必要时准备氧气装置。

（4）环境准备：病室整洁、安静、安全、空气清新。

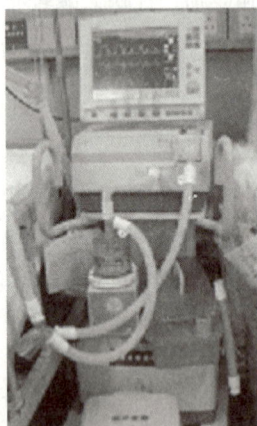

图 15-10 人工呼吸器

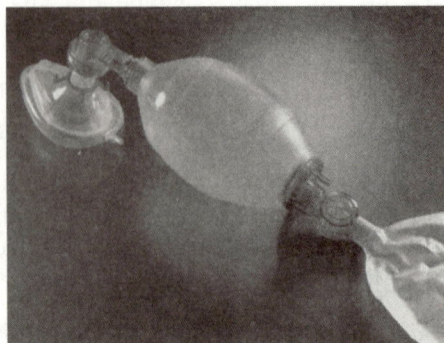

图 15-11 简易呼吸器

【实施】

简易人工呼吸器的使用见表 15-6。

表 15-6 简易人工呼吸器的使用

操作流程	操作步骤	操作要点与说明
1. 核对、解释	备齐用物，携至病人处，核对床号、姓名	确认病人
2. 安置体位，开放气道	（1）使病人仰卧于床上，去枕，如有活动义齿应取下 （2）解开领扣、领带及腰带 （3）清除病人上呼吸道的分泌物和呕吐物 （4）使病人头后仰，托起下颌，开放气道	（1）禁忌证：中等以上活动性咯血、严重误吸引起的窒息性呼吸衰竭、肺大疱、张力性气胸、大量胸膜腔积液、活动性肺结核 （2）操作者应站在病人头侧
3. 放置面罩	扣紧面罩，面罩紧扣口、鼻部	避免漏气
4. 挤压气囊	有规律地挤压气囊。双手挤压呼吸囊的方法：两手捏住呼吸囊的中间部分，两拇指相对朝内，四指并拢或略分开，两手用力均匀挤压呼吸囊，待呼吸囊重新膨胀后开始下一次挤压，应尽量在病人吸气时挤压呼吸囊	（1）一般速率 16～20 次/分钟，每次能挤进 500～1000 mL，有条件时测定二氧化碳以调节通气量，避免通气过度 （2）对清醒病人，要边挤压呼吸囊边指导病人"吸""呼"
5. 观察、记录	（1）观察病人自主呼吸情况 （2）记录	如有自主呼吸，人工呼吸应与其同步
6. 整理用物	清理用物并消毒	按规范分类处置用后物品

【注意事项】

（1）挤压呼吸囊时压力不可过大或时大时小、时快时慢，1L简易呼吸器挤压呼吸囊的 1/2～2/3，2L简易呼吸器挤压呼吸囊的 1/3 为宜，以免损伤肺组织，造成呼吸中枢紊乱，影响呼吸功能恢复。

（2）发现病人有自主呼吸时，应按病人的呼吸动作加以辅助，人工呼吸应与自主呼吸同步，以防在病人呼气时挤压气囊，影响病人自主呼吸。

（3）对清醒的病人做好心理护理，解释使用呼吸器的目的和意义，缓解紧张情绪，使其主动配合。

（4）呼吸器使用后，呼吸活瓣、接头、面罩用肥皂水擦洗，清水冲净，再用消毒灵浸泡

30分钟，凉水冲净晾干，装配好备用。

（5）弹性呼吸囊不宜挤压变形后放置，以免影响弹性。

【评价】

（1）病人能适应简易呼吸器辅助呼吸，通气量好，气体交换有效。

（2）病人无并发症。

（3）操作熟练，手法正确，程序规范，动作敏捷。

≡ 重点提示

1. 注意用氧安全，做好"四防"，即防震、防火、防热、防油。吸氧浓度与氧流量换算公式为：吸氧浓度（%）＝21＋4×氧流量（L／min）。

2. 每次吸痰时间不超过15秒，一般成人40.0～53.3kPa，儿童应小于40.0kPa。

3. 中毒物质不明时，洗胃溶液可选用温开水或生理盐水；每次灌入量300～500mL；乐果禁用高锰酸钾，敌百虫禁用碱性药液。

☑ 讨论与思考

1. 什么是危重病人？危重病人的支持性护理方法有哪些？

2. 刘某，女，32岁，因与丈夫发生口角，口服大量安眠药后，自觉后悔，拨打120，急诊入院，请问：

（1）用什么方法为病人去除毒物？

（2）选择什么洗胃溶液？

（3）洗胃时应注意什么？

3. 张某，女，5岁，在玩耍时不慎掉入水池中，家人救起时其呼吸停止。请问：

如果你在现场，该如何进行抢救？

4. 某病人，男，56岁，慢性支气管炎二十余年，自述气道中有痰，但难以咳出。请问：

应采取哪些护理措施？

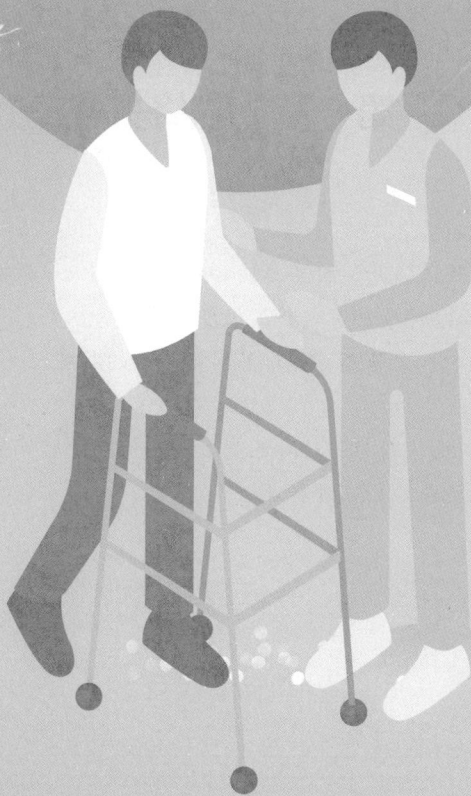

第十六章

临终护理

学习目标

1. 知识目标：掌握死亡的标准、死亡的分期、临终关怀护理、临终病人生理心理变化及护理、死亡后的护理，熟悉临终关怀的意义，了解临终关怀的历史发展及今后的展望。

2. 技能目标：能正确判断病人是否死亡；能根据临终病人的情绪、行为，判断其心理反应及分期；能正确完成尸体护理技术。

3. 情感目标：关爱病人及其家属，热爱医院及护理工作，培养良好的职业素养。

生、老、病、死是人生的自然发展过程，死亡是人生旅途的终点站，死亡是不可抗拒的自然规律，是构成完整生命历程不可回避的重要组成部分。帮助临终病人在人生旅途的最后阶段坦然、宁静地面对死亡，并尽可能地减轻其临终前身心上的痛苦，提高其临终生活质量，是护士应尽的职责。护士首先必须建立正确的死亡观，掌握临终护理的知识与技术，针对病人及家属不同的死亡态度，在心理上给予相应的心理支持，并按照濒死和死亡的不同分期提供最佳护理，在病人死亡之后给予妥善的尸体料理，维护病人的尊严。

第一节　临终关怀

案例分析

曾先生，64岁，结肠癌晚期全身转移，极度虚弱。

任务：判断该病人处于什么状态，并对其实施正确的护理。

一男性青年，26岁，被诊断为恶性淋巴瘤，他得知病情后，极度悲伤。

任务：请为该病人实施合适的心理护理。

一　相关概念

（一）临终的定义

临终是临近死亡的阶段，指现代医学不能彻底医治的疾病，经过一段时间的维持性（支持性）治疗，仍不能好转，病情逐渐恶化，医生认为是无效治疗时至病人临床死亡的时间。

知识链接

目前，世界上不同国家对临终的时限尚未统一标准。日本将预计只能存活2～6个月的病人，称为临终病人；美国将存活不超过6个月的病人，称为临终病人；英国将存活不超过1年的病人，称为临终病人；我国则将预计能存活2～3个月的病人视为临终病人。

（二）临终关怀的定义

临终关怀也称临终护理，又称善终服务、安宁照顾等，是指有组织地向临终病人及其家属提供一种全面的照护，包括生理、心理、社会等方面，使临终病人的生命得到尊重，症状得到控制，生命质量得到提高，家属的身心健康得到维护和增强，使临终病人安宁平静地度过人生的最后旅程。

（三）现代临终护理的兴起和发展

现代临终关怀创始于 20 世纪 60 年代。1967 年，英国的西西里·桑德斯在伦敦创办了圣克里斯多弗安宁院（St. Christopher's Hospice），它是世界第一所临终关怀院，被誉为点燃了世界临终关怀运动的灯塔。以后，美国、法国、日本等六十多个国家相继出现了临终关怀服务。1986 年，中国香港成立了善终服务中心，中国台湾的马偕医院设立了临终关怀病房。1988 年，天津医学院在美籍华人黄天中博士的资助下成立了中国大陆第一个临终关怀研究中心，同年10 月，上海诞生了中国大陆第一家临终关怀医院——南汇护理院。1992 年，北京成立了中国大陆第一所民办临终关怀医院——松堂医院。随后，我国其他省市也相继开展了临终关怀服务，建立了临终关怀机构。这顺应了我国社会、经济、文化发展的潮流，顺应了医学模式转变的趋势，也符合我国人口老龄化及人口客观要求。

二　临终关怀的内容

（一）以照料为中心

对临终病人来讲，治愈希望已变得十分渺茫，最需要的是身体舒适、控制疼痛、生活护理和心理支持，因此，目标以由治疗为主转为对症处理和护理照顾为主。

（二）维护病人尊严

病人尽管处于临终阶段，但个人尊严不应该因生命活力降低而递减，个人权利也不可因身体衰竭而被剥夺，医护人员应维护和支持其个人权利，如保留个人隐私和自己的生活方式、参与医疗护理方案的制订、选择死亡方式等。

（三）提高临终生活质量

有些人片面地认为临终就是等待死亡，生活已没有价值，病人也变得消沉，对周围的一切失去兴趣，有的医护人员甚至也这样认为，并表现出冷漠，态度、语言生硬，操作粗鲁，不知该如何面对病人。临终是一种特殊类型的生活，应正确认识和尊重病人最后生活的价值，提高其生活质量。

（四）共同面对死亡

有生便有死，死亡和出生一样是客观世界的自然规律，是不可违背的，是每个人都要经历的。所以，护士指导临终病人建立正确的生死观，使其坦然地面对死亡、接受死亡，珍惜即将结束的生命；同时应和临终病人共同面对死亡，将他们的经历视为自己的体验，要有恰当的移情，站在他们的角度去思考和处理一些事情。

三 临终关怀的基本原则

（一）护理为主的原则

临终病人主要指各种疾病的末期、晚期肿瘤病人，临终病人的医疗与护理不以延长生命为目的，而以减轻身心痛苦为宗旨。对临终病人要采取控制疼痛和不适、缓解心理压力的措施，护理目标从治疗疾病为主转为对症处理和护理照顾，以提高病人舒适度，提高病人临终阶段的生命质量。

（二）适度治疗的原则

临终病人的基本需求有三点：一是保持生命，二是解除痛苦，三是无痛苦地死亡。在尊重生命和死亡的自然过程方面，临终关怀提出适度治疗、全面照护的原则。

（三）整体护理的原则

全方位护理，为病人提供全天候 24 小时护理服务；尽可能满足病人的生理、心理和社会方面的一切需求；妥善做好尸体料理，为病人家属提供殡丧服务；给予病人亲属帮助和关怀，使其尽早从悲痛中解脱出来。

（四）注重心理的原则

临终是人生旅途的最后阶段，此时病人的心理问题极其突出，其心理变化过程一般经历五个阶段（否认期、愤怒期、协议期、忧郁期、接受期），且因每个人的经济地位、政治地位、文化程度、宗教信仰、职业和年龄等不同而不同。护士应与临终病人和家属进行有效沟通，对临终病人和家属进行心理疏导，及时发现他们的需求，让临终病人的亲人陪伴在身边，提供亲情慰藉、情感支持，建立温暖的人际关系，保持平衡心态。

（五）伦理关怀的原则

与普通病人相比，临终病人应得到更符合伦理、更体现人道的关怀与照顾。护士应给予临终病人更充分的爱心、关心、同情、理解和尊重，尤其应尊重病人选择死亡的权利并维护其死亡的尊严。

第二节　临终病人的身心护理

案例分析

病人，男性，65岁，脑出血，深度昏迷，肌张力丧失，心音低钝，血压下降，间断呼吸伴痰鸣音，瞳孔散大，对光反射迟钝。

任务：请你以病区护士的身份，为该病人做好临终护理。

张女士，72岁，晚期肝癌，因治疗效果不佳，对医院的制度、治疗等方面表示不满，常常把不满的情绪发泄在接近她的医护人员身上。

任务：请判断该病人的心理变化属哪一阶段，并制定相应的护理措施。

一　临终护理简介

临终护理（hospice nurse）指对那些已失去治愈希望的濒死期病人实施积极的整体护理，其目的是尽可能减轻临终病人的痛苦、恐惧与不安，维护其尊严，使其安详地告别人世。

临终护理是临终关怀不可缺少的一项服务，临终护理的质量决定了临终关怀的质量，临终护理不仅对临终病人而且对家属也有不可忽略的重要作用。临终护理以姑息治疗护理为主要内容，还包括对临终病人家属的心理支持与照护，并可促进家属和病人的情绪稳定，提供全面的、积极的综合护理。

二　临终病人的生理变化及护理

（一）临终病人的生理变化

1. 循环系统改变

循环功能减退，表现为心音低弱，血压下降，脉搏快而弱、不规则或测不出，周围血管收缩，皮肤苍白、湿冷，大量出汗，四肢发绀、发硬，出现向中央发展的淤血斑点，口唇、指甲灰白或青紫。

2. 呼吸系统改变

呼吸功能减退，表现为呼吸频率由快变慢，呼吸深度由深变浅，呼吸困难，出现痰鸣音及鼾声呼吸、鼻翼翕动、潮式呼吸、张口呼吸、点头样呼吸等。

3. 消化系统改变

消化系统功能紊乱，表现为呃逆、腹胀、吞咽困难、恶心、呕吐、食欲不振、便秘、粪便嵌塞、脱水、口干。

4.泌尿系统改变

泌尿系统功能紊乱，表现为尿潴留、大小便失禁等。

5.肌肉运动系统改变

肌张力丧失，表现为大小便失禁，吞咽困难，无法维持良好舒适的功能体位，肢体软弱无力，不能进行自主肢体活动。脸部外观改变，呈希氏面容，即面部消瘦、呈铅灰色、眼眶凹陷、双眼半睁、目光呆滞、下颌下垂、嘴微张。

6.感知觉及语言改变

病人表现为视力逐渐减退，由视觉模糊发展到只有光感，最后视力消失。眼睑干燥，分泌物增多。听觉往往是人体最后消失的一个感觉。语言逐渐困难、混乱。

7.意识改变

病人意识改变可表现为意识模糊、昏睡、昏迷等。

8.疼痛

病人表现为烦躁不安，感到周身疼痛不适，有不寻常的姿势、疼痛面容（五官扭曲、眉头紧锁、眼睛睁大或紧闭、双眼无神、咬牙）。

9.临近死亡的体征

各种反射逐渐消失，肌张力减退、丧失，脉搏快而弱，血压降低，呼吸急促、困难，出现潮式呼吸，皮肤湿冷。通常呼吸先停止，随后心跳停止。

（二）临终病人的护理措施

1.循环系统的护理

（1）密切观察生命体征、皮肤色泽、温度和四肢末梢血液循环情况。

（2）记录病人尿量。

（3）保持体温，病人四肢冰凉不适时，应加强保暖，必要时给予热水袋。

（4）保持皮肤清洁干燥。

2.呼吸系统的护理

（1）保持室内空气新鲜，定时通风换气。

（2）神志清醒者采用半卧位，扩大胸腔容量，减少回心血量，改善呼吸困难。昏迷者采用仰卧位，头偏向一侧，或者侧卧位，防止呼吸道分泌物误入气管引起窒息或肺部并发症。

（3）必要时使用吸引器吸出痰液，保持呼吸道通畅。

（4）视呼吸困难程度给予吸氧，纠正缺氧状态，改善呼吸功能。

3.消化系统的护理

（1）主动向病人和家属解释恶心、呕吐的原因，以减少焦虑，取得心理支持。

（2）注意食物的色、香、味，少量多餐，以减轻恶心，增进食欲。

（3）给予高蛋白、易消化的食物，也可以给予流质或半流质饮食，便于病人吞咽。必要时采用鼻饲法或完全胃肠外营养，保证病人的营养供给。

（4）加强监测，观察病人电解质指标及营养状况。

（5）加强口腔护理。

（6）便秘者可给予灌肠或其他通便措施。

4. 泌尿系统的护理

尊重病人，减轻其躯体及精神上的痛苦。大小便失禁者注意会阴、肛门附近皮肤的清洁干燥，预防压疮，必要时留置导尿管。

5. 皮肤护理

加强皮肤护理，以防压疮产生。定时翻身，更换体位，避免某一部位长期受压，促进血液循环。大量出汗时，应及时擦洗干净，勤换衣裤，保持床单位平整、清洁干燥。

6. 疼痛护理

（1）观察疼痛的性质、部位、程度及持续时间。

（2）协助病人选择减轻疼痛的有效方法。若病人选择药物止痛，可采用WHO推荐的三步阶梯疗法控制疼痛。注意观察用药后的反应，把握好用药的阶段，选择恰当的剂量和给药方式，达到控制疼痛的目的。

（3）某些非药物控制方法也能取得一定的镇痛效果，如松弛术、音乐疗法、催眠意向疗法、外周神经阻断术、针灸疗法、生物反馈法等。

（4）护士采用同情、安慰、鼓励的方法与病人交谈，稳定病人情绪，并适当引导，使其转移注意力，减轻疼痛。

7. 环境调节

保持病室安静，空气新鲜，通风良好，但应注意病人保暖，尽量使病人保持舒适与欣慰。医院某些制度对临终病人可酌情处理，不要墨守成规。

三　临终病人的心理变化及护理

临终病人的心理变化是十分复杂的。美国心理学家罗斯博士认为临终病人的心理活动有五个阶段，即否认期、愤怒期、协议期、忧郁期及接受期。应根据不同阶段的心理变化给予相应的心理疏导和支持性护理。

（一）临终病人的心理变化

1. 否认期的心理变化

当病人得知自己可能会死亡时，他的第一个反应就是否认——"不可能""这不会是我，那不是真的""他们一定是搞错了"，以此极力否认，拒绝接受事实，他们怀着侥幸心理四处求医，希望是误诊。否认病情恶化的事实，希望出现奇迹。这些反应是一种防卫机制，它可减少不良信息对病人的刺激，使病人躲避现实的压迫感，有较多的时间来调整自己，面对死亡。这段时间的长短因人而异，大部分病人能很快停止否认，而有些人会持续否认直至死亡，到临终前一刻仍乐观地谈论未来的计划及病愈后的设想。

2. 愤怒期的心理变化

当病人经过短暂的否认而确定无望时，一种愤怒、嫉妒、怨恨的情绪油然而生——"为何是我？这太不公平了"，于是把不满的情绪发泄在接近他的医护人员、亲属、朋友等人身上，或对医院的制度、治疗等方面表示不满，以弥补内心的不平。

3. 协议期的心理变化

病人愤怒的心理消失，接受临终的事实，为了延长生命，病人会提出种种"协议性"的要求，希望能缓解症状。有一些病人认为许愿或做善事能扭转死亡的命运，有一些病人则对所做过的错事表示悔恨。此期病人变得和善，对自己的病情抱有希望，能配合治疗。

4. 忧郁期的心理变化

当病人发现尽管采取多方努力，身体状况仍日益恶化时，病人就已充分认识到自己接近死亡，心情极度伤感，产生强烈的失落感——"好吧，那就是我"，出现悲伤、退缩、情绪低落、沉默、哭泣等反应。此时病人要求与亲朋好友见面，希望有他喜欢的人陪伴照顾，也可能非常关心死后家人的生活，同时急于交代后事。

5. 接受期的心理变化

这是临终的最后阶段。病人经历忧郁期后，心绪得到了抒发，面临死亡已经有所准备，极度疲劳衰弱，常处于嗜睡状态，表情淡漠，却非常平静。此时病人喜欢独处，睡眠时间增加，情感减退，静等死亡的到来。

临终病人心理活动的五个阶段是因人而异的，时而重合，时而提前或推后，也有人可以始终停留在否认期。因而，在护理工作中应掌握病人千变万化的心理活动，从而进行有效的护理。

（二）临终病人不同心理阶段的护理要点

1. 否认期的护理要点

护士应具有真诚、忠实的态度，不要揭穿病人的防卫机制，也不要欺骗病人。与病人交谈时，要认真倾听，表示热心、支持和理解，常常陪伴在病人的身边，注意非语言交流，协助病人满足心理方面的需要，让他感到自己没有被抛弃，时刻受到人们的关怀。同时也要防备少数病人心理失衡，以扭曲方式对抗此期的负重感。

2. 愤怒期的护理要点

护士认真倾听病人的心理感受，并将病人的发怒看成正常的适应性反应。医护人员要谅解、宽容、安抚、疏导病人，让其倾诉内心的忧虑和恐惧，这样对病人是有益的，切不可以"愤怒"回击"愤怒"。

3. 协议期的护理要点

处于这一时期的病人对治疗是积极的，他们抱有希望，试图通过自己的合作、友善的态度来改变命运，延长生命。因而，要尽量满足病人的需要，即便难以实现，也要做出积极努力的姿态。

4.忧郁期的护理要点

对这一时期的病人，护士应多给予同情和照顾，经常陪伴病人，允许其用不同方式宣泄忧伤、痛苦和诉说哀情，并耐心倾听。同时还应鼓励与支持病人增强和疾病做斗争的信心和勇气，尽量满足病人的合理要求。注意安全，预防病人的自杀倾向。若病人因心情忧郁而忽视个人清洁卫生，护士应协助和鼓励病人保持身体的清洁与舒适。

5.接受期的护理要点

应尊重病人的信仰，不要强迫与其交谈，给予临终病人一个安静、明亮、单独的环境，减少外界干扰。继续保持对病人的关心、支持，加强生活护理，让其安详、平静地走完人生之旅。

四 临终病人家属的安抚及护理

临终病人的家属面临着多方面的心理压力，医护人员在做好临终病人护理的同时，也要做好临终病人家属的关怀照顾工作。

（一）满足家属照顾病人的需要

满足家属照顾病人的需要，让家属陪伴在病人身旁，为其提供必要的信息和指导。

（二）鼓励家属表达情感

护士要与家属积极沟通，建立良好的关系，取得家属的信任，鼓励家属表达内心的感受和遇到的困难，容忍和谅解家属的过激言行。

（三）指导家属对家人的生活照料

鼓励家属参与护理计划的制订和对病人生活进行照料，耐心指导家属照料病人的有关护理技术，使家属在此过程中获得心理慰藉，让病人感到亲情的温暖。

（四）协助维持家庭的完整性

协助家属在医院环境中营造家庭生活氛围，如共同进餐等，维持家庭完整性。

（五）满足家属生理、心理和社会方面的需求

护士要关心和理解家属，帮助其解决实际困难，合理安排陪伴期间的生活。

重点提示

1.临终病人的生理变化包括感知觉改变、意识改变、呼吸功能减退、循环功能减退、胃肠道蠕动逐渐减弱、肌张力丧失、疼痛。

2.临终病人的心理反应包括五个阶段：否认期（时常会说"不，不是我"）、愤怒期（病人常会想"为什么是我？这太不公平"常表现生气与激怒，充满嫉妒与怨恨的心理）、协议期（开始接受事实，配合治疗护理）、忧郁期（病人易自杀）、接受期。

第三节 濒死与死亡

💊 **案例分析**

李某，78岁，出现呼吸、心跳停止，瞳孔散大、固定，所有反射均消失，心电波平直。

任务：请判断该病人是否死亡？处于哪一期？

一 濒死和死亡的定义

（一）濒死的定义

濒死（dying）又称临终，一般指由于各种疾病或损伤而造成人体主要器官功能趋于衰竭，经积极治疗后仍无生存希望，各种迹象显示生命即将终结。因此，濒死阶段是生命活动的最后阶段。

（二）死亡的定义

死亡（death）指生命活动不可逆地终止，人的本质特征永久消失，机体完整性被破坏，新陈代谢停止。死亡是生命活动不可逆的终止。

二 死亡的标准

将心跳、呼吸停止作为判断死亡的标准已沿袭了数千年，但随着现代医学的进步，尤其是生物工程技术的发展和复苏术、器官移植的广泛应用，传统的死亡标准受到了冲击。现代医学表明：心跳停止时，人的大脑、肾脏、肝脏并没有死亡，而大脑功能尚保持完整的病人仍可以依靠机器来延长生命，甚至痊愈。而一旦大脑功能受到不可逆的破坏，即使呼吸、心跳仍可以依靠机器继续维持，也只是保留了植物生命，失去了人的本质特征。因此，传统的死亡标准已被摒弃，医学界人士提出新的比较客观的标准，这就是脑死亡标准。目前基本沿用1968年美国哈佛大学在世界第22次医学会上提出的脑死亡的诊断标准。

脑死亡（brain death）即全脑死亡，包括大脑、中脑、小脑、脑干的不可逆死亡。不可逆的脑死亡是生命活动结束的象征。脑死亡的标准：一是不可逆的深昏迷，对各种内外刺激均无反应；二是无运动、无呼吸；三是脑干反射消失；四是脑电波平直。

如果依照以上标准24小时内或72小时内反复测试检查，结果无变化，并排除体温过低（低于32.2℃）及中枢神经系统抑制剂的影响，即可做出脑死亡的诊断。

三　死亡过程的分期

死亡并不是骤然降临的，而是一个连续进展的过程，存在量变到质变的飞越，一般分为三期。

（一）濒死期

濒死期（agonal stage）又称临终状态，是死亡过程的开始阶段、生命活动的最后阶段。此期的主要特点：中枢神经系统脑干以上部位的功能丧失或深度抑制，机体各系统功能发生严重障碍，导致意识、心跳、血压、呼吸和代谢方面的紊乱。病人表现为意识模糊或丧失，各种反射减弱或迟钝，肌张力减弱或消失，心跳减弱，血压下降，呼吸微弱或出现潮式及间断呼吸。濒死期的持续时间可随病人机体状况及死亡原因而异，年轻者及慢性病病人较年老体弱者及急性病病人濒死期长，猝死、严重颅脑损伤的病人可不经此期直接进入临床死亡期。此期生命处于可逆阶段，若得到及时的抢救治疗，生命可复苏；反之，则进入临床死亡期。

（二）临床死亡期

临床死亡期（clinical death stage）又称躯体死亡或个体死亡。此期主要特点为中枢神经系统的抑制过程已由大脑皮质扩散到皮质下部位，延髓处于极度抑制和功能丧失状态。病人表现为心跳、呼吸完全停止，各种反射消失，瞳孔散大固定，但各种组织细胞仍有微弱而短暂的代谢活动，持续时间极短，一般 5～6 分钟，超过此时间，大脑将发生不可逆的变化。但在低温条件下，尤其是头部降温脑耗氧降低时，临床死亡期可延长达 1 小时或更久。临床对触电、溺水、大出血等致死病人，及时采取积极有效的急救措施，病人仍有复苏的可能，因为此期重要器官的代谢尚未停止。

（三）生物学死亡期

生物学死亡期（biological death stage）又称全脑死亡，是死亡过程的最后阶段。此期主要特点为整个中枢神经系统及机体各器官的代谢活动相继停止，并出现不可逆的变化，整个机体已不可能复苏。死亡后尸体将发生如下变化：

1. 尸冷

尸冷是指死亡后体温丧失，是死亡后最先发生的尸体改变。死亡后尸体温度的下降有一定的规律，一般死亡后 10 小时内尸温下降速度约为每小时 1℃，10 小时后为 0.5℃，24 小时左右，尸温与周围环境温度相同。

2. 尸斑

尸斑是指死亡后血液循环停止，由于重力的作用，血液向身体的最低部位坠积，使该处皮肤呈现暗红色斑块或条纹。一般死亡后 2～4 小时开始出现尸斑，12 小时后便发生永久性变色。若病人死亡时为侧卧，则应将其转为仰卧，并在头下垫枕头，以防脸部颜色改变。

3. 尸僵

尸僵是指死后肌肉中 ATP 不断分解而不能再合成，致使肌肉收缩，尸体变硬的现象。尸僵多从面部小块肌肉开始，以下行型发展最为多见，表现为先由咬肌、颈肌开始，向下至躯干、上肢和下肢。尸僵一般在死后 1～3 小时开始出现在下颌，4～6 小时扩展到全身，12～16 小时发展到最大僵硬度，24 小时后尸僵开始减弱，肌肉逐渐变软，称为尸僵缓解。3～7 天完全缓解。

4. 尸体腐败

尸体腐败是指死亡后机体组织的蛋白质、脂肪和碳水化合物因腐败细菌的作用而发生分解的过程，一般在死后 24 小时后出现。病人生前存在于口腔、呼吸道、消化道的各种细菌，可在死亡后侵入血管及淋巴管，并在尸体内大量生长繁殖，体外细菌也可侵入人体繁殖，尸体成为腐败细菌生长繁殖的场所。尸体腐败常见的表现有尸臭、尸绿等。

🔗 知识链接

安乐死一词来源于希腊语，意为无痛苦、幸福的死亡。安乐死有两层基本含义：一是一种无痛苦的死亡状态；二是一种死亡方法，指为结束不治之症病人的痛苦所采取的无痛致死术。安乐死可分为主动安乐死与被动安乐死两种。主动安乐死指由医务人员或其他人采取措施，以结束病人的痛苦或加速死亡过程；被动安乐死是指停止对病人采用的一切医疗措施，任其自然死亡。

☰ 重点提示

1. 脑死亡的标准为不可逆的深昏迷、无运动及呼吸、脑干反射消失、脑电波平直。

2. 尸斑：出现在尸体的最低部位，一般在死亡 2～4 小时后出现。尸僵：死后 1～3 小时开始出现在下颌，4～6 小时扩展到全身。尸腐：约死亡 24 小时后发生（气温高时发生更早）。

第四节　死亡后的护理

💬 案例分析

病人，男性，32 岁，车祸大出血致多器官衰竭，抢救无效死亡，护士准备为其做尸体料理。

任务：请你为该病人做好遗体护理以及安抚家属。

一 遗体护理

死亡后的护理包括遗体护理和家属护理。遗体护理（postmortem care）又称尸体护理，是对临终病人实施整体护理的最后步骤，是临终关怀的重要内容之一。做好遗体护理不仅是对死者人格的尊重，也是对死者家属心灵的安慰，体现了人道主义精神和高尚的护士职业道德。遗体护理应在确认病人死亡、医生开具死亡诊断书后立即进行，既可防止尸体僵硬，也可避免对其他病人产生不良影响。护士应以唯物主义死亡观和严肃认真的态度，做好遗体护理工作，尊重病人的遗愿，满足家属的合理要求。

【目的】

（1）维持良好的尸体外观，易于识别。

（2）尊重死者，给予家属安慰。

【评估】

（1）环境是否安静、肃静，有无屏风遮挡。

（2）根据尸体情况准备用物。

（3）病人诊断、治疗、抢救过程、死亡原因及时间，以及尸体清洁程度、有无伤口、引流管等，死者家属对死亡的态度。

【计划】

（1）护士准备：着装整洁，洗手，戴口罩、手套，熟悉遗体护理操作程序，严肃认真。

（2）用物准备：

·治疗盘内备：衣裤1套、血管钳1把、不脱脂棉球适量、剪刀1把、尸体识别卡3张、梳子1把、尸单1张、大单1张、松节油适量、绷带适量。

·另备平车、脸盆、毛巾等；有伤口者准备敷料，必要时准备隔离衣、屏风。

（3）环境准备：请其他人员回避，安静、肃穆，必要时用屏风遮挡。

【实施】

遗体护理见表16-1。

表 16-1 遗体护理

操作流程	操作步骤	操作要点与说明
1. 操作准备	（1）填写尸体识别卡3张 （2）备齐用物至床旁，屏风遮挡 （3）劝慰家属暂时离开病房	（1）确认病人 （2）维护病人隐私，避免影响他人情绪 （3）若家属不在，尽快通知来院
2. 安置体位	（1）撤去治疗用物如输液器、氧气管、导尿管等 （2）放平尸体，双臂放于身体两侧，头下垫枕头，撤去棉胎，留下一大单或被套遮盖	防止面部淤血变色
3. 仪容整理	洗脸，有义齿者代为装上，协助闭合口、眼，眼睑不能闭合者，可按摩、热湿敷眼周或在上眼睑下垫少许棉花，嘴不能闭合者，轻揉下颌或用绷带托住下颌	（1）装上义齿，避免脸型改变 （2）维持尸体外观以安慰家属

操作流程	操作步骤	操作要点与说明
4. 填塞孔道	（1）用止血钳将不脱脂棉花塞入口、鼻、耳、阴道、肛门等孔道，棉花勿外露 （2）穿上衣裤，梳理头发，将第一张尸体识别卡系于腕部，撤去大单或被套	（1）防止体液外溢 （2）保持尸体整洁，无渗液 （3）避免认错尸体
5. 清洁全身	脱去衣裤，依次擦洗上肢、胸、腹、背、臀、下肢及会阴部；用松节油清除胶布痕迹；有伤口者更换敷料；有引流管者先拔出引流管，再用蘸过盐水的棉球洗净伤口，最后用胶布拉拢伤口并包扎；若有植入身体的导管，应在距离皮肤3cm处剪断、扎紧，再用胶布把导管的残端固定在皮肤上	保持尸体清洁、无溢液，维持良好的尸体外观
6. 包裹尸体	将尸单斜放在平车上，移尸体于尸单上，先将尸单两端遮盖尸体的头和脚，再将尸单左右两边整齐包好，再用绷带将胸、腰、踝部固定，将第二张尸体识别卡别在尸体胸部的尸单上	便于尸体运送和识别
7. 运送尸体	（1）将尸体盖上大单送至太平间或殡仪车上，安置于停尸屉内，将第三张尸体识别卡挂在尸屉外 （2）取回大单，与床上用物一并消毒	避免认错尸体
8. 终末处理	（1）按终末消毒原则处理床单位、用物及病室 （2）清洁、消毒双手	避免医院内交叉感染
9. 整理病历	填写死亡通知单，完成各项记录，将死亡时间填写在当日体温单相应时间栏内，注销各种卡片，按出院手续办理结账	停止一切治疗
10. 处理遗物	清点病人遗物交给家属，若家属不在，需两人核对登记，交护士长保管	—

【注意事项】

（1）尸体护理应在医生开出死亡证明、家属同意后立即进行，以防尸僵。

（2）进行尸体护理时，态度严肃认真，尊重死者，维护尸体隐私权，不可暴露尸体，并安置于自然体位，注意遮挡，避免惊扰其他病人，满足家属合理要求。

（3）认真填写尸体识别卡，避免认错。

（4）患有传染病的死者，其尸体应严格按隔离消毒常规进行护理，防止传染病的传播。

【评价】

（1）操作者态度真诚、严肃。

（2）遗体整洁、表情安详、位置良好、易于辨认。

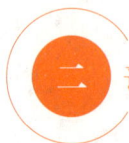

二 丧亲者护理

丧亲者是指死者的直系亲属。对于丧亲者，最亲近的人永远离开，是一种非常痛苦的经历，根据安格乐（Engel）理论，丧亲者的心理反应可分为六个阶段：冲击与怀疑期、逐渐承认期、恢复常态期、克服失落感期、理想化期、恢复期。影响丧亲者心理的因素是多方面的，如丧亲者对死者的依赖程度、死者病程的长短、年龄大小、宗教信仰、失去亲人后的生活改变、亲朋好友的支持等。护士应充分理解丧亲者的感受，给予必要的支持与安抚。

（一）认真做好尸体护理

体现对死者的尊重、对生者的抚慰。尸体的护理要充分体现人道主义精神，尊重死者，这是对丧亲者的极大安慰。

（二）心理疏导与精神支持

鼓励家属宣泄情感，鼓励丧亲者之间互相安慰，认真倾听其诉说，及时耐心疏导，使其得到精神上的支持与安抚。

（三）尽量满足丧亲者的需要

提供生活指导、建议，对无法实现的要求要耐心劝慰。争取社会各方面的支持，帮助解决实际问题。

（四）鼓励多参加社会活动

建立新的社会关系和培养新的兴趣爱好。

（五）对丧亲者进行随访

临终关怀机构可通过电话、访视等对死者家属进行追踪随访，给予必要的鼓励和支持。

讨论与思考

1. 李某，男性，76岁。高血压病史20年，晨起突然摔倒，来院就诊，门诊以高血压、脑出血收入院。查：BP 190/150mmHg，P 64次/分钟，T 38.6℃，R 12次/分钟，右侧肢体偏瘫，瞳孔左侧大于右侧，对光反射迟钝，深度昏迷，二便失禁。请问：

对该病人及家属应采取哪些护理措施？

2. 齐某，男性，60岁。因车祸颅脑损伤，抢救无效，医生确定死亡。请问：

（1）护士如何对死者进行尸体护理？

（2）在操作过程中应注意什么？

3. 病人，女性，67岁。被诊断为胰腺癌晚期，治疗效果不佳，常常一人呆坐，泪流满面，十分悲哀。请问：

（1）你认为该病人的心理反应处于哪个阶段？

（2）对该病人相应的护理措施有哪些？

附

录

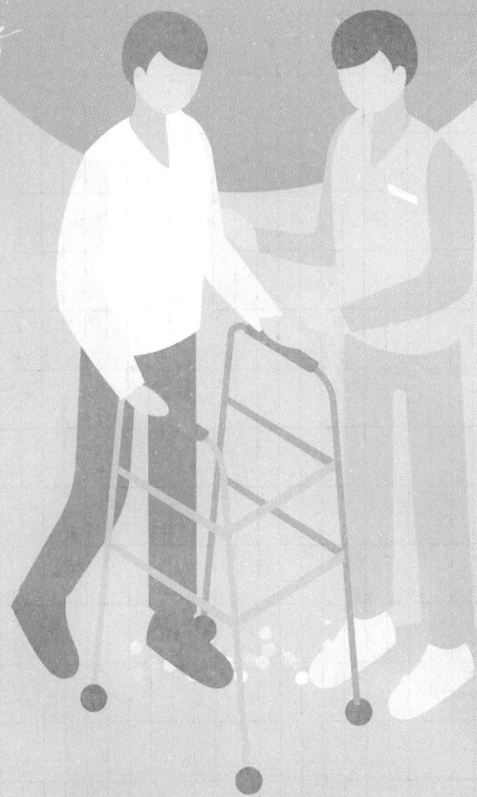

附录A　护理相关文件

附表A-1　体温单

姓名:　　　床号:　　　科别:　　　病区:　　　入院日期:　　　住院号:

日期						
住院天数						
术后日期						
每日时间						

脉搏	呼吸	体温(℃)
		41
		40
		39
		38
150		
140		37
130		
120		36
110	50	
100	45	35
90	40	
80	35	
70	30	
60	25	
50	20	
40	15	

大便次数						
入量						
出量						
血压(mmHg)						
体重(kg)						

附表A-2　长期医嘱单

姓名_____　床号_____　科别_____　病区_____　住院号_____

起始		医生签字	护士签字	长期医嘱	停　止		医生签字	护士签字
日期	时间				日期	时间		

附表A-3　长期医嘱执行单

_____ 医院

长期医嘱执行单

姓名_____　　床号_____　　科别_____　　病区_____　　住院号_____

起始								
停止								
起始								
停止								
起始								
停止								
起始								
停止								
起始								
停止								
起始								
停止								
起始								
停止								

附表A-4　临时医嘱单

姓名_____　床号_____　科别_____　病区_____　住院号_____

起　始		医生签字	临时医嘱	执　行		护士签字
日期	时间			日期	时间	

附表A-5　一般病人护理记录单

姓名_____　床号_____　科别_____　病区_____　住院号_____

日期	时间	护理记录	签名

附表A-6　危重病人护理记录单

姓名＿＿＿　床号＿＿＿　科别＿＿＿　病区＿＿＿　住院号＿＿＿

日期	时间	生命体征					神志	瞳孔	入量		出量		病情观察及处理	签名
		体温（℃）	脉搏 次/min	呼吸 次/min	血压（mmHg）	SpO₂			项目	mL	项目	mL		
日间小结														

附表A-7 出入液量记录单

姓名_____ 床号_____ 科别_____ 病区_____ 住院号_____

日　期	时　间	入　量		出　量		签　名
		项　目	量（mL）	项　目	量（mL）	

附表 A-8　病室报告

病区 _____

日期 _____

页 _____

	白　班			小夜班			大夜班		
床号	总数:	人院:	转人:	总数:	人院:	转人:	总数:	人院:	转人:
姓名	出院:	转出:	死亡:	出院:	转出:	死亡:	出院:	转出:	死亡:
诊断	手术:	分娩:	病危:	手术:	分娩:	病危:	手术:	分娩:	病危:

签名 _____　　　　签名 _____　　　　签名 _____

附表A-9　入院评估单

姓名_____　　床号_____　　科别_____　　病区_____　　住院号_____

一、一般资料

姓名_____　　性别_____　　年龄_____　　职业_____

民族_____　　籍贯_____　　婚姻_____　　文化程度_____

住址_____　　联系人_____　　电话_____

入院时间_____　　入院方式：步行　扶行　轮椅　平车

入院医疗诊断_____

入院原因（主诉及简要病史）_____

_____

既往史_____

过敏史：　无　有（药物_____　食物_____　其他_____）

家族史_____

病历记录时间_____

病史叙述者_____　可靠程度_____

主管医生_____　主管护士_____

二、生活状况及自理程度

1. 饮食

基本饮食：普食　软饭　半流质　禁食

食欲：正常　增加　亢进_____天/周/月　　下降_____天/周/月

近期体重变化：无　　增加/下降_____kg/_____月（原因_____）

其他_____

2. 睡眠/休息

休息后体力是否容易恢复：是　　否（原因_____）

睡眠：正常　入睡困难　易醒　早醒　多梦　噩梦　过多

辅助睡眠：无　药物　其他_____

其他_____

3. 排泄

排便_____次/天　　异常情况：便秘　腹泻　大便失禁

排尿_____次/天　　尿量_____颜色_____异常情况：尿潴留　尿失禁

其他_____

4. 活动

能否自理：能　否（进食　沐浴/卫生　着装/修饰　如厕）

活动能力：下床活动　卧床（能自行翻身/不能自行翻身）（原因_____）

步态：稳　不稳（原因_____）

5. 嗜好

吸烟：无　偶尔　经常_____年_____支/天　已戒_____年

饮酒：无　偶尔　经常_____年_____mL/d　已戒_____年

6. 其他_____

三、体格检查

T_____℃　P_____次/min　R_____次/min　BP_____mmHg

身高_____cm　体重_____kg

1. 神经系统

意识状态:清醒 意识模糊 嗜睡 谵妄 昏迷

语言表达:清楚 含糊 困难 失语

定向力: 准确 障碍(时间 地点 人物 自我)

2. 皮肤黏膜

皮肤颜色:正常 潮红 苍白 发绀 黄染 皮肤温度:温 凉 热

皮肤湿度:干燥 潮湿 多汗

皮肤完整性:完整 皮疹 出血点 压疮(Ⅰ/Ⅱ/Ⅲ度)(部位/范围_____)其他_____

口腔黏膜:正常 充血 出血点 溃疡 疱疹 白斑

其他_____

3. 呼吸系统

呼吸方式:自主呼吸 机械呼吸 节律:规则 异常 频率:_____次/min

深浅度:深 浅 呼吸困难:无 轻度 中度 重度 咳嗽:无 有

痰:无 有(色_____量_____黏稠度_____易咳出/不易咳出)

其他_____

4. 循环系统

心律:规则 心律不齐 心率:_____次/min

水肿:无 有(部位/程度_____)

其他_____

5. 消化系统

胃肠道症状:恶心 呕吐(颜色_____性质_____次数_____总量_____)

　　　　　　　嗳气 反酸 烧灼感/饥饿感 腹胀 腹痛(部位/性质_____)

腹部:软 肌紧张 压痛/反跳痛 包块(部位/性质_____)

腹水:无 有(腹围_____cm)

其他_____

6. 生殖系统

月经:正常 紊乱 痛经 量过多 绝经

其他_____

7. 认知/感觉

疼痛:无 有(部位/性质_____)

视力:正常 远/近视 失明(左/右/双侧)

听力:正常 耳鸣 重听 耳聋(左/右/双侧)

触觉:正常 障碍(部位_____)

嗅觉:正常 减弱 缺失

思维过程:正常 注意力分散 远/近记忆力下降 思维混乱

其他_____

四、心理社会方面

1. 情绪状态:镇静　易激动　　焦虑　　恐惧　　悲哀　　无反应

2. 就业状态:固定职业　丧失劳动力　失业　待业

3. 沟通情况:希望与人交往　语言交流障碍　不愿与人交往

4. 医疗付费形式:自费　劳保　公费　医疗保险　其他_____

5. 与亲友关系:和睦　冷淡　紧张

6. 遇到困难时最希望的倾诉对象:父母　子女　其他_____

五、入院介绍(病人知道)

应包括自己的主管医生、自己的主管护士、病室环境、病室制度、大小便常规标本留取方法。

附表A-10 护理计划单

姓名_____ 床号_____ 科别_____ 病区_____ 住院号_____

日期	时间	序号	护理目标	护理诊断	护理措施	签名	效果评价	停止日期、时间	签名

附表A-11 出院评估单

姓名_____ 床号_____ 科别_____ 病区_____ 住院号_____

入院日期：_____ 手术日期：_____

出院日期：_____ 手术名称：_____

出院诊断：_____

疾病转归：痊愈、好转、稳定、恶化、自动出院、死亡。

一、出院评估

1. 对疾病认识程度：了解、部分了解、不了解。

2. 心理状态：稳定、焦虑、压抑、否认、对抗。

3. 自理能力：自理、协助（进食、如厕、沐浴、穿衣、行走）、完全依赖。

4. 并发症：无、有（肺部感染、尿路感染、褥疮、伤口感染、静脉炎、口腔感染）。

二、出院指导

（一）指导内容

1. 饮食指导_____

2. 休息指导_____

3. 功能锻炼_____

4. 用药指导_____

5. 复查指导（包括复诊时间和就医指征）_____

6. 心理调节_____

7. 其他指导（病情观察、伤口处理、隔离要求等）_____
_____

（二）指导效果

指导效果：完全理解、部分理解、不理解。

三、评价

1. 病人评价：优、良、中、差。

2. 整体护理效果评价：优、良、中、差。

主管护士_____ 护士长_____ _____年___月___日

附录B 消毒供应中心

消毒供应中心（central sterile supply department，CSSD）是在医院内承担各科室所有重复使用诊疗器械、器具和物品清洗消毒、灭菌以及无菌物品供应工作的部门。消毒供应中心的工作质量直接影响无菌物品的质量和和医疗护理工作质量。

一　消毒供应中心的设置

消毒供应中心宜接近手术室、产房和临床科室，或与手术室有物品直接传递专用通道，不宜建在地下室或半地下室。周围环境应清洁、无污染源，区域相对独立。内部通风、采光良好。建筑面积应符合医院建设方面的有关规定，并兼顾未来发展规划的需要。布局分为辅助区域和工作区域。工作区域包括去污区，检查、包装及灭菌区（含独立的敷料制备或包装间）和无菌物品存放区；辅助区域包括工作人员更衣室、值班室、办公室、休息室、卫生间等。工作区域划分应遵循的原则如下：①物品由污到洁，不交叉、不逆流。②空气流向由洁到污，去污区保持相对负压，检查、包装及灭菌区保持相对正压。

工作区域的设计与材料要求如下：①去污区，检查、包装及灭菌区和无菌物品存放区之间应设实际屏障。②去污区与检查、包装及灭菌区之间应设洁、污物品传递通道，并分别设人员出入缓冲间（带）。③缓冲间（带）应设洗手设施，采用非手触式水龙头开关，无菌物品存放区内不应设洗手池。④检查、包装及灭菌区的专用洁具间应采用封闭式设计。⑤工作区域的天花板、墙壁应无裂隙、不落尘，便于清洗和消毒；地面与墙面踢脚及所有阴角均应为弧形设计；电源插座应采用防水安全型；地面应防滑、易清洗、耐腐蚀；地漏应采用防返溢式；污水应集中至医院污水处理系统。

二　消毒供应中心的工作内容

消毒供应中心供应室的主要任务是对全院的医疗器材进行回收、清洗、消毒、干燥、检查、包装、灭菌、贮存和发放，以及加工各种敷料、保养物品等。

（一）去污区

去污区主要是对可重复使用的诊疗器械、器具和物品进行回收、清洗、消毒（包括运送器具的清洗消毒等）、干燥的区域，也称为污染区域。

1. 回收

负责回收各病区用过的污染物品，并将重复使用的诊疗器械、器具和物品与一次性使用物品分开放置。重复使用的诊疗器械、器具和物品直接置于封闭的容器中，由消毒供应中心集中回收处理；被朊毒体、气性坏疽及突发原因不明的传染病病原体污染的诊疗器械、器具和物品，应双层封闭包装并标明感染性疾病名称，由消毒供应中心单独回收处理。

2. 清洗

负责清洗各种回收的可重复使用的物品。清洗方法包括机械清洗和手工清洗。机械清洗适用于大部分常规器械的清洗，手工清洗适用于精密、复杂器械的清洗和有机物污染较重器械的初步处理。清洗步骤包括冲洗、洗涤、漂洗、终末漂洗。冲洗是将器械、器具和物品置于流动水下冲洗，初步去除污染物。洗涤是在冲洗后，应用酶清洁剂或其他清洁剂浸泡后刷洗、擦洗。漂洗是在洗涤后，再用流动水冲洗或刷洗。终末漂洗是应用软水、纯化水或蒸馏水进行冲洗。精密器械的清洗应遵循生产厂家提供的使用说明或指导手册。对注射器、针头、输液器及导管等一次性使用物品，应进行消毒后统一处理，严禁重复使用。

3. 消毒

清洗后的器械、器具和物品应进行消毒处理。消毒方法首选机械热力消毒，也可采用75％乙醇、酸性氧化电位水或化学消毒剂进行消毒。

4. 干燥

宜首选干燥设备进行干燥处理。根据器械的材质选择适宜的干燥温度，金属类干燥温度为70～90℃，塑胶类干燥温度为65～75℃；无干燥设备的及不耐热器械、器具和物品，可使用消毒的低纤维絮擦布进行干燥处理；穿刺针、手术吸引头等空腔类器械，应使用压力气枪或95％乙醇进行干燥处理。不应使用自然干燥方法进行干燥。

（二）检查、包装及灭菌区

检查、包装及灭菌区是对去污后的诊疗器械、器具和物品进行检查、包装及灭菌（包括敷料制作等）的区域。

1. 器械检查

应采用目测法或使用带光源放大镜对干燥后的每件器械、器具和物品进行检查。器械表面及其关节、齿牙处应光洁，无血渍、污渍、水垢等残留物质和锈斑，功能完好，无损毁。应使用润滑剂进行器械保养。不应使用石蜡油等非水溶性的产品作为润滑剂。

2. 包装

器械与敷料应分室包装。在包装前应依据器械装配的技术规程或图示核对器械的种类、规格和数量，拆卸的器械应进行组装；手术器械应摆放在篮筐或有孔的盘中进行配套包装；盘、盆、碗等器皿宜单独包装；血管钳等轴节类器械不应完全锁扣；有盖的器皿应开盖；摆放的器皿间应用吸湿布、纱布或医用吸水纸隔开；管腔类物品应盘绕放置，保持管腔通畅；精细器械、锐器等应采取保护措施。

包装要求：器械包质量不宜超过7kg，敷料包不宜超过5kg。体积要求不超过30cm×30cm×25cm。灭菌物品包装分为闭合式包装和密封式包装。手术器械采用闭合式包装，由2层包装材料分2次包装。包外应设有灭菌化学指示物，高度危险性物品灭菌包内还应放置包内化学指示物。如果透过包装材料可直接观察包内灭菌化学指示物的颜色变化，则不放置包外灭菌化学指示物。灭菌物品包应注明物品名称、包装者等内容。灭菌前注明灭菌器编号、灭菌批次、灭菌日期和失效日期。标识应具有追溯性。

3. 灭菌

灭菌的主要方法有：①压力蒸汽灭菌适用于耐热、耐湿的器械、器具和物品的灭菌，应单独设置，由专人负责将包装好的物品进行灭菌处理。操作程序包括灭菌前准备、灭菌物品装载、灭菌操作、无菌物品卸载和灭菌效果的监测等步骤。②干热灭菌适用于耐热、不耐湿、蒸汽或气体不能穿透物品的灭菌，如玻璃、油脂、粉剂等。③环氧乙烷灭菌适用于不耐高温、湿热物品，如电子仪器、光学仪器等诊疗器械的灭菌。④过氧化氢等离子体低温灭菌法适用于不耐高温、湿热物品如电子仪器、光学仪器等诊疗器械的灭菌。⑤低温甲醛蒸汽灭菌适用于不耐高温医疗器械的灭菌。

（三）无菌物品存放区

无菌物品存放区是储存、发放无菌物品的区域。

1. 储存

灭菌后物品应分类、分架存放在无菌物品存放区。一次性使用无菌物品应去除外包装后放入物品存放区。物品存放架或柜距地面高度 20 ~ 25 cm，离墙 5 ~ 10 cm，距天花板 50 cm。物品放置应以固定为主，设置标识。接触无菌物品前应洗手或手消毒。消毒后直接使用的物品应干燥、包装后专架存放。

在环境的温度、湿度达到消毒供应室规定时，使用纺织品材料包装的无菌物品有效期宜为14 天；未达到环境标准时，有效期宜为 7 天；医用一次性纸袋包装的无菌物品，有效期宜为 1个月；使用一次性医用皱纹纸、医用无纺布包装的无菌物品，有效期宜为 6 个月；使用一次性纸塑袋包装的无菌物品，有效期宜为 6 个月；硬质容器包装的无菌物品，有效期宜为 6 个月。

2. 发放无菌物品

发放无菌物品时，应遵循先进先出的原则。发放时应确认无菌物品的有效性。植入物及植入性手术器械应在生物监测合格后方可发放。发放记录应具有可追溯性，应记录一次性使用无菌物品的出库日期、名称、规格、数量、生产厂家、生产批号、灭菌日期、失效日期等。运送无菌物品的器具使用后应清洁处理，干燥存放。

三　常用物品的保养

（一）搪瓷类物品

搪瓷类物品应避免碰撞，勿与粗糙物品摩擦，勿接触强酸、强碱，防止脱瓷生锈。

（二）玻璃类物品

玻璃类物品应稳拿轻放，放置于盒中或用纸包裹保存，避免骤冷、骤热导致突然收缩膨胀而炸裂。

（三）橡胶类物品

橡胶类物品应防冷变硬，防热变形、变软；防锐利物品刺破；橡胶导管晾干后应竖直放于盒内，撒上滑石粉保存；橡胶袋类应倒挂晾干，装入少量空气后旋紧塞子保存，以防粘连。

（四）金属类

金属类物品应涂油保护，以防锈蚀。锐利器械应分开放置，以防损伤锋刃。

（五）布类及毛织品

布类及毛织品应防火、防霉、防蛀、防钩破。毛织品应勤晒防蛀。

（六）一次性使用物品

一次性使用物品应存放在清洁干燥、通风良好的地方，保证使用时无菌、无热源、无破损，在有效期内。

参考资料

［1］李小寒，尚少梅. 基础护理学［M］. 5版. 北京：人民卫生出版社，2012.

［2］黄惠清，钟冬民. 护士职业素养［M］. 北京：北京大学医学出版社，2010.

［3］姜大源. 当代德国职业教育主流教学思想研究［M］. 北京：清华大学出版社，2007.

［4］李晓松. 护理学基础［M］. 2版. 北京：人民卫生出版社，2008.

［5］李晓松. 基础护理技术［M］. 2版. 北京：人民卫生出版社，2011.

［6］姜安丽. 新编护理学基础［M］. 2版. 北京：人民卫生出版社，2012.

［7］丁淑贞，王春梅. 基础护理学［M］. 北京：人民军医出版社，2010.

［8］龙霖. 基础护理学［M］. 北京：人民军医出版社，2010.

［9］章晓幸，张美琴. 基础护理技术［M］. 北京：高等教育出版社，2013.

［10］王瑞敏. 护理学基础［M］. 2版. 重庆：重庆大学出版社，2008.

［11］龚敏. 基础护理学［M］. 西安：第四军医大学出版社，2010.

［12］左凤林. 基础护理学［M］. 2版. 西安：第四军医大学出版社，2012.

［13］殷磊. 护理学基础［M］. 3版. 北京：人民卫生出版社，2003.

［14］李晓松. 基础护理学［M］. 北京：人民卫生出版社，2004.

［15］李小萍. 基础护理学［M］. 2版. 北京：人民卫生出版社，2006.

［16］尚少梅. 护理学基础［M］. 北京：中国协和医科大学出版社，2011.

［17］邓翠珍. 护理学基础［M］. 2版. 郑州：郑州大学出版社，2011.

［18］姜安丽. 护理学基础［M］. 北京：人民卫生出版社，2005.

［19］张新琼. 基础护理学［M］. 合肥：安徽大学出版社，2012.

［20］尤黎明，吴瑛. 内科护理学［M］. 5版. 北京：人民卫生出版社，2012.

［21］曹伟新，李乐之. 外科护理学［M］. 5版. 北京：人民卫生出版社，2012.

［22］周春美，邢爱红. 基础护理技术［M］. 2版. 北京：科学出版社，2013.

［23］周更苏，于洪宇，史云菊. 基础护理技术［M］. 武汉：华中科技大学出版社，2010.

［24］陈照坤，付能荣. 护理技术［M］. 北京：科学出版社，2012.

［25］王平. 护士执业资格考试护考急救包［M］. 4版. 北京：人民军医出版社，2012.

［26］张少羽. 护理学基础［M］. 郑州：河南科学技术出版社，2012.

［27］周更苏. 基础护理学［M］. 北京：中国协和医科大学出版社，2011.

［28］张少羽. 基础护理技术［M］. 北京：人民卫生出版社，2010.

［29］周春美. 护理学基础［M］. 上海：上海科技大学出版社，2006.

［30］崔焱. 护理学基础［M］. 北京：人民卫生出版社，2005.

［31］刘美萍. 护理学基础［M］. 北京：科学出版社，2011.

［32］姜安丽，石琴. 新编护理学基础［M］. 北京：人民卫生出版社，2006.

［33］李晓松，王瑞敏.护理综合技能训练［M］.北京：高等教育出版社，2013.

［34］段艮芳，黄惟清.护理学基础［M］.北京：北京出版社，2011.

［35］李玲.我国临终护理发展现状与前景展望［J］.国外医学（护理学分册），2005，24（8）：94－107.

［36］张海彦.医护人员职业防护手册［M］.北京：中国医药科技出版社，2007.